# 北京大学妇产科学系
# 疑难病例精粹

## Essential of Intractable Cases in Department of Obstetrics and Gynecology of Peking University

（第2辑）

主　编　乔　杰　王建六　杨慧霞

副主编　李　蓉　刘国莉　陆　叶　杨　蕊　田　莉　闫　婕

北京大学医学出版社

**BEIJINGDAXUE FUCHANKE XUEXI YINAN BINGLI JINGCUI（DI 2 JI）**

## 图书在版编目（CIP）数据

北京大学妇产科学系疑难病例精粹 . 第 2 辑 / 乔杰，王建六，杨慧霞主编 . —北京：北京大学医学出版社，2023.11

ISBN 978-7-5659-2986-1

Ⅰ.①北…　Ⅱ.①乔…②王…③杨…　Ⅲ.①妇产科病－疑难病－病案－汇编　Ⅳ.① R71

中国国家版本馆 CIP 数据核字（2023）第 170965 号

**北京大学妇产科学系疑难病例精粹（第 2 辑）**

主　　编：乔　杰　王建六　杨慧霞
出版发行：北京大学医学出版社
地　　址：（100191）北京市海淀区学院路 38 号　北京大学医学部院内
电　　话：发行部 010-82802230；图书邮购 010-82802495
网　　址：http://www.pumpress.com.cn
E - m a i l：booksale@bjmu.edu.cn
印　　刷：北京信彩瑞禾印刷厂
经　　销：新华书店
责任编辑：梁　洁　　责任校对：靳新强　　责任印制：李　啸
开　　本：787 mm×1092 mm　1/16　印张：24.75　　字数：622 千字
版　　次：2023 年 11 月第 1 版　2023 年 11 月第 1 次印刷
书　　号：ISBN 978-7-5659-2986-1
定　　价：188.00 元

本书由

北京大学医学出版基金资助出版

# 编者名单

**主　编**　乔　杰　王建六　杨慧霞

**副主编**　李　蓉　刘国莉　陆　叶　杨　蕊　田　莉　闫　婕

**编　者**（按姓氏汉语拼音排序）

| | | | |
|---|---|---|---|
| 白　洁 | 北京王府中西医结合医院 | 李华军 | 北京大学第三医院 |
| 白文佩 | 北京世纪坛医院 | 李佳欣 | 北京大学第三医院 |
| 池晶晶 | 北京世纪坛医院 | 李　健 | 北京世纪坛医院 |
| 邓　浩 | 北京大学人民医院 | 李　玲 | 北京京煤集团总医院 |
| 丁文娟 | 航天中心医院 | 李　蓉 | 北京大学第三医院 |
| 董晓琳 | 北京京煤集团总医院 | 李锐锐 | 北京大学国际医院 |
| 董　颖 | 北京大学第一医院 | 李　楗 | 北京大学第一医院 |
| 董　喆 | 北京大学国际医院 | 李　智 | 北京大学国际医院 |
| 窦　莎 | 北京大学人民医院 | 梁　斌 | 北京大学人民医院 |
| 樊尚荣 | 北京大学深圳医院 | 梁华茂 | 北京大学第三医院 |
| 范　颖 | 北京大学首钢医院 | 梁　靓 | 北京大学第三医院 |
| 范　源 | 北京大学人民医院 | 梁　琳 | 北京医院 |
| 冯俏丽 | 北京大学深圳医院 | 梁梅英 | 北京大学人民医院 |
| 付凤仙 | 航天中心医院 | 梁轶珩 | 北京大学深圳医院 |
| 高福梅 | 北京大学人民医院 | 林明媚 | 北京大学第三医院 |
| 龚　萍 | 北京世纪坛医院 | 蔺　莉 | 北京大学国际医院 |
| 顾　蓓 | 北京世纪坛医院 | 刘国莉 | 北京大学人民医院 |
| 郭红燕 | 北京大学第三医院 | 刘佩兰 | 北京王府中西医结合医院 |
| 郭文萍 | 北京大学国际医院 | 刘　平 | 北京大学第三医院 |
| 郭艳军 | 航天中心医院 | 刘　平 | 北京大学深圳医院 |
| 韩红敬 | 北京大学人民医院 | 刘石萍 | 北京大学第一医院 |
| 韩　钦 | 北京大学第三医院 | 刘莹莹 | 北京大学首钢医院 |
| 韩茹雪 | 北京大学人民医院 | 刘　喆 | 北京大学第一医院 |
| 韩肖彤 | 北京大学国际医院 | 鹿　群 | 北京大学人民医院 |
| 侯艳茹 | 北京大学人民医院 | 吕爱明 | 北京医院 |
| 胡　君 | 北京大学第一医院 | 吕秋波 | 北京医院 |
| 黄　禾 | 北京大学第一医院 | 马彩虹 | 北京大学第三医院 |
| 黄　帅 | 北京医院 | 孟庆伟 | 北京医院 |
| 黄　艳 | 北京大学第一医院 | 米　兰 | 北京大学第一医院 |
| 贾　苂 | 北京大学第一医院 | 南子晴 | 北京大学国际医院 |
| 孔令英 | 北京大学第一医院 | 潘宁宁 | 北京大学第三医院 |

| | | | |
|---|---|---|---|
| 乔 杰 | 北京大学第三医院 | 严 杰 | 北京大学第三医院 |
| 曲 贞 | 北京大学国际医院 | 杨慧霞 | 北京大学第一医院 |
| 桑秀波 | 北京世纪坛医院 | 杨京晶 | 北京大学人民医院 |
| 尚志远 | 北京医院 | 杨慕坤 | 北京世纪坛医院 |
| 史连耀 | 航天中心医院 | 杨 蕊 | 北京大学第三医院 |
| 宋 耕 | 北京大学第一医院 | 杨 硕 | 北京大学第三医院 |
| 宋 媛 | 北京大学首钢医院 | 杨秀丽 | 北京大学第一医院 |
| 苏日娜 | 北京大学第一医院 | 叶圣龙 | 北京大学第三医院 |
| 孙 迪 | 北京大学第三医院 | 尹 玲 | 北京大学第一医院 |
| 孙秀丽 | 北京大学人民医院 | 尹秀菊 | 北京大学人民医院 |
| 孙 瑜 | 北京大学第一医院 | 詹瑞玺 | 北京大学第一医院 |
| 孙志华 | 北京王府中西医结合医院 | 张爱青 | 北京大学第三医院 |
| 田 莉 | 北京大学人民医院 | 张博雅 | 航天中心医院 |
| 王建六 | 北京大学人民医院 | 张 超 | 北京大学人民医院 |
| 王 静 | 北京大学国际医院 | 张春梅 | 北京大学第三医院 |
| 王竞雪 | 北京大学第一医院 | 张 果 | 北京大学人民医院 |
| 王婧元 | 北京大学人民医院 | 张海迪 | 北京京煤集团总医院 |
| 王敬芝 | 航天中心医院 | 张红霞 | 北京大学第三医院 |
| 王 苗 | 北京大学国际医院 | 张俊荣 | 北京医院 |
| 王默琳 | 北京大学第三医院 | 张 坤 | 北京大学第三医院 |
| 王少为 | 北京医院 | 张 瑞 | 北京大学第一医院 |
| 王世言 | 北京大学人民医院 | 张 韬 | 北京大学人民医院 |
| 王 洋 | 北京大学第三医院 | 张晓红 | 北京大学人民医院 |
| 王 晔 | 航天中心医院 | 张 岩 | 北京大学第一医院 |
| 王 颖 | 北京大学第三医院（产科） | 张 冀 | 北京大学第三医院 |
| 王 颖 | 北京大学第三医院（生殖中心） | 张阳阳 | 北京大学第一医院 |
| 王永清 | 北京大学第三医院 | 张永岗 | 北京大学国际医院 |
| 魏玉梅 | 北京大学第一医院 | 章静菲 | 北京世纪坛医院 |
| 魏 瑷 | 北京大学第三医院 | 赵率红 | 北京世纪坛医院 |
| 吴 郁 | 北京大学第三医院 | 赵扬玉 | 北京大学第三医院 |
| 肖泽睿 | 北京大学人民医院 | 赵悦欣 | 北京大学人民医院 |
| 效小莉 | 航天中心医院 | 郑停停 | 北京王府中西医结合医院 |
| 熊光武 | 北京大学国际医院 | 周翔海 | 北京大学人民医院 |
| 徐晓楠 | 北京大学第三医院 | 朱嘉琦 | 航天中心医院 |
| 徐 雪 | 北京大学人民医院 | 朱丽荣 | 北京大学第一医院 |
| 徐 阳 | 北京大学第一医院 | 朱 晔 | 北京大学人民医院 |
| 闫 婕 | 北京大学第一医院 | 朱玉霞 | 北京大学深圳医院 |

# 前　言

2021 年 1 月,《北京大学妇产科学系疑难病例精粹（第 1 辑）》顺利出版,书中汇集了北京大学妇产科学系 24 家附属医院和教学医院众多专家集体智慧的结晶。针对每一个病例,作者均进行了详细的病史介绍。本书病历资料完整,诊治经过详尽且重点突出,方便读者快速掌握病例的重点内容,加之专家分享的诊治经验和诊疗思路,十分有利于启发读者对疑难罕见病例的深入思考,以发现工作中的薄弱环节,并反思教训,最终提升危急重症的诊治水平。同时,本书辅以最新的文献综述和研究进展,使读者进一步加深理解国内外研究现状,知己知彼,不断提高。

第 1 辑一经出版就得到读者和妇产科同道好评。鉴于此,北京大学妇产科学系团队再接再厉,持续收集和总结临床诊治的疑难罕见病例,现组织出版《北京大学妇产科学系疑难病例精粹（第 2 辑）》。本书延续了上一版的设计理念,分为妇科疑难病例、产科疑难病例、生殖内分泌及计划生育疑难病例三个部分,全面展示了 60 例珍贵疑难病例的诊治过程,其中妇科病例 24 例,产科病例 25 例,生殖医学病例 11 例。每个病例均以病历摘要和诊治经过、病例讨论与文献阅读、专家点评三大板块呈现。第 2 辑特别调整了专家点评形式,从临床专家亲历的诊疗过程分享诊疗思路和感想,内容详尽生动,即使未曾亲身经历,读者亦能如身临其境,通过文字构建缜密的临床思维,由此拓展知识,提高诊疗水平。

本书的编写倾注了学系 24 家医院众多医生的心血,在此对参加编写工作的老师给予最衷心的感谢! 继第 1 辑、第 2 辑后,我们将持续收集疑难罕见病例,并陆续分享给读者,希望大家能从中获益、开阔视野、拓展思路、紧抓前沿。让我们共同学习、共同进步,不断提高妇产科疾病的整体诊治水平,造福更多患者!

2023 年 7 月 16 日

# 常用英文缩略语表

| | | |
|---|---|---|
| AC | abdominal circumference | 腹围 |
| ACEI | angiotensin converting enzyme inhibitor | 血管紧张素转化酶抑制剂 |
| ACTH | adrenocorticotropic hormone | 促肾上腺皮质激素 |
| AFI | amniotic fluid index | 羊水指数 |
| ALB | albumin | 白蛋白 |
| ALT | alanine aminotransferase | 丙氨酸转氨酶（谷丙转氨酶） |
| AMH | anti-Müllerian hormone | 抗米勒管激素 |
| ANA | antinuclear antibody | 抗核抗体 |
| APTT | activated partial thromboplastin time | 活化部分凝血活酶时间 |
| ARB | angiotensin Ⅱ receptor blocker | 血管紧张素Ⅱ受体阻滞剂 |
| AST | aspartate aminotransferase | 天冬氨酸转氨酶（谷草转氨酶） |
| bid | bis in die | 2次/日 |
| BMI | body mass index | 体重指数 |
| BNP | brain natriuretic peptide | 脑钠肽 |
| BP | blood pressure | 血压 |
| BPD | biparietal diameter | 双顶径 |
| BUN | blood urea nitrogen | 血尿素氮 |
| CK | creatine kinase | 肌酸激酶 |
| CK-MB | creatine kinase-MB-isoenzyme | 肌酸激酶同工酶 |
| Cr | creatinine | 肌酐 |
| CST | contraction stress test | 宫缩应激试验 |
| cTnI | cardiac troponin I | 心肌肌钙蛋白Ⅰ |
| DIC | disseminated intravascular coagulation | 弥散性血管内凝血 |
| DWI | diffusion weighted imaging | 弥散加权成像 |
| $E_2$ | estradiol | 雌二醇 |
| EFW | estimated fetal weight | 估计胎儿体重 |
| ER | estrogen receptor | 雌激素受体 |
| Fb | fibrinogen | 纤维蛋白原 |
| FDP | fibrin degradation product | 纤维蛋白降解产物 |
| FET | frozen embryo transfer | 冻胚移植 |

| | | |
|---|---|---|
| FHR | fetal heart rate | 胎心率 |
| FiO$_2$ | fractional concentration of inspired oxygen | 吸入气氧浓度 |
| FL | femur length | 股骨长度 |
| FSH | follicle-stimulating hormone | 促卵泡激素 |
| FT$_3$ | free triiodothyronine | 游离三碘甲状腺原氨酸 |
| FT$_4$ | free thyroxine | 游离甲状腺素 |
| GFR | glomerular filtration rate | 肾小球滤过率 |
| GH | growth hormone | 生长激素 |
| Gn | gonadotropin | 促性腺激素 |
| Hb | hemoglobin | 血红蛋白 |
| HbA1c | glycosylated hemoglobin | 糖化血红蛋白 |
| HC | head circumference | 头围 |
| hCG | human chorionic gonadotrophin | 人绒毛膜促性腺激素 |
| HCT | hematocrit | 血细胞比容 |
| hsTnT | hypersensitive cardiac troponin T | 高敏心肌肌钙蛋白 T |
| IHC | immunohistochemistry staining | 免疫组织化学染色 |
| IUI | intrauterus insemination | 宫腔内人工授精 |
| IVF-ET | in vitro fertilization and embryo transfer | 体外受精胚胎移植术 |
| Lac | lactate | 乳酸 |
| LDH | lactate dehydrogenase | 乳酸脱氢酶 |
| LH | luteinizing hormone | 黄体生成素 |
| LVEF | left ventricular ejection fraction | 左心室射血分数 |
| MDT | multi-disciplinary treatment | 多学科联合诊治 |
| MRA | magnetic resonance angiography | 磁共振血管成像 |
| NE% | %neutrophil | 中性粒细胞百分比 |
| NIPT | noninvasive prenatal testing | 无创产前筛查 |
| NST | non-stress test | 无应激试验 |
| NSTEMI | non-ST-segment elevation myocardial infarction | 非 ST 段抬高心肌梗死 |
| NT | nuchal translucency | 胎儿颈后透明层厚度 |
| NT-proBNP | N-terminal pro-B-type natriuretic peptide | N- 末端脑钠肽前体 |
| OGTT | oral glucose tolerance test | 口服葡萄糖耐量试验 |
| P | pulse | 脉搏 |
| P | progesterone | 孕酮 |
| PCR | polymerase chain reaction | 聚合酶链反应 |
| PLT | platelet | 血小板 |

| | | |
|---|---|---|
| PI | pulsatility index | 搏动指数 |
| PT | prothrombin time | 凝血酶原时间 |
| PCT | procalcitonin | 降钙素原 |
| PR | progesterone receptor | 孕激素受体 |
| PRL | prolactin | 催乳素 |
| qd | quaque die | 1 次 / 日 |
| qn | quaque nocte | 每晚 1 次 |
| RBC | red blood cell | 红细胞 |
| RI | resistance index | 阻力指数 |
| Ret | reticulocyte | 网织红细胞 |
| S/D | systolic/diastolic ratio | 收缩期 / 舒张期血流比值 |
| Scr | serum creatinine | 血肌酐 |
| $SO_2$ | oxygen saturation | 血氧饱和度 |
| STEMI | ST segment elevation myocardial infarction | ST 段抬高心肌梗死 |
| T | body temperature | 体温 |
| T | testosterone | 睾酮 |
| TC | total cholesterol | 总胆固醇 |
| TCD | transcranial Doppler | 经颅多普勒超声 |
| TG | triglyceride | 甘油三酯 |
| tid | ter in die | 3 次 / 日 |
| TNF-$\alpha$ | tumor necrosis factor-$\alpha$ | 肿瘤坏死因子 $\alpha$ |
| TSH | thyroid stimulating hormone | 促甲状腺激素 |
| WBC | white blood cell | 白细胞 |

# 目 录

# 病例 1　复发性外阴侵袭性血管黏液瘤

## 【病历摘要】

患者女，35岁。

**主诉**：发现会阴肿物7年余。

**现病史**：患者于入院前7年余（2014年）发现右侧外阴肿物，伴疼痛，彩色多普勒超声检查（简称彩超）提示肿物直径3.9 cm，考虑"炎症？"，未予处置。入院前6年肿物增大，直径约9 cm，于外院行右侧外阴肿物切除术，术后病理"富于细胞性血管纤维瘤"。入院前4年复查超声，提示"右侧外阴肿物，4.6 cm×4.2 cm"，行磁共振成像（magnetic resonance imaging，MRI）提示"肿物上达阴道上段直肠右侧缘脂肪间隙"，未予处置。患者于1年余前妊娠，自觉肿物增大。入院前6个月肿物进一步增大，伴疼痛，影响正常行走，就诊于外院，超声提示"会阴右侧实性占位，大小12.8 cm×9.2 cm，边界不清"，于外院行会阴巨大血管瘤切除术＋筋膜组织瓣成形术，术后病理"侵袭性血管黏液瘤"。入院前4个月外院MRI提示"不规则肿物，沿右侧会阴部向上至盆腔右后方，8.8 cm×11.7 cm，考虑肿瘤残留"。入院前半个月就诊于我院（北京大学第一医院），予促性腺激素释放激素激动剂（gonadotropin releasing hormone agonist，GnRH-a）治疗1次。

**既往史**：2019年诊断高血压，口服硝苯地平控释片，血压控制好。2020年行子宫下段剖宫产术。

**月经婚育史**：既往月经规律（7天/30天），月经量中等，无痛经，孕（G）1产（P）1，工具避孕。

**家族史**：否认家族遗传史、肿瘤史及血栓栓塞性疾病史。

## 【体格检查】

生命体征平稳，心、肺、腹查体未及异常，下肢无水肿，双侧腹股沟淋巴结未及肿大。

妇科检查：右侧大阴唇外可见长约6 cm的手术瘢痕，下方可及大小为8 cm×4 cm的包块，质软，边界不清，无压痛；阴道通畅；宫颈光滑；子宫中位，经产大小，活动可，无压痛；双侧附件区（－）（图1-1）。

## 【辅助检查】

病理检查（2020-9-21，外院）：（会阴部肿物）

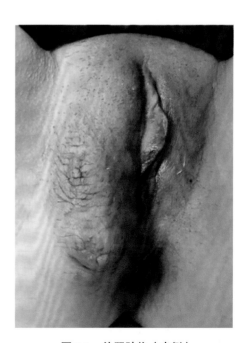

**图1-1　外阴肿物（右侧）**

梭形细胞病变，部分区边界不清，间质富于黏液，细胞呈短梭形，内见丰富扩张血管，局灶区细胞丰富，呈富于细胞性血管纤维瘤形态改变，鉴于此次黏液丰富，符合侵袭性血管黏液瘤。送检组织大小 7.5 cm×7.2 cm。

病理会诊（2020-11-17，外院）：可见梭形细胞及卵圆形细胞构成肿瘤成分，细胞稀疏，间质疏松水肿，伴有黏液变性，其间可见丰富的小血管成分，肿瘤缺乏明确纤维包膜，部分区域可见肿瘤侵袭周围脂肪组织，结合原免疫组织化学染色（immunohistochemistry staining，IHC）结果以及临床表现，符合侵袭性血管黏液瘤。IHC：雌激素受体（estrogen receptor，ER）（＋），孕激素受体（progesterone receptor，PR）（＋）。

盆腔 MRI（2020-11-18，外院）：会阴部呈术后改变，术区仍见不规则肿物影，沿右侧会阴部向上至盆腔右后方，范围 8.8 cm×11.7 cm，结合病史考虑为肿瘤残留。双侧髂血管及腹股沟区见多发结节影，大者直径约 1.1 cm。

## 【入院诊断】

①复发性外阴侵袭性血管黏液瘤。②高血压。③剖宫产史。

## 【诊治经过】

完善腹部 CT 三维重建（图 1-2）。请妇科肿瘤多学科团队进行会诊，参与科室包括妇科、病理科、影像科、整形外科、介入科、普外科、骨科。会诊考虑该肿瘤对化疗不敏感，首选手术治疗（经腹-会阴联合手术）。

术前予 GnRH-a 治疗，手术当日行介入血管栓塞术。于 2021-1-13 行右侧输尿管支架管（D-J 管）置入术＋髂内动脉栓塞术（子宫及阴部内动脉），并于 2021-1-14 行外阴肿物局部扩大切除＋腹腔镜联合阴式盆腔肿物切除＋带蒂肌皮瓣转移术，手术由多学科团队完成，参与科室包括妇科、普外科、泌尿外科、骨科、整形外科。术中见：肿物上界位于耻骨结节水平，下界位于坐骨结节水平，梭形切除右侧大阴唇表面瘢痕后，打开皮下脂肪层，暴露肿物包膜，沿包膜外侧脂肪仔细分离，逐步剥除肿物深至耻骨骨膜，见肿物向内侧侵及肛门外括约肌及球海绵体肌并紧邻尿道，切除大部分肿物后切缘送冰冻病理检查，回报：肿物根部镜下可见侵袭性血管黏液瘤组织。结合影像学检查考虑肿物根部向上沿耻骨降支下缘进入盆腔，遂决定行腹腔镜联合会阴手术继续切除肿物。腹腔镜下见：子宫呈经产大小，表面光滑，双侧附件外观正常。自会阴部继续沿肿物表面脂肪间隙向深方游离肿物周围包膜，腹腔镜下见肿物根部位于膀胱右侧近腹膜反折水平。遂在腹腔镜下打开右侧腹膜，游离髂内动脉，下推膀胱，向下游离暴露右侧盆壁及肛提肌。辨认髂血管及闭孔神经，经会阴指示下确认肿物上界位置后，继续下推膀胱至膀胱颈水平，超声刀切开肛提肌约 2 cm，

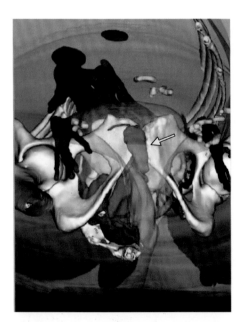

**图 1-2　CT 三位重建（浅蓝色为外阴肿瘤，箭头处）**

暴露肿物上缘，自上而下逐步分离肿物周围包膜，与会阴部会师后完整切除肿物并经会阴取出。请整形科医生行皮瓣转移，超声下见右侧股内侧肌皮瓣血运好，去除表面皮肤后，将肌皮瓣向内侧移位填塞瘤腔，腹腔镜下将肌皮瓣固定至右侧闭孔内肌筋膜及膀胱筋膜，关闭腹膜。

术后大体标本见肿物质韧、不糟脆，切面呈白色，肿物总长约 15 cm。术后病理：（外阴肿物）考虑为侵袭性血管黏液瘤。IHC：波形蛋白（vimentin）（＋＋＋），平滑肌肌动蛋白（smooth muscle actin，SMA）（－），CD34（－），S-100（－），Ki-67 2%，CD31（－），AE1/AE3（－），结蛋白（desmin）（＋＋＋），ER 80% 强阳性，PR 85% 强阳性。患者术后恢复良好，如期出院。

## 【出院诊断】

①复发性外阴侵袭性血管黏液瘤。②高血压。③剖宫产史。

## 【随访】

末次随访 2022-7，无复发征象。

## 【病例讨论与文献阅读】

侵袭性血管黏液瘤（aggressive angiomyxoma，AAM）是一种罕见的、具有局部侵袭性间叶组织来源的软组织间质肿瘤。1983 年由 Steeper 和 Rosai 首次报道，因该肿瘤呈无包膜胶质状生长，故将其命名为"血管黏液瘤"，至今国外文献报道不足 400 例（Steepr et al.，1983）。AAM 好发于育龄期女性，多见于女性外阴、阴道及盆腔软组织、腹膜后、泌尿系统等。AAM 的病因目前尚不明确，由于无特异性临床特征，生长部位及外形与前庭大腺囊肿、股疝、脂肪瘤、纤维瘤等相似，术前诊断困难。局部侵袭性和原位复发性是 AAM 的重要特点。

AAM 的女性发病率高于男性（比例为 6∶1），有关发病年龄的文献报道不一，女性的最小发病年龄为 11 岁，最大为 70 岁，多为绝经前女性，高峰发病年龄为 40～50 岁。女性的好发部位为外阴、会阴、盆腔、臀部、盆底、后腹膜、腹股沟区、宫颈，可累及阴道旁、直肠周围、膀胱、肠管、骨骼等。AAM 大多仅表现为局部缓慢生长的单个包块，边界不清，直径为 1～60 cm。临床上，因多数肿块隐匿于深部软组织内，不引起直肠、尿道、阴道或血管受阻，故患者在发病早期无自觉症状。随着肿物逐渐增大，患者可出现会阴、盆腔下坠感等，部分患者伴有性交困难，以及由包块不断增大所致的压迫感和行动不适，少数患者可出现下腹部及盆腔隐痛、外阴坠胀感和尿频。从患者意识到肿瘤存在至其就诊可经历 2 个月至 17 年（Fetsch et al.，1996），也有报道包块随妊娠进展而明显增大者。体格检查时常会低估肿瘤的大小。术前误诊率高达 82%～100%，常见的术前诊断包括外阴肿块、前庭大腺囊肿、阴道壁囊肿、脂肪瘤或阴道膨出等。AAM 虽然生长缓慢，但具有侵袭性及复发性，多数复发是因为病理结果未正确判断病变性质或手术范围不够。一般认为，AAM 无疾病特异性死亡、无淋巴结转移及远处播散，但肿物可向深部延伸至阴道旁、坐骨直肠间隙或腹膜后（廖秦平 等，2002）。

AAM 在临床上较少见，且生长部位和外形无特异性，术前不易确诊，故当患者出现外阴、阴道、会阴、盆腔等处无痛性、缓慢生长的中等质地包块时，应考虑 AAM 可能。

大部分患者通过妇科检查可扪及相应部位的肿块，但无法确定侵袭范围。因其质软，盆腔检查有时难以触及，甚至在 MRI 或 CT 已经发现其存在的情况下，盆腔检查仍可能为阴性。因此，影像学检查对术前诊断 AAM 具有重要意义，既可确定肿瘤的范围，又可明确肿瘤的血供来源，有助于手术方式的选择及减少术中出血。AAM 的超声表现为均匀的低回声区，其内分散多条血管。AAM 的 CT 表现通常为低密度或等密度影肿物，边界清楚，内部结构呈旋涡状，信号比肌肉弱。AAM 在 MRI T1 加权像上与肌肉等强度，在 T2 加权像上呈高密度信号，类似疏松的黏液样基质和富含水的成分，MRI 增强扫描后肿瘤迅速均质强化。由于对于明确 AAM 的范围及与周围组织的关系更有价值，因此 MRI 是 AAM 的首选影像学检查（Layfield et al., 1997）。血管造影可用于明确 AAM 的血供来源。此外，术前可通过穿刺细胞学涂片以明确诊断，但须注意可能因穿刺到血管丰富区域而造成出血或因无法发现肿瘤细胞而导致误诊，应在肿瘤内多方向进针吸取。对于外阴无包膜的胶样肿瘤，术中应常规行冰冻病理以明确诊断。

病理检查是诊断 AAM 的金标准。大体上，肿瘤大小不等，外形不规则，可呈息肉状、分叶状或条索状，直径 1 ～ 60 cm，表面光滑无包膜，质地多软而韧，剖面因坏死、出血可呈半透明、黏液胶冻状，部分区域可见囊性变，囊内为胶冻状或水样物。光学显微镜下可见黏液水肿性或疏松的酸性黏液基质中分布着稀疏的肿瘤细胞和丰富的血管。肿瘤细胞为中低密度，多为较一致的星形或梭形，细胞界限不清。胞质疏松，呈弱嗜酸性。细胞核淡染、椭圆形，少见核异型及核分裂象。血管在基质内分布不规则，管径粗细不等，管壁厚薄不匀，无网状血管形成。部分血管扩张，呈簇状分布，血管内皮扁平，无明显增生。AAM 无多分支样血管。电子显微镜下可见 AAM 细胞呈圆形或梭形，有少量突起，细胞周围无基底膜，细胞外基质富含胶原和黏多糖。

进行病理诊断时，应根据苏木精-伊红染色（hematoxylin and eosin，HE）染色切片上肿瘤组织的基本形态和鉴别诊断的需要，选择适当的 IHC 指标。研究显示，AAM 细胞 vimentin、SMA 及 CD34 表达呈强阳性，ER、PR 及 desmin 表达呈中等阳性，而 S-100 及 CD68 多为阴性，其中 PR 阳性率为 70%，ER 阳性率为 65%。此外，有研究发现 AAM 组织中 vimentin、SMA、desmin 呈阳性，支持肿瘤细胞可能起源于间质细胞，并具有成纤维细胞、肌成纤维细胞的特点。CD34 阳性率小于 50%，S-100 和角蛋白均为阴性。Ki-67 阳性率小于 5%，符合肿瘤生长缓慢、细胞增生不活跃的特点（Zhang et al., 2010）。

AAM 的治疗方案主要包括以下几种：

（1）手术治疗：手术切除是主要的治疗方式。完整切除肿瘤是治疗 AAM 的原则。但是，因其无包膜且具有局部侵袭性，临床上常难以明确肿瘤的界限，故应尽可能距肿物边缘外 1 ～ 2 cm 彻底切除肿瘤，尤其是肿物的基底部，以减少复发。由于肿瘤呈浸润性生长，可侵入周围的脂肪、肌肉组织，有时手术难度较大，失血量多，有报道失血量可达 10 000 ml。有研究认为，手术切缘狭窄患者的复发率并不高于手术切缘广泛者，还有研究发现切缘阴性患者与切缘阳性患者的术后复发率无统计学差异。因此，对手术范围大，且手术难度和风险增加的患者，是否需要及是否能一次切净，尚存争议。手术范围应综合考虑肿瘤的解剖位置及患者的年龄，若广泛切除有致死可能或患者有保留生育能力的需求，可考虑部分切除。若肿物大，经阴道手术困难，可采用腹-会阴联合手术（Chan et al., 2000）。

AAM 无远处及淋巴结转移，因此不推荐淋巴结清扫。由于肿瘤细胞有丝分裂不显著，不主张采用放疗和化疗预防复发。由于肿物不易切净，术后可出现局部复发。对于肿物切除后基底仍有残瘤者，目前较一致的意见是不必立即再次手术，因 AAM 低恶性程度低、生长缓慢，多为局部复发，故仍有再次手术的机会。对于复发患者，二次手术是必要的，复发者可通过二次手术得到控制。此外，有研究发现，高迁移率族蛋白 A2（high mobility group protein A2，HMGA2）是对外阴 / 阴道 AAM 敏感但非特异性的 IHC 标志物，可用于评估残留或复发肿瘤的边界及再次切除的范围。

（2）激素治疗：AAM 好发于育龄期女性，且大部分患者 IHC 染色 ER、PR 呈阳性。目前已有研究证实部分 AAM 为激素依赖性，故激素治疗可作为辅助治疗。激素治疗药物包括 GnRH-a、芳香化酶抑制剂和雌孕激素受体拮抗剂等。

术前使用激素可以缩小肿物，便于术中切除，减少术中出血。由于芳香化酶抑制剂和 GnRH-a 均有成功治疗的病例报道，Sereda 等在 2009 年提出了"新辅助治疗（neoadjuvant treatment）"的概念（Sereda et al., 2009）。激素治疗主要针对 ER 和 PR 阳性的患者，使用前需要行活检明确 ER 和 PR 的表达情况。有病例报道报告了 1 例复发性 AAM 患者，经 MRI 证实 AAM 累及直肠、坐骨直肠窝及会阴，行手术，采用 GnRH-a 治疗 3 个月后，盆腔检查和影像学检查均未发现病灶。继续用药 3 个月，随访 6 个月无复发。另有报道显示，1 例 AAM 患者接受 4 个月 GnRH-a 治疗后 CT 示肿瘤明显缩小，治疗后随访 8 个月肿瘤无复发。此外，GnRH-a 也可用于治疗 AAM 术后残留病灶及复发病灶，故对于手术风险大和拒绝手术治疗的 AAM 患者，可考虑激素治疗。长期使用 GnRH-a 可导致骨质疏松症和抑郁症等，故治疗期间间断用药可能优于持续用药。但是，也有单纯采用 GnRH-a 治疗 12 个月后病灶消失，但停药后短期复发的报道，因此应关注停药后肿瘤的复发情况（柳华，2013）。

（3）血管栓塞治疗：对于巨大 AAM，手术前可以进行血管造影和血管栓塞治疗。血管造影可明确肿瘤的血液供应，术中对相应血管进行结扎，从而减少术中出血。在血管造影的基础上进行栓塞可在术前减少肿瘤的血液供应，使肿瘤易与周围组织区分，降低手术难度。对于需要行广泛性切除术的巨大 AAM 患者，有学者不建议立即行手术治疗，可先行血管栓塞，观察肿瘤是否缩小，再决定是否行手术治疗。但也有学者认为，AAM 是多血管供血，血管栓塞操作困难，即使栓塞成功，肿瘤也会形成相应的血液供应代偿，故目前报道的成功案例较少。此外，对于有生育要求的年轻女性，结扎和栓塞血管可能影响卵巢的血液供应，造成卵巢早衰，故应综合考虑后决定方案（Han-Geurts et al., 2006）。

（4）妊娠合并 AAM 的治疗：研究表明，妊娠可引起肿瘤复发，但患者年龄、肿瘤大小、妊娠次数与复发没有明确相关性。妊娠期的主要临床特征是肿瘤增大、有出血风险，如果患者没有疼痛或出血，肿瘤可在产后进行干预，甚至分娩后肿瘤可自发缩小。对于分娩方式，仅在 AAM 肿瘤压迫阴道而严重影响分娩时为剖宫产指征。通常母儿的临床结局良好（Xu et al., 2020）。

AAM 极易局部复发，复发率为 25% ～ 47%，85% 的复发发生在初次手术后的 5 年内，但也有报道在初次手术后的 14 年复发。远处转移少见。建议每 3 ～ 6 个月复诊，行超声或 CT 检查，必要时进行活检，并应长期随访。

## 【专家点评】

外阴侵袭性血管黏液瘤是一种临床罕见、易误诊、易复发的疾病。其临床表现与外阴脂肪瘤、纤维瘤等常见良性肿瘤十分相似，但通常触诊质地偏软、边界不清，影像学检查包膜不清晰、呈分叶状，因此在临床工作中应注意通过查体和辅助检查的特点进行鉴别诊断，必要时可行超声引导下穿刺活检，有助于在术前明确肿物性质。同时，临床医生应注意尽量避免在不了解肿物性质和不清楚肿瘤边界的情况下贸然做手术，导致肿物残留或切除不彻底，给患者带来复发的隐患。

AAM 对放化疗不敏感，因而手术治疗为一线治疗方案。本团队针对该患者的具体情况在术前做了周密的手术计划。第一，术前的影像学评估有助于准确了解肿瘤范围，CT 三维重建技术可以更好地指示肿瘤的毗邻关系，以便术前更好地评估及制订更精准的治疗方案。AAM 的特点是肿瘤与周围组织分界不清，通过肉眼分辨肿瘤病灶与正常组织有一定难度，CT 三维重建技术也有利于术中对肿瘤边界的精确导航，使手术医生更能"了然于心、胸有成竹"地进行手术。第二，考虑到会阴和盆底的血供丰富，经腹和经阴道联合手术切除肿物的过程中容易发生大出血，影响术野暴露和手术操作，因此术前利用介入血管栓塞技术阻断子宫动脉和阴部动脉就显得尤为重要。第三，术前影像学检查显示肿物与膀胱及输尿管关系密切，患者既往有多次手术史，估计术中易发生泌尿系统损伤。该患者在术前放置 D-J 管，有利于术中输尿管等重要解剖标志的暴露，同时减少术后并发症的发生，大大降低了手术风险。

大部分 AAM 是激素依赖性肿瘤，该患者在妊娠期出现肿物增大，这充分说明了该肿物对激素高度敏感。因此，我们在围术期给予患者 GnRH-a 治疗。术前 GnRH-a 治疗有利于适当缩小肿瘤体积并减少肿瘤血运，降低手术难度，减少术中出血。术后 GnRH-a 治疗有助于消除肉眼不可见的残余病灶，降低肿瘤的复发风险。但是，由于 AAM 较为罕见，目前尚无关于 GnRH-a 维持治疗疗程的循证医学证据。该患者术后 GnRH-a 治疗 1 年，规律随访目前无复发征象。尽管有文献报道单纯 GnRH-a 药物治疗后 AAM 病灶消失的案例，但本团队认为手术减轻肿瘤负荷对患者的总体预后有明显的益处，因此首选手术治疗。

对于此类疑难重症患者，推荐多学科联合诊治（multi-disciplinary treatment，MDT）模式，根据患者的情况制订个性化的治疗方案，实现各科资源和优势的最大化整合，从而为患者提供可靠的健康保障。

（北京大学第一医院　贾芃　点评专家　朱丽荣　胡君）

## 参考文献

廖秦平，刘朝晖，张岩，2002. 生殖器侵袭性血管黏液瘤的临床及病理分析 . 中华妇产科杂志，37（6）：359-362.

柳华，2013. 外阴阴道侵袭性血管黏液瘤 4 例报告并文献复习 . 中国实用妇科与产科杂志，29（4）：311-314.

Chan Y M，Hon E，Ngai S W，et al.，2000. Aggressive angiomyxoma in females：is radical resection the only option？Acta Obstet Gynecol Scand，79（3）：216-220.

Fetsch J F，Laskin W B，Lefkowitz M，et al.，1996. Aggressive angiomyxoma：a clinicopathologic study of 29 female patients. Cancer，78（1）：79-90.

Han-Geurts I J，van Geel A N，van Doorn L，et al.，2006. Aggressive angiomyxoma：multimodality treatments can avoid mutilating surgery. Eur J Surg Oncol，32（10）：1217-1221.

Layfield L J，Dodd L G，1997. Fine-needle aspiration cytology findings in a case of aggressive angiomyxoma：a case report and review of the literature. Diagn Cytopathol，16（5）：425-429.

Sereda D，Sauthier P，Hadjeres R，et al.，2009. Aggressive angiomyxoma of the vulva：a case report and review of the literature. J Low Genit Tract Dis，13（1）：46-50.

Steeper TA，Rosai J，1983. Aggressive angiomyxoma of the female pelvis and perineum：report of nine cases of a distinctive type of gynecologic soft-tissue neoplasm. Am J Surg Pathol，7（5）：463-475.

Xu H，Sun P，Xu R，et al.，2020. Aggressive angiomyxoma in pregnancy：a case report and literature review. J Int Med Res，48（7）：030006052093641.

Zhang J P，Zhu C F，2010. Clinical experiences on aggressive angiomyxoma in China（report of 93 cases）. Int J Gynecol Cancer，20（2）：303-307.

# 病例 2　误诊为脓肿的左侧前庭大腺癌

## 【病历摘要】

患者女，66 岁。

**主诉：**左侧会阴疼痛 10 年，明显加重 1 年余。

**现病史：**患者于入院前 10 年余无明显诱因出现左侧会阴疼痛，隐痛，可忍受。入院前 4 年余开始间断于当地医院就诊，考虑前庭大腺脓肿，予以抗炎治疗，无明显缓解。入院前近 1 年余疼痛明显加重，呈进行性加重，患者无法久坐及平卧。入院前 3 个月余就诊于外院，查体：左侧外阴可及直径 3 cm 肿物，大部分位于阴道壁内，行阴道镜引导下活检病理示局灶上皮增生，伴挖空细胞。遂就诊于我院（北京大学第一医院）再次行肿物活检病理，考虑为腺样囊性癌，前庭大腺来源可能，建议手术治疗收入院。

**既往史：**既往体健，否认高血压、糖尿病等慢性疾病。无外伤、手术史。无输血史。头孢菌素类抗生素和青霉素过敏，曾发生过敏性休克。

**月经婚育史：**绝经 10 余年，G6P2，顺产分娩 2 次，人工流产 4 次。

**家族史：**否认家族遗传病史及肿瘤病史。

## 【体格检查】

外阴已婚已产型；左侧外阴外观未见异常，左侧大、小阴唇下 1/3 可触及一包块，内侧界近阴道左侧壁下 1/4，局部阴道黏膜无显著改变，直径约 3 cm，边界欠清，压痛明显，阴道通畅，分泌物量中等，无异味；宫颈光滑；子宫前位，正常大小，形态规则，质地中等，活动，无压痛；左侧附件区可触及一直径 4 cm 的囊肿，质软，活动度好，无压痛；右侧附件区未触及包块及压痛。

## 【辅助检查】

人乳头状瘤病毒（human papilloma virus，HPV）（－）；液基薄层细胞学检查（thin-prep cytology test，TCT）：未见上皮内病变及恶性细胞。

阴道镜（2021-6-8）：阴道壁黏膜无显著改变。

盆腔 MRI（2021-6-21，我院）：左侧附件区多发囊性灶，考虑良性，囊腺瘤不除外。左侧外阴可见 3.4 cm×1.6 cm 的 T1 加权像（T1 weighted image，T1WI）等信号、T2WI 高信号、弥散加权成像（diffusion weighted imaging，DWI）显著高信号区，位于阴蒂脚及上方层面，增强后可见显著强化，同左侧阴道口处阴道壁关系密切，考虑左侧前庭大腺区占位，结合病理符合恶性肿瘤（图 2-1）。

会阴肿物穿刺活检病理（2021-7-5，我院）：穿刺纤维脂肪组织中筛状、腺泡状生长的基底细胞样肿瘤组织，部分见双层细胞结构，腺腔内可见分泌物，考虑为腺样囊性癌，前庭大腺来源可能。

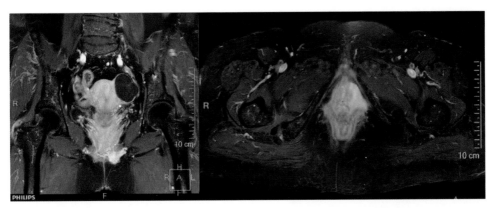

**图 2-1  盆腔增强 MRI。**左侧外阴可见 3.4 cm×1.6 cm 的 T1WI 等信号、T2WI 高信号、DWI 显著高信号区，位于阴蒂脚及上方层面，增强后可见显著强化，同左侧阴道口处阴道壁关系密切，考虑左侧前庭大腺区占位

胸腹盆增强 CT（2021-7-15，我院）：双肺散在实性结节，左侧前庭大腺及小阴唇区域软组织较对侧增厚；胆囊腺肌症；左侧附件区囊性灶（图 2-2）。

超声（2021-7-19，我院）：颈动脉粥样硬化；双侧腹股沟区未见异常肿大淋巴结；双下肢深静脉及大隐静脉超声未见明显异常。

超声心动（2021-7-19，我院）：左心房扩大；左心室射血分数正常；二尖瓣轻度反流；三尖瓣轻度反流。

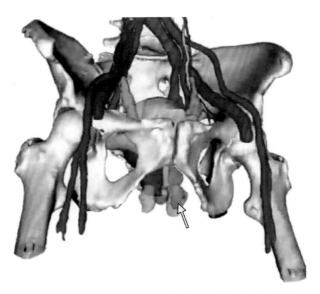

**图 2-2  CT 三维重建显示左侧前庭大腺肿物（黄色箭头）**

## 【入院诊断】

①左侧前庭大腺腺样囊性癌 Ⅱ 期？②左侧附件区囊肿。③胆囊腺肌症。④颈动脉粥样硬化。⑤二尖瓣轻度反流。⑥三尖瓣轻度反流。⑦左心房扩大。

## 【诊治经过】

患者经影像科、妇科、泌尿外科、烧伤整形科和放疗科多学科会诊，建议手术。于2021-7-27 行外阴局部广泛切除＋阴道部分切除术＋左侧腹股沟淋巴结清扫＋阴道旁肿物切除术＋膀胱旁肿物切除术＋带蒂肌皮瓣转移术＋岛状皮瓣成形术＋腹腔镜双侧附件切除术。术中见左侧大、小阴唇下 1/3 软组织内有质硬肿物，内侧界邻近左侧阴道壁 1 点至 5 点钟，向前方沿耻骨降支延伸至尿道左旁及膀胱颈左旁 0.5 ～ 1 cm（图 2-3 和图 2-4）。

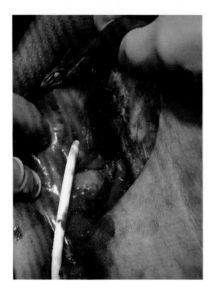 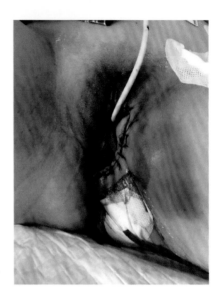

图 2-3　术中病灶切除后　　　　　　　　图 2-4　术后伤口

术后病理：（左侧外阴阴道肿物）皮肤组织、真皮及皮下组织内见肿瘤组织呈管状、筛状、巢状浸润性生长，腺腔内可见嗜碱性黏液样物及同质性嗜酸性物，可见核分裂象。结合 IHC，符合腺样囊性癌，肿瘤大小 2 cm×2 cm×1.7 cm，可见神经侵犯，未见脉管内癌栓，皮肤切缘未见显著改变。淋巴结未见癌转移。（膀胱旁肿物）纤维组织内见肿瘤组织，形态同外阴阴道肿物，为腺样囊性癌。（尿道旁肿物）纤维组织内见肿瘤组织，形态同外阴阴道肿物，为腺样囊性癌。（双侧附件）双侧卵巢呈浆液性囊肿改变，其中一侧卵巢局部可见子宫内膜样腺体分布，符合腺纤维瘤样改变。双输卵管未见显著改变。IHC：CD117（＋＋＋），S-10（－），P63（＋＋＋），Ki-67（10%），P16（＋），ER（－），PR（－），HER2（－）；程序性死亡受体配体 1（programmed death-ligand 1，PD-L1）综合阳性评分（combined positive score，CPS）＜ 1（图 2-5）。

术后患者返回当地医院行进一步放疗。

## 【出院诊断】

①左侧前庭大腺腺样囊性癌Ⅱ期。②双侧卵巢浆液性囊肿。③胆囊腺肌症。④颈动脉粥样硬化。⑤二尖瓣轻度反流。⑥三尖瓣轻度反流。⑦左心房扩大。

## 【随访】

随访至 2023-2 患者无自觉不适，盆腔 MRI：无复发征象。

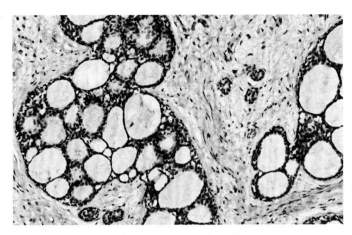

**图 2-5　PD-L1 染色阴性**

## 【病例讨论与文献阅读】

前庭大腺癌（bartholin gland carcinoma，BGC）占所有外阴癌的 0.1%～5%，平均诊断年龄为 50～60 岁，因发病率低，临床往往难以识别，导致诊治延误。有回顾性研究发现，BGC 常见的组织学类型依次为鳞状细胞癌（30.7%）、腺样囊性癌（29.6%）和腺癌（25%），少见的组织学类型（14.6%）包括移行细胞癌、透明细胞癌等（Di Donato，2017）。原发性外阴腺癌占所有外阴癌的 5% 以下，占所有女性生殖系统恶性肿瘤的 1%以下。BGACC 约占前庭大腺恶性肿瘤的 30%，因此是一种罕见的妇科肿瘤。前庭大腺腺癌起源于腺泡分泌黏液的柱状上皮细胞，BGACC 是一种罕见的腺癌组织学变体，可发生于任何带有浆液腺或汗腺的器官，最常见于大唾液腺和小唾液腺，但也有报道发生于皮肤、泪腺、乳腺、食管、上呼吸道、下呼吸道及女性生殖道。

前庭大腺是女性生殖系统的重要器官，其主要功能是产生黏液分泌物，帮助阴道和外阴润滑。前庭大腺与男性的尿道球腺同源，在胚胎发生期间，泌尿生殖窦产生前庭大腺、阴道下部及其大部分上皮。月经初潮后腺体变得活跃。每个腺体均呈椭圆形，平均直径约0.5 cm，不可触及，其导管长约 2.5 cm，开口于阴道口的后外侧 4 点和 8 点钟位置（处女膜和小阴唇之间）。因导管容易阻塞，故可形成前庭大腺囊肿或脓肿。

由于大多数 BGC 患者的初始临床表现与良性前庭大腺囊肿或脓肿相似，且影像学表现通常无特异性，因此存在误诊、治疗延迟和疾病进展等风险。本例患者病史 10 年，前期一直考虑炎症给予抗炎治疗，后疼痛加重且在会阴部触及肿物才考虑进行活检，延误了患者的诊治。BGC 最常表现为无痛性外阴肿块，可能为实性、囊性或脓性，或仅表现为前庭大腺囊肿内触及的实质包块。当肿块固定时，应怀疑恶性。肿物生长至皮肤或阴道黏膜且肉眼可见是一种晚期表现。其他少见症状包括烧灼感、瘙痒或性交困难。对于任何易出血且经保守治疗后仍持续存在的前庭大腺病变，均应进行活检。有韩国学者提出，当患者年龄大于 40 岁且有症状性前庭大腺病变时，应将 BGC 纳入鉴别诊断，并进行活检组织病理证实（Yoon et al.，2015）。

本例患者行初次活检时，由于未考虑病变位于皮下组织内，选择进行阴道镜指引下的活检，仅在阴道黏膜取材，故活检并无阳性发现。患者就诊于我院后考虑病变位于皮下组织，经超声引导下穿刺活检，明确诊断为前庭大腺的腺样囊性癌（bartholin gland adenoid cystic carcinoma，BGACC）。有关外阴部前庭大腺穿刺的研究较少，主要参考头颈部腺体肿瘤的穿刺。目前，细针穿刺活检（fine-needle aspiration biopsy，FNAC）已成为唾液腺肿块初始评估中常用的诊断方法，但研究显示对唾液腺恶性肿瘤行 FNAC 发现腺样囊性癌（adenoid cystic carcinoma，ACC）的诊断准确率仅为 66%。超声引导下粗针穿刺活检（ultrasound-guided core biopsy，USCB）可以获得更大的样本量，但有肿瘤沿针道播散的风险（Cantù，2021）。BGC 的最佳活检方法尚需进一步研究确定。BGC 的诊断应参考病理结果。1971 年 Chamlian 和 Taylor 提出了 BGC 的诊断标准（Chamlian et al.，1972；Copeland et al.，1986）：①累及前庭大腺区域的肿瘤在组织学上符合前庭大腺起源；②当组织学检查发现从正常成分向肿瘤成分明显过渡的区域时，该肿瘤被认为是前庭大腺的原发肿瘤；③其他部位无原发肿瘤证据。结合穿刺病理结果、影像学检查可诊断 BGC。

外阴是一个皮肤覆盖的器官，在除阴道前庭外的所有解剖结构表面均覆有鳞状上皮。大阴唇和会阴区域的侧面有丰富的皮脂腺。小阴唇除皮脂腺外没有腺体成分。附属腺（如顶泌汗腺、外泌汗腺）存在于大阴唇、会阴体，类似于其他皮肤附属腺，这些腺体都可能是腺癌的来源。前庭大腺的体部由黏液腺泡组成，由柱状上皮细胞排列而成。传出导管由移行上皮细胞组成，当开口通向阴道时，移行上皮融合成鳞状上皮，因此 BGC 可出现不同的病理类型。

ACC 的细胞学分级通常较低，由导管上皮及变异肌上皮组成，肿瘤细胞小而一致，排列呈条索或巢状，形成大小不等的筛状结构，假腔内充满嗜碱性黏液样物和嗜酸性基底膜样物。世界卫生组织（World Health Organization，WHO）分类将 ACC 定义为具有不同固体成分的管状和筛状结构的肿瘤。传统上，根据肿瘤的实体成分，ACC 可分为 3 种组织学类型（筛状、管状和实性），研究表明有实性成分的肿瘤进展更快。一些研究分析了头颈部 ACC 的分子机制、基因突变和蛋白质过表达，全基因组和外显子组测序发现 *MYB-NFIB* 融合基因的平衡易位可能是 ACC 的基本特征。这种易位可产生嵌合转录，导致细胞周期调节、黏附和凋亡机制的下游解除调控。

BGACC 生长缓慢，但由于其广泛的神经外膜侵犯倾向和局部侵犯，可能导致在出现可触及的肿块前发生瘙痒和烧灼感。BGC 可有疼痛症状，由肿瘤侵犯局部神经引起。由于 ACC 倾向于沿神经根生长，因此尽管切缘阴性，仍有远期局部复发的倾向。BGC 亦可转移至腹股沟及盆腔淋巴结，晚期可转移至肺、骨等。

由于缺乏前瞻性随机对照试验和大型系列研究，尚无针对 BGACC 治疗的共识，目前治疗仍参考外阴癌。本例患者治疗前进行了盆腔增强 MRI 及胸腹盆增强 CT，评估了局部肿瘤的大小，了解了肛提肌、尿道、阴道和直肠肌层的侵犯情况，盆腔淋巴结和腹股沟淋巴结的转移情况，以及远处转移情况。根据外阴癌分期，考虑 II 期。

由于 ACC 进展缓慢，有些学者主张广泛的局部切除而不是根治性手术。研究发现，单纯外阴切除术的复发率为 68.9%，根治性外阴切除术的复发率为 42.8%，但是切缘状态不像其他组织学类型那么重要，手术后（单纯切除或根治性外阴切除术）切缘阳性率为 28.5%，切缘阳性和阴性患者的复发率相近（分别为 52.5% 和 52.1%）（Yang et al.，2006）。

腹股沟淋巴结转移是最重要的预后预测因子，也是腹股沟区复发的重要预测因子，用于选择可能受益于辅助治疗的术后患者。BGC 的淋巴结切除一直存在争议，目前仍参考外阴癌手术方案，本例患者分期 II 期，肿瘤直径 > 2 cm，需行腹股沟淋巴结切除。对于

BGACC，大多数学者不建议对所有患者都行淋巴结清扫术，除非临床或影像学检查提示可疑淋巴结转移，因为这种肿瘤在累及局部淋巴结之前通常已转移至远处器官。

对于早期 BGC 术后切缘阳性、病灶紧邻切缘或腹股沟淋巴结转移的患者，放疗可发挥辅助作用。外阴和腹股沟淋巴结的靶区剂量通常为 45～50 Gy。对于肿瘤完全切除且切缘阴性的患者，若发生淋巴结转移，放疗应集中在局部淋巴结区。若切缘阳性，建议在外阴病变部位增加 10～15 Gy 的额外剂量，近距离治疗是对尿道或阴道残余肿瘤增加放射剂量的最佳方法之一。

经与整形科、泌尿外科等多学科讨论，考虑本例患者肿瘤预后较好，有手术切除机会，可在尽量保留尿道的情况下行外阴局部根治性切除＋左侧腹股沟淋巴结清扫及皮瓣成形术，患者术后病理提示肿瘤病灶紧邻软组织切缘，且膀胱旁和尿道旁肿物有肿瘤细胞形态，考虑为 ACC，故术后补充放疗，目前随访 20 个月无复发。

BGC 常发生转移，因为前庭大腺及周围区域富含血管和淋巴网。腺癌、淋巴结阳性与预后较差相关。既往研究显示 BGC 的 5 年生存率为 85%。由于 BGACC 的自然病程较长，患者的随访必须至少持续 10 年。

## 【专家点评】

BGC 症状不明显，患者出现症状就诊时通常已达晚期。此外，因其发病率低和临床医生的认识不足，往往很难早期识别。由于病灶位于软组织内，活检方法需要超声科配合，而非妇科医生自行操作。因此，在临床工作中，我们应加强针对 BGC 的宣教，使患者注意早期就诊。临床医生对此类疾病的学习也有助于其在诊治患者时考虑该病。对于不能解释的反复外阴软组织疼痛者，应积极穿刺以明确病理类型。

BGACC 属于罕见的病理类型，其病因不清，组织起源尚有争议，传统观点认为它来源于腺上皮，但近年来越来越多的证据表明 ACC 具有腺上皮和肌上皮双相分化能力，IHC 可表达腺上皮及肌上皮的标志物，如肌动蛋白（actin）、细胞角蛋白（cytokeratin，CK）、S-100 蛋白及上皮膜抗原（epithelial membrane antigen，EMA）等。在分子遗传学特点方面，1986 年，瑞典 Stenman 等报道 ACC 存在 6 号染色体异位，随后其课题组发现 ACC 存在 t（6；9）基因易位。2009 年，该课题组证实 ACC 中存在 t（6；9）（q22～23；p23～24）易位，并导致出现 *MYB-NFIB* 融合基因（Persson，2009）。该研究是 ACC 肿瘤形成分子机制研究过程中的重要成果。ACC 融合基因的形成无肿瘤部位特异性，在涎腺、乳腺、皮肤、泪腺和外阴 ACC 均有检出。ACC 中 *MYB-NFIB* 基因融合的发生率为 49%～57%，23%～86% 的 ACC 中有 *MYB-NFIB* 融合，具有高度特异性，在其他涎腺或非涎腺肿瘤中均未见报道。BGC 的确诊主要依据肿瘤的组织病理学和前庭大腺的特有解剖部位，可借助 IHC 进一步鉴别诊断或排除转移癌。

BGC 治疗前应进行腹盆腔 CT 或 MRI 检查，以了解肿瘤与周围器官（直肠、阴道等）的关系、有无盆腹腔淋巴结及腹股沟淋巴结转移。采用三维成像技术对肿瘤与周围器官的解剖关系进行术前评估及手术方案设计是未来肿瘤精准治疗的趋势。BGACC 进展缓慢但易发生淋巴结复发和远处转移，因其发病率极低，文献中几乎均以个案报道的方式进行回顾性研究。目前治疗并无成熟方案，其分期及治疗基于外阴癌的美国国立综合癌症网络（National Comprehensive Cancer Network，NCCN）指南，并参考头颈部 ACC 的治疗，无论原发肿瘤位于何处，BGACC 最常见的治疗方法是完全手术切除。当根治性切除术（R0）风险过高或可能引起致命并发症时，R1 切除术（紧邻切缘）联合辅助治疗是可以接受的。文献报道的手术范围多样，局部切除或根治性外阴切除，以及是否行部分或完全性区域淋巴结切除，取决于局部肿瘤的范围和腹股沟淋巴结转移的风险。因此，肿瘤局限者建议行肿瘤局部扩大切除术，高危淋巴结转移的患者应同时行同侧腹股沟淋巴结切除术。

对于转移性 BGC，尚无有效的姑息治疗方法。因此，晚期 BGC 的治疗仍是一个挑战。目前有晚期病例在放化疗后进展，根据肿瘤基因测序突变位点进行靶向治疗后病情显著缓解的个案报道。已有学者尝试在唾液腺 ACC 中建立 *MYB-NFIB* 融合蛋白表达系统的体外和体内模型，针对 *MYB-NFIB* 融合蛋白性质和功能方面的研究不仅可以加深临床医生对疾病的理解，还有助于鉴定有望作为治疗药物的分子靶点。

对于此类疑难患者，推荐至综合性医院就诊，采用 MDT 模式，根据患者的情况制订正规、系统、个性化和经济的治疗方案，实现各科资源和优势的最大化整合，从而为患者提供可靠的健康保障。

（北京大学第一医院　米兰　点评专家　张岩　董颖）

## 参考文献

Cantù G，2021. Adenoid cystic carcinoma. An indolent but aggressive tumour. Part A：from aetiopathogenesis to diagnosis. Acta Otorhinolaryngol Ital，41（3）：206-214.

Chamlian D L，Taylor H B，1972. Primary carcinoma of Bartholin's gland. A report of 24 patients. Obstet Gynecol，39（4）：489-494.

Copeland L J，Sneige N，Gershenson D M，et al.，1986. Bartholin gland carcinoma. Obstet Gynecol，67（6）：794-801.

Di Donato V，Casorelli A，Bardhi E，et al.，2017. Bartholin gland cancer. Crit Rev Oncol Hematol，117：1-11.

Persson M，Andrén Y，Mark J，et al.，2009. Recurrent fusion of MYB and NFIB transcription factor genes in carcinomas of the breast and head and neck. Proc Natl Acad Sci U S A，106（44）：18740-18744.

Yang S Y，Lee J W，Kim W S，et al.，2006. Adenoid cystic carcinoma of the Bartholin's gland：report of two cases and review of the literature. Gynecol Oncol，100（2）：422-425.

Yoon G，Kim H S，Lee Y Y，et al.，2015. Analysis of clinical outcomes of patients with adenoid cystic carcinoma of Bartholin glands. Int J Clin Exp Pathol，8（5）：5688-5694.

# 病例3　多学科协作成功切除复发型巨大子宫肌瘤

## 【病历摘要】

患者女性，37岁。

**主诉：** 二次开腹子宫肌瘤剔除术后13年，自觉腹部包块2年，腹胀、憋气4个月。

**现病史：** 患者于入院前18年和13年均因子宫肌瘤行开腹子宫肌瘤剔除术，两次均为多发肌瘤，且最大者直径均约10 cm，术后病理均为"子宫平滑肌瘤，局部透明变性"。患者自述第二次手术困难，盆腹腔粘连严重。术后未避孕、未孕，月经正常，未再诊治。入院前2年自觉盆腔包块增大至腹部，认为是肌瘤复发，无尿急、尿频、尿痛及恶心、呕吐、发热，未予重视。入院前4个月出现腹胀、憋气，并有加重趋势，近几日食欲减退，偶有尿频，夜间不能平卧，影响睡眠。于当地医院就诊，彩超提示盆腹腔巨大肿物，转至我院（北京大学第一医院）。自觉精神好，大便无异常。

**既往史：** 既往体健，无食物、药物过敏史。

**月经婚育史：** 初潮13岁，（5～7）天/30天，量中，色红，无痛经。G0P0，领养一子，无生育要求。

**家族史：** 否认遗传、肿瘤及血栓栓塞性疾病家族史。

## 【体格检查】

身高164 cm，体重70 kg，体重指数（body mass index，BMI）26 kg/m²。一般情况尚可，慢性病容，心肺无异常。腹部明显膨隆，可触及腹盆腔巨大实性肿物，上达剑突，下至盆底，肿物充满腹盆腔，活动差，腹部张力大，全腹无压痛。

妇科检查：外阴（-），阴道通畅，黏膜未见异常，宫颈光滑，暴露困难，子宫位置不清，盆腹腔巨大肿物，呈分叶状，质地较硬，活动差，无压痛。

## 【辅助检查】

妇科彩超（2021-7-7）：子宫形态失常，盆腹腔内可及巨大低回声包块，大小40.3 cm×43 cm×14.4 cm，似来源于子宫后壁，上达剑突，下至盆腔，内见不规则囊区，其内可探及血流信号，阻力指数（resistance index，RI）= 0.44。考虑为子宫肌瘤。

盆腹增强CT（2021-7-9）：腹盆腔巨大混杂密度占位，分叶状，表面可见血管走行，部分内可见钙化，多期增强扫描可见不均质强化，病变与子宫底分界不清，考虑为子宫肉瘤或平滑肌瘤病？腹腔脏器及全腹小肠呈推挤样向外移位，子宫及膀胱向前推移，下腔静脉显示不清，远端静脉回流受阻（图3-1）。

盆腔增强MRI（2021-7-29）：腹盆腔可见多个类圆形软组织信号肿块，T1W1等信号，T2W1低信号，DWI低信号，大者18 cm×13 cm×22 cm。考虑为间叶肿瘤或子宫肌瘤盆腹腔种植？左侧腹腔可见多发迂曲流空血管。膀胱及直肠受压移位（图3-2）。

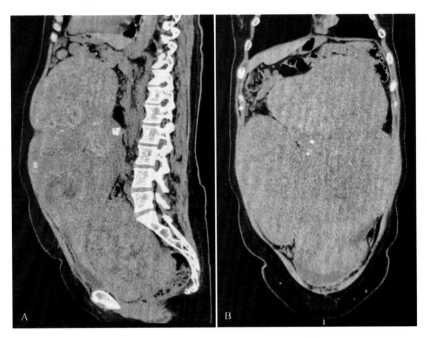

**图 3-1** 盆腹增强 CT。**A.** 矢状面。**B.** 冠状面

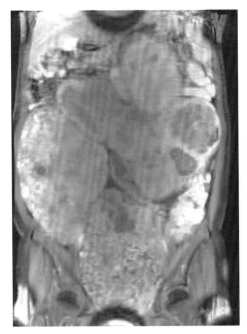

**图 3-2** 盆腔增强 MRI（冠状面）

肿瘤标志物正常，心、肺、肝、肾功能大致正常。

## 【入院诊断】

①盆腹腔巨大肿物——子宫肌瘤？②开腹子宫肌瘤剔除术史。

## 【诊治经过】

患者可见盆腹腔巨大肿物，影像学检查不除外恶性，既往两次开腹手术史，直接手术风险较高。第一次院内多学科团队（普外科、影像科、麻醉科、重症监护科、介入血管外科）讨论建议，先行超声引导下肿物穿刺活检，明确性质，决定进一步治疗方案。病理回报（2021-8-17）：子宫平滑肌瘤。为降低手术难度，予 GnRH-a 注射 3 个周期，后复查 CT 提示肿瘤缩小不明显，但查体觉腹部张力有所降低、盆腹腔内稍有松动。患者一般状况无明显改善，保守治疗效果不佳，手术指征明确，进行第二次多学科会诊，建议手术治疗。经与患者及家属充分沟通，告知风险后，完善各项术前准备：术前放置双侧输尿管 D-J 管，行血管造影判断肿物的主要血供来源（图 3-3），行子宫动脉栓塞术减少肿物血供，行 CT 三维重建对肿物与腹盆腔主要器官的解剖关系进行直观显示（图 3-4），静脉营养改善患者状态，准备多科室协同手术（麻醉科、普外科、泌尿外科、血管外科、心内科、外科重症监护科和输血科）。

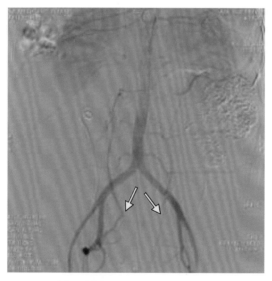

**图 3-3　子宫血管造影（箭头所示为双侧子宫动脉）**

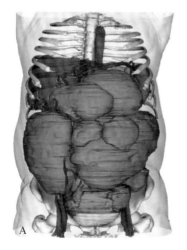
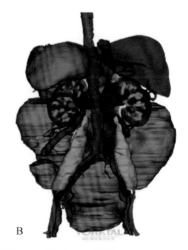

**图 3-4　肿物三维重建图像。A. 正面。B. 背面**

2021-11-25 在中心静脉置管、气管插管全身麻醉下，由妇科和普外科医师共同上台行开腹探查术，取腹部正中纵行切口（耻骨联合上缘至剑突水平），探查见：子宫来源巨大质硬分叶状肿物，占据并挤满整个盆腹腔，下极与盆壁相邻，上缘达剑突上 2 cm，与大网膜、壁腹膜、后腹膜、肠壁、膀胱多处粘连（图 3-5）。右侧附件完全被分叶状肌瘤包裹于其中，无法暴露。探查横膈、肝、胆、胃、肠、大网膜、腹膜及淋巴结未见异常。术中间断性抬起肿物分离其与周围组织间粘连，同时防止腹压释放过快导致循环系统衰竭。最终术式：巨大盆腹腔肿物切除术＋全子宫切除术＋右侧附件切除术＋左侧输卵管切除术＋盆腹腔粘连松解术。手术时长 7 h 2 min，术中出血 800 ml，肿物大小 43 cm×38 cm×17 cm，称重 8.9 kg（图 3-6）。

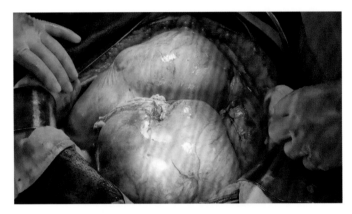

**图 3-5　开腹探查术中所见。巨大腹盆腔分叶状实性肿物**

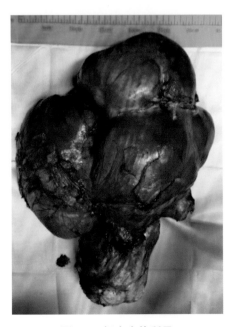

**图 3-6　标本大体所见**

术后外科重症监测科监测 24 h，病情平稳，转回普通病房，术后第 4、5 天陆续拔除腹腔引流管及导尿管，术后第 7 天顺利出院。术后第 19 天拆除腹部切口缝线，愈合良好。术后病理：镜下梭形细胞束状增生，细胞轻度异型，胞质红染，核分裂象罕见；IHC：ER（15% 弱 ＋），PR（2% 弱 ＋），desmin（＋），SMA（＋＋＋），S-100（－），P53（弱＋），Ki-67（＜ 1%）；综上，符合平滑肌瘤，伴玻璃样变性及梗死平滑肌瘤伴玻璃样变性。

## 【出院诊断】

①子宫平滑肌瘤伴玻璃样变性。②开腹子宫肌瘤剔除术史。

## 【随访】

患者于术后 1 个月拔除 D-J 管，随访至今，恢复良好。

## 【病例讨论与文献阅读】

子宫肌瘤是女性生殖系统最常见的良性肿瘤，可累及 20% ～ 50% 的女性（Kang et al., 2020；Chen et al., 2014）。由于大多数子宫肌瘤患者无症状，部分患者未被诊断，故子宫肌瘤的发病率可能更高（Viva et al., 2021）。子宫肌瘤的生长速度在个体间差异较大（Viva, 2021）。大多数患者的肌瘤体积较小，罕见情况下肌瘤可生长至很大。当肌瘤体积较大时，会影响全身多个器官。当肌瘤上极位于剑突及以上时，可能压迫心脏和肺，导致肺不完全扩张和心肺功能不全。肌瘤可能压迫肠道并损害消化功能，导致患者营养不良和贫血（Yamamoto et al., 2021）。在严重情况下，患者可能出现肠梗阻、电解质紊乱等。当肌瘤压迫输尿管和膀胱时，可能发生肾积水和肾功能异常。

本例患者初次就诊时已经发生纵隔受压，患者部分肺膨胀不全导致憋气，肠管受压导致营养不良，膀胱受压导致尿频。由于巨大子宫肌瘤导致多种相关症状，手术指征明确。但手术切除此类巨大肿瘤时，可能出现多种并发症。例如，突然移除腹腔内巨大肿物后，内脏受压解除，大量液体进入组织间隙，导致回心血量骤减，继而引起心力衰竭；腹压下降使受压的肺部重新扩张，慢性肺塌陷后突然再次扩张可导致肺水肿（Fatema et al., 2018）。肌瘤向周围生长可黏附或融合到邻近器官，使解剖结构变异，切除分离过程中可能导致周围脏器和大血管损伤、失血过多甚至出现失血性休克，该患者有两次开腹子宫肌瘤剔除的手术史，相关风险更高。

对于绝大多数肌瘤患者，GnRH-a 预处理能发挥缩小肌瘤和子宫体积、改善贫血症状的作用。本例患者亦给予 3 个周期 GnRH-a，由于肌瘤巨大，影像学检查显示肌瘤缩小不明显，但查体感觉腹部张力减低，肿物有所松动。术前行双侧输尿管 D-J 管放置、血管造影及子宫动脉栓塞术对肿物血运进行判断和阻断、CT 三维重建直观预估解剖关系，以及包括妇科、普通外科、泌尿外科、心血管内科、呼吸内科、影像科、麻醉科和重症监护科等多学科团队的协同工作，共同保证了手术的顺利实施和患者的生命安全。

## 【专家点评】

本例患者为 37 岁育龄期女性，已婚未育，领养一子，无生育要求。为保留生育功能，分别于本次入院前 18 年和 13 年两次行开腹子宫肌瘤剔除术，自述第二次手术困难，盆腹腔粘连严重，术后未避孕、未孕。入院前 2 年自觉肌瘤复发，未及时就诊，直至出现压迫症状，影响呼吸和睡眠。本次就诊时查体发现，巨大盆腹腔肿物已经造成周围脏器严重受压变形、下腔静脉回流受阻，患者有慢性消耗表现，影像学检查显示肿物为实性，是否存在恶变尚不明确。经多学科讨论、超声引导穿刺明确诊断、GnRH-a 预处理降低围术期风险，充分术前准备、多学科团队同台、麻醉医师保驾护航，手术顺利，术后预后良好。

本例患者应吸取以下经验教训：①应认真对待并恰当处理临床常见的子宫肌瘤；②不能忽视无症状并缓慢增大的子宫肌瘤，以防肌瘤体积巨大后处理棘手，造成不必要的器官丢失；③如果本例患者早些就诊，对于一位 37 岁的育龄女性，是否可再次行肌瘤剔除并保留本次术中不得已而切除的右侧附件？④子宫肌瘤临床常见，处理复发且巨大的子宫肌瘤具有挑战性，需要经验丰富的团队共同协作，并进行充分的术前评估和准备，以降低围术期并发症发生率，保证患者的生命安全。

（北京大学第一医院　詹瑞玺　张瑞　点评专家　尹玲）

## 参考文献

Chen N N，Han M，Yang H，et al.，2014. Chinese herbal medicine Guizhi Fuling Formula for treatment of uterine fibroids：a systematic review of randomised clinical trials. BMC Complement Altern Med，14：2.

Fatema N，Mubarak Al Badi M，2018. A postmenopausal woman with giant ovarian serous cyst adenoma：a case report with brief literature review. Case Rep Obstet Gynecol，2018：5478328.

Kang M，Kim J，Kim T J，et al.，2020. Long-term outcomes of single-port laparoscopic myomectomy using a modified suture technique. Obstet Gynecol Sci，63（2）：164-172.

Viva W，Juhi D，Kristin A，et al.，2021. Massive uterine fibroid：a diagnostic dilemma：a case report and review of the literature. J Med Case Rep，15（1）：344.

Yamamoto A，Suzuki S，2021. Successful surgical treatment of a giant uterine leiomyoma：a case report. Int J Surg Case Rep，87：106416.

# 病例 4　宫颈癌术后化疗后复发伴膀胱阴道瘘行盆腔廓清术

## 【病历摘要】

患者女，52 岁。

**主诉：**宫颈癌根治术后阴道排液 9 个月，发现肿瘤复发 1 个月。

**现病史：**患者绝经 1 年，未规律体检。因"接触性阴道出血"于 2021-2 在外院行宫颈活检提示恶性肿瘤。在当地医院以"宫颈癌"行腹腔镜下宫颈癌根治术（广泛性子宫切除术＋双侧附件切除术＋盆腔淋巴结切除术）。术后病理提示：非角化型鳞状细胞癌，无脉管癌栓，未见淋巴结转移。术后诊断为宫颈鳞状细胞癌Ⅰa 期。患者在术后 20 余天出现阴道大量排液，留置导尿管 1 周后阴道排液减少。患者于 2021-3 至 2021-6 接受 TP 方案（紫杉醇脂质体＋洛铂）化疗 4 个疗程，化疗过程中出现骨髓Ⅳ度抑制，对症治疗后好转。2021-7患者再次出现阴道排液，当地医院给予口服抗生素及物理治疗后，自诉阴道排液减少。2021-8再次出现阴道排液，就诊当地医院门诊，考虑膀胱阴道瘘，行妇科检查发现阴道断端肿物，取活检后病理提示：非角化型鳞状细胞癌。完善盆腔 MRI 提示：阴道残端异常信号，考虑肿瘤复发。患者于 2021-10 就诊于我院（北京大学人民医院），病理会诊后考虑：低分化鳞状细胞癌。患者近 1 个月以来出现间断下腹部绞痛，排气、排便不畅，偶有大便带血。

**既往史：**左下肢静脉曲张 10 余年；锁骨骨折手术 10 年；乳腺纤维瘤手术史。

**月经婚育史：**既往月经规律，5 天 /28 天，绝经 1 年。G3P1，育有 1 女。

**家族史：**否认家族遗传史、肿瘤史及血栓栓塞性疾病病史。

## 【体格检查】

生命体征平稳，心肺未及异常；腹部平软，可见腹腔镜手术瘢痕。

妇科检查：外阴：潮湿，未见溃疡；阴道：通畅，可见清亮液体，阴道残端可见暗红色溃烂组织，呈结节状，表面可见出血，触诊肿物大小 5 cm×6 cm；三合诊：阴道顶端肿物直径约 5 cm，与直肠关系密切并压向直肠，双侧盆壁组织质软。

## 【辅助检查】

妇科彩超（2021-10-21）：阴道断端厚 0.8 cm，其上方实性低回声包块范围为 6.1 cm×5.4 cm×3.6 cm。盆腔游离液 1.5 cm。彩色多普勒血流成像（color Doppler flow imaging，CDFI）：断端血流信号血流阻力指数（resistance index，RI）：0.51，搏动指数（pulsatility index，PI）：0.74；盆腔实性包块血流信号，RI：0.68，PI：0.98；结论：术后盆腔；盆腔实性包块（复发？）。

## 【入院诊断】

①盆腔肿物性质待查（宫颈癌复发？）。②宫颈鳞状细胞癌Ⅰa 期术后化疗后。③膀

胱阴道瘘？④不完全性肠梗阻。

## 【诊治经过】

入院后留取阴道引流液检测肌酐 3548 μmol/L（↑），留置尿管后，阴道排液减少。完善腹部 X 线平片，考虑存在不完全性肠梗阻。患者纳差，请营养科会诊后给予肠外营养治疗，肠梗阻症状逐渐缓解。完善盆腔增强 MRI：阴道残端可见不规则形软组织肿块影，大小 5.5 cm×4.9 cm×7.1 cm，增强扫描肿块边缘呈明显不均匀环形强化，与膀胱右后壁分界不清，膀胱壁增厚并强化，向后及向上压迫直肠和乙状结肠，并与之分界不清，增强扫描可见边缘明显强化；阴道扩张，壁增厚，黏膜层明显强化；盆腔可见少量积液（图4-1）。正电子发射计算机体层显像（positron emission tomography-computer tomography，PET-CT）：①宫颈癌术后，盆腔 $^{18}$F 氟代脱氧葡萄糖（fluorodeoxyglucose，FDG）代谢增高灶，考虑复发转移，累及阴道残端、盆腔肠系膜（图 4-2）；②脂肪肝；③盆腔积液；④双肩关节炎；脊柱退行性变。

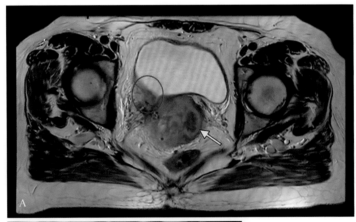

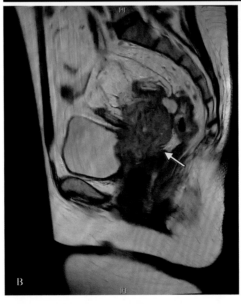

**图 4-1　盆腔增强 MRI。A.** 盆腔肿物，与膀胱右后壁分界不清。**B.** 盆腔肿物与直肠、乙状结肠分界不清

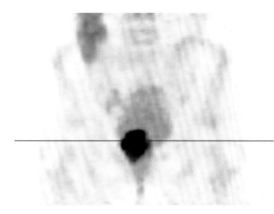
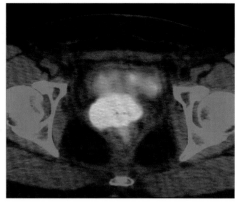

图 4-2 PET-CT。盆腔复发肿瘤

完善相关检查后，于 2021-11-10 请胃肠外科、泌尿外科、血管外科、医学整形科、麻醉科、重症医学科及影像科等多学科联合查房，考虑患者为宫颈鳞状细胞癌术后化疗后复发，合并膀胱阴道瘘，行放疗会加重膀胱阴道瘘。目前影像学检查考虑不除外复发肿瘤累及膀胱后壁、直肠和乙状结肠等器官，但局限于盆腔，仍为中心性复发肿瘤，与患者及家属充分沟通后行盆腔廓清术。

经充分术前准备后，于 2021-11-13 行女性全盆腔廓清术＋腹膜后淋巴结切除术＋湿性结肠双腔造口术（图 4-3）＋髂外静脉自体组织（大隐静脉）搭桥＋游离大网膜瓣盆底填充（图 4-4）＋可吸收网片盆底重建术。术中探查盆腔肿物与膀胱后壁广泛粘连，位于输尿管膀胱入口处，且与直肠表面粘连。术中取直肠表面肿物冰冻病理提示：恶性肿瘤。因肿物与左侧髂外静脉关系密切，切除部分静脉后予大隐静脉搭桥。术中出血 3200 ml，输入悬浮红细胞 18 U、血浆 1600 ml，术后转外科重症监护病房。术后 3 天返回妇科普通病房治疗，于术后 17 天出院转入化疗病房继续治疗。

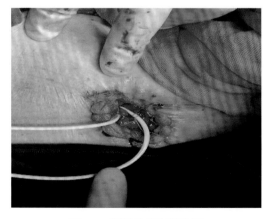
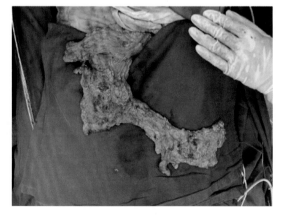

图 4-3 湿性结肠双腔造口　　　　　　　图 4-4 游离大网膜瓣

## 【出院诊断】

①宫颈鳞状细胞癌Ⅰa 期术后化疗后复发。②膀胱阴道瘘。③不完全性肠梗阻。

## 【随访】

患者术后转入化疗病房，予 TC 方案（紫杉醇脂质体＋顺铂）＋贝伐珠单抗化疗 6 个疗程，末次化疗时间为 2022-7，患者现于我科门诊接受肿瘤随访。

## 【病例讨论与文献阅读】

宫颈癌是常见妇科恶性肿瘤，在规范治疗后，仍有 15%～30% 的患者在 2 年内出现肿瘤复发（Rema et al.，2017）。对于这些肿瘤复发的患者，尚缺少有效的治疗方案，而盆腔廓清术是可供选择的一种治疗方式。盆腔廓清术通过整块切除复发肿瘤和受累的盆腔器官，可延长患者无疾病生存期和总生存期，但也存在手术风险大、费用高及改变患者的生活习惯等问题。本例患者为宫颈鳞状细胞癌术后化疗后复发，合并膀胱阴道瘘，考虑行盆腔廓清术。

盆腔廓清术主要包括 3 种类型：①前盆腔廓清术：对于累及膀胱的情况，切除整个膀胱、子宫和阴道。②后盆腔廓清术：对于累及直肠的情况，切除阴道、子宫和受累的肠道。③全盆腔廓清术：对于累及膀胱和直肠的情况，切除膀胱、阴道、子宫和直肠（Rodriguwz-Bigas et al.，1996）。对于恶性肿瘤复发的患者，术前充分评估非常重要，可采用 CT、MRI、PET-CT 等影像学检查明确肿瘤是中心性复发且局限于阴道、膀胱、直肠，还是扩展到骨盆壁的肌肉组织或血管系统，从而确定盆腔廓清术的类型。本例患者术前经盆腔增强 MRI 及 PET-CT 检查考虑为中心性复发，术中冰冻病理明确肿瘤累及膀胱、直肠后，行全盆腔廓清术。

盆腔廓清术需要切除盆腔内的脏器、腹膜，甚至在侧向盆腔扩大切除术中还需要切除骨、神经、血管及盆壁肌肉，继而出现盆腔感染、伤口愈合不良等并发症（Koh et al.，2017）。由于盆腔器官切除后导致的盆腔积液和小肠异位会增加盆腔脓肿、会阴伤口愈合不良及肠梗阻的风险，有学者将这些并发症统称为"空盆腔综合征"（Schiltz et al.，2017）。近 1/2 盆腔廓清术后的患者因空盆腔综合征而死亡，但无肿瘤复发（邓浩 等，2022）。我院采用腹直肌瓣、游离大网膜瓣、可吸收生物网片等措施来降低"空盆腔综合征"的发生率，并根据不同类型的盆腔廓清术选择不同的盆底功能重建方式（邓浩 等，2021）。本例患者接受大网膜瓣盆底填充联合可吸收生物网片盆底重建，同时行泌尿系统/消化道功能重建（湿性结肠双腔造口，采用乙状结肠做经腹双腔造口，双侧输尿管接入末端结肠）后，患者术后早期并发症中发热、盆腔积液及伤口愈合不良的发生率明显下降，而远期未再发生肠梗阻及肠瘘。

目前，国内外文献对于盆腔廓清术后的患者是否需要接受辅助治疗及辅助治疗的方式尚无定论。研究报告，30%～50% 的患者接受盆腔廓清术后治疗失败，其原因主要为肿瘤复发（Romeo et al.，2018）。有研究显示，对于盆腔廓清术中切缘冰冻病理阳性的患者，给予大剂量术中放疗（intraoperative radiotherapy，IORT）可提高术后生存率（Arians et al.，2016）。国内吴鸣教授团队报道了大多数盆腔廓清术后的患者会接受化疗，部分患者接受放疗或放化疗，但没有说明辅助治疗对患者的预后影响（李雷 等，2016）。我院的研究发现，与未接受辅助治疗的患者相比，术后接受辅助治疗的患者无瘤生存时间明显延长（邓浩 等，2020）。本例患者术后接受紫杉醇＋顺铂＋贝伐珠单抗治疗。

综上，本例患者为宫颈鳞状细胞癌术后化疗后，短期内出现肿瘤复发，合并膀胱阴道瘘。经多学科联合讨论后，根据患者的情况实行盆腔廓清术，同时采用游离大网膜瓣联合可吸收网片盆底功能重建以降低术后空盆腔综合征的发生，采用湿性结肠双腔造口改善患者生活质量，经化疗后，患者目前已进入肿瘤随访阶段。

## 【专家点评】

1948 年 Brunschwig 首次报道了盆腔廓清术，用于姑息性治疗复发性宫颈癌患者。随着手术技术、围术期管理等一系列措施的改进，盆腔廓清术逐渐转变为晚期、复发性妇科恶性肿瘤患者的最后一种治疗方式。已有报道证实盆腔廓清术可有效治疗妇科恶性肿瘤，5 年生存率可达 41%。2022 年 NCCN 指南指出，对于放疗后盆腔中心性复发的宫颈癌患者，可采用盆腔廓清术进行治疗。

接受盆腔廓清术的患者通常需要进行充分评估，包括手术完整切除肿瘤的可行性、排除肿瘤远处转移、患者病情及身体状况是否能耐受大型手术等。同时，进行盆腔廓清术需要多学科参与，如胃肠外科、血管外科、泌尿外科、医学整形科，围术期需要血库、重症医学科的支持，术后需要护理团队的配合。

在既往行化疗和（或）放疗后盆腔复发的患者中，化疗的应答率相对较低，治疗方法受限，这使得盆腔廓清术成为这些患者潜在可行的治疗手段。虽然随着手术技术和术后管理已经得到改进和加强，但依然存在较高的术后并发症风险。盆腔廓清术中完整切除肿瘤后，应进行泌尿功能、肠道功能及盆底功能重建术，以减少空盆腔综合征的发生。这种并发症会严重影响患者的生活质量，甚至导致患者死亡。国内外均有报道，通过采用自体组织（如游离大网膜瓣、腹直肌瓣、肌皮瓣）和材料组织（如同种或异种可吸收网片）进行盆底功能重建后，填充修补缺失的盆底和会阴组织，可以改善患者的生活质量及预后。

对于此类疑难重症患者，推荐 MDT 模式，根据患者的肿瘤复发情况、累及的脏器及既往治疗方案，制订个体化的治疗方案；通过盆底功能重建及脏器功能重建，降低术后并发症发生率，改善患者的生活质量，延长患者的无瘤生存时间。

（北京大学人民医院　邓浩　点评专家　王建六）

## 参考文献

邓浩，王建六，王志启，等，2020. 17 例局部复发子宫颈癌患者行盆腔廓清术的围手术期情况及近期疗效分析 . 中华妇产科杂志，55（4）：259-265.

邓浩，王志启，王建六，2021. 复发性妇科恶性肿瘤盆腔廓清术中盆底功能重建的应用 . 实用妇产科杂志，37（4）：246-249.

邓浩，王志启，郭鹏，等，2022. 复发性子宫颈癌盆腔廓清术后并发消化道瘘 4 例临床分析 . 中华妇产科杂志，57（6）：456-459.

李雷，吴鸣，马水清，等，2016. 盆腔廓清术治疗妇科恶性肿瘤 40 例研究 . 中国实用妇科与产科杂志，32（10）：967-972.

Arians N，Foerster R，Rom J，et al.，2016. Outcome of patients with local recurrent gynecologic malignancies after resection combined with intraoperative electron radiation therapy（IOERT）. Radiat Oncol，11：44.

Koh C E，Solomon M J，Brown K G，et al.，2017. The Evolution of Pelvic Exenteration Practice at a Single Center：Lessons Learned from over 500 Cases. Dis Colon Rectum，60（6）：627-635.

Rema P，Mathew A P，Suchetha S，et al.，2017. Salvage surgery for cervical cancer recurrences. Indian J Surg Oncol，8（2）：146-149.

Rodriguwz-Bigas M A，Petrelli N J，1996. Pelvic exenteration and its modifications. Am J Surg，171（2）：293-298.

Romeo A，Gonzalez M I，Jaunarena J，et al.，2018. Pelvic exenteration for gynecologic malignancies：Postoperative complications and oncologic outcomes. Actas Urol Esp，42（2）：121-125.

Schiltz B，Buchs N C，Penna M，et al.，2017. Biological mesh reconstruction of the pelvic floor following abdominoperineal excision for cancer：a review. World J Clin Oncol，8（3）：249-254.

# 病例 5  子宫内膜癌皮肤转移

## 【病历摘要】

患者女，54 岁。

**主诉：** 子宫内膜癌Ⅰ B 期 G1 术后 2 年，发现多发淋巴结转移 6 个月，发现皮肤转移 2 个月。

**现病史：** 患者因绝经后阴道出血于 2018-6-20 在外院行宫腔镜检查＋诊断性刮宫术，术后病理考虑（宫腔内膜）绒毛状管状高分化内膜样癌。2018-7-12 于外院行子宫内膜癌分期手术：腹腔镜下全子宫＋双侧附件＋盆腔淋巴结切除术。术后病理回报：中分化子宫内膜样腺癌，大小 2 cm×2 cm×1 cm，侵及肌层最深 ＞1/2 肌壁，肿瘤位于宫底，累及右侧宫角，未累及宫体下段，左侧宫角及双侧宫旁未见癌累及；肌壁间结节为富于细胞性平滑肌瘤；宫颈及宫颈内膜慢性炎症；双侧附件未见癌累及。淋巴结未见癌转移。IHC：癌胚抗原（carcinoembryonic antigen, CEA）（局灶弱＋），CK7（＋），CK（AE1/AE3）（＋），ER（SP1）（＋），vimentin（＋），P16（部分＋），Ki-67（MIB-1）（热点区约 60%＋），P53（个别＋），WT-1（－）。诊断子宫内膜中分化子宫内膜癌Ⅰ B 期，术后未行辅助治疗。规律复查。2018-10 及 2019-1 复查未见异常。2019-4 肿瘤标志物开始升高：［糖类抗原 19-9（carbohydrate antigen，CA19-9）40.72 U/ml，CA15-3 30.24 U/ml］；2019-7-12 肿瘤标志物：CA19-9 82.23 U/ml，CA15-3 30.26 U/ml；胸部 CT 提示纵隔、颈部及右侧腋窝可见肿大淋巴结；乳腺 X 射线摄影（钼靶）提示双侧乳腺增生，双侧腋下淋巴结可见。2019-08-28 肿瘤标志物继续升高：CA19-9 162.9 U/ml，CA15-3 38.05 U/ml，CA72-4 13.57 U/ml，CA125 47.63 U/ml；胸部 CT 提示纵隔、颈部及右侧腋窝可见肿大淋巴结，心包少量积液。2019-9-16 PET-CT（中日友好医院）提示：①纵隔、颈部、右侧腋窝、盆腹腔多发肿大淋巴结，葡萄糖代谢呈不同程度增高，转移性病变可能性大；②子宫及双侧附件术后，残端未见葡萄糖高代谢。右侧直肠子宫陷凹内低密度影，局部葡萄糖代谢增高，术后改变可能；③盆腔积液，少量心包积液；④肝囊肿。2019-9-20、2019-10-14、2019-11-4 行紫杉醇脂质体＋卡铂方案静脉化疗 3 个疗程，过程中肿瘤标志物逐渐上升。2019-11-27 行超声引导下颈部和右侧腋窝淋巴结穿刺活检，病理回报：淋巴结转移性癌，结合病史及 IHC 结果，符合子宫内膜癌转移。IHC：ER（SP1）（－），Ki-67（MIB-1）（10%＋），P53（部分＋），P16（＋），PR（1E2）（－），PAX-8（＋），WT-1（－），vimentin（＋），CEA（－），CK（AE1/AE3）（＋）。2019-12-12 于北京协和医院就诊，予口服来曲唑 2.5 mg qd（至 2020 年 5 月底），建议表阿霉素＋顺铂方案化疗；2019-12-13 至北京协和医院放疗科就诊，建议以全身治疗为主，考虑针对可扪及的左侧颈根部及右侧腋窝处姑息性放疗，患者未采纳。2019-12-16、2020-1-13、2020-2-11、2020-3-9 于中日友好医院行阿霉素脂质体＋顺铂方案化疗 4 个疗程；2020-4-3、2020-4-24、2020-5-15 行紫杉醇＋顺铂＋贝伐珠单抗方案化疗 3 个疗程。2020-4 自觉双侧乳房胀痛，乳房质硬，有少量红色皮疹，后红色皮疹逐渐增多，伴针刺样疼痛，于皮肤科就诊。2020-5-25 行皮肤组织活检，病理提示：

（前胸）皮肤组织，真皮层内可见癌浸润，结合临床及 IHC 符合子宫内膜癌转移。自行间断中药外敷及擦洗（鱼腥草、蒲公英、苦菜花、鹅不食草、深绿卷柏、白花蛇草）。患者饮食、睡眠可，一般状况可，现为进一步治疗，于 2020-6-15 收入我院（北京大学人民医院）。

**既往史：**既往体健，有口服头孢菌素过敏史。

**月经婚育史：**既往月经规律，45 岁手术绝经；20 岁结婚，育有 1 子 1 女，配偶及子女体健。

**家族史：**否认家族肿瘤病史，父亲因肝硬化去世，母亲患高血压。

## 【体格检查】

生命体征平稳，躯干及胸前区对称分布大片斑片状红色斑丘疹，范围从腋窝水平向下延伸至下腹部，向后延伸至右侧背部和下腹部，皮疹凸出体表，边界不清，呈融合状，皮疹间几乎未见正常皮肤，有脓性渗出性结痂，针刺样疼痛，乳房表面质硬（图 5-1）。腹股沟、腋窝可及多发肿大淋巴结，大者长径约 2.5 cm。

妇科检查：外阴（-），阴道通畅，断端愈合好，盆腔未及明显异常。

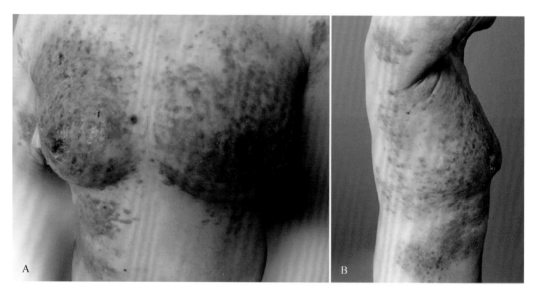

**图 5-1　子宫内膜癌皮肤转移。A.** 正面观。**B.** 侧面观。躯干对称分布的片状红色斑丘疹，遍布双侧乳房表面，凸出于体表，边界不清，表面可见脓性渗出和结痂

## 【辅助检查】

胸部 CT（2020-6-4）：双侧腋窝多发圆形肿大淋巴结，需排除转移；心包积液。

超声（2020-6-4）：双侧腹股沟区多发肿大淋巴结，右侧大者约 1.5 cm×1.2 cm，左侧大者 2.5 cm×1.3 cm，皮髓质结构不清，内探及少量彩色血流信号。

PET-CT（2020-6-9）：子宫内膜癌治疗后，对比外院 PET-CT（2019-9-16）：①全身新发多发 $^{18}$F-FDG 代谢增高灶，累及皮肤、乳腺、骨及多淋巴结区，考虑肿瘤转移；②左侧肾上腺内支 $^{18}$F-FDG 代谢增高，考虑肾上腺增生可能性大，建议随诊；③右侧胸膜钙

化灶；④肝囊肿；⑤脊柱退行性变。

## 【入院诊断】

①子宫内膜恶性肿瘤（子宫内膜癌ⅠB期G1术后化疗后）。②子宫内膜恶性肿瘤（多发转移：肺转移瘤、骨转移瘤、子宫内膜癌皮肤转移、淋巴结转移癌、肝转移癌）。③胸腔积液（双侧）。④心包积液。

## 【诊治经过】

入院后行妇科超声检查，提示腹股沟淋巴结多发肿大。复查胸部CT提示：对比2020-6-4胸部CT，新发左肺上叶间质性改变。新发右肺下叶少许膨胀不全可能；双侧腋窝多发圆形肿大淋巴结，大致同前，需除外转移；心包积液，较前略增多；双侧胸壁皮肤增厚，胸背部皮下水肿，较前略减轻。我院再次行病理会诊，提示：（宫腔内膜）活检组织：可见腺管及乳头状生长的肿瘤成分，细胞有异型，结合外院IHC结果，符合子宫内膜癌，部分呈乳头状腺癌表现。（全子宫＋双侧附件）切除标本：子宫内膜癌，大部分呈现内膜样癌（Ⅱ级）表现，局灶可见少量实性区域，细胞异型较明显，结合IHC结果，该区域伴有少量浆液癌成分（＜10%），肿瘤浸润肌层＞1/2肌壁，子宫下段及宫颈管未见肿瘤累及，肌壁间可见平滑肌瘤，两侧宫旁组织及双侧附件未见肿瘤累及；送检淋巴结未见癌转移（图5-2 A～C）。（右侧腋窝淋巴结及颈部淋巴结）穿刺活检组织：淋巴组织中可见散在及小巢片分布的肿瘤成分，结合外院IHC结果，符合低分化腺癌淋巴结转移，来源于女性生殖系统可能性大。（前胸）皮肤组织：真皮层可见异型肿瘤细胞浸润，结合外院IHC结果，符合低分化腺癌转移，来源于女性生殖系统可能性大。诊断说明：该例患者2年前有子宫内膜癌手术史，主要组织类型符合内膜样癌，大部分分化好，局灶区域分化较差，且该区域呈现P53（＋）及P16（＋），结合2年后颈部及腋窝淋巴结穿刺活检及前胸皮肤活检病理表现，考虑子宫内膜癌手术后复发转移，转移成分可能来源于该分化差的区域（浆液性癌成分）（图5-2 D～F）。对原发子宫内膜病灶进行补充IHC和基因检测显示：DNA错配修复蛋白（*MLH1*、*MSH2*、*MSH6*和*PMS2*）表达阳性，肿瘤突变负荷1.68 Muts/Mb，微卫星稳定。

我科组织多学科联合会诊，会诊结论：患者为子宫内膜癌术后复发全身广泛转移，预后差。针对患者皮肤皮疹及皮损可予硼酸溶液湿冷敷、皮肤康溶液外用以缓解症状，必要时口服沙利度胺。因多发肿瘤转移，一线TC方案（紫杉醇＋卡铂）及AP方案（阿霉素＋顺铂）均不敏感，可选用二线化疗方案联合免疫治疗（依维莫司）及内分泌治疗。2020-6-29于外院加做IHC：HER2（－），PD-L1（22C3）（＜5%＋）。2020-6-25至2020-7-28口服依维莫司10 mg qd、醋酸甲羟孕酮（法禄达）500 mg qd。

2020-7-7再次行胸部皮肤活检，病理提示符合低分化腺癌转移，女性生殖系统来源可能性大。于2020-7-14予白蛋白结合型紫杉醇150 mg＋卡铂500 mg静脉化疗。2020-7-21和2020-7-28分别予白蛋白结合型紫杉醇150 mg。2020-7-29口服奥拉帕利300 mg，因患者化疗后出现骨髓Ⅲ度抑制，表现为口腔溃疡、声音嘶哑、下肢凹陷性水肿，遂停用奥拉帕利，每日予外用溃疡散、碘伏擦拭消毒乳房皮肤，间断升白细胞、升血红蛋白、升血小板治疗，间断输注白蛋白，对症补液、补钾、保肝、抗炎、重组人白介素11（巨和粒）漱口、雾化吸入治疗后，评估无化疗禁忌证，2020-8-18予TC方案（白蛋白结合型紫杉

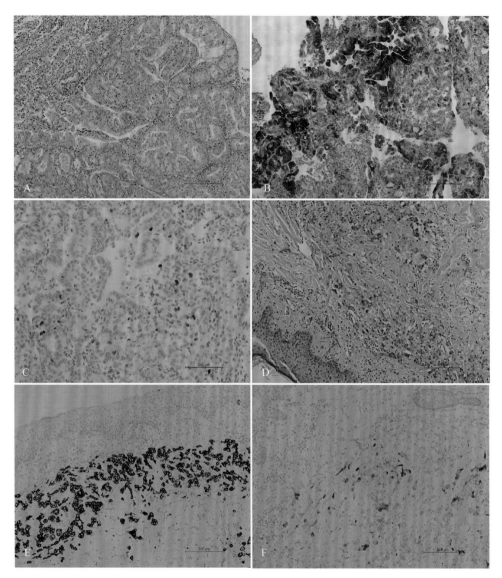

**图 5-2　子宫内膜癌原发灶及皮肤转移病灶的病理结果。**子宫内膜癌原发灶病理：**A.** 子宫内膜样腺癌（Ⅱ级），有少量实性区域，细胞异型性明显，无坏死或血管侵犯。**B.** P16（部分＋）；**C.** P53（个别＋）。皮肤转移病灶病理：**D.** 非典型肿瘤细胞弥漫性真皮增生，符合低分化腺癌转移。**E.** CK7（＋）。**F.** PAX8（＋）。HE 染色，放大倍数：100×

醇 350 mg ＋卡铂 500 mg）静脉化疗，过程顺利，遵医嘱出院。

　　2020-9-4 患者因胸闷、憋气于我院急诊就诊，胸部 X 线检查提示：双肺间质增厚，间质性肺水肿或其他，双侧胸腔积液、左侧叶间积液，给予抗炎、利尿等治疗后症状较前减轻，收入我科继续治疗。体格检查：患者端坐位，吸气三凹征，双下肢水肿，胸部可见大片皮疹，呈融合状，大片结痂，会阴区及双下肢前方可见散在皮疹，腹股沟、腋窝可触及肿大淋巴结。2020-9-7 下肢静脉超声提示双侧小腿肌肉静脉血栓形成。肺功能检查：肺总量（total lung capacity，TLC）58%，用力肺活量（forced vital capacity，FVC）34%（严重限制）。考虑子宫内膜癌广泛转移（肺淋巴管癌病、双侧胸腔积液、呼吸衰竭）。静脉血栓栓塞症（下肢深静脉血栓、肺栓塞？）。遵呼吸科会诊意见，继续利伐沙班抗凝治疗，加用氯化钾缓释片（补达秀）补钾，双环醇、五酯胶囊、甘草酸二铵肠溶胶囊（天晴甘平）保肝治疗，间断性吸氧（4～5 L/min）。转入重症监护病房（intensive care unit，ICU），留置胸腔引流管，放胸腔积液 1500 ml 后，一般状况可，（胸腔积液）涂片及离心沉淀包埋切片提示为肿瘤细胞。结合临床病史及 IHC 结果考虑为女性生殖系统来源腺癌胸腔转移。2020-9-16 加用依维莫司＋醋酸甲羟孕酮口服治疗，患者轻度喘憋，低流量吸氧后症状缓解。2020-9-18 予白蛋白结合型紫杉醇 120 mg＋卡铂 600 mg 静脉化疗，2020-9-25 予白蛋白结合型紫杉醇 150 mg 胸腔灌注化疗＋贝伐珠单抗 400 mg 静脉化疗，2020-10-2 予白蛋白结合型紫杉醇 120 mg 静脉化疗，2020-10-12 予白蛋白结合型紫杉醇 120 mg＋卡铂 600 mg 静脉化疗。2020-10-19 予白蛋白结合型紫杉醇 120 mg＋贝伐珠单抗 400 mg 静脉化疗，联合 PD-1 200 mg 免疫治疗。胸前及背部皮肤可见多发散在斑片，胸前皮肤可见多发溃疡、出血及结痂，再次取皮肤活检，组织药物敏感试验提示化疗药物耐药，遂暂停化疗及免疫治疗。

2020-11-8 患者突发喘憋，心率加快，合并胸腔积液，向家属交代病情，告知病重；予亚胺培南西司他丁钠（泰能）＋利奈唑胺（斯沃）抗炎治疗控制肺部感染，高流量吸氧，纠正低钾血症及抗炎支持治疗，家属拒绝一切有创抢救。考虑患者为肿瘤终末期，一般情况较差，多重化疗药物耐药，子宫内膜癌多发转移进展期无法控制，建议出院，予姑息性治疗，提高患者生活质量。

**【出院诊断】**

①子宫内膜恶性肿瘤（子宫内膜癌ⅠB 期 G1 术后复发化疗后）。②子宫内膜恶性肿瘤（多发转移），肺转移瘤；骨转移瘤；子宫内膜癌皮肤转移；淋巴结转移癌；肝转移癌。③胸腔积液（双侧）。④心包积液。⑤下肢静脉血栓形成。⑥低钾血症。⑦低蛋白血症。⑧中度贫血。⑨Ⅰ型呼吸衰竭。⑩心力衰竭。⑪窦性心动过速。⑫间质性肺炎合并感染。⑬低氧血症。

**【随访】**

在联合化疗和中药外敷的辅助下，患者的皮损暂时减轻后迅速恶化。随着广泛的肿瘤转移和多种化疗药物耐药，患者的一般情况迅速恶化，遂给予临终关怀，患者于出现转移病灶 7 个月后死亡。

**【病例讨论与文献阅读】**

皮肤转移是恶性肿瘤全身转移中最罕见的类型之一，仅 0.8% 的子宫内膜癌患者会发生皮肤转移（Atallah et al.，2014）。在 PubMed 系统检索出的发表于 1966—2020 年的文献中，仅有 21 例子宫内膜癌皮肤转移病例的报道，这些病例大多为子宫内膜样腺癌，转移至皮肤的位置包括从头皮到脚趾的各种部位，多数转移至手术瘢痕附近的腹壁，其中超过 1/2 的患者在发现皮损时有其他肿瘤复发或转移的证据，整体预后不佳。本例是一位被诊断为ⅠB 期子宫内膜样腺癌伴皮肤转移的患者的疾病发展和治疗过程，由于该患者的子宫内膜癌期别早，皮肤转移部位也很特殊，故较为罕见。

子宫内膜癌皮肤转移的发展可能通过多种途径，包括血行和淋巴转移、邻近组织侵犯和医源性植入（White，1985）。文献中的大多数患者同时出现了肺转移和皮肤转移。因此，血行和淋巴转移途径可能是部分患者肿瘤细胞向头皮、膝盖和脚趾等远处转移的主要原因（Mandrekas et al., 1999；Giardina et al., 1996）。切口的肿瘤种植可能是包括妇科肿瘤在内的多种恶性肿瘤皮肤转移的主要原因（Chapman et al., 1988）。本例患者的皮肤转移对称分布于上胸部，围绕双侧乳房。根据该病例转移的特殊位置和伴随的广泛淋巴结转移，最可能的传播途径是血行和淋巴转移。

临床上，皮肤转移病损的表现形态多样，可呈现不同形式的炎症性病变、孤立结节、溃疡或斑块，甚至可能是潜在恶性肿瘤转移的唯一表现。皮肤病损通常出现在病变直接转移的区域、放疗照射部位或初始手术区域（Temkin et al., 2007）。皮肤转移性扩散的典型表现为孤立或多个皮下结节，有时伴瘙痒。本例患者的皮肤转移性病损表现为融合状皮疹、类似炎症性皮肤斑块，随后出现脓性溃疡和渗出，这在文献报道中并不多见。

一般来说，皮肤损伤的组织病理学与潜在的原发性肿瘤一致，其特征是非典型腺上皮的真皮增生伴弥漫性出血。据报道，腺癌是与皮肤转移相关的最常见的肿瘤类型，其他包括米勒管混合肿瘤和子宫乳头状浆液性癌（Alcaraz et al., 2012）。CK7 和 PAX8 染色通常呈阳性（图 5-2 C～D），CK20 染色呈阴性，本例患者也是如此。组织病理学和 IHC 对恶性肿瘤皮肤转移的诊断特异性不高，须结合临床病史。

皮肤转移往往伴随着恶性肿瘤的广泛转移，迄今为止尚无能够明显改善生存率的有效策略。文献报道的患者平均预期寿命为 4～12 个月（Damewood et al., 1980）。与生存相关的因素是从诊断恶性肿瘤至出现皮肤复发性病变之间的时长（Cormio et al., 2003）。对于本例患者，根据可能具有临床意义的体细胞变异基因检测报告（*PTEN*、*ATM* 和 *KRAS* 基因突变），没有发现与靶向治疗相关的阳性基因突变，因此我们选择了卡铂＋白蛋白结合型紫杉醇联合依维莫司和醋酸甲羟孕酮进行治疗。幸运的是，这一方案改善了患者的皮肤病损和总体肿瘤负担，肿瘤标志物水平一过性下降。因此，对于出现皮肤转移的患者，应立即开始进行原发肿瘤相关的评估和治疗。

---

**【专家点评】**

皮肤是子宫内膜癌极为罕见的转移部位，我们的病例和文献报道的其他病例都表明皮肤病损的出现可能代表原发肿瘤的广泛转移，预示着不良预后。根据 NCCN 指南，如果患者可以耐受，多药联合化疗方案是转移性、复发性或晚期子宫内膜癌的首选方案。其他姑息性治疗包括孕激素、他莫昔芬、紫杉醇、来曲唑和放疗，但在大多数情况下均无法逆转肿瘤结局。对于皮肤的姑息性护理包括保持病灶清洁和干燥，根据需要在病灶出血或结痂时进行清创处理，有助于缓解皮肤病损带来的不适。对于此类罕见的晚期肿瘤患者，推荐多学科联合会诊模式，根据患者的情况制订正规、系统、个性化和经济的治疗方案，实现各科资源和优势的最大化整合，为患者提供可靠的诊疗保障。

（北京大学人民医院　范源　点评专家　王建六）

# 参考文献

Alcaraz I，Cerroni L，Rütten A，et al.，2012. Cutaneous metastases from internal malignancies：a clinicopathologic and immunohistochemical review. Am J Dermatopathol，34（4）：347-393.

Atallah D，el Kassis N，Lutfallah F，et al.，2016. Cutaneous metastasis in endometrial cancer：once in a blue moon-case report. World J Surg Oncol，12：86.

Chapman GW Jr，Fabacher P，Thompson H，1988. Incisional recurrence of endometrial adenocarcinoma. J Natl Med Assoc，80（3）：350-351.

Cormio G，Capotorto M，Di Vagno G，et al.，2003. Skin metastases in ovarian carcinoma：a report of nine cases and a review of the literature. Gynecol Oncol，90（3）：682-685.

Damewood MD，Rosenshein NB，Grumbine FC，et al.，1980. Cutaneous metastasis of endometrial carcinoma. Cancer，46（6）：1471-1475.

Giardina V N，Morton B F，Potter G K，et al.，1996. Metastatic endometrial adenocarcinoma to the skin of a toe. Am J Dermatopathol，18（1）：94-98.

Mandrekas D P，Dimopoulos A M，Moulopoulou D，et al.，1999. Distant cutaneous metastasis from carcinoma of the uterus. A case report. Eur J Gynaecol Oncol，20（3）：212-213.

Temkin S M，Hellman M，Lee Y C，et al.，2007. Surgical resection of vulvar metastases of endometrial cancer：a presentation of two cases. J Low Genit Tract Dis，11（2）：118-121.

White JW Jr，1985. Evaluating cancer metastatic to the skin. Geriatrics，40（8）：67-73.

# 病例6 肿瘤细胞减灭术后二次肠瘘保守治疗

## 【病历摘要】

患者女，67岁。

**主诉**：腹胀4个月余。

**现病史**：患者于入院前4个月无明显诱因出现腹胀，伴乏力、食欲欠佳。外院行盆腹腔CT提示盆腔腹膜不均匀结节样增厚；子宫直肠陷凹可疑结节；左侧髂血管内侧多发增大淋巴结；大网膜增厚，网膜饼形成，考虑转移可能。CA12-5 8955.7 U/ml，CA19-9 1087.6 U/ml。遂于外院行腹腔镜探查术＋多点活检术，术中见盆腹腔腹膜遍布粟粒样结节，直径1～5 mm，肝、脾、膈肌表面光滑，网膜饼形成，大网膜遍布0.2～2 cm结节，与胃大弯分界不清，小肠、结肠表面肿瘤浸润粘连并遮挡盆腔，子宫附件不可见。术后病理结果符合卵巢高级别浆液性癌转移，大网膜可见腺癌浸润。结合临床符合卵巢高级别浆液性癌转移，前腹壁腹膜、腹腔积液中可见腺癌细胞。术后于2021-8-2、2021-8-30、2021-9-24行白蛋白结合型紫杉醇350 mg＋卡铂500 mg静脉化疗。现为求进一步手术治疗，于2021-10就诊于我院（北京大学人民医院）门诊。

**既往史**：1982年因异位妊娠行开腹右侧输卵管开窗取胚术。2021年因左侧下肢静脉曲张行手术治疗。

**月经婚育史**：绝经10余年，否认绝经后阴道异常出血。G6P1，育有一女。

**家族史**：否认家族遗传病史、肿瘤史。

## 【体格检查】

生命体征平稳，腹部膨隆，触诊不满意，全腹无明显压痛及反跳痛，移动性浊音（－）。

妇科检查：外阴已婚已产型，阴道通畅，宫颈光滑，子宫及附件触诊不满意。三合诊：盆腔可触及一肿物，质硬，不活动，凸向直肠，直肠黏膜光滑，指套未染血。

## 【辅助检查】

盆腔CT（2021-9-28）：盆腔内腹膜及肠系膜增厚；盆腔多发结节，较前减少；盆腔积液，较前减少；乙状结肠异常改变，较前略好转。

腹腔CT（2021-9-28）：腹膜大网膜增厚，较前明显减少；腹腔积液，较前吸收。

妇科彩超（2021-9-22）：左侧附件可见无包膜形态、不规则且边界毛糙的实性不均回声肿物，大小2.7 cm×2.3 cm×1.5 cm，表面凹凸不平。右侧附件可见无包膜形态、不规则且边界毛糙的以实性为主的囊实性不均回声肿物，大小2.2 cm×1.4 cm×1.5 cm，表面凹凸不平。双侧肿物均与周围肠管粘连、界限不清。前后腹膜表面略不平。肠系膜可见多处偏低回声凸起，最大直径1.0 cm，其内均可探及血流信号。阴道后穹隆游离液深度为2.5 cm，阴道前穹隆游离液深度为4.3 cm，延伸至右上腹，肝肾间游离液深度为0.9 cm。

## 【入院诊断】

①卵巢恶性肿瘤（卵巢高级别浆液性癌新辅助化疗后）。②大隐静脉曲张（左侧下肢）。③异位妊娠手术史。

## 【诊治经过】

入院后完善相关检查，于 2021-10-12 行手术治疗。术中见回盲部直径为 5 cm 的结节，累及肠壁全层，肝区、膈面散在粟粒样结节（直径 0.2～0.3 cm），大网膜呈饼状挛缩，根部与横结肠无缝隙，延伸至脾门处。乙状结肠旁沟散在多发粟粒状结节，乙状结肠与膀胱底呈癌性粘连，盆腔封闭。小肠表面及肠系膜多发散在粟粒样结节，右侧前次腹腔镜穿刺口皮下延伸至腹膜有一直径为 3 cm 的质硬结节。遂行全身麻醉下经腹间歇性肿瘤细胞减灭术（全子宫切除＋双侧附件切除＋大网膜切除＋回盲部切除＋盆腹腔病灶切除＋腹壁病灶切除＋回肠-升结肠侧侧吻合术＋盆腹腔粘连松解术）。术中出血1700 ml。术后肉眼残留病灶＜ 1 cm，主要位于小肠系膜，最大直径＜ 0.5 cm。术后第一天行顺铂 70 mg 腹腔热灌注化疗（hyperthermic intraperitoneal peroperative chemotherapy，HIPEC）。

2021-10-18 患者出现右下腹痛，腹腔引流管引流出黄绿色液体 2000 ml（图 6-1）。体格检查见右下腹部略水肿，有压痛、反跳痛和肌紧张。完善腹盆 CT 提示回肠-升结肠吻合口处可见金属缝线影，吻合口右前方可见片状液体密度影，其内少许积气，似与之相连，腹盆腔多发积液并散在游离气体影，考虑吻合口瘘不除外。遂急诊行全身麻醉下剖腹探查术。术中见腹腔大量墨绿色肠液，约 300 ml；肠壁水肿扩张，表面可见黄色脓苔；回肠肠壁与系膜交界处可见 0.5 cm 破口，可见肠液漏出，遂行回肠楔形切除术（切除长度 3 cm）＋回肠侧侧吻合术。

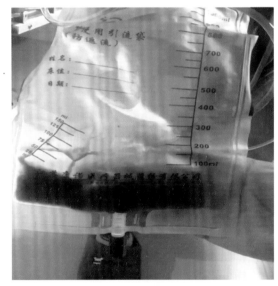

**图 6-1　2021-10-18 患者腹腔引流液的性状**

2021-10-20 患者出现体温升高，最高至 39.2℃，完善相关检查。白细胞计数（leukocyte，leucocyte，white blood cell，WBC）10.59× $10^9$/L，中性粒细胞百分比（neutrophil%，NE%）92.5%，C 反应蛋白（C-reactive protein，CRP）94.5 mg/L，降钙素原（procalcitonin，PCT）0.78 μg/L，考虑感染性休克，急性生理学和慢性健康状况评价Ⅱ（acute physiology and chronic health evaluation Ⅱ，APACHE Ⅱ）14 分。血培养及盆腔引流液培养回报：嗜麦芽窄食单胞菌，予敏感抗生素抗感染治疗。患者体温逐渐降至正常，盆腔引流液呈淡血性。2021-10-25 患者再次出现体温升高，最高至 38℃。监测腹腔引流液淀粉酶持续升高，可疑消化道瘘，完善腹盆腔 CT 检查，并经胃管注入亚甲蓝，引流液未见蓝色，结果均未提示消化道瘘。

2021-10-26（肠瘘术后第 8 天）引流液再次出现少量黄色粪渣，患者无明显腹膜炎症状，床旁查体时按压腹部可见引流管周围有较多粪渣样渗出，而引流管通畅度欠佳，考虑存在肠瘘，胃肠外科立即于回肠吻合口附近放置自制双腔冲洗引流管，进行充分冲洗及引流。置管后患者全身感染及腹腔感染得到控制，体温及血象在波动中逐渐下降，引流液颜色逐渐清亮。术后第 10 天起出现嗜麦芽窄食单胞菌菌血症，肝功能异常，予敏感抗生素抗感染治疗及保肝治疗。

2021-11-24（肠瘘术后 37 天）复查消化道造影，提示吻合口愈合良好，予逐步拔除双腔冲洗引流管，更换为普通引流管。

## 【出院诊断】

①卵巢恶性肿瘤（卵巢高级别浆液性癌术后化疗后）。②手术后小肠瘘。③感染性休克。④大隐静脉曲张（左侧下肢）。⑤异位妊娠手术史。

## 【随访】

术后于我科化疗病房行 TC 方案［白蛋白结合型紫杉醇＋卡铂（伯尔定）］静脉化疗。目前化疗结束，正在应用尼拉帕利维持治疗，疾病呈完全缓解状态。随访至 2022-9-29 复查，患者一般情况可，肝功能正常，未见肿瘤复发征象。

## 【病例讨论与文献阅读】

本例患者为卵巢癌肿瘤细胞减灭术后二次肠瘘保守治疗的成功病例，治疗过程中病情复杂凶险，经多学科共同救治，预后良好，对二次肠瘘的妥当处理是该病例救治成功的关键环节。

肠瘘是指肠道与其他空腔脏器、体腔或体腔外形成异常通道，肠内容物将循此通道进入体腔或体外，是常见的外科并发症，主要为医源性，其次为创伤性（Quinn et al., 2017）。肠瘘发生后会有大量具有刺激性的消化液、脓液、粪渣积聚在腹腔内，常继发感染、水电解质和酸碱平衡紊乱、局部皮肤疼痛、营养不良、贫血、低蛋白血症等，该病不仅治疗难度大，而且死亡率较高，需要对患者进行及时处理，否则将导致病情进一步加重。

一旦发生肠外瘘，早期的诊断及治疗至关重要。诊断主要依靠患者主诉、病史、引流液情况及口服亚甲蓝或复方泛影葡胺造影等。在治疗方面，除了应用敏感的抗生素外，控制感染的关键在于早期彻底冲洗腹腔，并保持引流通畅，主要包括保守治疗和手术治疗两种方式。治疗胃肠瘘的传统方法是行结肠或末端回肠造口粪便转流，避免肠内容物污染腹腔，并充分引流吻合口（Fraccalvieri et al., 2012）。虽然传统手术治疗有效，但存在一系列明显缺陷，如二次手术使患者的痛苦和心理焦虑增加、医疗费用增加及住院时间延长。随着保守治疗方法的不断发展，非手术治疗已成为肠瘘患者的首选治疗方式。传统引流技术多使用乳胶管引流，属于被动引流，引流常不充分，仅能引流出部分胃肠瘘的漏出物，易导致肠液聚集，瘘口浸泡于肠液中，引起瘘口处持续的炎症反应和组织水肿，延长胃肠瘘的闭合和伤口愈合时间。为解决这一问题，临床实践中已发展出多种主动引流技术，以便通畅引流并为伤口愈合创造有利条件。目前，自制双腔冲洗引流管已被广泛应用于肠瘘患者的保守治疗，通过有效的局部冲洗和低负压持续吸引，及时吸出肠液，迅速控制腹腔感染，减少腹腔内污染物及消化液对瘘口和周围组织的腐蚀；若肠瘘患者原有腹腔引流管周围已经形成瘘道，能够避免因更换引流管而带来的组织损伤；能够促进新鲜肉芽组织的生长及瘘管的形成，改善全身症状，显著提高肠瘘的保守治愈率，是管理局部瘘口的有效措施。此外，自制双腔冲洗引流管取材方便，制作简单，经济实用，在肠瘘患者保守治疗中具有广阔的应用前景。

改进手术操作是预防肠瘘最为关键的因素。本例患者在肿瘤细胞减灭术中行回盲部切除术＋回肠-升结肠吻合术，术后第 1 天即行 HIPEC。HIPEC 于 20 世纪 80 年代被提出，起初用于原发性或继发性腹膜癌患者，20 世纪 90 年代后期应用范围日益广泛，通过热效应、冲刷效应、免疫效应、溶解效应、屏障效应发挥抗肿瘤作用。据报道，肿瘤细胞减灭术联合 HIPEC 后的肠瘘发生率为 3.9%～43%（Baratti et al.，2012），高于传统的择期手术后（Jessen et al.，2016）。这可能与化疗药物影响吻合口愈合有关，且这种损害作用会因为腹腔内温度升高而增强（Shukla et al.，2007）。同时，肿瘤细胞减灭术联合 HIPEC 可能对吻合口外的肠管造成多重损伤，包括手术操作导致的肠壁损伤、进水管路尖端对肠壁的热刺激、出水管路的负压吸引效应等。因此，在进行腹腔粘连松解和病损切除的过程中，务必精细操作，尽可能减少对肠壁的损伤。值得注意的是，行吻合口近端肠管预防性造瘘并不能完全避免吻合口瘘的发生。因此，在存在肿瘤性梗阻肠壁水肿明显、腹腔污染重等高危因素时，应仔细评估，若行消化道重建，应注意保证吻合口两端良好的血运，同时应充分游离，避免吻合口张力过大。术毕应重视引流管、胃管、肛管的合理放置及引流通畅，有效的减压可以降低局部张力，提供相对理想的血液循环环境，也是控制肠瘘至关重要的措施。

## 【专家点评】

本例患者为卵巢癌细胞减灭术后二次肠瘘，利用腹腔自制双腔冲洗引流管最终保守治疗成功。在诊治过程中，无论是临床操作还是置管后护理，均需要仔细评估、精细操作。

首先，观察患者要细致认真，真正做到床旁看患者，重视患者的主诉，因为在很多情况下，检验或检查结果异常往往落后于病情的真实发展情况，故要认真聆听患者的不适症状，并根据患者可能的诊断及鉴别诊断进行相应的查体。术后肠瘘多发生于手术后 5～7 天，及时发现能够使患者得到有效的治疗，因此术后护理过程中应提高警惕性，密切注意患者切口、引流管周围的情况。当患者主诉腹痛，且引流口出现红肿、疼痛，伴渗出物污秽，甚至直接流出粪便，应考虑肠瘘的可能。该患者接受的肿瘤细胞减灭术和 HIPEC 治疗都是术后肠瘘的高危因素，但其首次肠瘘位置不在回肠-升结肠吻合口，而是在原肿瘤细胞减灭病灶部位，说明减灭术后对肠管完整性和血运的检查至关重要，而肠侧侧吻合术是再次发生肠瘘的高危因素，在感染腹腔和水肿严重的肠道进行肠吻合手术的风险极高，再次发生肠瘘的概率很大，稳妥的做法是进行肠管的外置和造瘘手术。

肠瘘的治疗分为早期确定性手术和晚期确定性手术，对于早期发生的肠瘘，年轻患者或没有发生复杂腹腔感染的早期胃肠术后患者，如果能明确致瘘原因，而且能在短期内消除这些致瘘因素，可尝试再次切除瘘口，行消化道重建，即早期确定性手术。手术时机一般选择术后 14 天内，最好是 7 天内，因为此时腹腔内尚未形成广泛粘连。本例患者发生二次肠瘘后选择保守治疗的原因包括：①再次肠瘘已错过早期确定性手术时机，估计患者腹腔粘连，水肿严重，无法建立肠道连续性，再次手术只能进行肠造瘘或简单引流，而腹腔高压可能导致腹腔开放或手术过程中出现更多的肠管损伤，形成一处瘘变多处瘘的局面；②患者一般情况差，不能耐受多次手术打击；③手术的目的是控制感染源，而在腹腔感染控制感染源的原则中，如果可以用微创的方法彻底控制感染源，就不值得进行更大创伤的治疗措施，如果不能控制感染源，就必须再次手术，因此，引流后患者的病情变化至关重要。

该患者二次肠瘘确诊后，立即变被动引流为主动引流，及早主动引流能够获得更佳的治疗效果。放置腹腔自制双腔冲洗引流管时，在引流管外涂抹液体石蜡，顺原窦道插入，尽量靠近瘘口处（距瘘口 1～2 cm），不可置入肠壁瘘口中。同时配合肠外营养、抑酸、生长抑素、抗感染、维持水电解质平衡等保守治疗。

置管后，应尽快进行造影检查，明确管端与瘘口的关系；置管早期由于渗出纤维素和肠内容物较多，容易发生堵管，换管频率可能更高，应按需更换，一般每周更换 2 次；定期进行造影检查，了解感染局限化和窦道形成情况，一般 7～10 天进行 1 次造影检查，待窦道形成才可逐步退管和更换更细的双腔冲洗引流管，并可间断冲洗，间隔时间可逐渐延长，待完全停止负压冲洗吸引后仍无粪便引出，行消化道造影检查，保证胃肠瘘充分愈合。按 2 cm/d 的速度逐步撤管，直至完全拔除。

双腔冲洗引流管的护理也是保守治疗成功的关键。主动引流的冲洗量平均为 3000～5000 ml/d。冲洗液使用无菌生理盐水。保证引流管通畅十分重要，在护理过程中需要经常查看引流管通畅情况。若吸引管堵塞，应立即拔出内套吸引管清理，若外套管堵塞，应立即拔出并给予清理或更换。每日精确记录冲洗液的颜色、性状、冲洗量，以及有无沉淀、坏死组织、明显粪便，是否闻及异味，并注意与之前情况进行比较。若患者因置管而活动不便或一般情况较差需要长期卧床时，应注意加强翻身叩背，协助患者咳痰，防止压疮、肺部感染、下肢静脉血栓等并发症的出现。每周更换双腔冲洗引流管。定期检测外周血血常规、血生化等指标，以了解肠瘘的病情发展。定期行腹部超声和 CT 检查，确保双腔冲洗引流管在位，腹腔无残留积液。

有文献报道，双腔冲洗引流管引流后 60% 的小肠瘘可以自愈，这与肠瘘类型和瘘口大小有关，如果不能自愈，应进行晚期确定性手术，通常在患者可以恢复经胃肠道营养、腹腔感染局限化、腹壁较为松软的前提下进行，手术时机约在首次肠瘘后 3 个月以上。

目前，"肠道有功能且能安全使用时应使用肠内营养"已经成为公认的营养支持治疗原则（Datta et al., 2007）。待患者腹腔及全身感染得到有效控制，冲洗管周围的纤维包裹充分形成后，应尽早行肠内营养，逐步恢复胃肠道功能。

对于腹腔感染，治疗的"三驾马车"分别为控制感染源、合理应用抗生素及支持治疗。在此例肿瘤细胞减灭术后二次肠瘘患者的治疗中，腹腔双腔冲洗引流管的合理放置是保守治疗过程中的关键，但也离不开多学科的支持。此次MDT模式形成以妇产科为中心，联合重症医学科、放射科、胃肠外科、肝胆科、消化科、感染科、血液科及微生物室的多学科团队，全院专家齐心协力，并肩作战，多学科协作有序组织，根据患者病情变化随时调整治疗措施，及时制订个体化的精准治疗方案，展现了医院良好的传统，体现了专家的实力，实现医院各科室资源和优势的最大化整合，共同为患者的健康保驾护航。

（北京大学人民医院　王婧元　张果　点评专家　王建六　梁斌）

## 参考文献

Baratti D，Kusamura S，Laterza B，et al.，2010. Early and long-term postoperative management following cytoreductive surgery and hyperthermic intraperitoneal chemotherapy. World J Gastrointest Oncol，2（1）：36-43.

Datta V，Windsor A C，2007. Surgical management of enterocutaneous fistula. Br J Hosp Med（Lond），68（1）：28-31.

Fraccalvieri D，Biondo S，Saez J，et al.，2012. Management of colorectal anastomotic leakage：differences between salvage and anastomotic takedown. Am J Surg，204（5）：671-676.

Jessen M，Nerstrøm M，Wilbek TE，et al.，2016. Risk factors for clinical anastomotic leakage after right hemicolectomy. Int J Colorectal Dis，31（9）：1619-1624.

Quinn M，Falconer S，McKee R F，2017. Management of enterocutaneous fistula：outcomes in 276 patients. World J Surg，41（10）：2502-2511.

Shukla VK，Pandey M，Das P C，et al.，2007. Effect of 5-fluorouracil and mitomycin on the healing of intestinal anastomosis. Chemotherapy，53（4）：275-281.

# 病例 7　腹腔镜下髂耻韧带悬吊术后迟发性排尿困难

## 【病历摘要】

患者女，39 岁。

**主诉：** 腹腔镜下髂耻韧带悬吊术后 7 个月余，排尿困难 2 个月。

**现病史：** 患者因"子宫脱垂"于 2021 年 10 月在外院行腹腔镜下髂耻韧带悬吊术，术后 3 天拔除尿管后排尿畅。术后 3 个月余（2022 年 1 月）患者自觉尿路刺激症状，并在数日内发展为排尿困难、尿不尽感，抗生素治疗不缓解。超声提示尿潴留合并双肾积水，当地医院给予留置导尿。2022 年 2 月至 2022 年 5 月，患者因反复出现排尿困难而多次接受留置导尿治疗。每次拔除尿管后的 10 h 内均能顺畅排尿，但在拔除后约 10 h 逐渐出现排尿困难并最终发生尿潴留。遂至我院（北京大学人民医院）就诊。

**既往史：** 2008 年第一次阴道分娩后 6 周行产后检查时提示盆底肌力差，未治疗。2015 年自觉阴道坠胀肿物感，未就诊。2018 年妇科查体提示子宫脱垂达处女膜缘。2019 年第二胎妊娠 4 个月因腰痛、下腹坠胀就诊，发现子宫脱垂Ⅲ期，隔天接受 1 次纱布复位，于妊娠 39 $^+$ 周顺产，患者休息后脱出物可自行还纳，重体力劳动后脱出。

**月经婚育史：** 既往月经规律（5 天 /28 天），月经量中等，无痛经，末次月经 2022-4-30。G3P2，2008 年经会阴侧切顺产 1 次，新生儿出生体重 3700 g。2018 年胎儿停育 1 次，行清宫术。2019 年二胎顺产 1 次，新生儿出生体重 3600 g。

**家族史：** 无特殊。

## 【体格检查】

生命体征平稳，心、肺、腹查体（－）。尿管留置。

妇科查体：外阴阴道（－），宫颈光滑，子宫及双侧附件无压痛；盆腔器官脱垂定量分期法（Pelvic Organ Prolapse Quantitation, POP-Q）：Aa：-2；Ba：-2，C：-6，D：-7；Ap：0，Bp：0，TVL：8，Gh：6，Pb：2，各指标具体定义见"病例讨论与文献阅读"。

## 【辅助检查】

盆腔 MRI（2022-4-26）：膀胱颈位置下降合并尿道内口漏斗状改变，子宫及直肠位置下移，腹膜脂肪疝（图 7-1）。

盆底超声（2022-4-27）：Valsalva 状态：膀胱颈移动度 1.29 cm；尿道旋转角度 53°（↑；正常为 < 45°）。膀胱后角角度 148°（↑；正常为 90°～120°，异常为 > 140°）；直肠壶腹部下移至耻骨联合后下缘下方 1.87 cm，膨出高度 2.26 cm。三维超声：Valsalva 状态：肛提肌裂孔面积 31.31 cm$^2$（↑；正常为 < 25 cm$^2$）。另：宫颈上段内口水平前方可见高回声网片，大小 2.3 cm×0.2 cm，前壁网片与膀胱下段似有粘连，Valsalva 状态

时膀胱后壁上段与宫颈紧密粘连无向下位移，尿道及膀胱后壁下段向后下方旋转移位，导致耻骨联合与宫颈的间距明显缩短（2.2 cm → 1.5 cm），以致尿道似受压形成角度影响排尿（图 7-2）。

尿流动力学检查（2022-5-16）：膀胱逼尿肌无力（图 7-3）。

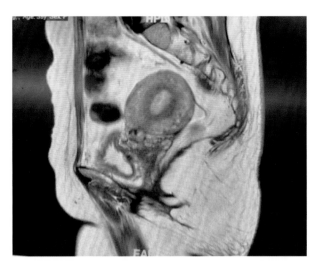

**图 7-1　盆腔 MRI。**盆腔器官位置下降

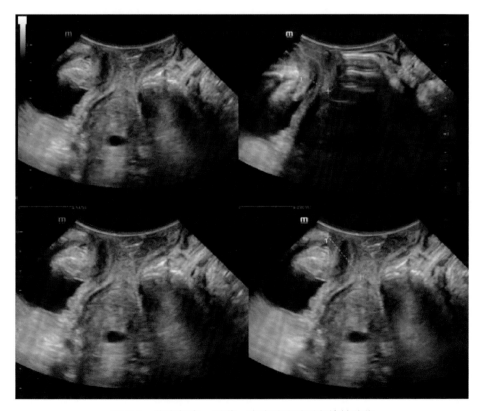

**图 7-2　盆底超声。**尿道、膀胱后壁后下方旋转移位

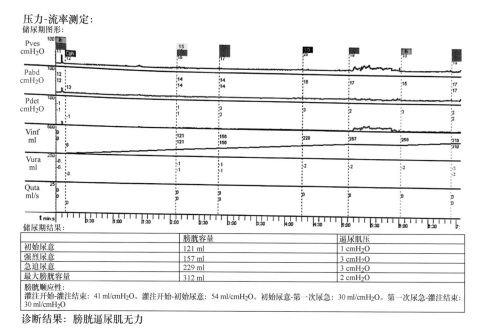

压力-流率测定：

储尿期结果：

| | 膀胱容量 | 逼尿肌压 |
|---|---|---|
| 初始尿意 | 121 ml | 1 cmH$_2$O |
| 强烈尿意 | 157 ml | 3 cmH$_2$O |
| 急迫尿意 | 229 ml | 3 cmH$_2$O |
| 最大膀胱容量 | 312 ml | 2 cmH$_2$O |

膀胱顺应性：
灌注开始-灌注结束：41 ml/cmH$_2$O。灌注开始-初始尿意：54 ml/cmH$_2$O。初始尿意-第一次尿急：30 ml/cmH$_2$O。第一次尿急-灌注结束：30 ml/cmH$_2$O。

诊断结果：膀胱逼尿肌无力

**图 7-3 尿流动力学检查。膀胱逼尿肌无力**

## 【入院诊断】

①排尿困难。②腹腔镜下髂耻韧带悬吊术后。③阴道前壁脱垂Ⅰ期。④阴道后壁脱垂Ⅱ期。⑤陈旧性会阴裂伤（Ⅱ度）。

## 【诊治经过】

患者入院后进行多学科联合会诊，考虑腹腔镜下髂耻韧带悬吊术后 7 个月余出现排尿困难，结合盆底超声、MRI、尿流动力学检查等，考虑网片放置不当造成膀胱下段梗阻可能性大，须将膀胱从补片上松解下来才可能解除尿潴留，恢复下尿路功能。

经患者知情同意后于 2022-5-19 行腹腔镜下网片松解术＋经阴道子宫-骶棘韧带固定术＋阴道后壁修补术＋会阴体重建术。术中见补片将子宫前壁下段和宫颈上段与膀胱后壁近三角区水平粘连致密。锐性分离补片与子宫之间的粘连后自中线剪开补片，将膀胱后壁下段从补片上松解，向两侧游离补片至髂耻韧带固定处，剪除补片。后转阴式手术，见 C 点为 0，行经阴道子宫骶棘韧带悬吊术＋阴道后壁修补术＋会阴体重建术。

术后 4 天拔尿管排尿顺畅，72 h 排尿日记提示排尿顺畅，超声测量残余尿量 0 ml，出院。

## 【出院诊断】

①排尿困难。②盆腔脏器脱垂术后。③阴道前壁脱垂Ⅰ期。④阴道后壁脱垂Ⅱ期。⑤陈旧性会阴裂伤（Ⅱ度）。

## 【随访】

患者术后 7 个月内排尿顺畅，既往下腹坠胀等不适已有效缓解。

## 【病例讨论与文献阅读】

盆腔器官脱垂（pelvic organ prolapse，POP）是中老年女性的常见疾病，严重影响患者的生活质量及身心健康。POP常伴随下尿路症状（lower urinary tract symptoms，LUTS）、肛肠功能障碍和性功能障碍（Vergeldt et al.，2015）。POP-Q是目前国际上唯一通用的标准，其通过定量测量代表脱垂阴道的前壁、顶端和后壁的各个点，绘制出阴道及子宫的脱垂程度，然后利用这些解剖点来确定脱垂的分期。POP-Q的具体内容如下：以处女膜为参照（0点）；以阴道前壁、后壁和顶部的6个点为指示点［前壁两点（Aa、Ba），后壁两点（Ap、Bp），顶部两点（C、D）］。以这6个点相对于处女膜的位置变化为尺度（指示点位于处女膜缘内侧记为负数，位于处女膜缘外侧记为正数），对脱垂进行量化，以厘米（cm）为单位描述。同时记录阴道全长（total vaginal length，tvl）、生殖道裂孔（genital hiatus，gh）高度（即尿道外口到阴唇后联合中点的距离）、会阴体（Perineal body，pb）长度（即阴唇后联合到肛门开口中点的距离）。Aa：阴道前壁中线距处女膜缘3 cm处，对应膀胱尿道皱褶（urethrovesicalcrease）处，正常值为 $-3$。Ba：阴道前穹隆的反折或阴道残端（子宫切除者）距离Aa点最远处，正常值为 $-3$。Ap：阴道后壁中线距处女膜缘3 cm处，正常值为 $-3$。Bp：阴道后穹隆的反折或阴道残端（子宫切除者）距离Ap点最远处，正常值为 $-3$。C：子宫完整者，代表宫颈外口最远处；子宫切除者则相当于阴道残端，正常值为 $-tvl \sim -(tvl\text{-}2)$。tvl：当C、D在正常位置时阴道顶部至处女膜缘的总长度。D：阴道后穹隆或直肠子宫陷凹的位置，解剖学上相当于宫骶韧带附着于宫颈水平处；对子宫切除术后无宫颈者，D点无法测量，用于鉴别宫颈延长，正常值为 $-tvl \sim -(tvl\text{-}2)$。

腹腔镜下子宫/阴道骶骨固定术（laparoscopic uterine/vaginal sacrofixation，LSC）一度被认为是治疗中盆腔器官脱垂的金标准术式，但其存在操作困难、学习曲线长、术后易出现排便障碍等问题（中华医学会妇产科学分会妇科盆底学组，2014）。2003年Cosson医生通过尸体解剖指出，髂耻韧带比骶棘韧带和盆筋膜腱弓更加坚固，且可用于术中缝合的组织量更加充足，其高度对应于第二骶骨（S2）水平，较接近正常阴道轴，因此可以作为中盆腔悬吊的韧带（Cosson et al.，2003）。其后有研究报道了腹腔镜下髂耻韧带悬吊术，其主要术式为将网片缝合固定在膀胱阴道间隙或阴道顶端（如切除子宫），尾端缝合于双侧耻骨梳韧带（Cooper韧带）（Banerjee et al.，2011）。该手术具有操作简单、对肠道干扰小，以及输尿管、血管、神经等并发症发生率低和术后恢复快、住院时间短等优势（Beer et al.，2005；Maher et al.，2010；Nygaard et al.，2004），但关于其远期疗效及并发症的报道不多。我国近几年也开始应用该术式。

排尿困难及尿潴留是盆腔器官脱垂术后的常见并发症，多种因素可导致该并发症的发生：术后会阴区水肿、疼痛；膀胱颈部缝合过紧或网片前臂固定在膀胱颈位置且牵拉过紧造成膀胱出口梗阻；膀胱逼尿肌和括约肌功能暂时未恢复正常；泌尿系统感染等。盆腔器官脱垂术后的排尿困难及尿潴留多于拔除尿管后立即出现，经延长留置导尿3～7天后多能恢复正常排尿功能。本例患者尿潴留的特点明显不同于临床常见的术后尿潴留。患者于术后3个月出现排尿困难，逐步发展为不能自主排尿，每于拔除尿管后短时间内排尿顺畅，10 h余后再次尿潴留。结合盆底超声、MRI及多学科专家的共同分析判断，考虑主要与网片固定不当导致解剖结构改变有关：网片固定点靠近腹前侧，且网片牵拉过紧，导致与网片粘连的膀胱后壁下段、膀胱颈被牵拉抬高，膀胱后壁下段及尿道向后下方旋转移位。拔除尿管后数小时，膀胱中积蓄的尿液在重力作用下使膀胱前壁及后壁上段下垂，此时膀胱壁的中上部与下段之间形成折角，造成膀胱下段出口及尿路梗阻，最终导致排尿困难及尿潴留（图7-4）。因此，排尿困难的治疗首先应将被网片固定的膀胱下段"松绑"，之后重建正确的盆腔解剖结构。经松解后患者的排尿功能快速得到恢复，也印证了术前分析判断及手术决策的正确。

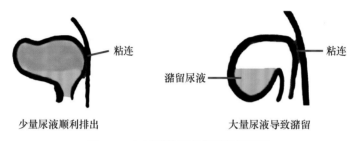

**图7-4 患者尿潴留形成原因示意图**

**【专家点评】**

盆底功能障碍性疾病源于盆底支持结构的薄弱或损伤，其后果主要有两大类：盆腔器官脱垂和盆腔器官功能障碍。Petros教授的整体理论指出，盆底的解剖与器官功能息息相关，盆底的肌肉和韧带相互抗衡对于维持盆腔器官功能至关重要。因此，盆底重建手术应尽量恢复正常的生理解剖，任何违背正常位置的悬吊均易引起器官功能障碍。

从解剖复位效果来看，本例患者既往接受的腹腔镜下髂耻韧带悬吊术是成功的，术后C点位于−6 cm，但却给患者带来了严重的器官功能障碍：排尿困难直至发生尿潴留无法自主排尿。其主要原因在于没有很好地掌握手术的关键，补片放置位置不当及锚定点位置偏离，使器官复位违背了正常的生理解剖位置。

随着经验的积累，一些新的手术方式不断出现，这是临床进步的体现。但临床医生也必须清楚，好的术式应尽可能接近生理解剖，且新的术式尚需要临床实践来验证其疗效。腹腔镜下髂耻韧带悬吊术近年来开始在我国应用，希望有经验的医生总结分析该术式的近期及远期疗效，从而指导临床应用。此外，希望特殊的并发症能够得到精准分析并及时报道，从而不断完善术式，降低不良事件的发生率，提高治疗效果。

临床医生须保持敏锐的嗅觉，发掘临床中的问题，并进行充分调查、详尽分析，提出新的发现与思考，进一步完善新的术式、新的治疗方案，形成临床-科研-临床的转化，从而推动医学的发展。

（北京大学人民医院　赵悦欣　王世言　点评专家　孙秀丽）

# 参考文献

中华医学会妇产科学分会妇科盆底学组，2014. 腹腔镜子宫或阴道骶骨固定术专家共识. 中华妇产科杂志，49（8）：573-575.

Banerjee C，Noé K G，2011. Laparoscopic pectopexy：a new technique of prolapse surgery for obese patients. Arch Gynecol Obstet，284（3）：631-635.

Beer M，Kuhn A，2005. Surgical techniques for vault prolapse：a review of the literature. Eur J Obstet Gynecol Reprod Biol，119（2）：144-155.

Cosson M，Boukerrou M，Lacaze S，et al.，2003. A study of pelvic ligament strength. Eur J Obstet Gynecol Reprod Biol，109（1）：80-87.

Maher C，Feiner B，Baessler K，et al.，2010. Surgical management of pelvic organ prolapse in women. Cochrane Database Syst Rev，4：CD004014.

Nygaard I E，McCreery R，Brubaker L，et al.，2004. Abdominal sacrocolpopexy：a comprehensive review. Obstet Gynecol，104（4）：805-823.

Vergeldt T F，Weemhoff M，IntHout J，et al.，2015. Risk factors for pelvic organ prolapse and its recurrence：a systematic review. Int Urogynecol J，26（11）：1559-1573.

# 病例 8　骶前子宫内膜异位症恶变

## 【病历摘要】

患者女，58 岁。

**主诉**：肛门坠胀感 2 年余，腹胀 1 周。

**现病史**：患者于入院前 2 年余无明显诱因出现肛门坠胀感，伴里急后重，排气、排便正常。于我院（北京大学第三医院）行胃肠镜检查，提示：慢性萎缩性胃炎 C2 型，十二指肠球部多发溃疡。2020-9 因"骶前肿物"于我院外科行腹腔镜探查术＋粘连松解术＋盆底骶前肿物切除术，术中见：子宫及双侧附件未见异常，肿瘤位于直肠后方，大小 5 cm×3 cm×1 cm，上缘位于腹膜反折水平，与直肠后壁肌层密不可分，囊内可见大量稀薄巧克力样液体。术后病理提示倾向于子宫内膜异位症（endometriosis，EM），局灶可见少量乳头状结构，不除外部分区域在 EM 基础上发展为乳头状浆黏液性囊腺瘤（良性病变），建议术后定期随诊。患者术后自觉肛门坠胀感较前明显缓解，伴便秘，自行口服通便药物，未就诊。患者于入院前 1 年完善腹盆腔 CT 及 MRI 均未见明显异常。入院前半年患者自觉肛门坠胀感较前明显加重，伴里急后重、排便次数增多（＞10 次 / 天）和食欲减退。门诊行胃肠镜检查提示直肠侧后壁距肛缘 4.5 ～ 7 cm 处黏膜粗糙不平，色泽发紫，局部肠黏膜纠集，肠壁僵硬，病变占据肠腔 1/2 ～ 2/3，局部活检质脆；术后病理未见确切肿瘤性病变。入院前 1 个月余患者自觉症状无明显改善，复查肠镜病理结果提示：符合 EM 来源的上皮性肿瘤，形态倾向为子宫内膜样癌。患者于我科门诊就诊，查体子宫正常大小，其左侧呈结节感，界限不清，右侧无明显异常。三合诊直肠左后方可触及突向直肠的肿物，边界欠清，活动度欠佳，无压痛。完善妇科超声提示：子宫内膜厚 0.3 cm，双侧卵巢未见异常。完善 MRI 及腹盆腔 CT 均提示直肠壁增厚，与骶前筋膜及肛提肌界限不清，右侧系膜筋膜增厚。患者近 1 周出现腹胀、无明显排气，间断少量排稀水样便，无便血、腹痛，无心悸、胸闷，无阴道出血等不适，急诊就诊，完善CT 提示肠梗阻，急诊收住院。

**既往史**：1991 年于我院行剖宫产术，2008 年于外院行腹腔镜下左侧卵巢囊肿剔除术，自诉病理良性（未见报告）。磺胺类药物过敏史，表现为皮疹。

**月经婚育史**：初潮 15 岁，既往月经规律，月经量中等，继发中度痛经，视觉模拟评分法（visual analogue scale，VAS）6 分，未用药治疗，持续 2 天，伴腰骶部酸胀感。自然绝经 6 年，无绝经后阴道出血及排液等不适，定期体检。G2P1，剖宫产 1 次，人工流产 1 次。

**家族史**：否认家族遗传史及肿瘤病史。

## 【体格检查】

生命体征平稳，一般状况良好，急性病容，自主体位，心肺（－），腹软，叩诊鼓音，无压痛、反跳痛，肠鸣音亢进（5 次 / 分）。

妇科查体：外阴已婚型，阴道通畅，宫颈光滑，子宫前位，正常大小，无压痛，子宫左侧可触及结节，范围约 5 cm，边界不清；三合诊：可触及直肠左后方突向直肠的肿物，直径约 5 cm，形状不规则，边界不清，不活动，无压痛。直肠黏膜光滑，无血染。

## 【辅助检查】

盆腔 MRI 平扫-女性生殖系统（2022-11-17）：诊断印象：骶前肿物切除术后，对比 2022-9-20 日 MRI：直肠壁增厚、周围软组织较前范围稍增大，部分 DWI 呈稍高信号，与骶前筋膜及肛提肌界限不清，右侧直肠系膜筋膜增厚，周围条片状影连向盆壁。盆腔见稍大淋巴结。余同前。

经阴道彩色超声（2022-11-17）：诊断印象：子宫后位，宫颈长 2.7 cm，宫体 3.7 cm×4.4 cm×2.5 cm，子宫肌壁探及多个边界清的低回声，大者位于前壁 0.9 cm×0.6 cm，子宫内膜厚 0.3 cm，右侧卵巢大小 1.7 cm×0.8cm，左侧卵巢未探及。直肠子宫陷凹内未探及明显游离液体。诊断结论：子宫多发小肌瘤。

腹盆腔 CT（增强）（2022-11-18）：盆腔肿物术后，对比 2021-12-28 CT 平扫：直肠肠壁增厚，较前进展，与骶前筋膜及肛提肌界限不清，右侧直肠系膜筋膜增厚，周围条片状影连向盆壁。盆腔见稍大淋巴结（图 8-1）。

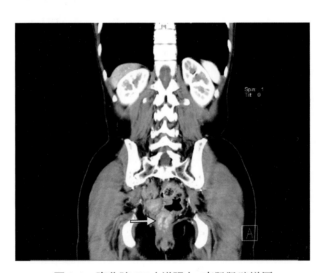

**图 8-1　腹盆腔 CT（增强）。**直肠肠壁增厚

PET-CT（2022-12-7）：诊断结论：直肠下段管壁增厚，代谢增高，符合恶性肿瘤表现（图 8-2），骶前筋膜、双侧提肛肌、右侧直肠系膜筋膜受累可能性大，双侧髂血管旁、骶前淋巴结转移可能。余处直肠壁略增厚，不除外上述病变累及，请结合内镜。双肺微小结节，代谢不高，随诊。肝囊肿。左肾下盏小结石。脊柱退行性变。

## 【入院诊断】

①急性肠梗阻。②子宫内膜样癌Ⅳ期？③骶前子宫内膜异位病灶切除术后。④子宫肌瘤，多发。⑤结肠息肉。⑥慢性萎缩性胃炎。⑦左侧卵巢囊肿剔除术史。⑧剖宫产史。

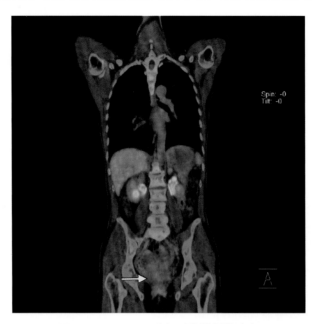

**图 8-2　PET-CT。**直肠下段放射性浓聚

## 【诊治经过】

入院后予禁食禁水、全肠外营养支持治疗，于 2022-12-23 放置小肠减压管，监测患者排气、排便情况逐渐恢复正常。于 2022-12-27 在全身麻醉下行剖腹探查术＋粘连松解术＋全子宫、双侧卵巢及输卵管切除术＋直肠及乙状结肠切除术＋大网膜切除术＋降结肠造瘘术。

术中见：横隔、肝、胆、胃、脾、大网膜、腹膜未见明显异常，腹膜后淋巴结未见肿大，小肠及结肠扩张明显，直肠及乙状结肠系膜部分粘连挛缩，直肠末端可触及一肿块，直径约 5 cm；子宫萎缩，表面未见明显异常，双侧附件未见明显异常，直肠子宫陷凹封闭。手术标本见图 8-3。术后继续予补液支持治疗，逐步恢复饮食，于 2023-1-5 拔除小肠减压管，于 2023-1-9 出院。

术后病理结果回报：①（全子宫＋双侧附件＋直肠部分＋乙状结肠）送检直肠组织中可见中分化腺癌浸润，肿瘤大小 4.5 cm×1.5 cm×0.4 cm，肿瘤累及肠壁全层，自黏膜层至浆膜下纤维组织，可见肿瘤出芽现象；可见脉管内癌栓，未见确切神经侵犯；乙状结肠断端、直肠断端及环周切缘均未见癌组织。肠周淋巴结可见癌转移（6/15）。结合形态、IHC 结果及病史，符合在直肠部位的子宫内膜异位症病灶基础上发生的中分化子宫内膜样癌，符合癌症基因组图谱（The Cancer Genome Atlas，TCGA）子宫内膜癌分子分型的低拷贝内膜样亚型 /WHO 分子分型的无特殊分子改变型（non-specific molecular profile，NSMP）子宫内膜癌。子宫内膜呈老年萎缩性改变，双侧输卵管及卵巢未见明显病变。②（大网膜）未见癌组织。IHC 结果：MLH1（＋），MSH2（＋），MSH6（＋），PMS2（＋），HER-2（0），CK7（＋），CK20（－），CDX2（－），SATB2（－），ER（个别细胞＋），PR（个别细胞弱＋），P53（野生型），PAX-8（＋）。

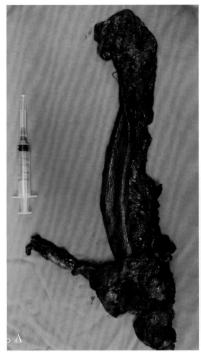
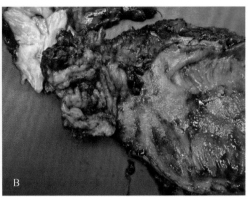

图 8-3　术中标本（全子宫＋双侧附件＋部分直肠＋乙状结肠）。**A.** 大体观。**B.** 剖视所见

## 【出院诊断】

①子宫内膜样癌Ⅳ期（G2，CNL）。②急性肠梗阻。③结肠造口状态。④盆腔粘连。⑤骶前子宫内膜异位病灶切除术后。⑥子宫肌瘤，多发。⑦结肠息肉。⑧慢性萎缩性胃炎。⑨左侧卵巢囊肿剔除术史。⑩剖宫产史。

## 【术后治疗】

经 MDT 讨论，考虑患者为子宫内膜样癌Ⅳ期，建议行 TC 方案（紫杉醇＋卡铂）化疗＋放疗＋化疗，其后根据基因检测结果酌情添加靶向治疗。

患者现已如期完成术后第 4 疗程化疗。

## 【病例讨论与文献阅读】

EM 是指宫体外存在子宫内膜组织（腺体和间质），常见于育龄期女性，通常为良性病变，但具有侵袭、植入和复发等恶性行为。异位内膜最常侵犯的部位包括卵巢和宫骶韧带，其次为子宫及其他脏腹膜、直肠阴道隔等部位，也可发生远处转移（如腹壁切口、会阴切口、膀胱、输尿管、肺、胸膜等）。EM 的发病机制包括月经血逆流学说、体腔上皮化生学说、诱导学说、遗传因素、盆腔及炎症因素，以及其他在位内膜决定论等。深部浸润型子宫内膜异位症（deep infiltrating endometriosis，DIE）是指异位内膜深入腹膜 ≥ 5 mm 或侵犯肠道、输尿管和膀胱等重要器官。DIE 的常见发病部位包括宫骶韧带、直肠子宫陷凹、阴道穹隆、直肠阴道隔、直肠或结肠壁等，多为异位内膜播散种植于组织表面后浸润形成，而本例患者 DIE 病变位于直肠后方，发病部位特殊。

DIE 的治疗原则包括药物治疗和手术治疗。研究表明，地诺孕素可有效缓解 DIE 导致的疼痛症状，缩小子宫内膜异位病变，降低 EM 术后复发率（Laganà et al., 2017）。但是，部分患者仍需要通过手术治疗，在完整切除病变的同时保留病变周围神经和血管，以恢复正常的骨盆解剖结构及其功能；当 DIE 病变累及肠道时，手术需要同时切除部分肠管，应用肠系膜血管和神经保留手术（mesenteric vascular and nerve sparing surgery, MSS）与保留盆腔神经的手术相结合，可以有效改善 DIE 所致的肠道症状（Raffaelli et al., 2018）。本例患者肠道症状较重，经肠镜检查病理明确为 EM 来源的子宫内膜样癌，且术前影像学评估提示病灶距离肛门位置较近，无法行保留肛门的病灶切除术，因此行降结肠造瘘术。

EM 的总体恶变率约为 1.0%，其中 78.7% 是由卵巢 EM 转化为子宫内膜样癌或透明细胞癌。DIE 恶变十分罕见，且机制尚不明确。EM 恶变的组织学诊断可依据 Sampson 提出的 EAM 恶变诊断标准（Sampson，1925）：①在同一器官中，癌组织与异位的子宫内膜组织同时存在；②除外原发于其他脏器的恶性肿瘤的转移性病变；③子宫内膜基质和周围的特征性子宫内膜腺体均存在；④组织学可见良性的子宫内膜组织向恶性渐进性转化的表现。DIE 的恶变诊断亦可遵循上述标准。Li 等（2022）分析了近 10 年报道的 DIE 恶变病例后发现：DIE 恶变的主要病理类型为子宫内膜样腺癌（87.5%），约 50% 的患者在手术治疗后接受了辅助化疗，且暂无复发报道，75% 的患者随访结果显示无病生存。因此，虽然本例患者诊断为子宫内膜样癌Ⅳ期，但其为 DIE 局部组织恶变，无子宫内膜恶变，无远处转移，根据文献报道，预后较好。

目前，EM 相关癌症的发病机制尚不完全清楚。炎症反应和激素失衡可能促进肿瘤的发生。活性氧（reactive oxide species，ROS）通过富集游离血红素和催化铁在 EM 中发挥重要作用，且可能是 EM 相关癌症的核心发病机制之一。特异性 miRNA 在组织修复和转化生长因子、细胞生长、细胞增殖、细胞凋亡和血管生成中发挥重要作用，可能与 EM 的恶性进展有关。遗传背景在 EM 相关癌症的发生中也起着重要作用。

研究表明，*ARID1A*、*PI3K/AKT*、β - 连环蛋白、*PTEN* 和 *KRAS* 等基因突变与 EM 相关癌症的发病有关。EM 是一种 *ARID1A* 表达缺失的良性疾病，*ARID1A* 突变会使细胞丧失肿瘤抑制功能，然而，*ARID1A* 失活本身不足以导致子宫内膜或卵巢表面上皮的致癌转化（Wiegand et al., 2010）。*ARID1A* 突变通常与导致 *PI3K/AKT* 信号通路激活的突变共存。*PI3K* 在细胞生长、增殖、运动、分化和血管生成中发挥重要作用（Husseinzadeh et al., 2014）。*PI3K* 的活性受到癌基因 *PIK3CA* 和抑癌基因 *PTEN* 的调节。*PTEN* 突变也是 EM 相关癌症进展的重要机制（Li et al., 2005）。研究表明，*PTEN* 突变是 EM 相关的子宫内膜样腺癌和透明细胞癌的早期事件。β - 连环蛋白基因突变和过表达常见于子宫内膜样腺癌。*KRAS* 基因突变与子宫内膜样腺癌和透明细胞癌密切相关，主要参与 EM 相关透明细胞癌的晚期事件。因此，通过基因检测明确本例患者是否存在相关突变，并通过相关靶向药物进行维持治疗，是延长患者生存的有效治疗方式之一。

【专家点评】

本例患者 DIE 的发病位置非常特殊，位于直肠后方，完全处于腹膜外。一般情况下，DIE 是异位子宫内膜种植于宫骶韧带、肠管、膀胱等组织表面，在局部形成病灶，并向其下方浸润超过 5 mm 形成，因此多位于腹膜内或临近腹膜。本例患者的发病原因不清，诱导学说或可解释其发病原因，或因 EM 经淋巴系统转运到其他部位并生长，形成类似"转移"的病灶。异位的子宫内膜（特别是卵巢子宫内膜异位囊肿）长期处于异常的激素环境中，增加了子宫内膜样癌及透明细胞癌的发病风险，这其中也包括 DIE。

由于 DIE 通常位于盆腔最低点，靠近宫颈和直肠，因此 DIE 恶变通常会被误诊为直肠癌或宫颈癌。详细询问病史、认真进行包括三合诊在内的盆腔检查、TCT/HPV 检查、CT、MRI、肠镜等辅助检查有助于诊断和鉴别诊断。

该患者早期出现严重的肛门坠胀感，经外科手术治疗后证实为 EM 病变。患者既往有痛经史、腹腔镜卵巢囊肿剥除术史，在采集病史过程中应考虑到 EM 恶变的可能性。此外，患者既往无绝经后阴道出血病史，妇科超声未见明确子宫内膜病变，结合患者术后病理检查，根据国际妇产科联盟（International Federation of Gynecology and Obstetrics，FIGO）分期，诊断为子宫内膜样癌Ⅳ期（肠壁全层），但其主要病变位于直肠后方，为 DIE 局部恶变所致，且无盆腔淋巴结及远处转移，考虑患者虽分期较高，但远期预后情况尚乐观。

本例患者因急性肠梗阻入院，考虑病变累及直肠所致，为低位肠梗阻，虽入院经胃肠减压及肠外营养支持治疗，但术中仍可见小肠及结肠水肿充血明显，术后患者胃肠道功能恢复慢，且出现造瘘口周围炎表现。因此，选取合适的手术时机也是本例患者诊治过程中需吸取经验的部分。此外，本例患者发病部位特殊，临床诊断困难，在患者的诊治过程中采用了 MDT 模式，通过术前放射科评估病变累及范围，与外科沟通制订合理的手术范围及术式，术后病理科多部位广泛取材明确病理诊断，为患者提供了合理、科学、有效的治疗方案，延长了患者的预期生存时间。

（北京大学第三医院　王默琳　点评专家　郭红燕　梁华茂）

## 参考文献

Husseinzadeh N，Husseinzadeh H D，2014. mTOR inhibitors and their clinical application in cervical，endometrial and ovarian cancers：a critical review. Gynecol Oncol，133（2）：375-381.

Laganà A S，Vitale S G，Granese R，et al.，2017. Clinical dynamics of dienogest for the treatment of endometriosis：from bench to bedside. Expert Opin Drug Metab Toxicol，13（6）：593-596.

Li B，Wang Y，Wang Y，et al.，2022. Deep infiltrating endometriosis malignant invasion of cervical wall and rectal wall with lynch syndrome：a rare case report and review of literature. Front Oncol，12：832228.

Li Y L，Tian Z，Wu D Y，et al.，2005. Loss of heterozygosity on 10q23.3 and mutation of tumor suppressor gene PTEN in gastric cancer and precancerous lesions. World J Gastroenterol，11（2）：285-288.

Raffaelli R，Garzon S，Baggio S，et al.，2018. Mesenteric vascular and nerve sparing surgery in laparoscopic segmental intestinal resection for deep infiltrating endometriosis. Eur J Obstet Gynecol Reprod Biol，231：214-219.

Sampson J A，1925. Endometrial carcinoma of the ovary arising in endometrial tissue in that organ. Arch Surg，9（1）：111-114.

Wiegand K C，Shah S P，Al-Agha O M，et al.，2010. ARID1A mutations in endometriosis-associated ovarian carcinomas. N Engl J Med，363（16）：1532-1543.

# 病例 9  卵巢小细胞癌（高血钙型）

## 【病历摘要】

患者女，36 岁。

**主诉**：超声发现盆腔包块 1 周，发热 2 天，下腹痛 1 天。

**现病史**：患者入院前 1 周于外院体检超声提示右侧附件区囊肿 9 cm（未见报告），2 天前受凉后出现发热，体温最高 37.7℃，自行服用退热药后体温降至正常，1 天前出现下腹坠胀痛，以右侧为著，伴右腰背痛。就诊于我院（北京大学第三医院）妇科急诊，考虑诊断"急腹症——盆腔肿物扭转？破裂？"，于 2019-12-20 收入院。

**既往史**：2009 年腹腔镜卵巢巧克力囊肿剔除术。

**月经婚育史**：月经规律，5 天 /（28 ～ 30）天，末次月经 2019-12-2。G2P1，顺娩 1 次，人工流产 1 次。

**家族史**：祖母因"子宫癌"已逝，母亲因"外阴癌"术后健在。

## 【体格检查】

**一般情况**：体温（T）37.4℃，脉搏（P）86 次 / 分，血压（BP）123/78 mmHg，呼吸（R）19 次 / 分。急性病容，腹部查体未触及包块，有下腹压痛及反跳痛，无肌紧张，移动性浊音（－）。

**妇科查体**：外阴已婚已产型，宫颈光滑，有宫颈举痛和摆痛，子宫正常大小，前方可触及 9 cm 囊实性包块，边界清晰，压痛，子宫两旁及后方未及异常。

## 【辅助检查】

妇科超声（2019-12-20）：子宫上方混合回声包块 9.6 cm×9.2 cm，少量血流信号，其旁不均质中低回声 2.4 cm×1.7 cm，内可见环状血流信号，右侧卵巢未探及。结论：盆腔实性包块——扭转？盆腔积液 1.6 cm。

腹盆腔 CT（2019-12-21）：盆腔混杂密度肿物影 9.6 cm×7.1 cm×10.1 cm，边界欠清，多发稍低密度影，不均匀强化——肿瘤性病变？盆腔少量积液，盆腔多发小淋巴结。

血常规提示血象升高。

肿瘤标志物：甲胎蛋白（alpha fetoprotein，AFP）、CEA、CA12-5、CA19-9 均正常。

血钙、甲状旁腺素均正常。

## 【入院诊断】

①急腹症——盆腔肿物扭转？破裂？②盆腔肿物性质待查——卵巢恶性肿瘤？

## 【诊治经过】

入院后分析病情：患者发热、急腹症首诊，查体子宫前方包块，压痛，影像学检查提示盆腔包块，考虑盆腔肿物扭转可能，但患者发热、血象升高，考虑肿物破裂或继发感染不除外。从肿物性质考虑，患者为育龄期女性，盆腔肿物边界清，肿瘤标志物无明显升高，肿物良性可能，但影像学提示肿物为囊实性，血流信号丰富，不除外恶性可能。MDT 团队放射科医生阅盆腹腔 CT 后考虑平扫期肿物密度不均匀，囊腔为软组织密度，强化期可见宫旁血管延伸，考虑附件来源可能性大，静脉期肿物实性成分强化，中间强化低，外周强化高，考虑肿物恶性可能（图 9-1）。妇科医生与患者及家属沟通病情后拟行急诊腹腔镜探查术。

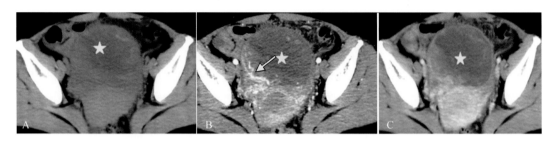

**图 9-1　盆腹腔 CT（星标为肿物）。A.** 平扫期。**B.** 增强动脉期。**C.** 增强静脉期

　　腹腔镜探查术中见子宫正常大小，后壁充血水肿，右侧卵巢实性增大，直径 10 cm，血供丰富，糟脆，表面见约 2 cm 破口，渗血（图 9-2），右侧输卵管充血水肿，未扭转，大网膜充血水肿，覆盖于肿物表面，左侧附件未见异常，盆腔少量积血。行患侧附件切除术，标本置于标本袋中自穿刺口取出。术中冰冻病理结果回报：送检组织见低分化癌浸润，细胞异型性较大，核分裂活跃，转移癌待除外。向家属交代病情，考虑肿物转移癌不除外，来源不明确，确诊以石蜡病理为准，有二次手术可能，患者家属表示了解。

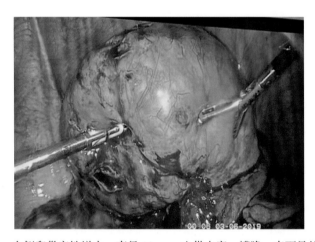

**图 9-2　术中所见。**右侧卵巢实性增大，直径 10 cm，血供丰富，糟脆，表面见约 2 cm 破口，渗血

　　术后石蜡病理结果回报：卵巢小细胞癌，高血钙型，未见脉管内瘤栓及神经侵犯。与 MDT 团队病理科医生讨论后，病理诊断：卵巢小细胞癌（高血钙型）（small cell carcinoma of ovary-hypercalcemic type，SCCOHT）。患者标本镜下见小细胞为圆形或卵圆形，胞质稀少，细胞核深染，核仁显著，核分裂象活跃（图 9-3）。此外，该患者 IHC 结果显示 BRG-1（-）（图 9-4），SCCOHT 诊断明确。鉴于 SCCOHT 是罕见且预后极差的卵巢恶性肿瘤，临床需积极治疗。

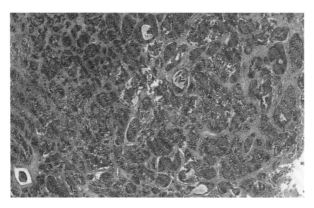

**图 9-3**　镜下见肿瘤细胞呈片状密集巢团浸润性生长，小细胞密集，可见滤泡样结构及纤维状条索

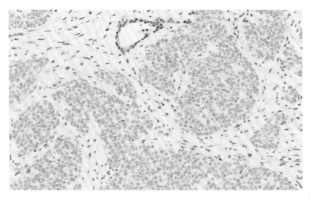

**图 9-4**　IHC。肿瘤细胞 BRG-1（－），背景细胞（内皮细胞）BRG-1（＋）

妇科行全科疑难病例讨论，考虑该患者为卵巢小细胞癌（高血钙型），已行一侧附件切除，拟二次行卵巢恶性肿瘤分期手术。患者现术后 3 周余，盆腔急性炎症期充血水肿，故先行 TC 化疗（紫杉醇＋卡铂）3 个疗程后再手术，末次化疗时间 2020-3-17，化疗过程顺利。二次手术前再次行盆腹腔 CT 评估病情，请 MDT 团队放射科医生进行影像学评估，考虑盆腹腔未及明显病灶及肿大淋巴结。

由于术前影像学未提示明显病灶，2020-4-12 行腹腔镜探查术。术中见：子宫后壁表面散在少量色白质韧结节，左侧卵巢表面光滑，左侧输卵管表面可及一直径为 2 cm 的色白质韧结节，糟脆；直肠子宫陷凹可见一直径为 1.5 cm 的色白结节，糟脆；阑尾末端见色白质韧结节，直径 0.5 cm；直肠系膜表面可见一直径为 1 cm 的质软结节（图 9-5）。

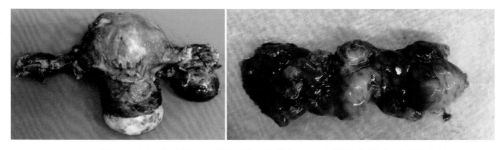

**图 9-5**　子宫、左侧附件及右侧骨盆漏斗韧带标本。左侧输卵管表面可见病灶

术后病理结果回报（全子宫＋左侧附件）右侧宫旁软组织中可见低分化癌浸润，其中检见淋巴结 2 枚，未见癌转移。左侧卵巢未见癌；左侧输卵管管壁可见癌灶，符合卵巢小细胞癌（高血钙型），浆膜侧未见癌；（淋巴结、大网膜）未见癌；（阑尾）浆膜侧局灶可见少许癌浸润，阑尾旁结节可见癌浸润。

基因检测结果回报：*SMARCA4* 突变，突变丰度 77%；*PLCG2* 突变，突变丰度 34.2%；肿瘤突变负荷（tumor mutation burden，TMB）0.9714 mut/Mb。同源重组修复缺陷（homologous recombination deficiency，HRD）检测（－），基因组不稳定性评分（－），*BRCA* 突变状态（－）。程序性死亡受体配体 1（programmed cell death-ligand 1，PD-L1）PD-L1 表达检测：肿瘤细胞 PD-L1 表达评分 10%～15%，综合 PD-L1 表达评分 10%～15%，肿瘤细胞比例 60%，无浸润免疫细胞。

综上，患者术后诊断为卵巢小细胞癌（高血钙型），ⅢB 期。

妇科医生与 MDT 团队病理科、肿瘤化疗科、肿瘤放疗科医生共同讨论患者病情及后续治疗方案。SCCOHT 是一种罕见的卵巢癌，国际上暂无公认的最佳治疗方案，以肿瘤细胞减灭术、化疗、放疗及免疫靶向治疗的多模式治疗为主。本例患者已行满意的肿瘤细胞减灭术（R0），术后需要辅助化疗。肿瘤化疗科医生考虑，针对 SCCOHT 的最常用的方案是以铂类药物和依托泊苷为基础的化疗。本例患者存在盆腹腔转移，术后可考虑予 EP 方案化疗 6 个疗程。肿瘤放疗科医生分析，根据文献报道，若盆腔有局限性残留病灶，可在术后辅以放疗。但本例患者无盆腔残留病灶，暂无添加辅助放疗的指征。经 MDT 讨论，术后予患者 EP 方案（依托泊苷＋顺铂）化疗 6 个疗程，化疗过程顺利，化疗期间监测妇科超声、腹部超声及肿瘤标志物未见明显异常，末次化疗时间为 2020-8-13。

患者末次化疗 5 天后行盆腹腔 CT 发现右下腹壁 1 cm 结节病灶，MDT 团队放射科医生阅片考虑不除外转移灶可能，2020-9-8 行肿物切除术，病理回报：卵巢小细胞癌转移。再次与病理科、肿瘤化疗科医生讨论，考虑患者病情未控制，且存在基因突变，结合该病的发病机制，可予以靶向药物＋免疫治疗。

患者自 2020-9-23 至 2022-12-23 期间，每隔 3 周输注 1 次卡瑞利珠单抗，共 36 个疗程。2020-10-26 起口服受体酪氨酸激酶（receptor tyrosine kinase，RTK）抑制剂帕纳替尼（Ponatinib），由于不良反应，从标准剂量 45 mg qd 逐渐调整至 15 mg qd。2021-2-3 起定期进行异体自然杀伤细胞（NK 细胞）培养回输，共 9 次，末次治疗时间为 2022-12-23。

治疗期间定期行超声、盆腹腔 CT 及盆腔 MRI 检查，提示双侧腹股沟区可见多发小淋巴结影，严密监测无明显变化。2022-12-16 盆腹腔 CT（增强）检查（对比 2022-6-8）提示双侧腹股沟区可见多发小淋巴结影，大致同前。髂血管分叉处可见肿大淋巴结，约 13 mm。2023-1-6 行超声造影引导下髂总动脉分叉处旁结节穿刺活检术，病理结果为小圆细胞，结合病史，为卵巢小细胞癌转移。

患者于 2023-2-7 行腹腔镜探查术＋左侧髂总动脉旁淋巴结切除术。术后病理结果：可见癌转移。对复发的肿瘤组织进行靶向药物敏感性测定的结果提示，仑伐替尼（Lenvatinib）＋阿贝西利（Abemaciclib）方案的肿瘤细胞相对增殖率最低（16%），提示可能是较为有效的靶向用药方案。仑伐替尼是多靶点 RTK 抑制剂，除抑制促血管生成和致癌信号通路相关 RTK 外，还能够选择性抑制血管内皮生长因子（VEGF）受体的激酶活性。阿贝西利是细胞周期蛋白依赖性激酶 4 和 6（CDK4 和 CDK6）的抑制剂，阻断细胞周期从 G1 期进入到 S 期，导致肿瘤细胞停止进展并凋亡。目前应用于激素受体阳性的局部晚期或转移性乳腺癌患者。组蛋白甲基化转移酶（enhancer of zeste homolog 2，EZH2）抑制剂相关方案依托泊苷＋他泽司他（Tazemetostat）和他泽司他单药治疗的肿瘤细胞相对增殖率分别为 47% 和 53%。结合患者靶向药物敏感性测定结果及药物可获得性，后续拟行 EP 化疗 4 个疗程后使用阿贝西利靶向维持治疗。

## 【出院诊断】

卵巢小细胞癌（高血钙型），ⅢB 期。

## 【病例讨论与文献阅读】

### 一、临床及病理特征

SCCOHT 是一种多见于年轻女性的卵巢恶性肿瘤。SCCOHT 患者与其他卵巢癌患者具有相似的症状，如下腹痛、腹胀等（Young et al.，1994）。患者长期生存率仅 10% ~ 20%，FIGO Ⅰ期患者的 5 年生存率为 55%；FIGO Ⅱ期和 FIGO Ⅲ期患者的 5 年生存率分别为 40% 和 29%；FIGO Ⅳ期患者的生存时间极少超过 13 个月（Estel et al.，2011）。

SCCOHT 的特异性病理学表现包括：99% 的病例表现为单侧肿瘤，组织学上以小细胞群为特征，小细胞为圆形或卵圆形，胞质稀少，细胞核深染，核仁显著，核分裂象活跃。诊断金标准为 IHC 结果 BRG-1（－）（Matias-Guiu et al.，1994）。

### 二、分子特征

超过 90% 的 SCCOHT 患者携带 *SMARCA4*（SWI/SNF related，matrix associated，actin dependent regulator of chromatin，subfamily a，member 4）基因变异且缺失由其编码的 SMARCA4 蛋白（BRG-1）。BRG-1 是 mSWI/SNF 复合物中 ATP 酶重要的组成部分，在分化信号来临时，mSWI/SNF 复合物可使细胞进行转录分化，形成成熟组织。当 mSWI/SNF 复合物失活时，细胞不能进行特异性分化，从而拥有了细胞干性。此外，mSWI/SNF 复合物可与抑癌基因结合，抑制周期蛋白 D1（cyclin D1），使细胞周期正常进展，当 mSWI/SNF 复合物失活时，细胞周期失调，快速增殖，故 SCCOHT 表现为缺乏组织特异性分化、病灶增长迅速（Matias-Guiu et al.，1994）。

### 三、多模式治疗

由于 SCCOHT 是一种罕见的卵巢癌，目前的文献多为回顾性研究，并没有随机对照研究。国际上暂无公认的最佳治疗方案，以肿瘤细胞减灭术、化疗、放疗及免疫靶向治疗的多模式治疗为主（Harrison et al.，2006）。肿瘤细胞减灭术是 SCCOHT 治疗中最有效的治疗方式。最常用的化疗方案为以铂类药物和依托泊苷为基础的化疗。如盆腔有局限性残留病灶，可术后辅以放疗。SCCOHT 具有极高的复发率，对于复发病例，需行活检明确诊断，建议患者积极参与临床试验，如病灶局限在盆腔，可行放疗，如无瘤间期超过 6 个月，可予以铂类药物及依托泊苷为主的化疗，如无瘤间期超过 12 个月，且评估复发病灶可切净，可再次手术（Tischkowitz et al.，2020）。

SCCOHT 的发病机制涉及多个环节，包括转录调节、DNA 损伤修复、分化和有丝分裂等。靶向药物应集中于多种方法，包括与已知 SMARCA4 缺失机制的相互作用，以及通过基因检测确定新的靶点。随着分子检测技术的迅猛发展，肿瘤也已进入分子诊治的时代，基于 SCCOHT 的发病机制，目前已有一些相关通路及靶点被报道，为 SCCOHT 的靶向治疗及免疫治疗提供了希望，结合患者的基因检测结果，可予以靶向药物及免疫治疗。

### 1. EZH2 抑制剂和组蛋白去乙酰化酶（histone deacetylase，HDAC）抑制剂

从发病机制分析，mSWI/SNF 复合物功能受损会导致 EZH2 异常募集至靶基因处，促进组蛋白甲基化（H3K27me3），导致关键抑癌基因沉默。选择性 EZH2 抑制剂他泽司他在鼠模型中显示出抗肿瘤作用，目前正处于 II 期临床试验阶段（NCT02601950）（Chan-Penebre et al.，2017）。除 EZH2 外，Wang 等通过筛选表观遗传药物库发现 HDAC 抑制剂对 SCCOHT 细胞系有显著的抑制作用，并在小鼠体内得到验证（Wang et al.，2017）。HDAC 抑制剂和 EZH2 抑制剂可协同诱导组蛋白去甲基化和乙酰化，快速诱导细胞凋亡、抑制增殖，表明缺失 SMARCA4 蛋白功能的 SCCOHT 也可能具有 HDAC 依赖性，通过 HDAC 使组蛋白去乙酰化、转录关闭，从而抵抗细胞死亡信号、维持其低分化状态。虽然 EZH2 和 HADC 是 SCCOHT 的两个有前景的表观遗传治疗靶点，但其抑制剂应用于临床治疗还有待进一步的研究。

### 2. RTK 抑制剂、周期蛋白依赖性激酶（cyclin-dependent kinase，CDK）4/6 抑制剂

研究者通过高通量小干扰 RNA 筛选试验和药物筛选试验发现，SCCOHT 细胞系对多种 RTK 存在依赖性，且已被批准用于临床的 RTK 抑制剂帕纳替尼对 SCCOHT 细胞系的抑制作用最强（Lang et al.，2018）。在细胞移植模型中，帕纳替尼可将肿瘤倍增时间延长 4 倍，在 2 种不同的人源 SCCOHT 组织移植瘤模型中，肿瘤体积最终分别减少 58.6% 和 42.5%。SMARCA4 功能缺失的 SCCOHT 细胞对 RTK 的依赖性使帕纳替尼作为 SCCOHT 的靶向药物成为可能。此外，研究者通过短发夹 RNA（short hairpin RNA，shRNA）库筛选试验发现，沉默 CDK4/6 可显著抑制 SCCOHT 细胞生长，并在细胞和动物水平证明 SCCOHT 对 CDK4/6 抑制剂哌柏西利（Palbociclib）敏感，证实 CDK4/6 是 SCCOHT 的合成致死靶点，其机制与 SMARCA4 缺失导致 cyclin D1 表达显著下降和限制 CDK4/6 激酶活性有关（Xue et al.，2019）。此外，他们在 SCCOHT 患者组织中也发现了 cyclin D1 的缺失和 CDK4 低表达，且具有对 CDK4/6 抑制剂哌柏西利敏感的标志——RB/p16 表达。

### 3. PD-1/PD-L1 抑制剂

高肿瘤突变负荷（TMB）、肿瘤浸润淋巴细胞和肿瘤微环境中表达 PD-L1 与 PD-1 抑制剂或 PD-L1 抑制剂的疗效有关。虽然 SCCOHT 是一种单基因疾病，但在其肿瘤微环境中，肿瘤浸润淋巴细胞和 PD-L1 的表达也出现了增加，提示 PD-L1 通路参与了 SCCOHT 的适应性免疫耐受（Rizvi et al.，2015；Jelinic et al.，2018）。这意味着低 TMB 的 SCCOHT 免疫微环境类似于对 PD-1/PD-L1 抑制剂反应良好的高 TMB 肿瘤，说明突变负荷和肿瘤免疫原性之间的不一致性，也提示 PD-1/PD-L1 抑制剂在 SCCOHT 治疗中应用的可能。

### 四、遗传咨询及预防

确诊为 SCCOHT 的患者均建议接受遗传咨询。如果 SCCOHT 患者未携带 SMARCA4 胚系致病变异，可根据临床情况考虑保留未受累的卵巢。对于携带 SMARCA4 胚系致病变异的 SCCOHT 患者，若仅切除患侧卵巢，则应考虑切除对侧卵巢，并建议相关亲属进行该位点的验证。对于未完成生育且有生育需求的携带者，在预防性卵巢切除前可考虑进行卵母细胞冻存、体外受精胚胎移植、植入前遗传学诊断等辅助生殖技术，以达到生育力保存及遗传性肿瘤家族阻断的目的（Tischkowitz et al.，2020）。

## 【专家点评】

　　卵巢癌是严重威胁女性健康的恶性肿瘤之一，目前卵巢癌的研究主要集中于卵巢上皮性癌。卵巢癌的其他特殊类型包括恶性生殖细胞肿瘤、性索间质肿瘤、癌肉瘤、鳞状细胞癌、小细胞癌、类癌等，由于其罕见性，目前对这些肿瘤的研究很少，临床上难以做到规范、合适的诊疗。SCCOHT 的发病率低，临床表现无特异，基于其发病机制，SCCOHT 表现为缺乏组织特异性分化、病灶增长迅速。治疗方案以减瘤手术、化疗、放疗及免疫靶向治疗的多模式治疗为主。

　　本例患者及时诊断并接受了规范的治疗，但仍在短时间内出现复发病灶，这可能与腹腔镜手术有关。考虑到肿瘤未控制的情况，患者使用卡瑞利珠单抗及 RTK 抑制剂帕纳替尼进行靶向免疫治疗。虽然有低热、身体疼痛、白细胞减少等不良反应，但患者仍受益于靶向药物，无瘤间期 2 年余，遗憾的是患者仍出现了二次复发，对于复发病灶我们再次进行了基因检测及靶向药物敏感试验，结合结果选择合适的后续治疗方案。

　　由于肿瘤的罕见性和缺乏大规模的治疗策略评估，目前仍需要更多的病例系列报道和多中心分析来进一步研究 SCCOHT，从而优化临床治疗。我们希望随着更多的临床前和转化研究的报道，更多的 SCCOHT 患者可以从靶向治疗中受益，结合基因检测进行个体化精准治疗，并结合患者基因及生育情况进行遗传咨询，必要时选择合适的助孕方式。

　　肿瘤治疗目前最重要的仍然是手术、化疗和放疗，但依旧存在难治、复发性和晚期治疗难题。近年来基因检测技术迅猛发展，分子分型肿瘤的精准治疗模式有望解决这些棘手情况。但是，基因检测报告会检测出很多突变，而没有相关的靶向药物。如何在最新技术的支持下，寻找新的靶点和靶向药物，进行难治性肿瘤的治疗，从而实现同病异治、异病同治和一病精准多治，是我们新时代妇科肿瘤医生需要思考的问题。

（北京大学第三医院　韩钦　点评专家　郭红燕　吴郁）

## 参考文献

Chan-Penebre E，Armstrong K，Drew A，et al.，2017. Selective killing of SMARCA2- and SMARCA4-deficient small cell carcinoma of the ovary，hypercalcemic type cells by inhibition of EZH2：in vitro and in vivo preclinical models. Mol Cancer Ther，16（5）：850-860.

Estel R，Hackethal A，Kalder M，et al.，2011. Small cell carcinoma of the ovary of the hypercalcaemic type：an analysis of clinical and prognostic aspects of a rare disease on the basis of cases published in the literature. Arch Gynecol Obstet，284（5）：1277-1282.

Harrison M L，Hoskins P，du Bois A，et al.，2006. Small cell of the ovary，hypercalcemic type—analysis of combined experience and recommendation for management：a GCIG study. Gynecol Oncol，100（2）：233-238.

Jelinic P，Ricca J，Van Oudenhove E，et al.，2018. Immune-active microenvironment in small cell carcinoma of the ovary，hypercalcemic type：Rationale for immune checkpoint blockade. J Natl Cancer Inst，110（7）：787-790.

Lang J D，Hendricks W P D，Orlando K A，et al.，2018. Ponatinib shows potent antitumor activity in small cell carcinoma of the ovary hypercalcemic type（SCCOHT）through multikinase inhibition. Clin Cancer Res，24（8）：1932-1943.

Matias-Guiu X，Prat J，Young R H，et al.，1994. Human parathyroid hormone-related protein in ovarian small cell carcinoma：an immunohistochemical study. Cancer，73（7）：1878-1881.

Rizvi N A，Hellmann M D，Snyder A，et al.，2015. Mutational landscape determines sensitivity to PD-1 blockade in non-small cell lung cancer. Science，348（6230）：124-128.

Tischkowitz M，Huang S，Banerjee S，et al.，2020. Small-cell carcinoma of the ovary，hypercalcemic type-genetics，new treatment targets，and current management guidelines. Clin Cancer Res，26（15）：3908-3917.

Wang Y，Chen S Y，Karnezis A N，et al.，2017. The histone methyltransferase EZH2 is a therapeutic target in small cell carcinoma of the ovary，hypercalcaemic type. J Pathol，242（3）：371-383.

Xue Y，Meehan B，Macdonald E，et al.，2019. CDK4/6 inhibitors target SMARCA4-determined cyclin D1 deficiency in hypercalcemic small cell carcinoma of the ovary. Nat Commun，10（1）：558.

Young R H，Oliva E，Scully R E，1994. Small cell carcinama of the ovary，hypercalcemic type. Am J Surg Pathol，18（11）：1102-1116.

# 病例 10　静脉内平滑肌瘤病 2 例

## 病例 10-1　广泛侵犯盆腹腔、髂血管及下腔静脉的静脉内平滑肌瘤病

### 【病历摘要】

患者女，51 岁。

**主诉**：发现子宫肌瘤 15 年，下肢水肿 2 年。

**现病史**：患者 2005 年体检发现子宫肌瘤，直径约 3 cm，伴月经量增多（每天用 5～6 片夜用卫生巾），伴贫血，血红蛋白（hemoglobin，Hb）最低至 70 g/L，患者拒绝手术，定期复查，肌瘤缓慢增大。2016 年复查子宫肌瘤最大径 11 cm，伴尿频、尿不尽感，再次拒绝手术。2017 年因"月经量多"于外院行诊刮术，自述病理为良性（未见病理报告），术后第 5 天因"诊刮后感染、脓毒血症"收入重症监护室，治疗 1 周后好转。2018 年口服米非司酮治疗共 4 个月，因不良反应严重而停药，复查子宫肌瘤无明显缩小，同时出现间断双下肢水肿，右侧为著。2018-12 腹盆部 CT 提示右髂内静脉血栓形成，转诊至血管外科。2019-2 行肺通气 / 灌注显像提示可疑肺栓塞，给予口服抗凝药阿哌沙班（Eliquis）5 mg bid 治疗至今，服药后复查肺血栓消失，右髂内静脉血栓无明显变化。2019-4 开始予 GnRH-a 预处理共 7 个周期，因血压升高而停药。现停药 6 个月，血压恢复正常，拟行手术治疗，门诊以"子宫多发肌瘤、静脉内平滑肌瘤病？"收入我院（北京大学国际医院）。

**既往史**：既往体健，多种麻醉剂、MRI 造影剂（钆）过敏史，表现为头晕、头痛、一过性血压升高。

**月经婚育史**：月经规律，6 天 /（25～27）天，量中等，无痛经，末次月经 2019-4。适龄结婚，G0P0，未避孕、未孕。

**家族史**：否认家族肿瘤病史。

### 【体格检查】

生命体征平稳，神志清楚，无贫血貌，全身浅表淋巴结未及肿大。心肺查体无异常，下腹膨隆，可扪及巨大不规则实性包块，上达脐上 3 指，左侧达腋前线，右侧达腋中线，全腹无压痛、反跳痛及肌紧张，移动性浊音（-），双肾区无叩击痛，双下肢轻度凹陷性水肿。

妇科查体：外阴发育正常，右侧阴道壁被包块压迫向左侧外凸，阴道偏向左侧，宫颈受压上抬，窥器无法暴露，触诊质中；子宫前位，宫体如妊娠 5 个月大小，质硬，活动欠佳，无压痛，子宫右后方可及巨大实性包块，直径 20 cm，下达阴道中段，与盆侧壁关系密切，活动欠佳，无压痛，子宫右上方可触及直径 10 cm 的外凸质硬结节，上界达脐上 3 指，表面光滑，无压痛，双侧附件触诊不清。

### 【辅助检查】

血常规：Hb 133 g/L。

性激素六项：卵泡刺激素（follicle-stimulating hormone，FSH）10.07 U/L，黄体生成

素（luteinizing hormone，LH）7.07 U/L，雌二醇（estradiol，$E_2$）44 pg/ml。

女性肿瘤标志物九项〔CA12-5、CA19-9、CEA、AFP、CA15-3、神经元特异性烯醇化酶（neuron specific enolase，NSE）、骨胶素细胞角质蛋白 19 片段抗原 21-1（cyto-keratin 19 fragment antigen 21-1，CYFRA21-1）、胃泌素释放肽前体、人附睾蛋白 4（human epididymis protein 4，HE4）〕均正常。

腹部彩超：左肾囊肿；双侧肾盂轻度分离，右侧宽 1.4 cm，左侧宽 0.8 cm；右侧输尿管上段扩张，宽约 0.7 cm。

妇科彩超：宫体及宫颈显示不清，盆腹腔沿宫颈及宫体后壁可见多核低回声结节，上缘达脐上 3 指，左侧达腋前线，右侧达腋中线；内膜似可见，厚约 0.5 cm；右中上腹部低回声结节，大小 10.1 cm×11.2 cm×7.3 cm。彩色多普勒血流图（color Doppler flow imaging，CDFI）：结节内部及周边血流信号，RI：0.52，PI：0.78。提示多发性子宫肌瘤，阔韧带肌瘤（平滑肌瘤病待排）。

超声心动图：左心室射血分数 73%，三尖瓣反流（轻度）。

下肢静脉超声：双下肢静脉未见血栓形成。

下腔静脉及髂血管超声：下腔静脉肝下段可见实性等回声，范围 7.2 cm×2.9 cm，向下延及双侧髂总静脉，双侧髂内静脉显示欠清晰，双侧髂外静脉未见明显异常，周围静脉迂曲扩张，多发交通支形成。该段下腔静脉内未见明显血流信号，周围未见明显侧支血管。结论：阳性所见符合平滑肌瘤病，累及下腔静脉及双侧髂总静脉可能。

下腔静脉 CT 三维成像（图 10-1）：静脉期约平 $L_3$ 椎体水平以下下腔静脉明显增粗，腔内可见软组织密度影，其强化程度与盆腔病变基本相同，提示下腔静脉内占位，结合病

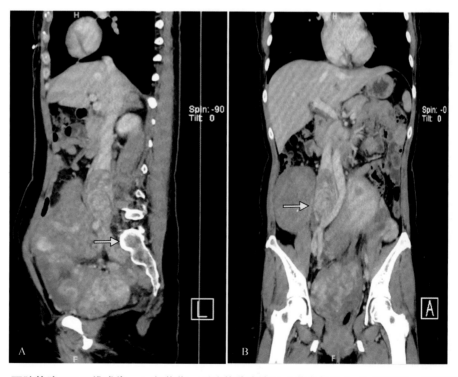

**图 10-1　下腔静脉 CT 三维成像。A.** 矢状位，下腔静脉内病灶（黄色箭头）。**B.** 冠状位，下腔静脉内病灶（黄色箭头）

史考虑平滑肌瘤病。

## 【入院诊断】

①静脉内平滑肌瘤病（下腔静脉、双侧髂总静脉、右侧髂内静脉）。②子宫多发肌瘤。③深静脉血栓病史（右侧盆腔）。④肾囊肿（左侧）。⑤肾积水（双侧）。⑥输尿管扩张（右侧）。

## 【诊治经过】

入院后于 2020-5-11 行多学科联合会诊，包括妇科、放射科、超声科、介入血管外科、心外科、腹膜后肿瘤科、重症医学科、麻醉科、输血科，共同讨论治疗方案。

患者静脉内平滑肌瘤病诊断明确，手术指征明确，但病程长，病灶累及范围广，手术困难，肌瘤可能与血管壁粘连无法牵拉取出，故做好阻断下腔静脉、行静脉切开取瘤和切除部分血管行血管置换术的准备，警惕肿瘤脱落至心脏或肺栓塞的可能，心外科备体外循环，有肿瘤切除不净的可能。术中出血风险极高，备自体血，并备红细胞 10 U，血浆2000 ml，血小板 1 U。向患者及家属充分知情同意，交代手术风险。

2020-5-15 全身麻醉下行膀胱镜检查＋双侧输尿管支架置入＋开腹全子宫及双侧附件切除术＋盆腔平滑肌瘤病灶切除术＋下腔静脉部分切除术＋右侧髂总静脉切除术＋右侧髂内静脉切除术（图 10-2）。因输尿管受压变形，走行异常，输尿管支架放置较困难，仍成功放置双侧输尿管支架。开腹见子宫增大，20 cm×18 cm×15 cm，表面较光滑，右侧宫角部外凸肌瘤直径 10 cm，于右肾静脉下方用细尿管临时阻断下腔静脉。高位结扎双侧骨盆漏斗韧带，逐层切断子宫各韧带至宫颈内口水平。因子宫体积巨大，周围粘连严

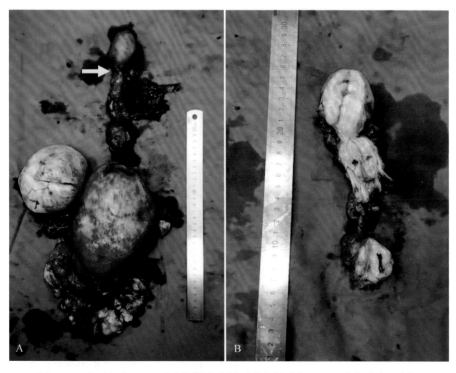

**图 10-2　术后标本。A.** 下腔静脉内病灶（黄色箭头）。**B.** 下腔静脉病灶剖视

重，残余病灶较多，暴露困难，于子宫峡部水平切开，先切除子宫体部及双侧附件。探查下腔静脉、右侧髂总静脉及右侧髂内静脉增粗，内布满质硬结节，左侧髂总静脉及右侧髂外静脉内未探及明显病灶，行部分下腔静脉、右侧髂总静脉、右侧髂内静脉及血管内病灶切除，缝扎下腔静脉、右侧髂外静脉及左侧髂总静脉断端。宫旁及膀胱表面遍布平滑肌瘤病灶，并沿血管延伸生长至盆底血管，部分延伸至盆壁，与周围组织边界欠清，右侧输尿管穿入盆底处20 cm的肌瘤中。沿膀胱表面逐步分离切除盆腔病灶，达盆底肌肉和骶棘韧带处。最后完整切除残余宫颈，探查未见残余病灶，缝合关闭后腹膜及阴道断端。手术历时7 h，难度极大，过程尚顺利。术中出血6000 ml，输液10 750 ml，包括悬浮红细胞18 U（3600 ml），血浆1200 ml，血小板1 U（200 ml），晶体液4750 ml，胶体液1000 ml，尿量1810 ml，色淡红。术后平安返回病房。

术后病理：（下腔静脉、右侧髂总静脉、右侧髂内静脉）静脉内平滑肌瘤病，细胞丰富、伴奇异核、核分裂象罕见（图10-3）；（子宫＋双侧附件）肌壁间多发平滑肌瘤（最大径约13 cm），部分呈叶状、局灶钙化，细胞丰富伴奇异核，核分裂象罕见。IHC结果：Caldesmon（＋），SMA（＋），CD10（部分＋），P16（部分＋），P53（部分＋），Ki-67（3%＋），CD31（血管＋），网织纤维（＋）。

术后48 h予低分子量肝素抗凝，术后1周改为口服抗凝药阿哌沙班5 mg bid。术后3天患者会阴部及双下肢肿胀明显，为非凹陷性水肿，右侧大腿肿胀为著，左侧髌骨上53 cm，左侧髌骨下36 cm，右侧髌骨上58 cm，右侧髌骨下37 cm。术后5天自觉咽痛、咽干、咳嗽，夜间较重，予复方硫酸新霉素（新咽灵）、雾化吸入、肺力咳等保守治疗5天无明显好转。术后10天查体：双肺呼吸音粗，右下肺呼吸音低，局部叩诊呈实音，移动性浊音（＋），胸部X线检查提示右侧胸腔中量积液，累及斜裂间，右下肺膨胀不全。超声提示右侧胸腔积液深17 cm，腹部肝周液深2.5 cm，右侧髂窝液深2.1 cm，左侧髂窝液深2.8 cm。考虑由于手术范围广，下肢淋巴回流受阻，腹腔内淋巴液漏出引起腹腔积液，继发右侧胸腔积液可能性大。术后11天行胸腔穿刺并置管引流及腹腔穿刺，留取胸腔积液和腹腔积液行相关化验，除胸腔积液李凡他试验（＋＋＋）外，其余项目均正

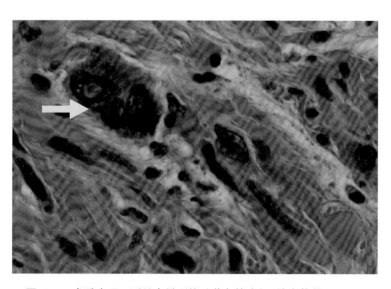

**图10-3　术后病理。** 可见奇异型核（黄色箭头），放大倍数：400×

常。每日胸腔引流量波动在 700 ～ 1650 ml。双下肢肿胀逐渐好转，出现右下肢疼痛、麻木，考虑与手术后创伤性炎症刺激及神经损伤有关，予甲钴胺营养神经并康复理疗 1 周后明显改善。术后 15 天引流胸腔积液呈乳糜样，乳糜试验（＋），考虑乳糜胸，每日引流量波动在 130 ～ 1100 ml，曾尝试短暂夹闭引流管，患者出现咳嗽、胸闷等不适，遂保持开放。予高蛋白、低脂饮食。术后 25 天夹闭引流管后患者无明显不适，术后 26 天复查胸部 X 线检查提示右侧少量胸腔积液，复测双下肢水肿：左侧髌骨上 47 cm，左侧髌骨下 35 cm，右侧髌骨上 51 cm，右侧髌骨下 35.5 cm。术后 34 天拔除胸腔引流后出院。

## 【出院诊断】

①静脉内平滑肌瘤病（下腔静脉、右侧髂总静脉及髂内静脉）Ⅱ 期。②子宫多发平滑肌瘤。③肾囊肿（左侧）。④肾积水（双侧）。⑤输尿管扩张（右侧）。⑥乳糜胸（右侧）。⑦乳糜腹。

## 【随访】

患者术后随访 10 个月，一般情况好，双下肢偶有水肿，右下肢偶有疼痛，右足仍有麻木，余未诉不适。行盆腔超声及血管超声均未见异常。

## 病例 10-2　静脉内平滑肌瘤病复发

### 【病历摘要】

患者女，43 岁。

**主诉：**体检发现盆腔肿物 6 个月。

**现病史：**患者近 5 年未规律体检，入院前 6 个月于当地医院体检，超声提示子宫肌瘤，约 6 cm，建议定期观察。入院前 2 天就诊于我院（首都医科大学附属北京世纪坛医院），超声提示盆腔内不规则低回声包块，范围 9.5 cm×7.3 cm，内部回声不均，CDFI 可见血流信号，RI：0.59，宫内节育器居中；超声造影考虑输卵管来源或浆膜下肌瘤，肿瘤标志物未见异常。遂以"盆腔肿物"收入院。病程中，患者无发热、盗汗，无头晕、乏力，无腰酸、腹痛，无异常阴道出血或流液，无月经改变，无二便习惯改变，饮食睡眠可，体重无明显变化。

**既往史：**既往体健，环丙沙星过敏。

**月经婚育史：**既往月经规律，7 天 /28 天，月经量中等，轻度痛经，末次月经 2018-9-29。G6P2，于 1993 年和 2003 年各足月顺产 1 女，现体健，人工流产 4 次，末次人工流产时间 2014 年，人工流产后放置宫内节育器。

**家族史：**否认家族遗传史、肿瘤史及血栓栓塞性疾病病史。

### 【体格检查】

生命体征平稳，神志清楚，言语流利，对答切题。无贫血貌，全身浅表淋巴结无肿大。心肺查体无异常。腹软，无压痛、反跳痛及肌紧张，双下肢无水肿。

妇科检查：外阴：已婚式；阴道：通畅，黏膜光滑，可见少量分泌物，有异味；宫颈：正常大小，光滑，质中，无触血，无举痛及摇摆痛；宫体：前位，如妊娠 6 周大小，质中，无压痛，活动可；附件：左侧附件区未及异常，右侧附件可及不规则包块，直径约 10 cm，表面凹凸不平，与子宫关系不确切，质中，无压痛，活动可。

## 【辅助检查】

血常规、尿常规、便常规、生化全项、激素六项、凝血功能、D- 二聚体、肿瘤标志物无明显异常。

旧结核菌素（old tuberculin，OT）试验（－），结核分枝杆菌抗体（－）。

心脏超声：射血分数 54%，轻度主动脉瓣、二尖瓣及三尖瓣关闭不全。

下肢静脉超声：双侧小腿肌间静脉增宽。

胸部 CT：双肺下叶基底段少许纤维条索。

腹部 CT：肝右后上段结节，动脉异常灌注或血管瘤可能，建议复查；肝右后下段小囊肿可能。

盆腔 CT：膀胱未见异常，双侧附件区见多发、大小不等结节及团块影，较大者位于右侧，最大截面 7.2 cm×5.0 cm，增强后强化不均匀，边缘强化明显，盆腔内、直肠子宫陷凹见多发、大小不等结节影，强化明显。子宫体积形态饱满，宫腔内见节育器，子宫强化不均匀。诊断：考虑来源于右侧附件恶性病变可能性大，盆腔多发转移，子宫饱满，宫内节育器，盆腔积液。

妇科三维超声（2018-10-17；图 10-4）：子宫前位，大小 5.4 cm×5.7 cm×5.0 cm，肌壁回声均匀，内膜厚约 0.85 cm，宫内节育器位置居中。左侧卵巢大小 2.4 cm×1.8 cm，右侧卵巢大小 2.2 cm×1.3 cm。左侧输卵管增粗，约 1.05 cm。右侧盆腔可见不规则低回声包块，范围 9.5 cm×7.3 cm，内部回声不均匀，部分呈管样、腊肠样，包绕右侧卵巢，CDFI 提示可见血流信号，RI：0.59。提示：宫内节育器位置居中；宫颈纳囊；右侧盆腔占位性

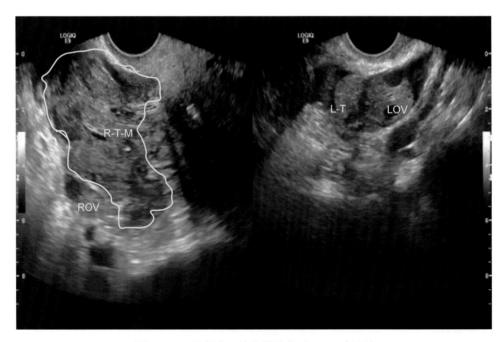

**图 10-4　三维超声。输卵管肿物（R-T-M 标记）**

病变（考虑右侧输卵管病变；不排除子宫浆膜下肌瘤）；左侧输卵管增厚（不排除病变）。

　　超声造影（2018-10-17；图 10-5）：右侧盆腔不规则低回声包块内造影剂先于子宫肌层呈快速持续性高增强，范围 9.1 cm×4.9 cm，形态不规则，部分呈腊肠样，其间似可见输卵管条索与右侧宫角相连。左侧增粗输卵管造影显影与盆腔包块相似。提示：根据盆腔低回声包块的超声造影表现，考虑来源于右侧输卵管病变可能性大；左侧输卵管增粗，不排除病变。

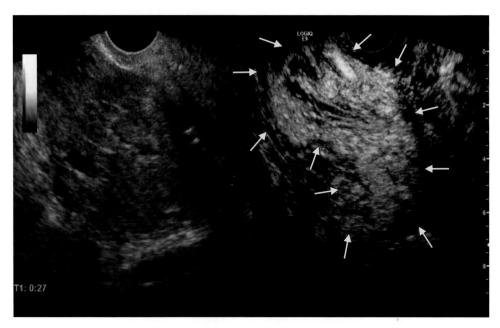

**图 10-5　超声造影。**输卵管肿物（箭头标记）

## 【入院诊断】

　　①盆腔肿物（性质、来源待查）。②多次人工流产史。

## 【诊治经过】

　　入院后完善相关检查，经科室讨论，盆腔肿物性质待查，恶性不除外，手术指征明确。术前行双侧输尿管支架置入，避免输尿管损伤。行腹腔镜探查术，切除部分肿物送冰冻病理，若为良性肿瘤（如子宫肌瘤），则行肿物切除术；若为恶性肿瘤，则行肿瘤分期手术。向患者及家属交代病情及手术方式，告知术后病理与术中冰冻结果不一致，有二次手术可能。

　　2018-10-29 在全身麻醉下行双侧输尿管支架置入术＋腹腔镜探查术。术中见：子宫正常大小，右侧阔韧带可见多发结节样肿物，直径 4～8 cm，表面凹凸不平，质软，向前达膀胱腹膜，向后达右侧宫骶韧带，双侧输卵管、卵巢未见异常（图 10-6）。行右侧阔韧带内肿物部分切除，送冰冻病理，结果回报：平滑肌瘤。遂行阔韧带肿物切除，切除过程中发现肿物蒂部位于子宫右侧壁，宽约 3 cm，其血供丰富，可见较多异常增粗的血管，部分血管内可见蠕虫样肿物（图 10-7），临床考虑静脉内平滑肌瘤，予以完整抽离后双极电凝夹闭血管。术中告知患者家属病情，建议切除子宫。家属保留子宫意愿强烈，拒绝切除子宫。遂行阔韧带肿物切除。

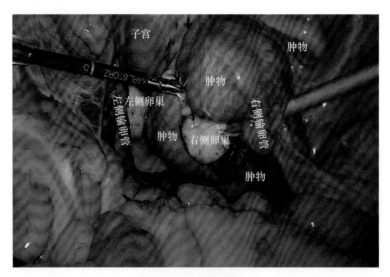

图 10-6 术中所见

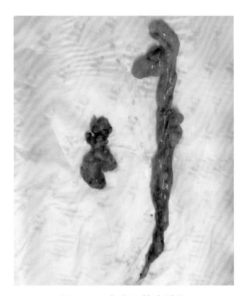

图 10-7 宫旁血管内肿物

术后病理：（左侧输卵管）未见显著改变；（宫腔内容物）极少许破碎的子宫内膜组织；（阔韧带肿物）平滑肌瘤，部分区域疏松，间质血管丰富，未见坏死或核分裂象。IHC 结果：Ki-67（2%＋），P53（个别＋）；（宫旁血管内组织）符合静脉内平滑肌瘤病；（宫旁血管内肿物）符合静脉内平滑肌瘤病。IHC 结果：SMA（＋），desmin（＋），CD34（－），CD31（－），ERG（－），HMB45（－），S100（－），Ki-67（2%＋），P53（个别＋）。

术后予抗炎、补液治疗，术后恢复佳，于术后第 5 日出院。

## 【出院诊断】

①子宫静脉内平滑肌瘤Ⅰ期。②阔韧带肌瘤。③多次人工流产史。

## 【随访及再次手术】

向患者及家属交代静脉内平滑肌瘤病的恶性肿瘤生物学行为，单纯行肿瘤切除复发率高，建议患者每 3～6 个月复查妇科超声。术后 6 个月患者复查超声，心脏及腹盆腔血管内未见肿物，颈部血管及下肢血管未见异常。妇科超声提示子宫前壁下段低回声包块，大小 2.3 cm×2.4 cm，子宫如妊娠 7 周大小，不除外肿瘤复发。患者及家属充分了解病情后同意手术，遂于 2019-4-22 行腹腔镜下全子宫、双侧附件切除。术中见：子宫增大，前壁凹凸不平，双侧宫旁可见多发增粗、迂曲血管，余未见明显异常。术后病理：（子宫）多发性子宫平滑肌瘤，核分裂 0 个 /10 个高倍视野（high power field，HPF），子宫肌壁平滑肌增生伴畸形血管，血管壁厚薄不均，局部血管壁平滑肌增生并向腔内突起，符合静脉内平滑肌瘤病，累及子宫肌壁及左侧宫旁。子宫内膜呈分泌期改变；（双侧输卵管）未见显著改变，（双侧卵巢）囊状滤泡。

术后患者定期随访，至今未见复发。

## 【病例讨论与文献阅读】

静脉内平滑肌瘤病（intravenous leiomyomatosis，IVL）是一种罕见的、特殊类型的子宫肌瘤，1896 年由 Hirschfeld 首次报道，患者可有月经量增多、腹痛、腹胀、尿频等不适，临床表现缺乏特异性。IVL 虽为良性疾病，但具有蔓延性生长、易复发等恶性生物学行为（于昕 等，2016；子宫肌瘤的诊治中国专家共识专家组，2017）。约 30% 发生子宫外扩散（Lou et al.，2011），当累及盆腔外血管和脏器时，可能造成相关症状，如累及右心房可能导致胸闷、晕厥、猝死等。IVL 在术前易被误诊为子宫肌瘤、阔韧带肿物、附件肿物。多数患者为术中意外发现或术后病理诊断。IVL 典型的超声表现为宫体旁或宫颈旁肿物呈蟹足状突向宫旁血管，或肿物似静脉样迂曲走行。典型的术中表现为肿瘤位于阔韧带或子宫峡部，宫旁或盆腔血管内可见蠕虫样或串珠样肿瘤，易拉出（Carr et al.，2015）。第 1 例患者表现为多年子宫肌瘤病史、月经量增多、累及右侧髂血管导致右下肢肿胀。第 2 例患者表现为盆腔肿物，无明显临床表现，手术中意外发现为静脉内平滑肌瘤。

IVL 的发病机制尚不明确，多数学者认为其起源于子宫肌瘤并直接侵入静脉（Su et al.，2020），沿血管腔扩散，其生长可能与高雌激素水平相关，病理也多表现为 ER、PR 阳性（Wang et al.，2017），与子宫平滑肌相似，血管平滑肌多数表达 ER、PR 也支持该学说。

IVL 可能通过子宫静脉–髂内静脉–髂总静脉–下腔静脉到达右心房、右心室、肺动脉，亦可能通过右侧卵巢静脉（左侧卵巢静脉–左侧肾静脉）–下腔静脉–右心房。2016 年 Ma 等首次提出了 IVL 的临床分期：Ⅰ期：肿瘤仅局限于盆腔；Ⅱ期：肿瘤扩散到腹腔，未累及肾静脉；Ⅲ期：肿瘤累及肾静脉，并进一步延伸到右心房，但未累及肺动脉；Ⅳ期：肿瘤到达肺动脉和（或）肺转移（Ma et al.，2016）。该分期尚未被纳入权威指南，但多数学者及临床医生据此描述 IVL 的进展。研究表明，右侧髂静脉在进入下腔静脉前更短更直，故肿瘤更易从右侧髂血管进入下腔静脉（Luo et al.，2019）。第 1 例患者根据术中探查情况，考虑肿瘤来源于子宫并经子宫静脉向上累及右侧髂血管、下腔静脉，未达肾静脉水平，同时广泛累及盆腔，按上述试行分期，第 1 例的临床分期为Ⅱ期。第 2 例为Ⅰ期。

部分 IVL 患者可通过结合病史及影像学检查结果在术前明确诊断，其典型 CT 表现为血管内充盈缺损的低密度肿块，MRI 可见静脉内流空信号消失，代之以静脉内软组织信号。第 1 例患者因造影剂过敏未行 MRI，术前 CT 提示下腔静脉明显增粗，腔内可见软组织密度影与子宫肌瘤、盆腔病灶同等强化。故术前即明确诊断 IVL。影像学提示 IVL 累及下腔静脉至 $L_3$ 水平，未达肾静脉，超声心动图亦提示未见心房累及。第 2 例患者术前 CT 提示盆腔多发结节及团块影，强化不均匀，术前考虑盆腔肿物，未能明确 IVL 诊断。

治疗上，IVL 以手术治疗为主，因该病可能与雌激素相关，若患者已完成生育计划，建议行全子宫＋双侧附件切除，未完成生育者行病灶切除术后可考虑 GnRH-a 治疗，以减缓复发。但是，有研究报道，未完全切除病灶的患者在停用 GnRH-a 后盆腔肿物明显增大（Park et al.，2020）。早期诊断、适宜的手术方式对患者的预后十分重要（Du et al.，2011）。第 1 例患者 51 岁，病灶广泛，故行全子宫＋双侧附件切除，因病情复杂，术前充分评估，并与血管外科、腹膜后肿瘤外科、泌尿外科共同制订手术方案，为减少术中出血，短时间行下腔静脉阻断，术中尽量完整切除病灶，因病灶与血管粘连紧密而切除部分血管，为防止输尿管损伤术前放置双侧输尿管支架。手术较困难，出血约 6000 ml。术后患者由于静脉及淋巴管回流障碍导致乳糜腹、乳糜胸，经保守治疗后好转。因病灶切除干净且切除双侧卵巢，术后未予 GnRH-a 治疗。第 2 例患者保留子宫后 6 个月复发，选择再次手术切除全子宫、双侧附件。此后随访预后良好，无复发征象。

## 【专家点评】

IVL 多发于 40 ～ 50 岁育龄期女性，症状多不典型，术前诊断困难，常被误诊为子宫肌瘤、阔韧带肌瘤、宫颈肌瘤或附件肿物。当累及下腔静脉或心脏时可能出现下肢水肿、肝脾大、呼吸困难、心力衰竭，甚至猝死，病因尚不明确。研究表明，高速泳动族蛋白 A2（high-mobility group protein A2，HMGA2）表达和 t12；14 q15；q24 的易位在子宫肌瘤扩散至血管中发挥至关重要的作用（Lee et al.，2020）。

手术治疗是 IVL 的首选治疗方案，术前应组织多学科会诊评估，术前充分备血；若肿物致密黏附于血管壁，不可盲目暴力牵拉，否则可能导致血管撕裂，短时间内出血汹涌，危及患者生命；必要时可行下腔静脉阻断。术中应先结扎瘤栓的血管近心端，防止瘤栓进入下腔静脉或右心房。

IVL 具有激素依赖性，行双侧卵巢切除对预防复发有一定意义；对于仅行肿物切除的患者，术后复发与肿瘤残留往往难以鉴别，内分泌治疗是否有益尚存争议；有生育要求的患者行病灶切除后可予 GnRH-a 治疗，但仍须坚持随访，警惕停药后复发；需积极转诊至生殖中心行辅助生殖。术前予 GnRH-a 预处理虽无法使病灶明显缩小，但可减少患者月经量、纠正贫血，以期更好的手术时机。完整彻底的切除病灶是预防术后复发的最佳手段。

（病例 10-1：北京大学国际医院　董喆　韩肖彤
病例 10-2：北京世纪坛医院　龚萍　桑秀波
点评专家　北京大学国际医院　熊光武　北京世纪坛医院　白文佩）

## 参考文献

子宫肌瘤的诊治中国专家共识专家组，2017. 子宫肌瘤的诊治中国专家共识. 中华妇产科临床杂志，52（12）：793-800.

于昕，张国瑞，郎景和，等，2016. 子宫静脉血管平滑肌瘤病临床病例分析. 生殖医学杂志，25（4）：295-299.

Carr R J，Hui P，Buza N，2015. Intravenous leiomyomatosis revisited：an experience of 14 cases at a single medical center. Int J Gynecol Pathol，34（2）：169-176.

Du J，Zhao X，Guo D，et al.，2011. Intravenous leiomyomatosis of the uterus：a clinicopathologic study of 18 cases with emphasis on early diagnosis and appropriate treatment strategies. Hum Pathol，42（9）：1240-1246.

Lee E，LaBounty T，Romano M，et al.，2020. Case of the season：intravenous leiomyomatosis：a rare cause of intracardiac mass. Semin Roentgenol，55（3）：226-229.

Lou Y F，Shi X P，Song Z Z，2011. Intravenous leiomyomatosis of the uterus with extension to the right heart. Cardiovasc Ultrasound，9：25.

Luo X，Li R，Li Z，2019. Combined transthoracic echocardiography and contrast-enhanced ultrasonography to trace intravenous leiomyomatosis with intracardiac extension. Echocardiography，36（8）：1573-1576.

Ma G，Miao Q，Liu X，et al.，2016. Different surgical strategies of patients with intravenous leiomyomatosis. Medicine（Baltimore），95（37）：e4902.

Park S Y，Yeo I H，Kim Y J，et al.，2020. Obstruction of the hepatic venous flow caused by intravenous leiomyomatosis. Medicina（Kaunas），56（12）：696.

Su Q，Zhang X，Zhang H，et al.，2020. Intravenous leiomyomatosis of the uterus：a retrospective single-center study in 14 cases. Biomed Res Int，2020：9758302.

Wang H，Nie P，Chen B，et al.，2018. Contrast-enhanced CT findings of intravenous leiomyomatosis. Clin Radiol，73（5）：503.e1-503.e6.

# 病例 11　妊娠合并宫颈碰撞癌

## 【病历摘要】

患者女，29岁。

**主诉：**发现宫颈赘生物3年，停经 $22^{+6}$ 周，间断阴道出血1个月。

**现病史：**患者于2016年首次妊娠产检时妇科查体发现宫颈息肉（2 cm×3 cm），TCT结果正常，妊娠期及产后复查均建议患者摘除，患者未处理。2017-7（产后）TCT示无明确诊断意义的不典型鳞状细胞（atypical squamous cell of undetermined significance，ASC-US），HPV 16型（＋），未复诊。末次月经2018-11-7。妊娠早期超声核对孕周无误，预产期2019-8-14。我院（北京大学国际医院）建档，定期产检。妊娠 $13^+$ 周行超声检查提示胎儿颈后透明层厚度（nuchal translucency，NT）0.17 cm，行TCT检查结果未见异常。妇科查体可见宫颈息肉2 cm×3 cm，无出血，建议患者摘除，患者拒绝，告知风险。妊娠 $15^+$ 周行唐氏综合征产前筛选检查低风险（1∶547），行无创产前筛查（non-invasive prenatal testing，NIPT）提示低风险。妊娠 $20^+$ 周起自觉胎动，活跃至今。入院前近1个月用力时出现宫颈息肉脱出，伴间断阴道出血，量少，鲜红色，无腹痛，患者要求手术治疗，门诊以"宫颈息肉"收入院。

**既往史：**否认手术及药物过敏史，否认慢性病史。

**月经婚育史：**月经初潮14岁，平素月经规律，5天/（28～30）天，量中等，痛经（＋），26岁结婚，G2P1，2017-3-27顺娩一男婴，出生体重3360 g，健存。

**家族史：**否认遗传及肿瘤病史。

## 【体格检查】

**产科查体：**宫高23 cm，腹围86 cm，胎心146次/分。

**妇科检查：**外阴正常，阴道通畅，宫颈可见息肉样赘生物，大小3 cm×4 cm×5 cm，形状不规则，外达阴道口，蒂部不可见，触血（＋）。

## 【辅助检查】

产科超声（2019-4-12）中期妊娠，单活胎，臀位，超声孕周23周。

血常规（2019-2-20）Hb 85 g/L。

TCT（2019-2-25）未见上皮内病变或恶性病变，轻度炎症。

## 【入院诊断】

①宫颈息肉。②妊娠 $22^{+6}$ 周，臀位。③妊娠合并中度贫血。

## 【诊治经过】

入院后于2019-4-16行宫颈赘生物切除术，术中见宫颈赘生物脱出宫颈口外，大小

4 cm×5 cm×3 cm，接触性出血（＋），赘生物根部位于宫颈 11 点处，粗约 1.5 cm。术后病理回报：（宫颈）腺体复杂乳头状及部分筛状，核中度异型性，核分裂易见，高度可疑腺癌。于北京大学人民医院及北京大学第三医院病理会诊均提示宫颈高中分化腺癌。2019-4-28 再次入院，入院后完善盆腔 MRI 等辅助检查评估病情，盆腔淋巴结及阴道、宫旁组织均未提示异常，于 2019-4-30 在椎管内麻醉下行宫颈锥切术。术后病理：（宫颈锥切标本）①自取 5 点、7 点、8 点高级别鳞状上皮内病变（high-grade squamous intraepithelial lesion，HSIL）累及腺体；②自取 6 点 HSIL 累及腺体，部分非角化型鳞状细胞癌，浸润深度 5 mm，浸润宽度 2.5 mm，未见明显脉管癌栓及神经侵犯；③自取 4 点可疑蒂部倾向黏膜急慢性炎症伴鳞状上皮化及修复性增生；④其余各点黏膜慢性炎症，基底层细胞修复性增生，伴糜烂、腺体扩张、潴留囊肿形成及血管内扩张充血；⑤各切缘均阴性。注：锥切标本中未见腺癌残留，但可见 HSIL 及非角化型鳞状细胞癌，综合上次病理结果，碰撞癌或腺鳞状细胞癌可能。

患者要求继续妊娠，于 2019-5-14（妊娠 26$^{+6}$ 周）、2019-5-12（妊娠 31 周）行第 1、2 个疗程 TC 方案化疗（紫杉醇 240 mg ＋卡铂 450 mg）。于 2019-7-23（妊娠 36$^{+6}$ 周）行剖宫产术终止妊娠，于 2019-7-23 09:30 以左枕前位（LOA）剖宫产娩一男活婴，出生体重 2820 g，身长 50 cm，1、5、10 min Apgar 评分均 10 分。术中同时行广泛子宫切除术＋双侧输卵管切除术＋盆腔淋巴结清扫术＋腹主动脉淋巴结清扫术＋双侧卵巢悬吊术。术后病理回报：①宫颈未见明显肿瘤残留；②双侧宫旁组织未见肿瘤；③阴道前后断端均未见肿瘤；④妊娠子宫改变，见蜕膜组织及浅肌层内滋养细胞；⑤双侧输卵管未见显著改变；⑥（左侧盆腔淋巴结）淋巴结未见肿瘤（0/6）；⑦（右侧盆腔淋巴结）淋巴结未见肿瘤（0/5）；⑧（右侧腹主动脉淋巴结）淋巴结未见肿瘤（0/6）；⑨（左侧腹主动脉淋巴结）淋巴结未见肿瘤（0/13）；⑩（骶前淋巴结）淋巴结未见肿瘤（0/4）。

术后于 2019-8-5 行第 3 疗程 TC 方案化疗（紫杉醇 240 mg ＋卡铂 450 mg）。患者于 2019-8-9 出院，建议患者继续返院行 TC 方案化疗，患者因个人原因拒绝继续化疗。

## 【出院诊断】

①宫颈腺癌 Ⅰ B3（中高分化，3 个疗程化疗后）。②宫颈鳞状细胞癌 Ⅰ B1 期。

## 【随访】

出院后随访至今 43 个月，患者无复发，孩子发育正常。

## 【病例讨论与文献阅读】

宫颈癌是妊娠期最常见的恶性肿瘤之一，发生率为（8～15）例 /10 万次分娩（Smith et al.，2003；Demeter et al.，2002；Duggan et al.，1993）。妊娠合并宫颈癌是指妊娠期至分娩后 6～12 个月内新确诊的宫颈癌，对于诊断妊娠期宫颈癌的时间范围（产后 6 个月内 *vs.* 产后 12 个月内），国内外指南尚不统一。

产后 6～12 个月内新确诊和妊娠期间确诊后选择终止妊娠的宫颈癌处理原则与非妊娠期宫颈癌相同。关于确诊后选择继续妊娠的患者的处理，《妊娠合并子宫颈癌诊治中国专家共识》（2023 年版）的建议如下：①Ⅰ A1 期淋巴脉管间隙浸润（lymphovascular space invasion，LVSI）阴性的宫颈癌：任何孕周确诊均可密切随访，继续妊娠至产后再处理。

② Ⅰ A1 期 LVSI 阳性、Ⅰ A2～Ⅰ B1 期宫颈癌：妊娠 22 周前确诊者，在技术许可的条件下，推荐先行腹腔镜盆腔淋巴结切除术 ± 腹主动脉旁淋巴结切除术，淋巴结阴性可继续妊娠并密切随访；淋巴结阳性者立即终止妊娠，按非妊娠期宫颈癌治疗原则治疗肿瘤。妊娠 22 周后确诊者不建议行淋巴结切除术，可密切随访、继续妊娠。③ Ⅰ B2 期：妊娠 22 周前确诊者，可选择盆腔淋巴结切除术后进行新辅助化疗或随访，或可以先进行新辅助化疗，肿瘤降期后行盆腔淋巴结切除术，淋巴结阳性者建议终止妊娠。④ Ⅰ B3～Ⅳ B 期宫颈癌：妊娠 20 周前确诊者应立即终止妊娠，治疗肿瘤。妊娠 20 周后确诊者在充分知情后可以选择新辅助化疗控制病情，继续妊娠至 34 周前终止妊娠并治疗肿瘤。本例患者妊娠 23 周确诊为宫颈腺癌 Ⅰ B3 期，患者有继续妊娠意愿，故给予新辅助化疗维持至分娩。

碰撞癌是指两种不同组织类型的癌独立存在，中间有非肿瘤性间质组织间隔，需要与混合性癌相鉴别，混合性癌是两种或两种以上不同组织类型的癌相互混合，不同癌组织之间有移行。宫颈碰撞癌的预后可能取决于预后差的癌的组织学类型（Jang et al.，2012）。在针对妊娠期患者（Yahata et al.，2008）及非妊娠期患者的研究（Bisseling et al.，2007）中，越来越多的证据表明，各期宫颈腺癌的治疗可能与对应分期的鳞状细胞癌的治疗类似，预后也相当。meta 分析结果显示，早期宫颈腺癌保留卵巢不影响总生存期（overall survival，OS）和无进展生存期（progression free survival，PFS），宫颈腺癌 Ⅰ A 期、Ⅰ B 期、Ⅱ A 期和 Ⅱ B 期的卵巢转移率分别为 0%、2.8%、3.4% 和 11.8%。因此，Ⅰ A 期宫颈腺癌保留卵巢是安全的，Ⅱ A 期及以下期别宫颈腺癌的卵巢转移率也相对较低，可酌情考虑保留卵巢，而 Ⅱ B 及以上期别由于卵巢转移率高，不建议保留卵巢（Cheng et al.，2019）。也有研究提出，Ⅰ B 期和 Ⅱ A 期保留卵巢需要更谨慎，因为肿瘤体积＞ 4 cm 与不良预后相关（Chen et al.，2016；Kasamatsu et al.，2009）。本例患者宫颈赘生物标本术后病理为高中分化腺癌，锥切标本中未见腺癌残留，但可见 HSIL 及非角化型鳞状细胞癌，考虑两种组织类型的癌之间无混合和移行，宫颈碰撞癌诊断成立。与宫颈鳞状细胞癌 Ⅰ B1 期相比，宫颈腺癌 Ⅰ B3 期预后更差，故我们依据宫颈腺癌 Ⅰ B3 期为患者制订了治疗方案。该患者 29 岁，有保留卵巢的强烈意愿，但存在肿瘤直径＞ 4 cm 的危险因素，我们与患者充分交代病情和风险后，选择为患者保留卵巢。

化疗对胎儿的影响与孕周相关，妊娠早期化疗引发胎儿先天性畸形的风险约为 20%，因此不推荐妊娠早期患者接受化疗（Jr et al.，2010）。妊娠 15 周后化疗导致的胎儿结构性畸形相对少见。化疗方案推荐紫杉醇＋顺铂，或紫杉醇＋卡铂，每 3 周 1 次，化疗体表面积根据妊娠期孕妇体重计算。考虑妊娠期补液不能过多，推荐紫杉醇＋卡铂。为了母体和胎儿的骨髓恢复，建议最后一个化疗周期和分娩之间间隔 3 周（狄文 等，2023）。针对本例患者，我们依据文献推荐选择了紫杉醇＋卡铂方案，末次化疗时间为妊娠 31 周，计划妊娠 34 周终止妊娠，由于患者担心早产并发症，拖延至 36$^{+6}$ 周终止妊娠，期间考虑到随时分娩的可能，未继续化疗，因此末次化疗与分娩之间间隔了 5 周。

2021 年 FIGO 指南推荐妊娠合并宫颈癌期待治疗终止妊娠应不超过 34 周（Bhatla et al.，2021），国际妇科癌症学会（IGCS）和欧洲妇科肿瘤学会（ESGO）关于妊娠期妇科肿瘤的第 3 版共识（Amant et al.，2019）推荐可延迟至足月（≥ 37 周）再终止妊娠。鉴于我国大部分地区的技术水平能满足成功护理妊娠 34 周分娩早产儿的条件，因此《妊娠合并子宫颈癌诊治中国专家共识》（2023 年版）推荐采用 FIGO 指南标准，即延期治疗以在妊娠 34 周前终止妊娠为宜。妊娠合并宫颈癌患者推荐剖宫产为首选分娩方式。剖宫产腹部切口选择纵切口，可以选择在剖宫产的同时进行（广泛性）子宫＋盆腔淋巴结 ± 腹主动脉旁淋巴结切除术。本例患者在剖宫产的同时进行宫颈癌根治术，保留卵巢并选择双侧卵巢悬吊术，以免复发需要放疗时破坏卵巢功能。

### 【专家点评】

　　对于妊娠合并宫颈癌，目前没有可供参考的大型随机试验数据和成熟统一的诊疗意见。妊娠合并宫颈癌患者的处理主要基于来自非妊娠期宫颈癌女性的随机试验证据和妊娠期女性的观察性研究结果，以及针对每个病例的医学和伦理学情况考虑。

　　在本例患者的治疗过程中，我们与患者充分沟通，在了解和尊重患者意愿的基础上，全面评估病情、查阅文献并多次组织多学科讨论，为患者选择了行新辅助化疗维持至妊娠 34 周终止妊娠，剖宫产同时行宫颈癌根治术的治疗方案，母儿均取得了良好的结局；在治病同时也关注患者后续的生活质量，考虑到 I B 期宫颈腺癌的卵巢转移风险较低，虽然有卵巢转移的高危因素（肿物＞4 cm），但患者宫颈腺癌肿物为外生型，卵巢转移风险较小，故决定尊重患者的要求，为其保留了卵巢。患者在行宫颈赘生物切除术后，按照肿物病理结果和体积，宫颈腺癌 I B3 期诊断成立，按目前普遍的观点可以直接行新辅助化疗维持至妊娠结束后再进一步治疗，我们选择继续行宫颈锥切术，主要是考虑患者肿物为外生型，锥切切除残留的肿瘤病灶可减小等待根治性手术期间病情进展的风险，锥切组织中意外发现了浸润深度 ≥ 5 mm 的宫颈鳞状细胞癌，可能对改善患者的预后有帮助。

　　总之，妊娠合并宫颈癌很少见，合并碰撞癌更为罕见，应采取多学科管理模式，基于宫颈癌的分期和组织学类型、患者的孕周及继续妊娠的意愿，充分权衡利弊及风险来做出治疗决策，制订治疗方案，从而使患者获得良好的结局。

（北京大学国际医院　张永岗　点评专家　熊光武　郭文萍）

## 参考文献

狄文，林仲秋，向阳，等，2023. 妊娠合并子宫颈癌诊治中国专家共识（2023 年版）. 中国实用妇科与产科杂志，39（3）：310-317.

魏丽惠，赵昀，谢幸，等，2018. 妊娠合并子宫颈癌管理的专家共识. 中国妇产科临床杂志，19（2）：190-192.

Amant F，Berveiller P，Boere I A，et al.，2019. Gynecologic cancers in pregnancy：guidelines based on a third international consensus meeting. Ann Oncol，30（10）：1601-1612.

Bhatla N，Aoki D，Sharma D N，et al.，2021. Cancer of the cervix uteri：2021 update. Int J Gynaecol Obstet，155（Suppl 1）：28-11.

Bisseling K C，Bekkers R L，Rome R M，et al.，2007. Treatment of microinvasive adenocarcinoma of the uterine cervix：a retrospective study and review of the literature. Gynecol Oncol，107：424.

Cheng H，Huo L，Zong L，et al.，2019. Oncological outcomes and safety of ovarian preservation for early stage adenocarcinoma of cervix：a systematic review and meta-analysis. Frontiers Oncol，9：777.

Chen J，Wang R，Zhang B，et al.，2016. Safety of ovarian preservation in women with stage I and II cervical adenocarcinoma：a retrospective study and meta-analysis. Am J Obstet Gynecol，215（4）：460.e1-460.e13.

Demeter A，Sziller I，Csapó Z，et al.，2002. Outcome of pregnancies after cold-knife conization of the uterine cervix during pregnancy. Eur J Gynaecol Oncol，23（3）：207-210.

Duggan B，Muderspach L I，Roman L D，et al.，1993. Cervical cancer in pregnancy：reporting on planned delay in therapy. Obstet Gynecol，82（4 pt1）：598-602.

Jang K S，Lee W M，Kim Y J，et al.，2012. Collision of three histologically distincten dometrial cancer soft heutems. J Korean MedSci，27（1）：89-92.

Jr A H，Peccatori F A，Pavlidis N，2010. Treatment of the pregnant mother with cancer：a systematic review on the use of cytotoxic，endocrine，targeted agents and immunotherapy during pregnancy. Part I：Solid tumors. Cancer Treat Rev，36（2）：101-109.

Kasamatsu T，Onda T，Sawada M，et al.，2009. Radical hysterectomy for FIGO stage I-IIB adenocarcinoma of the uterine cervix. Br J Cancer，100（9）：1400-1405.

Smith L H，Danielsen B，Allen M E，et al.，2003. Cancer associated with obstetric delivery：results of linkage with the California cancer registry. Am J Obstet Gynecol，189（4）：1128-1135.

Touhami O，Plante M，2015. Should ovaries be removed or not in（early-stage）adenocarcinoma of the uterine cervix：a review. Gynecol Oncol，136（2）：384-388.

Yahata T，Numata M，Kashima K，et al.，2008. Conservative treatment of stage IA1 adenocarcinoma of the cervix during pregnancy. Gynecol Oncol，109（1）：49-52.

# 病例 12 盆腔淋巴管平滑肌瘤病

## 【病历摘要】

患者女，39 岁。

**主诉：** 发现右侧卵巢囊肿 3 年余，间断下腹痛 4 个月。

**现病史：** 患者于入院前 3 年余（2019-11）体检发现右侧卵巢囊肿，大小为 5.0 cm×5.0 cm×3.8 cm，肿瘤标志物正常，无腹胀、腹痛、便秘等不适，未进一步治疗。入院前 2 年余超声提示囊肿无明显变化（未见报告），后未定期复查。入院前 4 个月出现排尿过程中下腹痛，排尿后可自行缓解，完善超声提示右侧附件区可见一大小 6.8 cm×6.4 cm×5.1 cm 的无回声区，内透声好，壁光滑。入院前 2 个月复查超声提示子宫后方直肠子宫陷凹处可见液性暗区，范围 8.6 cm×5.0 cm×5.0 cm，内见稀疏颗粒；盆腔 MRI 提示：盆腔右侧至右侧髂窝多发囊实性包块，最大者 6.3 cm×6.1 cm×8.0 cm，恶性不除外；完善腹部 CT 提示：网膜、系膜增粗，腹膜后盆腔多发肿大淋巴结及条索。PET-CT 提示右侧附件区囊实性肿物，考虑卵巢癌可能性大；肿瘤标志物：CA12-5 369.4 U/ml。为进一步治疗收入我院（北京大学国际医院）。

**既往史：** 2014 年行剖宫产。2018 年腰椎 CT 探及腹主动脉及右侧髂动脉旁见多发低密度肿块，完善腹部 CT 提示右侧盆腔内可见类圆形囊实性肿块影，大小 6.5 cm×7.2 cm，向上沿髂血管及下腔静脉周围可见软组织密度影，增强扫描实性部分可见不均匀中等强化，未进一步治疗（图 12-1）。2020 年体检发现肺大疱，日常活动不受影响，未进一步治疗。2022 年行肠镜检查未见异常。2022-11 外院检查 HPV18 型（＋），行阴道镜检查提示宫颈 6 点局部低级别鳞状上皮内病变。

**月经婚育史：** 既往月经规律，7 天 /30 天，月经量中等，轻度痛经，末次月经 2022-12-13。G1P1，2014 年因巨大儿行剖宫产，手术过程顺利。

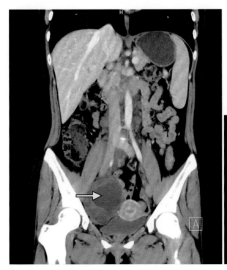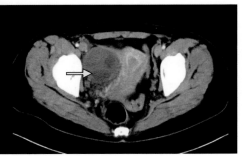

**图 12-1 腹盆 CT（2018 年）。** 右侧盆腔内可见类圆形囊实性肿块影

**家族史**：否认家族遗传史、肿瘤史及血栓栓塞性疾病史。

## 【体格检查】

生命体征平稳，发育正常，营养良好，神志清楚。心肺腹查体未见明显异常。

妇科查体：外阴：已婚未产型。双侧大阴唇外下方可见赘生物，0.1 cm×0.1 cm。阴道：通畅，分泌物中量；宫颈：正常大小，轻度糜烂，无赘生物，无触血，无举痛，无摇摆感，后穹隆饱满。子宫：前位，正常大小，质地中等，活动可，无压痛。双侧附件：子宫右后上方可触及一囊实性肿物，右侧附件区可触及肿物下极，5.0 cm×5.0 cm，表面光滑，活动可，轻压痛，左侧附件区增厚，未及肿物。

## 【辅助检查】

CA12-5（2023-1-5）：308.8 U/ml（↑）。

盆腔MRI（2022-12-7，外院）：盆腔右侧至右髂窝可见多发混杂信号包块影，最大者大小 6.3 cm×6.1 cm×8.0 cm，形态不规则，信号不均匀，囊壁较厚，DWI呈高信号，增强后实性成分明显不均匀强化，邻近软组织水肿；右侧髂血管旁可见增大淋巴结影，短径约 1.1 cm，DWI呈高信号。提示：盆腔右侧至右侧髂窝多发囊性包块伴炎性改变，恶性不除外；右侧髂血管旁增大淋巴结；盆腔腹膜增厚（图12-2）。

腹盆腔增强CT（2022-12-14，外院）：网膜、系膜增粗，腹膜后可见多发肿大淋巴结并可见条索影，部分包绕大血管走行，考虑转移灶；右侧附件区可见囊实性团片影，实性部分明显强化，大小 5.2 cm×4.5 cm（图12-3）。

PET-CT（2022-12-28，外院）：右侧附件区见囊实性肿物，CT值 11～35 Hu，边界不清，大小 6.8 cm×5.1 cm×7.3 cm，PET显像可见放射性浓聚，标准摄取值（standard

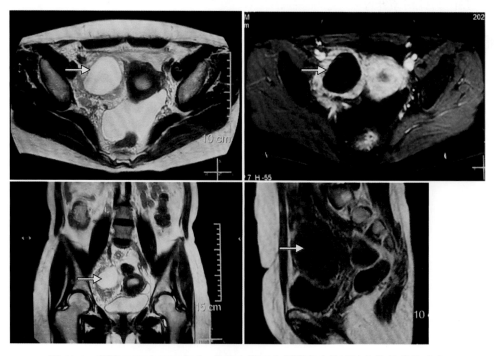

**图12-2 盆腔MRI（2022年）**。盆腔右侧至右侧髂窝多发囊性包块伴炎性改变

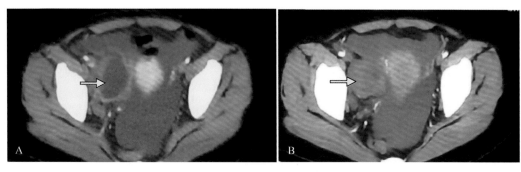

**图 12-3　盆腔增强 CT（2022 年）。**右侧附件区可见囊实性团片影

uptake value，SUV）2.6（图 12-4）。提示：①右侧附件区囊实性肿物，PET 显像可见放射性浓聚，考虑卵巢癌可能性大；②肝脾包膜、腹膜、网膜及肠系膜多发增厚，PET 显像可见放射性浓聚，考虑为癌转移伴腹腔积液和盆腔积液；③腹膜后腹主动脉及下腔静脉周围、盆腔内、双侧髂血管区及腹股沟区多发结节及肿物，PET 显像部分可见放射性浓聚，考虑为淋巴结转移；④双侧颈部多发小淋巴结，PET 显像部分可见放射性浓聚，考虑为淋巴结炎性反应性增生；⑥双侧肺气肿伴多发肺大疱；双侧胸膜增厚，PET 显像未见异常放射性浓聚，考虑为炎性（图 12-5）。

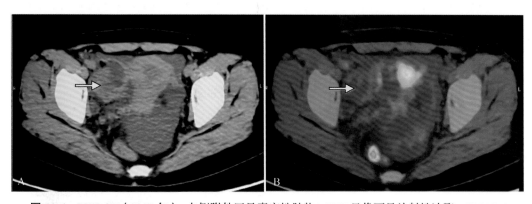

**图 12-4　PET-CT（2022 年）。**右侧附件区见囊实性肿物，PET 显像可见放射性浓聚，SUV 2.6

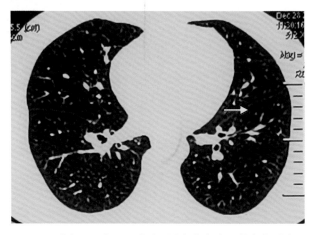

**图 12-5　胸部 CT（2022 年）。**见多发大小不等囊状透声区

## 【入院诊断】

①盆腔肿物。②剖宫产史。③ HPV 感染（18 型阳性）。④宫颈低级别上皮内病变。

## 【诊治经过】

入院后充分评估，无手术禁忌，行术前准备，于 2023-1-9 在插管全身麻醉下行腹腔镜探查术。术中探查：盆腹腔内可见大量乳白色液体，右侧盆壁腹膜后髂内血管外侧可见淋巴结囊性肿大，范围 5.0 cm×5.0 cm，子宫前位，正常大小，表面光滑，未见明显外突肌瘤结节，双侧卵巢、输卵管外观正常，直肠子宫陷凹正常，盆腹腔内未见粟粒样病灶（图 12-6）。留取腹腔积液送检，决定行右侧髂血管旁淋巴结切除。超声刀沿髂血管切开后腹膜，可见乳白色液体流出，沿髂血管走行，充分裸化髂内、髂外血管，切除右侧髂血管旁淋巴结，淋巴管内可见乳白色液体流出，双极电刀电凝夹闭淋巴管，将淋巴结置入取物袋内自左下腹穿刺孔取出，送冰冻病理，术中冰冻病理提示：淋巴结梭形细胞肿瘤。充分冲洗髂窝，3-0 可吸收线连续关闭后腹膜，留置盆腔引流。

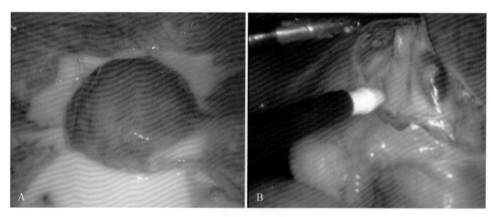

**图 12-6　术中所见。A.** 盆腹腔内可见大量乳白色液体。**B.** 右侧盆壁腹膜后髂内血管外侧淋巴结囊性肿大

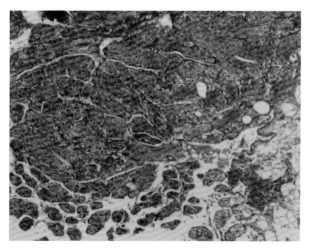

**图 12-7　术后病理。**肿瘤呈条束状、巢团状与梁状，核异型性不明显，核分裂象少见

术后病理回报：符合淋巴管平滑肌瘤或淋巴管平滑肌瘤病，肿瘤呈条束状、巢团状与梁状，位于囊状扩张腔隙内，细胞梭形，胞质嗜酸性，核异型性不明显，核分裂象少见，可见丰富的脉管及多灶淋巴细胞聚集（图 12-7）。IHC 结果：S-100（－），SOX-10（－），SMA（＋），desmin（＋），Ki-67（约 3%＋），P53（野生型），CD34（血管＋），H3K27me3（＋），GFAP（－），CK（－），CD31（脉管＋），ERG（血管＋），PR（部分＋），HMB45（部分＋），MelanA（部分＋），

β-catenin（胞质＋），CyclinD1（部分＋），TFE3（－），ER（－），D2-40（脉管＋）。腹腔积液细胞学：可见大量淋巴细胞。

患者术后第 1 天腹腔引流约 400 ml，为乳白色。术后第 2 天腹腔引流 650 ml，为乳白色，考虑为淋巴液，当日拔除引流管。术后化验大致正常，于术后第 5 天出院，呼吸科或胸外科随诊。

## 【随访及后续治疗】

患者术后第 40 天于外院复查超声提示：子宫右侧可见囊性包块（6.1 cm×5.2 cm×3.7 cm），内为液性暗区及稀疏点状中强回声颗粒，有分隔，血流不丰富，盆腔少量积液（图 12-8）。术后第 70 天于外院呼吸科就诊，结合 PET-CT 结果（图 12-9），考虑淋巴管平滑肌瘤病诊断明确，建议口服西罗莫司维持治疗。

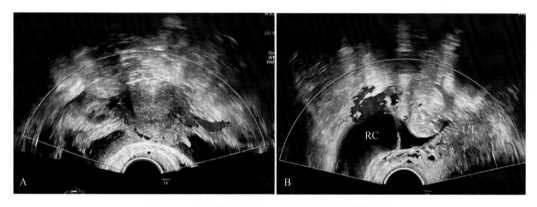

**图 12-8　术后复查超声。**子宫右侧可见囊性包块

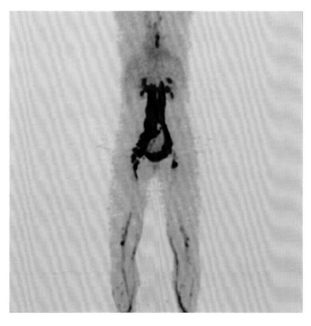

**图 12-9　术后复查 PET-CT。**腹膜后及双侧髂血管旁淋巴管增粗，乳糜腹可能

## 【出院诊断】

①淋巴管平滑肌瘤病。②剖宫产史。③ HPV 感染（18 型阳性）。④宫颈低级别上皮内病变。

## 【病例讨论与文献阅读】

淋巴管平滑肌瘤病（lymphangioleiomyomatosis，LAM）是一种由异常增殖的平滑肌细胞引起的罕见的多系统低度恶性肿瘤性疾病，以双肺弥漫性囊性变为主要特征，主要发生于成年女性（Ataya et al.，2018）。LAM 的患病率极低，每 100 万女性中仅 3.4 ～ 7.8 人（Harknett et al.，2011）。

LAM 分为两大类：无遗传背景的散发型 LAM（sporadic LAM，S-LAM）和遗传性疾病结节性硬化复合症（tuberous sclerosis complex，TSC）相关的 LAM（TSC-LAM）（Xu et al.，2020）。LAM 的早期症状轻，部分患者在查体时被发现，或因呼吸系统症状或其他原因检查肺部高分辨率 CT 时被发现。病程中可反复出现气胸、乳糜胸和咯血等症状，主要表现为程度不同的呼吸困难，随着病情的进展，肺功能进行性恶化，晚期可出现呼吸衰竭。肺外表现包括肾血管平滑肌脂肪瘤（angiomyolipoma，AML；又称血管肌脂瘤）及腹膜后实性或囊实性淋巴管平滑肌瘤。TSC-LAM 患者同时具有 TSC 其他多系统的临床特征，主要包括神经系统改变（癫痫、神经发育迟缓和自闭症）和皮肤改变（色素脱色斑、面部血管纤维瘤、皮肤鲨革斑和甲周纤维瘤）等（中华医学会呼吸病学分会间质性肺疾病学组 等，2019）。

LAM 患者的常规实验室检查指标并无特殊提示，血清血管内皮细胞生长因子 D（vascular endothelial growth factor，VEGF-D）具有一定诊断价值。对 LAM 患者最具诊断意义的是胸部高分辨率 CT 示双肺弥漫性薄壁囊性改变。肺部病理标本的采集途径包括经支气管镜肺活检及胸腔镜下肺活检。LAM 的肺部病理特征为多发含气囊腔和异常增生的平滑肌样细胞（又称 LAM 细胞），IHC 结果显示抗平滑肌肌动蛋白抗体和黑色素瘤相关抗原 HMB45 阳性，雌激素受体 ER、孕激素受体 PR 常阳性。

LAM 的诊断：符合 LAM 的临床病史和特征性胸部高分辨率 CT 特征；具备以下 1 项或多项特征可诊断 LAM：① TSC；②肾 AML；③ VEGF-D ≥ 800 pg/ml；④乳糜胸或乳糜腹；⑤淋巴管平滑肌瘤；⑥在浆膜腔积液或淋巴结中发现 LAM 细胞或 LAM 细胞簇；⑦组织病理证实为 LAM（肺、腹膜后或盆腔肿瘤）（中华人民共和国国家卫生健康委员会，2021）。

LAM 的治疗包括：①哺乳动物雷帕霉素靶蛋白（mammalian target of rapamycin，mTOR）抑制剂：mTOR 通路的过度激活是 LAM 发生的重要机制，mTOR 抑制剂是治疗 LAM 的首选治疗方法，主要包括西罗莫司、依维莫司等。对于肺功能异常、伴有症状的乳糜性积液或恶化的 LAM 患者，建议先使用西罗莫司治疗后再考虑进行其他有创操作（McCormack et al.，2016）。②多西环素：多西环素是四环素类抗生素，可抑制基质金属蛋白酶（matrix metalloproteinase，MMP）活性，包括 MMP-2 和 MMP-9，可用于治疗 LAM（Bendeck et al.，2002）。③抗雌激素治疗：雌激素可激活雌激素受体，进而激活 MMP，促进 LAM 进展，故抗雌激素治疗可能用于治疗 LAM，但抗雌激素治疗 LAM 的疗效尚缺乏有力证据，临床应用较少。④其他潜在的治疗：包括西罗莫司和羟氯喹联合治疗、他汀类药物治疗、免疫治疗等。

　　本例患者为育龄期女性，以腹膜后淋巴结囊性增大为首发表现，伴轻微下腹痛，无呼吸道症状，辅助检查提示双肺弥漫性薄壁囊性改变，术中可见乳糜性腹腔积液，病理结果符合淋巴管平滑肌瘤或 LAM，IHC 结果：PR（部分＋）、ER（－）、HMB45（部分＋）。术后再次出现淋巴结囊性增大、盆腔积液，目前仍面临维持治疗的难题。LAM 作为一种严重威胁育龄期女性的疾病，其治疗方法尚在探索阶段，期待未来开展更多的研究，关注和改善患者的长期预后，提高 LAM 的诊疗水平。

---

## 【专家点评】

　　在我国，卵巢癌年发病率位于女性生殖系统肿瘤第 3 位，普通女性一生中患卵巢癌的风险仅为 1% 左右。卵巢上皮性癌多见于绝经后女性，由于其早期症状不典型，难以早期诊断，患者常由于下腹不适、腹胀、食欲减退就诊，查体可触及盆腔包块，上皮性癌多为双侧、囊实性或实性。CA12-5、HE4 是在卵巢上皮性癌中诊断价值最高的肿瘤标志物。盆腔 MRI 常可见卵巢恶性肿瘤侵犯双侧卵巢，多数为囊实性和实性肿块，形态不规则，实性成分不规则；PET-CT 可以准确评估病变累及范围与远处转移，由于卵巢癌细胞生长快，故摄取 $^{18}$F-FDG 的程度高，在 PET-CT 中呈现高摄取状态。

　　LAM 是一种罕见的系统性疾病，其主要特征是肺部多发性囊性病变，同时还可侵犯淋巴结、胸膜等器官。目前已经证实，*TSC1* 和 *TSC2* 基因突变与 LAM 有关，其会导致 mTOR 信号通路过度激活，从而诱导平滑肌细胞增生和侵袭性生长，引起 LAM。当患者出现盆腹腔淋巴结增大、盆腔积液时，可出现 CA12-5 升高，盆腔 MRI 可见囊实性团块影，PET 显像可见放射性浓聚的情况，易误诊为晚期卵巢癌。

　　总的来说，对于此类罕见病患者，应充分、全面评估病情，必要时推荐 MDT 模式，根据患者的情况制订正规、系统、个性化的治疗方案，实现各科资源和优势的最大化整合。虽然在治疗方案上仍存在诸多挑战，但相信通过对 LAM 的深入研究，我们能为患者提供可靠的健康保障。

（北京大学国际医院　王苗　点评专家　熊光武　郭文萍）

## 参考文献

中华人民共和国国家卫生健康委员会，2021. 淋巴管肌瘤病的诊疗指南（2019）. 中国实用乡村医生杂志，28（3）：3-5.

中华医学会呼吸病学分会间质性肺疾病学组，淋巴管肌瘤病共识专家组，中国医学科学院罕见病研究中心，等，2019. 西罗莫司治疗淋巴管肌瘤病专家共识（2018）. 中华结核和呼吸杂志，42（2）：92-97.

Ataya A，Brantly M，Riley L，2018. Lymphangioleiomyomatosis（LAM）. Am J Respir Crit Care Med，198（4）：7-8.

Bendeck M P，Conte M，Zhang M，et al.，2002. Doxycycline modulates smooth muscle cell growth, migration, and matrix remodeling after arterial injury. Am J Pathol，160（3）：1089-1095.

Harknett E C，Chang W Y，Byrnes S，et al.，2011. Use of variability in national and regional data to estimate the prevalence of lymphangioleiomyomatosis. QJM，104（11）：971-979.

McCormack F X，Gupta N，Finlay G R，et al.，2016. Official American thoracic society/Japanese respiratory society clinical practice guidelines：lymphangioleiomyomatosis diagnosis and management. Am J Respir Crit Care Med，194（6）：748-761.

Xu K F，Xu W，Liu S，et al.，2020. Lymphangioleiomyomatosis. Semin Respir Crit Care Med，41（2）：256-268.

# 病例 13  难以术前诊断的子宫内膜间质肉瘤 2 例

## 病例 13-1  乳腺癌术后内分泌治疗中新发子宫内膜间质肉瘤

### 【病历摘要】

患者女，50 岁。

**主诉：** 乳腺癌术后 2 年余，发现子宫肌瘤 2 年余，阴道不规则出血 1 年余。

**现病史：** 患者 2016-6 因"乳腺癌"于外院行左侧乳腺切除术，具体病理类型不详，术后规律口服他莫昔芬治疗，定期随访。于入院前 2 年体检发现子宫多发小肌瘤，最大直径 1.5 cm，规律复查超声，肌瘤逐渐增大。2017 年无诱因出现月经稀发，间隔 6 个月，自认为绝经期，未予重视。入院前 20 天于我院（首都医科大学附属北京世纪坛医院）复查妇科超声提示子宫内膜厚 0.99 cm，回声欠均，子宫多发肌瘤结节，最大者直径约 6.5 cm，位于宫底肌壁间。2018-12-18 于我院行宫腔镜，术中见宫腔形态大致正常，子宫内膜中等厚度，宫腔后壁可见一直径 0.5 cm 肌瘤结节，凸向宫腔，未见异型血管，遂行子宫黏膜下肌瘤切除术＋诊刮术，病理提示：（宫腔内容物）凝血及纤维素性渗出物中少许弱增殖期子宫内膜；（黏膜下肌瘤）符合腺肌瘤。患者现求进一步手术治疗收入院，病程中无腹痛、腹胀，饮食、睡眠可，大小便正常，近期体重无明显变化。

**既往史：** 否认乙肝病史及其密切接触史，否认结核病史及其密切接触史。2016-6 因"乳腺癌"于外院行左侧乳腺切除术，具体病理类型不详。

**月经婚育史：** 12 岁月经初潮，5 天 /26 天，量中等，无痛经，末次月经：2018-3-30。22 岁结婚，G2P1，1991 年人工流产 1 次，1992 年足月顺产 1 女，体健。1993 年放置宫内节育器（上环），2010 年取环。

**家族史：** 否认妇科肿瘤家族史，否认家族遗传史、肿瘤史及血栓栓塞性疾病史。

### 【体格检查】

T 36.5℃，P 75 次 / 分，R 15 次 / 分，BP 110/70 mmHg。

查体：左乳可见手术瘢痕，愈合良好。心肺腹查体无明显异常。双侧肾区无叩痛，肠鸣音正常（3 次 / 分）。脊柱、四肢无畸形，双下肢无水肿。

妇科查体：外阴：已婚式；阴道：通畅，少量白色分泌物，无异味；宫颈：光滑，肥大，接触性出血（－），无举痛及摇摆痛；宫体：前位，如妊娠 10 周大小，质中，无压痛，活动度可；附件：双侧附件区无增厚及压痛。

### 【辅助检查】

TCT（2018-1-18）：未见上皮内病变和恶性肿瘤细胞。

三维超声（2018-12-6，宫腔镜术前）：子宫前位，大小 8.6 cm×7.7 cm×7.4 cm，肌

壁回声欠均匀，右侧壁下段可见低回声结节，大小 2.0 cm×1.5 cm，紧邻浆膜层，略向外突出，宫底肌层内可见低回声结节，大小 6.5 cm×5.7 cm，距离浆膜层最短距离 0.34 cm，宫底部宫腔受压，内膜厚约 0.99 cm，回声欠均，内可见多发小囊样结构，较大者直径 0.3 cm，冠状面示宫腔形态尚正常，双侧宫角可见。左侧卵巢内可见一无回声，大小 2.2 cm×1.8 cm，右侧卵巢大小 2.4 cm×0.8 cm。提示：①子宫肌瘤；②子宫内膜回声欠均伴小囊样结构；③左侧卵巢内无回声。

## 【入院诊断】

①子宫肌瘤。②异常子宫出血（abnormal uterine bleeding，AUB）。③乳腺癌术后。

## 【诊治经过】

患者入院后完善相关检查，考虑患者系 50 岁围绝经期女性，乳腺癌术后内分泌药物持续治疗中，目前分析：①子宫肌瘤增长迅速（2 年余肌瘤最大直径自 1.5 cm 增长至 6.5 cm）；②具有高危因素（乳腺癌术后口服他莫昔芬）。故手术指征明确，无手术禁忌证，经科室讨论后于 2018-12-28 行全身麻醉下腹腔镜下全子宫及双侧附件切除术。

术中见：子宫增大如妊娠 10 周大小，表面光滑，形态失常，宫底肌壁间向外隆起一直径约 7 cm 的竖椭圆形结节（图 13-1），子宫后壁可见散在少许紫蓝色结节，双侧卵巢、输卵管外观未见明显异常，直肠子宫陷凹未见异常。完整切除子宫及双侧附件，经阴道完整取出。剖视子宫，切开宫底结节，7 cm×6 cm×5 cm，质软，色黄，切面未见典型漩涡状结构（图 13-2），子宫肌壁间另可见两枚直径 1 cm 和 2 cm 的质硬肌瘤结节，切面色白，漩涡状结构清晰，子宫内膜及宫颈未见异常，双侧卵巢及输卵管外观未见异常。宫底结节送冰冻病理，回报结果：考虑为子宫内膜间质肉瘤。术中再次探查盆腔淋巴结未见明显肿大，探查肝、胆、脾、胃、肠管未见明显异常。

术后病理结果回报：（子宫及双侧附件）子宫梭形细胞肿瘤，肿瘤细胞呈卵圆形，部分呈短梭形，异型性明显，核分裂象 3 个 /10 HPF，可见较多厚壁血管，肿瘤边缘浸润周围平滑肌并侵犯子宫内膜，侵犯血管；结合 IHC 结果，符合子宫内膜间质肉瘤，大小 8 cm×7 cm×6 cm；子宫下段见平滑肌瘤 1 枚，直径 2.2 cm，核分裂象 < 1 个 /10 HPF；增殖期子宫内膜。左侧附件：卵巢及输卵管未见特殊病变。右侧附件：卵巢及输卵管未见

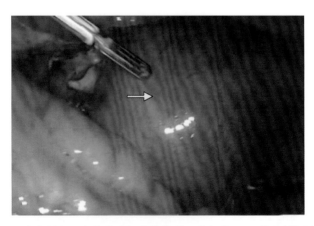

**图 13-1　术中所见。**宫底肌壁间向外隆起一直径约 7 cm 的竖椭圆形结节

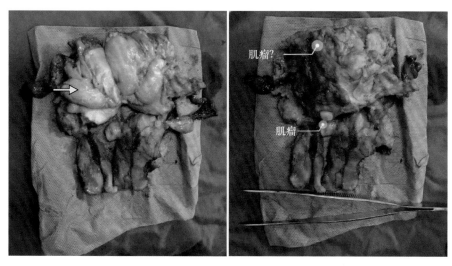

**图 13-2**　剖视子宫标本所见。黄色箭头所示为子宫内膜间质肉瘤病灶

特殊病变。IHC 结果：CD10（＋），SMA（血管＋），desmin（局灶＋），CD34（血管＋），Ki-67（20%＋），P53（＋），calretinin（－），CD99（＋），CD117（个别＋），Bcl-2（灶＋），SOX10（－），S100（－），PD1（UMAB199）（肿瘤间淋巴细胞－），PD-L1（SP142）（肿瘤细胞－，免疫细胞－），CK（局灶＋），ER（95%＋，强度＋＋），PR（95%＋，强度＋＋＋）。

患者术后 7 日出院。结合病理报告、相关指南及专家共识，建议患者进一步行内分泌治疗，推荐使用来曲唑 2.5 mg qd。

【出院诊断】

①低级别子宫内膜间质肉瘤 I B 期。②子宫平滑肌瘤。③异常子宫出血 AUB-I。④乳腺癌术后。

【随访】

患者术后长期接受内分泌治疗，并定期于妇科及乳腺外科复诊未见明显异常。末次随访日期为 2023-1。

## 病例 13-2　子宫肉瘤并血管内转移

【病历摘要】

患者女，51 岁。

**主诉：**体检发现子宫肌瘤 5 年，痛经进行性加重伴月经量增多 1 年。

**现病史：**患者于入院前 5 年发现子宫肌瘤，约 5.0 cm，无不适，未复查。近 1 年痛经明显，逐渐加重，月经量逐渐增多。入院前半年可扪及下腹包块，约 8 cm，月经量约为正常的 2 倍，伴血块，经期存在心悸、乏力。3 个月前出现腹痛、发热，考虑盆腔炎，急诊输液抗炎治疗后好转，本次入院前 1 个月因"腹痛-盆腔炎？贫血"于我院（北京大学首钢医院）住院给予抗炎治疗，纠正贫血。现盆腔炎好转，贫血已纠正，因"子宫腺肌病"要求手术入院。

**既往史：** 既往体健，2014 年右侧乳腺纤维腺瘤手术史。

**月经婚育史：** 既往月经规律，7 天 /（28 ～ 30）天，月经量中等，无痛经，近 1 年开始痛经并逐渐加重，月经量逐渐增多，近半年经量约为正常的 2 倍。末次月经 2018-6-30。G2P1，1996 年足月顺产一女，2008 年人工流产 1 次。

**家族史：** 爷爷、奶奶患癌去世，具体不详。父亲肺癌，叔叔乳腺癌，大姐肺癌，三姐乳腺癌。

## 【体格检查】

查体：胸廓无畸形，双侧乳房对称，外观正常，右侧乳房外上象限长约 1 cm 陈旧瘢痕。心肺查体无明显异常。腹软，下腹微隆起，脐下 1 指可扪及质硬包块，居中，大小 10 cm×10 cm×7 cm，边界清，活动差，无压痛，增大子宫？双侧肾区无叩痛，肠鸣音正常（3 次 / 分）。脊柱四肢无畸形，双下肢无水肿。

妇科查体：外阴：已婚已产型；阴道：通畅，黏膜光滑完整，无明显分泌物，无异味；宫颈：光滑，肥大，无触血，无举痛及摇摆痛；宫体：中位，如妊娠 17 周大小，质硬，表面凹凸不平，活动度差，无压痛；附件：双侧附件区无增厚及压痛。

## 【辅助检查】

妇科超声（2018-5-18）：子宫前位，宫体大小 7.9 cm×9.0 cm×7.3 cm，前壁肌层明显增厚，回声点粗，不均匀，宫腔内膜厚 1.3 cm。

Hb（2018-7-11）：109 g/L（↓）。

盆腹腔 CT（2018-7-12）：盆腹腔及腹膜后未见肿大淋巴结，未见积液，子宫增大，其内强化不均，双侧附件区未见异常密度影。阑尾未见异常（图 13-3）。

Hb（2018-8-15）：119 g/L。

肿瘤标志物（2018-8-15）：CA12-5 17.9 U/ml，CA19-9 < 2.0 U/ml，CEA 0.68 ng/ml，AFP 3.79 ng/ml。

## 【入院诊断】

①子宫腺肌病。②子宫肌瘤。

## 【诊治经过】

入院后完善术前检查，于 2018-8-16 行腹腔镜辅助阴式全子宫＋双侧输卵管切除术。术中见子宫如妊娠 17 周大小，球形，表面凹凸不平，质硬。双侧附件未及明显异常，因子宫活动差，占据盆底，盆底探查不满意，行全子宫＋双侧输卵管切除术。子宫输卵管离体后探查右侧盆壁髂血管区可及大小 8.0 cm×5.0 cm×5.0 cm 的质硬结节，与子宫和附件均无关联，活动差，性质不明。与患者家属沟通后告知不除外恶性，同时行双侧卵巢切除。因包块与右侧输尿管、膀胱关系密切，故在泌尿外科及普外科医生协助下行开腹肿物切除术，分离过程中见右侧髂血管内有条状白色组织物，较多，行血管内肿物剥除。术中膀胱破裂行修补并放置右侧输尿管支架。

术后病理回报：（子宫）低级别子宫内膜间质肉瘤，肿瘤广泛侵及肌壁；可见脉管内瘤栓，部分区域核分裂象 5 ～ 8/10 HPF，肌层广泛受侵，左侧卵巢被肿瘤浸润，右侧卵巢组织未见肿瘤浸润；（盆腔肿物）肉瘤组织，性质同子宫肿物；（血管内增生组织）肉瘤组织，性质同子宫肿物。IHC 结果：vimentin（＋），CD10（＋），SMA（－），desmin（－），ER（局灶＋），PR（＋），Ki-67（30%＋），CD34（血管＋），CD31（＋），D2-40（－）；CD10（＋），ER（－），PR（＋），CD117（个别＋），cyclin D1（弱＋），WT-1（＋）。

术后口服醋酸甲羟孕酮片（患者服药 1 个月后自行停药），同时行 PEI 方案（顺铂＋表阿霉素＋异环磷酰胺）化疗。化疗 3 个疗程后于 2018-11-20 至 2019-1-8 行放疗，外放疗程结束后进行阴道后装治疗 2 次，放疗期间出现右下肢疼痛，行 PET-CT 提示右侧股骨上端局灶放射性摄取增高，不除外肿瘤转移，追加局部放疗后复查 PET-CT 该异常消失。后继续化疗，共化疗 8 个疗程，末次化疗时间为 2019-4-21。

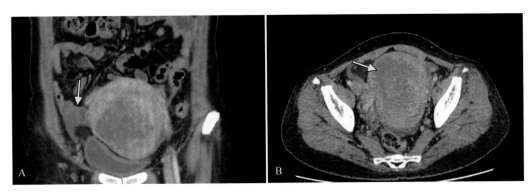

**图 13-3　术前盆腔 CT。A.** 可疑血管区肿物。**B.** 增大的子宫

## 【出院诊断】

低级别子宫内膜间质肉瘤，Ⅳa 期。

## 【随访】

患者放化疗结束后定期随访，至今已近 5 年无复发迹象。

## 【病例讨论与文献阅读】

子宫内膜间质肿瘤（edometrial stromal tumors，EST）是源于子宫内膜间质的恶性肿瘤，发病率有很大差异。2020 年 WHO 女性生殖系统肿瘤分类将 EST 划分为子宫内膜间质结节（edometrial stromal nodule，ESN）、低级别子宫内膜间质肉瘤（low-grade edometrial stromal sarcoma，LGESS）、高级别子宫内膜间质肉瘤（high-grade edometrial stromal sarcoma，HGESS）和未分化子宫肉瘤（undifferentiated uterine sarcoma，UUS）。LGESS 是一种惰性的、激素敏感的恶性肿瘤，进展缓慢但复发率很高，临床分期是重要的预后因素，Ⅰ 期和 Ⅱ 期的 5 年生存率约 90%，Ⅲ 期和 Ⅳ 期的 5 年生存率大于 50%（Kostov et al.，2021），但易出现晚期复发和转移，复发率可高达 36% ～ 56%。15% ～ 35% 的患者死于疾病复发，内分泌治疗有助于降低死亡率（董梦婷 等，2018）。

低级别子宫内膜间质肉瘤诊治的专家共识（2022 年版）指出：LGESS 患者最常见的临床症状为异常阴道流血、盆腔痛和自我发现盆腔包块（Thiel et al.，2018），部分患者以子宫外转移灶症状为首发（最常见卵巢和肺），另有罕见报道沿盆腔静脉、下腔静脉生长并延至心腔者。约 1/4 的患者无明显临床症状。盆腔检查常可扪及子宫增大，妇科检查可见宫颈口处有息肉样肿物。由于无特异性检查，多数为术后诊断。LGESS 具有较高的误诊率，朱志阳（2010）、Koh 等（2015）的研究报道，该病易被误诊为子宫内膜异位症、性索间质细胞瘤、胃肠间质细胞瘤和子宫内膜间质结节等，症状无特异性。

第 1 例患者在乳腺癌术后内分泌治疗随访过程中超声提示子宫内膜回声欠均，子宫多发肌瘤进行性增长，结合患者有使用他莫昔芬这一高危因素，应警惕子宫恶性肿瘤的可能。诊疗思路如下：

首先，行宫腔镜检查明确子宫内膜病变，宫腔镜术中同时行子宫黏膜下肌瘤切除术＋诊刮术，病理提示：（宫腔内容物）凝血及纤维素性渗出物中少许弱增殖期子宫内膜；（黏膜下肌瘤）符合腺肌瘤。

其次，评估子宫病变。他莫昔芬对子宫的影响不仅局限于子宫内膜腺体，还有可能引起子宫内膜间质的病变。因此，仅依靠宫腔镜检查并不能完全排除子宫恶性肿瘤。患者乳腺癌术后内分泌治疗期间子宫肌瘤进行性增长，具有手术指征，故建议患者进一步行腹腔镜下全子宫＋双侧附件切除术，术中冰冻病理提示子宫内膜间质肉瘤。子宫内膜间质肉瘤的治疗原则包括：以手术为主，内分泌治疗、化疗或（和）放疗为辅。本例患者为 IB 期，推荐的手术范围为全子宫＋双侧附件，故本例患者的手术范围符合指南推荐，在冰冻病理回报后，我们在术中再次仔细探查盆腹腔。

再次，在术后治疗方面，低级别子宫内膜间质肉瘤诊治的专家共识（2022 年版）指出：I 期 LGESS 术后可随访观察，II～IV 期 LGESS 患者推荐激素治疗，推荐芳香化酶抑制剂（山东省临床肿瘤学会妇科肿瘤专家委员会，2022）。在乳腺癌治疗方面，根据 2020 年 NCCN 指南、2018 年英国国家卫生与临床优化研究所（National Institute for Health and Care Excellence，NICE）指南及中国乳腺癌内分泌治疗专家共识（2015 年版），乳腺癌内分泌治疗患者在绝经后可改用芳香化酶抑制剂（中国乳腺癌内分泌治疗专家共识专家组，2015；Gradishar et al.，2020；Hancock et al.，2019）。根据个案报道及 meta 分析的结果，目前来曲唑的常用剂量为 2.5 mg qd，阿那曲唑的剂量为 1 mg qd（Nelson et al.，2019）。综上，结合 LGESS 和乳腺癌内分泌治疗的原则，我们推荐患者使用来曲唑 2.5 mg qd。

最后，关于患者初次乳腺癌术后的内分泌治疗选择，根据 2020 年 NCCN 指南、2018 年 NICE 指南及中国乳腺癌内分泌治疗专家共识（2015 年版），如果绝经前的早期乳腺癌患者激素受体阳性，推荐术后给予 5 年的他莫昔芬治疗（中国乳腺癌内分泌治疗专家共识专家组，2015；Burstein et al.，2014；Gradishar et al.，2020；Hancock et al.，2019）。近年来的研究亦推荐高危乳腺癌患者进一步延长内分泌治疗时间，以减少局部复发和改善乳腺癌无病生存期（刘强 等，2017）。一项关于他莫昔芬与子宫肉瘤发病率的研究显示，他莫昔芬治疗组子宫肉瘤的发病率明显升高（Engin，2008）。即使他莫昔芬与子宫内膜病变有关，但他莫昔芬使乳腺癌患者的无病生存率得到显著提高，且患者耐受性好，依从性高。因此，对于 ER 阳性的乳腺癌患者，使用他莫昔芬明显利大于弊（Buzdar，1998；Davies et al.，2013；Early Breast Cancer Trialist's Collaborative Group et al.，2011；Fisher et al.，1996）。

随着健康教育及健康监管手段的提升，早期乳腺癌的患者比例激增，将有越来越多的乳腺癌患者需接受长程的他莫昔芬维持治疗，此类乳腺癌患者生殖健康的长期管理已成为未来妇科的一个重要研究方向。第 1 例患者异常子宫出血行宫腔镜检查并未提示子宫内膜病变；影像学除提示子宫多发肌瘤外亦未提示其他特殊异常；后在行全子宫及双侧附件切除术时发现所谓其中"最大的子宫肌瘤"已经是子宫内膜间质肉瘤，所幸完整切除，术后至今状态良好。该病例促使我们投入更多思考：乳腺癌患者术后他莫昔芬治疗中的监管如何能更有效、更安全？未来我们应该积累更多病例去分析、思考和总结，以期更进一步改善此类患者的健康预后。

　　第 2 例患者术前患子宫腺肌病，痛经加重且导致贫血是促使患者积极要求手术的原因。术前 CT 并未发现明显转移性占位，术前肿瘤标志物正常。术后盆壁包块证实为转移，如术前行 MRI 或许可发现异常。术中发现除有盆腔转移外，还有髂血管转移。术后病理证实血管内剥出的肌瘤样组织亦为肉瘤。患者的临床表现类似于血管内平滑肌瘤病（IVL），表现为进行性呼吸困难、腹痛和下肢水肿等（Chen et al., 2022；Hersi et al., 2021；毛亮 等，2021；宓韩娜 等，2021）。本例患者曾有腹痛症状，因此，在术前很难区分 IVL 或 LGESS，需要术后病理诊断。

　　2023 年 NCCN 子宫肿瘤临床实践指南提出，术后子宫内膜间质肉瘤患者标本应行 ER/PR 检测。病变局限于子宫者，应完整切除子宫 ± 双侧附件，超出子宫的病灶行个体化切除，避免切碎子宫。附件是否切除应根据年龄确定，且 ER/PR（＋）者须切除附件。术后根据肿瘤类型及分级确定相应的辅助治疗。在术后补充治疗方面，Ⅰ 期 LGESS 的绝经前或未切除双侧附件的患者首选双侧附件切除。绝经后和已切除双侧附件者可观察；Ⅱ～ⅣB 期行双侧附件切除 ± 抗雌激素治疗 ± 外照射治疗。HGESS 患者建议术后系统治疗（化疗）和（或）放疗。

　　第 2 例患者为子宫内膜间质肉瘤，鉴于其宫外型肿瘤及血管转移性，术后给予化疗 8 个疗程。患者预后良好除与其病理类型相关外，还与规范的手术范围及术后放化疗有关。

## 【专家点评】

　　第 1 例患者的特点是乳腺癌术后内分泌治疗过程中新发子宫恶性肿瘤。乳腺癌内分泌治疗的常用药物包括选择性雌激素受体调节剂（selective estrogen receptor modulators，SERM）和芳香化酶抑制剂。女性体内雌激素的合成有两条重要途径，第一是由卵巢分泌，这是绝经前女性雌激素的主要来源；第二是肾上腺和脂肪组织在芳香化酶的作用下将雄激素转化为雌激素，合成量相对较少。绝经后，卵巢功能衰退，体内雌激素的合成主要依靠肾上腺和脂肪组织。正因为第二条通路的存在，绝经后女性体内的雌激素水平虽然会下降，但不会完全降到零，而是维持在一个较低的水平。第 1 例患者乳腺癌术后使用的他莫昔芬属于 SERM 类药物，其结构类似雌激素，在乳腺组织中呈拮抗作用，可与雌激素受体结合，形成稳定的复合物并转运入细胞核内，阻止染色体基因开放，从而抑制癌细胞的生长和发育。但是，他莫昔芬在子宫内膜中的作用是雌激素性质，不呈拮抗作用。标准剂量的他莫昔芬可能和子宫内膜增生、息肉、子宫内膜癌及子宫肉瘤相关（中国抗癌协会妇科肿瘤专业委员会，2018）。接受他莫昔芬治疗的女性发生子宫内膜癌的风险是未用他莫昔芬者的 2～3 倍，呈剂量和时间依赖性（Fleming et al., 2018）。长期使用他莫昔芬可使子宫肉瘤的发病风险增加 3 倍（Engin, 2008）。因此，对于乳腺癌术后使用他莫昔芬的患者，应高度警惕子宫病变，加强妇科随访与监控。根据乳腺癌患者选择性雌激素受体调节剂治疗相关子宫内膜安全管理的中国专家共识（2021 版），推荐绝经前、没有异常子宫出血症状的女性，每 6 ～ 12 个月进行妇科随访；绝经后或伴有其他高危因素的患者，建议每 3 ～ 6 个月进行妇科随访（中华预防医学会妇女保健分会 等，2021）。子宫内膜间质肉瘤是来源于子宫内膜间质的肿瘤，病因至今未明，患者多数具有不规则流血、腹痛、下腹包块等症状。子宫内膜间质肉瘤与子宫腺肌病症状类似，患者在术前往往不能提前诊断，多数在术中或术后诊断。此外，诊断性刮宫并不能排除子宫肌层的恶性肿瘤或子宫内膜间质来源肿瘤。正如在第 1 例患者中，即使宫腔镜检查及诊断性刮宫结果均未提示恶性肿瘤，仍不能放松警惕，需要进一步由妇科肿瘤专家评估和排查。结合患者的症状、查体、影像学检查，尤其是 CT、MRI 可能对子宫内膜间质肉瘤的诊断有益。

低级别子宫内膜间质肉瘤总体而言预后良好，但其易复发性仍是临床中随访的重点。第 2 例患者子宫内膜间质肉瘤伴盆腔血管转移较为罕见，术前不易发现，术中应仔细检查，以发现并切除所有转移病灶。

（病例 13-1：北京世纪坛医院　杨慕坤

病例 13-2：北京大学首钢医院　宋媛

点评专家　北京世纪坛医院　白文佩　顾蓓　北京大学首钢医院　范颖）

## 参考文献

董梦婷，臧玉琴，王颖梅，等，2019. 低级别子宫间质肉瘤的内分泌治疗. 中国实用妇科与产科杂志，（2）：238-242.

宓韩娜，钱建华，2021. 波及心脏的低级别子宫内膜间质肉瘤 1 例. 实用妇产科杂志，（5）：399-400.

刘强，李舜颖，2017. 乳腺癌内分泌治疗是否已全面进入十年时代？中华乳腺病杂志（电子版），11（1）：1-5.

毛亮，孙占国，2021. 低级别子宫内膜间质肉瘤伴静脉瘤栓 1 例. 中国医学影像技术，（8）：1276.

山东省临床肿瘤学会妇科肿瘤专家委员会，2022. 低级别子宫内膜间质肉瘤诊治的专家共识（2022 年版）. 中华肿瘤防治杂志，29（18）：1305-1313.

中国乳腺癌内分泌治疗专家共识专家组，2015. 中国乳腺癌内分泌治疗专家共识（2015 年版），中国癌症杂志，25（9）：755-760.

中国抗癌协会妇科肿瘤专业委员会，2018. 子宫肉瘤诊断与治疗指南（第四版）. 中国实用妇科与产科杂志，34（10）：1106-1110.

中华预防医学会妇女保健分会，中国人体健康科技促进会妇科内分泌与生育力促进专委会，2021. 乳腺癌患者选择性雌激素受体调节剂治疗相关子宫内膜安全管理的中国专家共识（2021 版）. 首都医科大学学报，42（4）：672-677.

朱志阳，2010. 低级别子宫内膜间质肉瘤的临床诊治探讨. 中华肿瘤防治杂志，（4）：301-302.

Burstein H J，Temin S，Anderson H，et al.，2014. Adjuvant endocrine therapy for women with hormone receptor-positive breast cancer：american society of clinical oncology clinical practice guideline focused update. J Clin Oncol，32（21）：2255-2269.

Buzdar A，1998. The place of chemotherapy in the treatment of early breast cancer. Br J Cancer，78（Suppl 4）：

16-20.

Chen J，Wang J，Cao D，et al.，2022. Low-grade endometrial stromal sarcoma with intracaval or intracardiac extension：a retrospective study of eight cases. Arch Gynecol Obstet，306（5）：1799-1806.

Davies C，Pan H，Godwin J，et al.，2013. Long-term effects of continuing adjuvant tamoxifen to 10 years versus stopping at 5 years after diagnosis of oestrogen receptor-positive breast cancer：ATLAS，a randomised trial. Lancet，2013，381（9869）：805-816.

Early Breast Cancer Trialist's Collaborative Group（EBCTCG），Davies C，Godwin J，et al.，2011. Relevance of breast cancer hormone receptors and other factors to the efficacy of adjuvant tamoxifen：patient-level meta-analysis of randomised trials. Lancet，378（9793）：771-784.

Engin H，2008. High-grade endometrial stromal sarcoma following tamoxifen treatment. Gynecol Oncol，108（1）：253-254.

Fisher B，Dignam J，Bryant J，et al.，1996. Five versus more than five years of tamoxifen therapy for breast cancer patients with negative lymph nodes and estrogen receptor-positive tumors. J Natl Cancer Inst，88（21）：1529-1542.

Fleming C A，Heneghan H M，O'Brien D，et al.，2018. Meta-analysis of the cumulative risk of endometrial malignancy and systematic review of endometrial surveillance in extended tamoxifen therapy. Br J Surg，105（9）：1098-1106.

Gradishar W J，Anderson B O，Abraham J，et al.，2020. Breast cancer，version 3. 2020，NCCN clinical practice guidelines in oncology. J Natl Compr Canc Netw，18（4）：452-478.

Hancock M J，2019. Appraisal of Clinical Practice Guideline：Early and locally advanced breast cancer：diagnosis and management. NICE guideline［NG101］. J Physiother，65（1）：57.

Nelson H D，Fu R，Zakher B，et al.，2019. Medication use for the risk reduction of primary breast cancer in women：updated evidence report and systematic review for the US Preventive Services Task Force. JAMA，322（9）：868-886.

Hersi R M，AlHidri B Y，Al-Jifree H M，et al.，2021. Low-Grade Endometrial Stromal Sarcoma Extending to The Right Atrium. Gulf J Oncolog，1（37）：95-98.

Koh W J，Greer B E，Abu-Rustum N R，et al.，2015. Uterine sarcoma，version 1.2016：featured updates to the NCCN guidelines. J Natl Compr Canc Netw，13（11）：1321-1331.

Kostov S，Kornovski Y，Ivanova V，et al.，2021. New aspects of sarcomas of uterine corpus-a brief narrative review. Clin Pract，11（4）：878-900.

Thiel F C，Halmen S，2018. Low-Grade Endometrial Stromal Sarcoma-a review. Oncol Res Treat，41（11）：687-692.

# 病例 14　卵黄囊瘤

## 【病历摘要】

患者女，20 岁。

**主诉：** 下腹痛 1 周余，发现盆腔包块 4 天。

**现病史：** 患者于入院前 1 周因饮食不洁后出现腹泻伴下腹痛，伴有发热，最高体温 38.5℃，腹泻半天后自行缓解，下腹痛及发热持续存在，活动后腹痛加重，无恶心、呕吐，无肛门坠胀感，无阴道出血及异常分泌物。入院前 4 天于我院（北京大学首钢医院）急诊行腹盆腔 CT 示：盆腔炎性病变可能性大，右侧附件区不规则囊性低密度影，囊腺瘤？炎性包块（盆腔脓肿？）左侧附件区混杂密度影，考虑畸胎瘤扭转可能。WBC 14.6×10⁹/L（↑），NE% 64.4%，CRP 54 mg/L（↑），急诊输注莫西沙星＋奥硝唑 3 天，抗炎治疗 1 天后体温恢复正常，抗炎治疗 3 天后腹痛稍缓解。入院前 1 天行妇科超声：右侧附件区囊实性包块，性质待查；左侧附件区囊实性包块（畸胎瘤可能），盆腔积液，考虑盆腔肿物性质待查入院（2018-12-18）。发病以来，患者饮食睡眠欠佳，腹泻半天已自行缓解，现大小便正常，体重无明显增减，身高 166 cm，体重 80 kg，BMI 29.03 kg/m²。

**既往史：** 2018 年初体检妇科超声提示少量盆腔积液，无不适，未复查；脂肪肝 1 年余，未用药，对头孢菌素类药物过敏，表现为局部皮疹反应。

**月经婚育史：** 既往月经规律，4 天/28 天，月经量中等，无痛经，末次月经 2018-11-26。未婚，有性生活，G0P0。

**家族史：** 否认家族遗传史、肿瘤史及血栓栓塞性疾病史。

## 【体格检查】

生命体征平稳，一般情况可，心肺查体（－），腹软，下腹部深压痛（＋），无反跳痛，无肌紧张，移动性浊音（－）。

妇科检查：外阴（－）；阴道通畅，未见异常分泌物；宫颈正常大小，柱状上皮外移，举痛及摇摆痛（－）；子宫中位，正常大小，质中，活动可，无压痛；双侧附件区：子宫前方偏右侧附件区可见 8 cm×8 cm 包块，边界不清，活动性欠佳，压痛（＋）；左侧附件区可及直径约 6 cm 包块，边界不清，活动欠佳，压痛（＋）；三合诊：双侧附件区均有囊实性包块，压痛（＋），两侧包块活动欠佳，似有融合。

## 【辅助检查】

腹盆腔 CT（2018-12-13）：盆腔右侧附件区见一不规则囊性低密度影，最大截面 8.6 cm×6.7 cm，边界欠清，其内密度较均，可见分隔，右侧附件区另可见一似卵圆形低密度影，大小 3.5 cm×2.3 cm，左侧附件区可见一近似卵圆形混杂密度影，大小 8.6 cm×3.9 cm，其内见脂肪密度影及钙化影。

妇科超声（2018-12-17）：子宫中位，4.9 cm×5.4 cm×4.0 cm，宫壁回声尚均匀，内膜

厚 0.6 cm，宫腔无分离，双侧卵巢未见显示，右侧附件区见囊实性包块，范围 10.5 cm×
9.2 cm，边界清，尚规则，实性区回声欠均匀，CDFI：未见血流信号；左侧附件区可
见囊实性包块，大小 7.5 cm×4.9 cm，边界清，形态尚规则，内可见偏强回声团，范围
3.5 cm×3.5 cm，CDFI：未见血流信号；盆腔可见游离积液，范围约 5.8 cm×2.9 cm，透
声可。提示：右侧附件区囊实性包块，性质待查，左侧附件区囊实性包块（畸胎瘤可能），
盆腔积液。

感染指标（2018-12-14）：WBC 14.6×10$^9$/L（↑），NE% 64.4%，CRP 54 mg/L（↑）；
（2018-12-17）：WBC 14×10$^9$/L（↑），NE% 71.6%，CRP 135 mg/L（↑）。

MRI（2018-12-18）：右侧卵巢大小形态正常，左侧附件显示不清，盆腔可见巨大混
杂信号包块，大小 12 cm×9 cm×11 cm，大部分呈囊性包裹，内见分隔，局部见小结节
状及细条形低信号（结合 CT 平扫考虑钙化），内见中等信号软组织成分，并见结节状团
块脂肪成分，增强扫描软组织成分明显强化，余强化不明显，考虑左侧附件区畸胎瘤可
能性大。

肿瘤标志物（2018-12-19）：AFP 2198.62 ng/ml（↑），CA12-5 156.9 U/ml（↑）。

## 【入院诊断】

①腹痛待查：卵巢囊肿蒂扭转？②盆腔肿物性质待查：双侧卵巢畸胎瘤？③脂肪肝。

## 【诊治经过】

患者因急性腹痛起病，腹痛不缓解，附件区巨大包块，结合辅助检查考虑可能为畸胎
瘤蒂扭转，不除外破裂。遂于 2018-12-19 急诊行腹腔镜探查术。术中见：盆腔巨大肿物，
来源于左侧卵巢，大小 10 cm×8 cm，占据整个盆腔，与大网膜盆腹壁均有粘连，囊肿蒂
部扭转 360°，表面尚光滑，表面有破溃及纤维素性渗出，累及右侧卵巢。右侧卵巢囊性
增大，直径约 6 cm。留取腹腔冲洗液，行双侧卵巢囊肿剥除术，左侧肿物内布满灰白灰
红组织，大部分组织因坏死而显糟脆，局灶淡黄色，可见头发、油脂样物质（图 14-1）。
右侧卵巢囊肿见黄体组织。术中送左侧肿物冰冻病理，考虑混合性生殖细胞肿瘤，病理可
见成熟畸胎瘤和卵黄囊瘤样成分，不除外性索间质肿瘤，细胞蜕变结果不清（图 14-2），

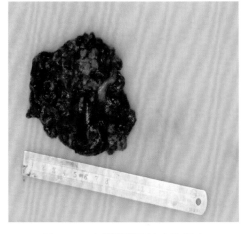

图 14-1　左侧卵巢冰冻大体标本

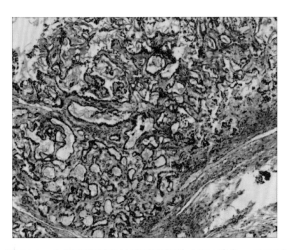

图 14-2　左侧卵巢肿物冰冻病理切片（HE 染色：100×）

腹腔冲洗液细胞学未见恶性肿瘤细胞。向患者家属交代病情：结合术中冰冻病理、AFP 增高不除外恶性肿瘤（卵黄囊瘤），患者家属要求待石蜡病理确诊后再决定行下一步处理。

术后石蜡病理提示：左侧卵巢卵黄囊瘤，伴成熟畸胎瘤成分。IHC 结果：CK（＋），AFP（部分＋），glypican-3（灶性＋），SALL4（＋），GATA-3（＋），PLAP（＋），Ki-67（70%＋）。右侧卵巢囊肿符合黄素化滤泡囊肿，黄体组织。另可见小块游离组织符合卵黄囊瘤（图 14-3），右侧游离卵黄囊瘤考虑与术中肿瘤巨大、表面破溃、累及右侧卵巢有关。

卵黄囊瘤诊断明确，因患者有生育要求，于 2018-12-27 行左侧附件切除术＋盆腔淋巴结切除术＋大网膜切除术＋腹膜多点活检。第 2 次手术所见：盆腔仍粘连严重，大网膜与腹壁多处粘连，双侧卵巢囊肿剥除术后改变。术后病理：大网膜脂肪组织内可见卵黄囊瘤浸润（图 14-4），直肠子宫陷凹腹膜纤维脂肪组织中可见肿瘤浸润，左侧卵巢卵黄囊瘤伴皮样囊肿成分，其余未见癌浸润。最终诊断：左侧卵巢卵黄囊瘤ⅢA1 期。

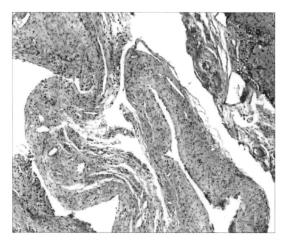

图 14-3　术后右侧卵巢囊肿病理切片（HE 染色：100×）

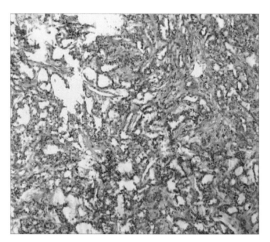

图 14-4　术后大网膜浸润灶病理切片（HE 染色：100×）

术后 1 周采用 BEP 方案（博来霉素＋依托泊苷＋顺铂）化疗，因当时关于卵巢恶性肿瘤生育力保护是否获益暂无定论，只有个别文献推荐，故当时未进行卵巢功能保护，目前根据卵巢恶性肿瘤保留生育功能的中国专家共识（2022 年版）推荐：肿瘤治疗过程中使用 GnRH-a 对生育结局的益处仍存在争议，作为辅助治疗，不推荐 GnRH-a 作为卵巢组织冷冻、卵母细胞冷冻或胚胎冷冻的替代方案，当无其他保留生育功能的方法可选择或急需开始化疗时，可以考虑选择 GnRH-a（3 类推荐）（中国优生科学协会肿瘤生殖学分会，2022）。

病程中患者的 AFP 变化趋势：2198.62 ng/ml（↑；术前）—880.23 ng/ml（↑；第 1 次术后 5 天）—540.11 ng/ml（↑；第 1 次术后 7 天，第 2 次手术前）—353.38 ng/ml（↑；第 2 次手术后 1 天）—15.17 ng/ml（第 1 次化疗后），后恢复正常，共 6 个疗程化疗结束（末次化疗时间为 2019-4），末次疗程因肺功能异常停用博来霉素。

【出院诊断】

①左侧卵巢卵黄囊瘤ⅢA1 期术后化疗后。②脂肪肝。③肥胖

## 【随访及妊娠情况】

患者术后按期复查，前 2 年每 3 个月复查 1 次，第 3 年开始每 6 个月复查 1 次，术后肿瘤标志物均处于正常范围，化疗结束后 5 个月恢复正常月经，月经规律，量较前减少，术后未行抗米勒管激素（anti-Müllerian hormone，AMH）等卵巢功能评估。术后化疗后半年检测激素水平（2019-8-27）：$E_2 < 10$ ng/ml，FSH 64.4 mIU/ml，LH 27.9 mIU/ml；（2021-1-21）：$E_2$ 28 ng/ml，FSH 9.2 mIU/ml，LH 2.81 mIU/ml。术后 2 年内检测超声未见明显异常，术后 2 年余（2021-3-11）超声提示：右侧卵巢偏囊性包块，大小 4.8 cm×3.9 cm，CDFI：未见血流信号，因肿瘤标志物正常，建议复查，末次复查（2022-10-20）超声提示：右侧卵巢内可见多个囊性回声，大者 1.9 cm×1.6 cm，后方回声增强，CDFI：未见血流信号，倾向于良性，肿瘤标志物仍在正常范围内，术后患者于 2020 年结婚，G0P0，未避孕未孕 1 年余，已行监测排卵等助孕方法，嘱其尽快解决生育需求（末次随访时间 2023-3-13）。

## 【病例讨论与文献阅读】

关于卵巢卵黄囊瘤的文献多为个案报道，其发生率约占所有卵巢恶性肿瘤的 1%，来源于卵巢生殖细胞，为第二大卵巢生殖细胞恶性肿瘤，仅次于卵巢无性细胞瘤（佘祥东，2017；Kojimahara et al.，2013），以婴幼儿和青少年多见，平均发病年龄约为 22 岁。混合性生殖细胞瘤是指由 2 种或多种生殖细胞来源肿瘤成分构成的肿瘤，更为罕见，95.7% 仅累及单侧卵巢（谢燕 等，2018），以腹部包块增长迅速为特点，同时可伴有腹痛、发热、阴道不规则出血等，以及 AFP 明显升高，与本例患者的发病过程、临床表现及实验室检查相符。本例患者卵巢囊肿发生蒂扭转及破裂，导致其发生急性腹痛。

术前彩色多普勒超声检查诊断卵巢囊肿蒂扭转的敏感性和特异性较高。彩色多普勒超声检查时可存在明显探头触痛，影像学特征包括：囊壁增厚，绳状或麻花状血管蒂。有关卵黄囊瘤扭转破裂的文献较少，目前仅有 1 例急性扭转坏死的报道，患者也因急性腹痛就诊，后经术后病理证实为卵黄囊瘤。本例患者术前超声、CT、MRI 均已完善，且均未能在术前提示有卵黄囊瘤可能，分析其原因包括：①根据影像学检查结果诊断卵黄囊瘤时需结合 AFP 检测来提高准确率，超声检查缺乏特异性。②CT 具有一定特异性，多数表现为边界清晰的囊实性包块，常见内部坏死，实性成分疏松，呈"蛛网状"改变，增强后实性部分呈明显强化，动脉期迂曲血管，横断面扫描"亮点征"较具特异性（王柯懿 等，2023），本病例未行 CT 增强扫描；当肿瘤有实性成分时，行增强扫描可提高诊断准确率。③MRI 多表现为类圆形或不规则肿物，呈实性或囊实性，增强扫描实性部分不均匀强化，实性部分及囊壁内可见迂曲血管影。在对本病例的诊断过程中，对卵黄囊瘤的 MRI 表现认识不足。④本病例因包块中畸胎瘤成分比较典型，从而忽略了实性部分的明显强化方式，影响了对疾病的整体判断。⑤本病例卵巢包块发生蒂扭转的时间长，局部组织缺血坏死，影响了术中肉眼及冰冻病理对包块性质的判定。

卵巢卵黄囊瘤多局限于单侧，由于患者多有生育要求，保留生育功能手术已成为其基本治疗，无论肿瘤分期如何，均可保留子宫和至少一侧卵巢或部分卵巢组织。化疗敏感是卵黄囊瘤的特征之一，术后未行化疗的患者，复发概率显著升高，但多数可经挽救性治疗得以完全缓解（宗璇 等，2020），本例患者共接受 2 次手术，首次行卵巢囊肿剥除术，术中冰冻病理提示卵黄囊瘤样成分，交代病情后，患者家属坚决要求待术后石蜡病理确诊，再行下一步处理。待明确诊断后行保留生育功能手术。

1994 年，Willams 的研究建议术后行 BEP 方案化疗 3 个疗程。2004 年其研究建议对于残留肿瘤较大者，术后须行 4 个疗程 BEP 化疗（Williams，2004）。目前，BEP 化疗已成为一线化疗方案。本例患者根据手术病理分期考虑为左侧卵巢卵黄囊瘤ⅢA1 期，术后 BEP 方案化疗 6 个疗程，患者无明显不良反应。日本学者 Kojimahara 等对 33 例卵黄囊瘤患者进行分析，采用 BEP 化疗的患者的疗程中位数为 5（Kojimahara et al.，2013），这与美国妇科肿瘤学组（Gynecologic Oncology Group，GOG）的建议及 Willams 的研究结果存在差异，但该研究指出，术后化疗的次数不是影响预后的重要因素，Ⅰ～Ⅱ期的生存率为 100%，Ⅲ～Ⅳ期的生存率为 72%。北京协和医院宗璇等回顾性分析了 94 例单纯性卵巢卵黄囊瘤患者，其中位化疗疗程为 5.5 个（范围为 3～10 个），超过 80% 的患者术后化疗疗程≤ 6 个（71 例/88 例）（宗璇 等，2020）。本例患者为年轻女性，急性腹痛起病，行急诊手术，术中发现卵巢囊肿蒂扭转，因术前 AFP 明显异常，术中送冰冻病理提示罕见混合性生殖细胞肿瘤，后续行保留生育功能手术，同时术后给予规范化化疗。

卵巢囊肿蒂扭转急诊手术中发现恶性肿瘤者较为少见，尤其是合并混合性生殖细胞肿瘤，故对于年轻女性，发现盆腔包块伴有急性腹痛者，应警惕卵巢肿物蒂扭转或破裂可能，同时将临床表现与实验室检查、影像学检查相结合，全面考虑，充分术前评估。本病例 AFP 明显升高且难以用影像学提示的畸胎瘤解释，应考虑少见的混合性生殖细胞肿瘤可能。

---

**【专家点评】**

卵黄囊瘤既往称卵巢内胚窦瘤，是较罕见的卵巢生殖细胞恶性肿瘤，发病率低，但恶性程度高，生长迅速，易发生早期转移，因此早期诊断和早期治疗非常关键。大部分卵黄囊瘤患者的临床表现为腹痛及盆腔包块，肿瘤体积一般较大，多累及单侧卵巢，累及双侧卵巢极为罕见。本例患者出现对侧卵巢另见小块游离组织符合卵黄囊瘤。儿童及年轻女性出现腹痛伴腹部包块，须警惕该病，其症状体征无特异性，故须结合其他检查，尤其是其特异性肿瘤标志物血清 AFP，AFP 对诊断、疗效观察及随访复发均有重大意义。影像学检查也是不可忽略的辅助诊断依据，但其特异性不足。目前关于卵黄囊瘤影像学特征的研究主要包括包块超声、CT、MRI 等。病理检查永远是金标准，内胚窦结构（S-D 小体）是该肿瘤的特异性标志（Young et al.，2022）。在临床工作中，要始终有根弦，具有年轻女性、腹痛、盆腔包块和 AFP 升高这四大特征的患者，均应考虑卵黄囊瘤的可能。

卵黄囊瘤多见于儿童及年轻女性，大部分有生育要求，所以在诊治过程中要充分考虑生育情况，生育力的保护很关键。卵巢卵黄囊瘤对化疗敏感，手术联合术后辅助化疗是标准治疗方案，研究表明卵黄囊瘤无论期别早晚，只要对侧卵巢及子宫未被肿瘤累及，有生育需求的患者均应行保留生育功能手术。术后辅助化疗方案首选 BEP 化疗，低危患者建议 3 个疗程，中高危患者建议 4 个疗程，目前关于疗程次数暂无统一标准，也有研究表明术后化疗的次数不是影响预后的重要因素，应根据患者耐受情况、肿瘤指标、有无高危因素等综合决定，根据期别及术中肿瘤破裂等综合因素，给予本例患者术后 6 个疗程化疗，至今无复发迹象。

保留生育功能贯穿于整个疾病诊治过程中，术前、术中及术后生育力的保护均要重视，包括术后的生育指导及辅助生殖等。本例患者目前仍未妊娠，有积极生育要求，不能除外肿瘤本身、手术及术后化疗造成不孕，同时该患者肥胖，除予以生育指导等，仍需对其体重进行长期管理。

对于此类罕见病患者，应多总结分析，查阅最新文献研究，结合患者的情况制订正规、系统、个性化和经济的治疗方案，为患者提供可靠的健康保障。此外，要着重强调生育力保护，使患者不仅能获得健康保障，也让每一位女性患者不失去当母亲的权利。

（北京大学首钢医院　刘莹莹　点评专家　范颖）

## 参考文献

王柯懿，张文渊，肖学红，等，2023. 生殖系统卵黄囊瘤临床及 CT/MRI 特征研究，39（1）：87-90.

谢燕，周园红，李彩虹，等，2018. 卵巢恶性混合型生殖细胞瘤：罕见的四种成分组合. 现代妇产科进展，27（9）：719-720.

佘祥东，2017. 卵巢卵黄囊瘤诊疗进展. 国际妇产科学杂志，44（2）：137-141.

宗璇，杨佳欣，张颖，等，2020. 卵巢卵黄囊瘤的治疗及预后. 生殖医学杂志，29（5）：565-570.

中国优生科学协会肿瘤生殖学分会，2022. 卵巢恶性肿瘤保留生育功能的中国专家共识. 中国实用妇科与产科杂志，38（7）：705-713.

Kojimahara T，Nakahara K，Takano T，et al.，2013. Yolk sac tumor of the ovary：a retrospective multicenter study of 33 Japanese women by Tohoku Gynecologic Caner Unit（TGCU）. Tohoku J Exp Med，230（4）：211-217.

Young R H，Wong A，Stall J N，2022. Yolk sac tumor of the ovary：a report of 150 case and review of the literature. Am J Surg Pathol，46（3）：309-325.

Williams S D，2004. Malignant ovarian germ cell tumors. The United Kingdom：Elsevier Churchill Livingstone.

# 病例 15　老年女性严重盆腔脓肿

## 【病历摘要】

患者女，61 岁。

**主诉**：绝经 9 年，间断右下腹隐痛 3 个月余。

**现病史**：患者于入院前 9 年绝经，绝经后无异常阴道出血及排液史，平素未体检。入院前 2 个月余无诱因出现右下腹隐痛，就诊于社区医院，考虑"肠炎"予以静脉滴注抗生素治疗 9 天，腹痛好转。1 个月前再次感右下腹隐痛，伴尿频，无腹泻、便秘、阴道出血等不适，于社区医院就诊，行超声检查提示子宫肌瘤、附件区占位（具体不详，未见报告单），建议进一步检查。入院前 10 天就诊于我院（北京京煤集团总医院），超声检查提示宫体右侧囊实性占位。腹部及盆腔增强 CT 提示：盆腔偏右侧肿物累及右侧输尿管、右侧梨状肌，考虑卵巢来源，恶性，右肾及输尿管积水，故收入院。自患病以来，患者精神、饮食、睡眠好，近 3 个月体重下降超过 5 kg。

**既往史**：1995 年行左侧股骨骨折手术，手术情况不详，术后恢复好。入院前近 1 个月发现血压升高，口服非洛地平缓释片 5 mg qd，血压波动在（104～150）/（68～91）mmHg。

**月经婚育史**：既往月经规律，17 岁月经初潮，（3～4）天 /30 天，量中，无痛经。52 岁绝经，绝经后无异常阴道出血及排液。G3P1，自然分娩 1 次。宫内节育器避孕，配偶体健。

**家族史**：否认肿瘤家族史。

## 【体格检查】

T 36.2℃，P 94 次 / 分，R 20 次 / 分，BP 131/80 mmHg。体重指数（body mass index，BMI）18.2 kg/m$^2$。生命体征平稳，双肺呼吸音粗，两肺可闻及湿啰音，腹软，无压痛及反跳痛，移动性浊音（－）。右肾区叩痛（＋），右侧输尿管走行区叩痛（＋）。

妇科查体：外阴已婚经产式，阴道通畅，宫颈光滑，宫颈口可见节育器尾丝，盆腔正中偏右侧可触及一实性肿物，直径约 9 cm，活动差，无压痛。宫体、附件触诊不清。三合诊：直肠黏膜内光滑，未及肿物，指套退出无血染。

## 【辅助检查】

血常规（2020-11-21）：WBC 9.2×10$^9$/L，NE% 79.3%，Hb 103 g/L，血小板（platelet，PLT）262×10$^9$/L。

肿瘤标志物（2020-11-21）：CA12-5 76.40 U/ml（↑），CA15-3 20.5 U/ml（↑），鳞癌相关抗原（squamous cancinoma-associated antigen，SCC）4.00 ng/ml（↑）。

妇科超声（2020-11-20）：子宫前位，体积偏小，轮廓清楚，边缘规整，肌层回声均匀，内膜厚 0.3 cm，宫腔内见节育器强回声，下移。宫体右侧可见大小 8.3 cm×6.1 cm×5.5 cm 混合回声包块，边界欠清，与子宫分界不清，内可见较丰富血流信号，呈低阻血流信号，左侧附件区未见明显异常回声。

上下腹＋盆腹腔增强 CT（2020-11-26）：盆腔偏右侧肿物累及右侧输尿管、右侧梨状肌，考虑卵巢来源，恶性；右肾及输尿管积水；肝多发囊肿，肝右叶小钙化灶；副脾；盆腔少量积液。建议进一步 MRI 平扫＋增强扫描。

胸部 CT（2020-11-20）：两肺多发支气管扩张伴感染，左肺下叶肺气肿。

## 【入院诊断】

①腹痛待查—卵巢恶性肿瘤？盆腔炎性疾病？②宫内节育器（下移）。③轻度贫血。④右肾积水。⑤右侧输尿管积水。⑥支气管扩张伴感染。⑦肺气肿（左肺下叶）。⑧高血压。⑨左侧股骨骨折术后。

## 【诊治经过】

入院当日行取环术，取出完整节育器 1 枚。进一步完善影像学检查，盆腔 MRI 增强扫描（2020-11-30，本院）：膀胱充盈差，显示不清，右侧附件区可见不规则混杂信号影，DWI 呈高信号，与宫底、乙状结肠、膀胱界限不清，增强扫描可见不均匀强化，DWI 可见斑片状高信号影；盆腔内未见肿大淋巴结信号。右侧附件区囊实性肿瘤，考虑：恶性，囊腺癌可能性大，病变累及宫底、乙状结肠、膀胱和右侧梨状肌（图 15-1）。

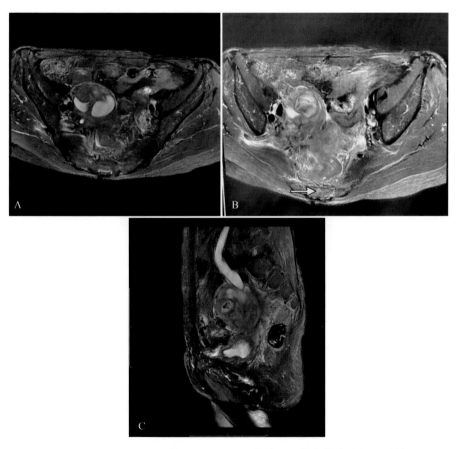

**图 15-1　盆腔 MRI。A.** 冠状面。**B.** 累及乙状结肠（黄色箭头处）。**C.** 纵切面

为明确诊断，2020-12-1 在超声引导下行盆腔肿物穿刺，病理回报：穿刺数条纤维组织，内见大量浆细胞浸润，局灶见炎性渗出坏死组织。

患者有消瘦的临床表现，MRI 提示囊实性肿物，与周围组织界限不清，倾向恶性表现，穿刺病理结果考虑炎性肿物，两者表现不太相符，目前仍不能完全除外恶性可能。病理穿刺考虑炎性肿物，根据患者查体及影像学检查结果，仍不能完全除外恶性可能。肿物压迫或浸润输尿管导致肾盂积水、输尿管积水，继续加重存在患侧肾衰竭问题，手术指征明确。患者住院期间肺部感染症状较重，腹腔镜手术耐受差，风险较高，决定先行抗感染治疗，治疗后观察肿物体积变化，遂于 2020-12-11 开始给予亚胺培南西司他丁钠（泰能）抗感染治疗 1 周（表 15-1）。于 2020-12-15 在超声造影下再次行肿物穿刺术，病理回报：大量浆细胞浸润，局灶见炎性渗出坏死组织。治疗期间，患者体温一直波动在正常范围内，抗感染治疗后患者腹痛症状消失。

**表 15-1　抗感染治疗前后血常规指标的变化**

| 时间 | WBC（$10^9$/L） | Hb（g/L） | NE%（%） | RBC（$10^{12}$/L） | CRP |
|---|---|---|---|---|---|
| 2020-12-10（抗炎治疗前） | 5.2 | 100 | 76.9 | 3.42 | 50.82 |
| 2020-12-18（抗炎治疗后） | 4.5 | 102 | 66.9 | 3.49 | — |
| 2020-12-22 | 6.2 | 109 | 77.7 | 3.73 | — |

2020-12-18 复查盆腔 MRI 增强扫描（图 15-2）：右侧附件区囊实性占位性病变，较 2020-12-3 局部范围略缩小，仍考虑恶性肿瘤，卵巢囊腺癌可能性大。复查超声：右肾肾盂肾盏增宽，最宽约 2.2 cm，输尿管上段增宽，最宽约 0.6 cm，输尿管中远段呈受压状态，与右侧附件包块关系密切，观察欠清。右肾肾盂压迫症状无明显改善。2020-12-22 复查肿瘤标志物：CA12-5 54.1 U/ml，CA15-3 14.5 U/ml，SCC 2.1 ng/ml，较前降低。决定手术探查，右肾肾盂压迫症状无改善，术前拟放置输尿管支架，并与患者及家属交代，如果放置失败，可能需要考虑输尿管再植术或肾盂造瘘术。术前备红细胞悬液 4 IU。

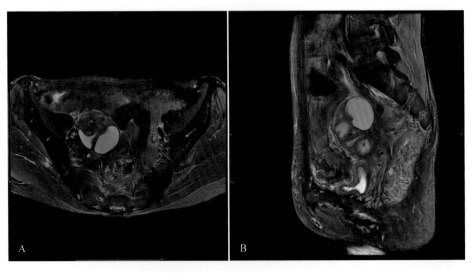

**图 15-2　盆腔 MRI 增强扫描。**抗感染治疗后肿物体积较前略有缩小

2020-12-25 在全身麻醉下行腹腔镜探查。术前行膀胱镜＋输尿管镜＋右侧输尿管支架植入术。术中镜下见大网膜与膀胱表面粘连，超声止血刀打开粘连暴露盆腔，见左侧阔韧带盆壁可见两处直径为 1.5 cm 的腹膜缺损。子宫正常大小，左侧输卵管及卵巢未见异常。右侧附件与肠管、盆侧壁、右侧阔韧带后叶粘连成团，直径 10 cm。钝锐性结合分离粘连暴露右侧附件，分离中见有黄色脓性液体流出，无明显臭味，留取培养。按术前谈话行腹腔镜下联合阴式全子宫切除术＋双侧附件切除术＋盆腔粘连松解术。

自阴道取出子宫及双侧附件示家属后，双侧附件送冰冻病理。病理回报：考虑为炎性病变，待石蜡病理及 IHC。手术顺利。出血约 50 ml。

术后给予静脉滴注头孢米诺（2.0 g q12h）联合静脉滴注奥硝唑（0.5 g，bid）抗感染治疗。术后穿弹力袜。术后 24 h 给予皮下注射依诺肝素钠（4000 U qd）预防下肢静脉血栓；支气管扩张合并肺部感染，给予雾化吸入对症治疗。术后 3 天拔除引流管，术后 6 天正常出院。

术后病理：盆腔肿物（右侧附件）送检组织内见大量浆细胞、淋巴细胞、泡沫样组织细胞，并见卵巢及输卵管组织，考虑为炎性病变。IHC 结果：CD38（＋），CD138（＋），CK（上皮细胞＋），CA125（上皮细胞＋），Ki-67（7%＋）。（全子宫＋左侧附件）萎缩性子宫内膜；慢性宫颈炎伴糜烂；（右、左）侧宫角见大量急慢性炎症细胞浸润，局部脓肿形成。（左侧附件）卵巢未见显著改变；输卵管黏膜下见慢性炎症细胞浸润。IHC 结果：CD138（＋），Ki-67（2%＋），CK（－）。培养结果：大肠埃希菌。

## 【出院诊断】

①右侧输卵管卵巢脓肿。②盆腔炎性疾病。③轻度贫血。④右肾积水。⑤右输尿管积水。⑥高血压。⑦支气管扩张伴感染。⑧肺气肿（左肺下叶）。⑨左侧股骨骨折术后。

## 【随访】

术后患者无明显不适，未见肉眼血尿，偶有尿频、尿急，未再感腰腹部疼痛。术后 2 个月取出输尿管支架，恢复良好。

## 【病例讨论与文献阅读】

盆腔炎性包块是妇科常见的一种疾病，主要是由于女性在发生盆腔脏器炎症后没有得到有效、科学的治疗，从而使得盆腔慢性炎症性组织学改变，最终导致盆腔炎性包块的发生。盆腔脓肿多由盆腔炎性疾病（pelvic inflammatory disease，PID）未得到及时诊治所致，脓液聚集超过自身吸收能力，最终导致脓肿形成，主要包括输卵管积脓、卵巢积脓、输卵管-卵巢脓肿（tubo-ovarian abscesses，TOA）及急性盆腔结缔组织炎所致的脓肿（Terzic et al.，2010）。除妇科原发性 PID 外，盆腔脓肿还可由邻近器官炎症病变（如阑尾炎、克罗恩病、直结肠癌合并癌性穿孔等）所致［盆腔脓肿介入治疗专家共识（2021 年版）］。如果不及时排出，脓液会进一步聚集导致脓肿破溃，细菌入血引起脓毒症、中毒性休克等，严重威胁生命，造成不良预后（李保璇，2021）。

盆腔脓肿最常见的临床表现是腹痛或盆腔疼痛（＞90%），50% 的患者可出现发热，其他常见症状包括阴道脓性分泌物或分泌物增多（28%）、恶心（26%）和异常阴道流血（21%）（Kairys et al.，2021），亦有部分患者发病迟缓，缓慢形成脓肿，症状不明显，甚至无发热。PID 患者可能会因疼痛而影响充分的妇科查体，延误肿块的发现，因此应强调影像学检查的必要性，从而早期发现脓肿形成，尤其是双合诊触诊不满意或抗生素治疗效果不明显者，应完善或复查影像学检查（Chappell et al.，2012）。绝经后盆腔脓肿并不常见，约占盆腔脓肿的 6% ~ 18%，占 TOA 的 2%（Gockley et al.，2019）。相比于育龄期女性，宫内节育器的取出及近期盆腔手术是绝经后 TOA 不可忽视的危险因素（Gil et al.，2020）。绝经后 TOA 合并恶性肿瘤的发生率为 12% ~ 83%（Gockley et al.，2019）。

经阴道超声具有安全、方便、无辐射等优点，是临床诊断盆腔脓肿或炎性肿物的首选影像学检查方法。当超声不能够明确附件区包块性质时，首选 CT 用于鉴别诊断（Revzin et al.，2016）。相较于 CT，MRI 具有较强的分辨率及软组织对比度，可清晰显示女性盆腔脓肿的范围及其与周边组织、器官的关系，在盆腔脓肿的诊断中具有一定优势。由于盆腔脓肿的发病部位较为隐匿，因此易与盆腔内多种占位性病灶混淆。对于发生于卵巢部位的恶性肿瘤，大多数表现为囊实性或囊性，盆腔炎性包块也为囊实性或实性，因此两者有时较难鉴别，不利于诊断（窦美娜，2019）。同时，卵巢恶性肿瘤常见的影像学特征为浸润现象，而盆腔炎性包块也常出现浸润征象，可能造成误诊，从而耽误患者治疗（陈旭，2021）。

盆腔脓肿的最佳治疗方案存在争议。主流观点认为，在盆腔脓肿无破裂征象的情况下，抗生素治疗有效则无须手术干预。由于有效率高，抗生素治疗仍然为目前盆腔脓肿的一线治疗。近年来的研究认为，抗生素无法在脓腔内聚集，单纯使用抗生素往往治疗不彻底，大多数情况下需要借助引流或手术干预［盆腔脓肿介入治疗专家共识（2021 年版）］。

该患者为绝经期女性，间断腹痛后发现盆腔巨大囊实性肿物，伴消瘦病史，临床表现及影像学检查较倾向于恶性肿瘤，但患者无常见的晚期卵巢癌合并腹腔积液的表现，病理穿刺为炎症细胞，且无急性盆腔炎症常见的发热、血象升高表现。如果肿物体积过大，常合并部分组织缺血坏死，若穿刺组织为坏死区域组织，则影响诊断。该患者的诊疗难点主要集中在诊断上，严重盆腔炎性肿物直接行手术探查存在手术难度大、术中组织糟脆、创面大、难以止血、风险较高等问题。若肿物为恶性，肿瘤体积较大，已广泛浸润周围组织，直接手术的难度大且难以达到满意的肿瘤细胞减灭术效果，先行化疗使肿瘤体积缩小后再行手术治疗可达到更好的治疗效果。本例患者的基础疾病较多，肺部感染症状较重，决定先行抗感染治疗后再观察肿物变化情况，抗感染药物直接选用泰能。抗感染治疗后，在超声造影下再次行肿物穿刺活检，结果仍为大量浆细胞，局灶见炎性渗出坏死组织。抗感染治疗后复查 MRI 及超声，肿物体积较前略有缩小，腹痛症状消失，倾向于炎性肿物。经抗感染治疗后，盆腔组织水肿得以减轻，也在一定程度上降低了手术难度。

对于抗感染治疗后的手术时机选择，目前无较好推荐，有报道抗感染治疗 3 天后实施腹腔镜手术可有效减少盆腔脓肿复发。可能的原因包括：早期手术更有利于及时控制腹腔炎症，避免炎性渗出液通过输卵管流入伞端等位置，但其机制仍有待深入分析。但也有研究指出，经过 7 ~ 10 天抗感染治疗后立即实施腹腔镜手术治疗可获得满意疗效，主要原因是此时盆腔充血和组织水肿明显减轻，感染及炎症反应得到有效控制，有助于分离盆腔内粘连及彻底吸净积脓，并有利于清除纤维分隔、脓苔及坏死组织，故能够更好地恢复盆腔解剖结构（郑迅风 等，2012）。

综上所述，对于盆腔脓肿，临床应积极采取个体化治疗，避免严重不良反应的发生，降低远期并发症的影响，提高女性生活质量。

## 【专家点评】

　　严重盆腔感染患者的病程通常较长、经济卫生状况较差，可伴有发热、消瘦、腹痛，故临床表现和影像学特点与恶性肿瘤均有相似性，难以鉴别。因此，可能需要和影像科医生一起认真阅片，必要时借助病理学检查明确诊断。由于炎症组织糟脆，严重盆腔炎性肿物或盆腔脓肿的手术难度较大，术中有时难以完全切除，存在术后再次发病、再次手术的问题。此时，进行充分的抗感染治疗可以一定程度上降低手术难度，但对术者手术技巧的要求仍较高，若术中能较彻底地清除坏死脓性组织，则术后恢复较好，复发概率低。

（北京京煤集团总医院　董晓琳　点评专家　李玲）

## 参考文献

李保璇，2021. 盆腔脓肿诊断及治疗进展 . 现代妇产科进展，30（2）：156.

窦美娜，2019. 妇科急腹症的 CT 与 MRI 诊断的影像学表现及价值分析 . 现代医用影像学，28（5）：1045-1046，1050.

陈旭，2021. 女性盆腔炎性包块的 CT 诊断及临床分析 . 影像研究与医学应用，5（15）：220.

郑迅风，董巨浪，帅建刚，2012. 腹腔镜手术治疗盆腔脓肿的适宜时机探讨 . 实用医学杂志，28（16）：2743-2744.

Kairys N，Roepke C，2021. Tubo-ovarian abscess. Treasure Island（FL）：StatPearls Publishing.

Chappell C A，Wiesenfeld H C，2012. Pathogenesis, diagnosis, and management of severe pelvic inflammatory disease and tuboovarian abscess. Clin Obstet Gynecol，5（4）：893-903.

Revzin M V，Mathur M，Dave H B，et al.，2016. Pelvic inflammatory disease：multimodality imaging approach with clinical-pathologic correlation. Radiographics，36（5）：1579-1596.

Gockley A A，Manning-Geist B L，Boatin A A，et al.，2019. Tubo-ovarian abscesses in postmenopausal women：clinical presentation and outcomes. Maturitas，125：20-26.

Gil Y，Capmas P，Tulandi T，2020. Tubo-ovarian abscess in post-menopausal women：a systematic review. J Gynecol Obstet Hum Reprod，49（9）：101789.

Terzic M，Kocijancic D，2010. Pelvic inflammatory disease：contemporary diagnostic and therapeutic approach. Srp Arh Celok Lek，138：（9-10）：658-663.

# 病例16　恶性肿瘤术后难治性肠梗阻

## 【病历摘要】

患者女，70岁。

**主诉**：子宫内膜癌姑息性手术后5个月，腹胀、恶心1周。

**现病史**：患者因"绝经后阴道淋漓出血2个月余"于2021-2-5行宫腔镜检查＋诊刮术，术后病理为高级别浆液性癌。盆腔MRI等检查提示病变局限于子宫。因患者高龄、合并心房颤动、既往开腹直肠癌手术史等因素，考虑整体耐受力差，经多学科会诊讨论后于2021-3-8行腹腔镜下全子宫及双侧附件切除术（姑息性手术）。术后病理提示：符合恶性肿瘤，高级别浆液性癌，病灶大小3 cm×2 cm×0.7 cm，侵透深肌层达浆膜下，累及子宫下段内膜、宫颈、双侧卵巢及周围软组织、左宫旁、右宫旁，脉管癌栓（＋），神经侵犯（－），双侧宫旁脉管癌栓（＋）。术后拟行化疗＋外照射治疗＋阴道近距离放疗。患者术后进行TC方案（紫杉醇脂质体90 mg＋卡铂400 mg）周化疗（2021-4-9至2021-7-16）共15次。期间监测患者肿瘤标志物升高，影像学检查提示腹膜及肠系膜转移可能，考虑病变进展，请肿瘤内科会诊后考虑更换治疗方案，于2021-8-2给予PD-1治疗。患者自觉腹胀、恶心1周，伴进行性进食困难，偶有少量排便，无排气。

**既往史**：2000年因直肠癌于外院手术治疗，未造瘘；术后未规律复诊，偶有便秘。心房颤动病史10余年，2015年外院曾建议行心脏起搏器植入术，患者拒绝。

**月经婚育史**：既往月经规律，绝经20年。G3P1，1978年顺产一男活婴，行人工流产2次。

**家族史**：否认家族遗传史、肿瘤史。

## 【体格检查】

腹部正中可见纵行瘢痕，长约15 cm，腹部膨隆，未见明显胃肠型及蠕动波，叩诊鼓音，移动性浊音（－），肠鸣音4～5次/分，偶可闻气过水声，触软，无压痛、反跳痛及肌紧张。

妇科查体：外阴：已婚已产式，阴道：通畅，阴道残端愈合良好，盆腔：空虚，未触及异常。

## 【辅助检查】

下腹部CT（2021-8-4）：考虑肠梗阻，腹膜增厚，转移？双肾多发小囊肿，左肾错构瘤？（图16-1）。

上腹部CT（2021-8-4）：小肠梗阻，肝右后上段囊肿可能，右侧小肠可见血供丰富的结节，本次平扫未见明确显示，右心膈角结节，考虑淋巴结可能，下腔静脉介入术后。

## 【入院诊断】

①癌性肠梗阻。②高级别浆液性子宫内膜癌。③子宫术后。④卵巢术后。⑤下肢深静脉血栓形成。⑥直肠恶性肿瘤史。⑦心房颤动。

## 【诊治经过】

入院后立即给予禁食、补液、胃肠减压治疗，患者症状部分缓解。请肿瘤外科会诊，考虑患者肿瘤源性肠梗阻诊断明确，进行手术风险评分、麻醉风险评分、衰弱指数评分、合并症指数评分 4 个方面的评估后，综合考虑患者存在手术禁忌证，无手术适应证，不适合手术，继续保守治疗，必要时应用肠梗阻导管。于 2021-8-20 胃镜引导下放置肠梗阻导管，经胃肠减压、增加肠内营养、抑制消化液分泌及运动、促进肠蠕动等一系列治疗后，患者由肠外营养逐步过渡为肠内营养支持，具体治疗措施见表 16-1。

**表 16-1　具体治疗措施**

| 日期 | 治疗措施 | 症状变化 | 辅助检查 |
|---|---|---|---|
| 2021-8-5 至 2021-8-9 | 开始胃肠减压＋抑酸治疗＋肠外营养＋石蜡油 30 ml tid | 腹胀减轻，无排气排便 | — |
| 2021-8-10 至 2021-8-12 | 同前，增加碘海醇 10 ml bid | — | — |
| 2021-8-13 至 2021-8-14 | 同前 | 排便 600 ml，无排气 | — |
| 2021-8-15 | 同前 | 再次出现恶心、呕吐、反酸症状 | 上下腹 CT，肠梗阻较前好转 |
| 2021-8-16 至 2021-6-19 | 同前 | 腹胀无明显改变 | — |
| 2021-8-20 | 胃镜引导下置入肠梗阻导管＋肠外营养 | — | — |
| 2021-8-21 | 肠梗阻导管＋肠外营养＋石蜡油 | 腹胀明显好转 | — |
| 2021-8-22 至 2021-9-1 | 同前 营养科指导下经口加用匀浆 | 有力气，能适当下床活动 | — |
| 2021-9-2 | 同前 停用肠内营养，艾司奥美拉唑钠（耐信；24 ml/h）泵入抑酸治疗＋凝血酶口服治疗 | 导管内引流液为咖啡样 | 上下腹 CT 提示肠梗阻较前缓解 Hb 93 g/L，凝血功能未见异常 |
| 2021-9-3 至 2021-9-10 | 肠梗阻导管＋全肠外营养＋抑酸治疗＋口服凝血酶 | 引流胃液由咖啡色转为淡黄色 | Hb 无下降 |
| 2021-9-11 至 2021-9-13 | 停用凝血酶 | 无腹胀，引流液淡黄色 | — |
| 2021-9-14 至 2021-9-17 | 营养科指导经口加用短肽制剂，每日能量约 600 kal | 无腹胀，能在楼道活动 | — |

续表

| 日期 | 治疗措施 | 症状变化 | 辅助检查 |
|---|---|---|---|
| 2021-9-18 至 2021-9-31 | 逐渐减少肠外营养，营养科指导加用匀浆（常规型）适当喝水＋米汤，每日能量约 900 kcal | 无腹胀，能在楼道活动 | 上腹部 CT（2021-9-23）：小肠梗阻较前略减轻，肝右后方囊肿可能，腹腔及左侧胸腔积液略增多<br><br>下腹部 CT：考虑肠梗阻，腹膜增厚，转移? 较前略进展<br>盆腔 CT：不完全性肠梗阻，较前无显著改变 |
| 2021-10-1 至 2021-10-17 | 全肠内营养 | 无腹胀，能在楼道活动 | 肿瘤标志物（2021-10-9）：CA12-5 820.8 μmol/L，CA19-9 77.06 μmol/L |
| 2021-10-9 | 拔除肠梗阻导管，全肠内营养 | 无腹胀 | — |

## 【出院诊断】

①癌性肠梗阻。②高级别浆液性子宫内膜癌。③子宫术后。④卵巢术后。⑤下肢深静脉血栓形成。⑥直肠恶性肿瘤史。⑦心房颤动。

## 【随访】

患者改为全肠内营养后出院。随访患者出院后次月再次出现腹胀、恶心、进食困难，未就诊，后患者失访。

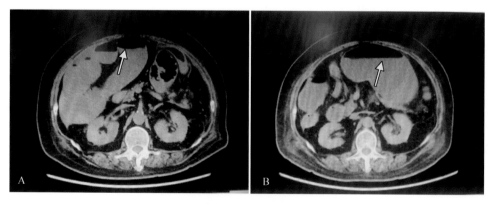

**图 16-1　下腹部 CT。** 小肠增粗及气液平

## 【病例讨论与文献阅读】

癌性肠梗阻（malignant bowel obstruction，MBO）是指原发性或转移性恶性肿瘤本身及其抗肿瘤治疗引起的肠梗阻。MBO 通常是癌症晚期的终末事件，主要表现为腹

痛、恶心、呕吐、进食困难等症状。MBO 常继发于结直肠癌（25%～40%）、卵巢癌（16%～29%）和胃癌（6%～19%）等恶性肿瘤。

　　肠梗阻可能是完全性或不完全性，可发生于一段肠管或多段肠管，小肠梗阻（61%）比大肠梗阻更常见（33%）（Ripamonti et al.，2001）。有报道显示，在妇科恶性肿瘤中，68% 的肠梗阻与肿瘤相关，20% 与粘连相关，12% 病因不明（Kucukmetin et al.，2010）。65% 的 MBO 患者合并肿瘤腹膜转移（Tuca et al.，2012）。本例患者为特殊病理类型的子宫内膜癌（高级别浆液性癌），恶性程度高、死亡率高、预后差。同时，本例患者合并心房颤动、下肢静脉血栓等合并症，因此限制了其进行根治性手术。此外，MBO 继发于晚期子宫内膜癌姑息性手术及化疗后，腹部 CT 明确提示腹膜转移灶，且肿瘤标志物持续升高，考虑梗阻原因与肿瘤进展相关，梗阻部位为小肠。患者出现癌性肠梗阻往往提示进入癌症终末期，治疗目标应为改善症状和生活质量，延长生存时间（于世英 等，2007）。

　　对于癌性肠梗阻的治疗，目前尚无统一的治疗方案（张栋栋 等，2022）。患者通常经历过手术和化疗，肠梗阻会导致消化道症状、水电解质紊乱、营养障碍，甚至恶病质，一般情况不佳，因此治疗需要内科、外科、营养科等多学科协作制订个体化的综合治疗方案。手术治疗并不适用于所有 MBO 患者（Cousins et al.，2016）。本例患者合并多种疾病，发生肠梗阻后，外科团队进行评估后考虑该患者不适宜手术。因此，决定对本例患者采用肠梗阻导管减压配合肠内营养的治疗方式。研究表明，肠梗阻导管减压配合肠内营养可有效缓解肠梗阻症状（Li et al.，2017）。根据本例患者的病情，我们立即给予禁食、胃肠减压、肠外营养支持、抑制消化液分泌等治疗。待患者肠道水肿减轻、主观症状缓解后置入肠梗阻导管减压，并在减压治疗的胃肠段给予适量肠内营养。在营养科与外科指导下参照五阶梯法（陈永兵 等，2022；图 16-2）逐渐调整肠内营养与肠外营养的比例，最终实现全肠内营养并拔除肠梗阻导管。

　　恢复经口进食有助于改善症状、提高生活质量，为后期治疗创造机会。该患者最终能成功实现全肠内营养依赖于个性化的治疗方案和多学科联合治疗。虽然该患者在 1 个月后发生二次肠梗阻，但本次治疗延缓了病情进展，减轻了患者的痛苦，并适当延长生存时间，让患者能更有尊严地生活。

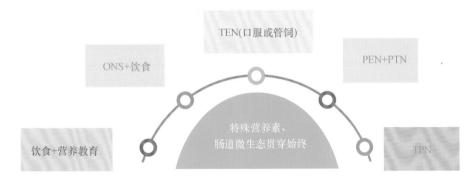

**图 16-2　癌性肠梗阻五阶梯营养治疗**。ONS，口服营养补充；TEN，全肠内营养；PEN，部分肠内营养；PPN，部分肠外营养；TPN，全肠外营养

【专家点评】

　　妇科肿瘤患者发生肠梗阻后通常涉及多学科领域，需要多学科团队医生协同合作。治疗的目标是延长患者生命、减少患者痛苦症状和最大限度地提高其生活质量。目前并没有针对 MBO 的统一治疗方案，需要根据患者的身体状态、经济情况及意愿等综合评估，权衡利弊，制订出个性化诊疗方案。在治疗过程中，应同时给予患者一定的支持治疗和心理治疗，从而更好地提高患者的生存质量。

　　虽然很多指南并不建议患者继续化疗，但在肠梗阻症状缓解后添加小剂量周化疗有助于控制肿瘤进展，延长患者生命。但是，癌症晚期患者通常营养状态较差，用药前应充分考虑患者的预期及耐受性。此外，终末期癌症患者常经历多线化疗，常规药物化疗可能效果欠佳，需评估患者风险 / 获益后决定是否进行化疗。

（北京世纪坛医院　　池晶晶　　点评专家　　白文佩　　顾蓓）

## 参考文献

陈永兵，于恺英，饶本强，等，2020. 癌性肠梗阻内科治疗的 "6 字方针". 肿瘤代谢与营养电子杂志，7（2）：141-144.

于世英，秦叔逵，谢广茹，等，2007. 晚期癌症患者合并肠梗阻治疗的专家共识. 中华肿瘤杂志，29（8）：637-640.

张栋栋，郭鹏，李小平，2022. 妇科恶性肿瘤肠梗阻的治疗进展. 肿瘤预防与治疗，35（5）487-492.

Cousins S E，Tempest E，Feuer D J，2006. Surgery for the resolution of symptoms in malignant bowel obstruction in Advanced gynaecological and gastrointestinal cancer. Cochrane Database Syst Rev，2016（1）：CD002764.

Kucukmetin A，Naik R，Galaal K，et al.，2010. Palliative surgery versus medical management for bowel obstruction in ovarian cancer. Cochrane Database Syst Rev，2010（7）：CD007792.

Li D，Du H，Shao G，et al.，2017. Application of small intestine decompression combined with oral feeding in middle and late period of malignant small bowel obstruction，Oncol Lett，14（1）：180-184.

Tuca A，Guell E，Martinez-Losada E，et al.，2012. Malignant bowel obstruction in advanced cancer patients：epidemiology，management，and factors influencing spontaneous resolution. Cancer Manag Res，4：159-169.

Ripamonti C，Twycross R，Baines M，et al.，2001. Clinical-practice recommendations for the management of bowel obstruction in patients with end-stage cancer. Supportive Care in Cancer，9（4）：223-233.

# 病例 17　输卵管癌伴脾转移

## 【病历摘要】

患者女，61 岁。

**主诉：**绝经 13 年，下腹隐痛半个月，阴道出血 1 周。

**现病史：**患者自然绝经 13 年，绝经后无阴道出血、排液及白带增多等不适。于入院前半个月无诱因感下腹坠痛，入院前 1 周间断出现阴道褐色分泌物，无异味，无腹痛，遂就诊于北京某三级医院，行妇科超声提示：子宫内膜 0.2 cm，子宫后方不均低回声 4.3 cm×3.6 cm，局部与子宫后壁肌层分界不清，考虑来源左侧附件区可能性大。遂就诊于我院（首都医科大学附属北京世纪坛医院）妇科门诊，查体：左侧附件区可扪及直径约 7 cm 的囊实性包块，位于子宫左上方，与子宫关系密切，活动欠佳，无压痛。进一步行盆腔 MRI 提示：宫底左后方囊实性占位病变，囊性成分考虑曲张输卵管，恶性不除外，卵巢起源可能性大。查肿瘤标志物 CA12-5 523.1 U/ml，为进一步治疗，以"盆腔包块性质待查——卵巢恶性肿瘤？输卵管恶性肿瘤？"收入院。患者一般情况好，饮食、睡眠正常，二便如常，体重无明显变化。

**既往史：**高血压 10 年，口服硝苯地平（拜新同）治疗，血压最高 140/100 mmHg，平素血压（120～130）/90 mmHg。

**月经婚育史：**绝经 13 年。G2P1，阴道分娩 1 女，体健，人工流产 1 次，适龄结婚，配偶体健，既往工具避孕。

**家族史：**母亲患胰腺癌，否认家族遗传病，否认妇科肿瘤家族史。

## 【体格检查】

身高 160 cm，体重 90 kg，BMI 35.15 kg/m$^2$。

妇科检查：外阴：已婚已产型；阴道：通畅，见少量暗红色分泌物；宫颈：光滑，接触性出血（－）；宫体：前位，正常大小，质中，活动欠佳，无压痛；附件：左侧附件区可扪及直径约 7 cm 的囊实性包块，位于子宫左上方，与子宫关系密切，活动欠佳，无压痛，右侧附件区未及异常包块及压痛。三合诊：直肠光滑，宫旁无增厚，指套无血染。

## 【辅助检查】

血常规：WBC $8.02×10^9$/L，NE% 72.3%，Hb 130 g/L，PLT $256×10^9$/L。

肿瘤标志物：CA12-5 863.7 U/ml（↑），CA19-9 4.7 U/ml，CA15-3 57.7 U/ml（↑），CEA 3.49 ng/ml，SCC 1.0 ng/ml，AFP 2.89 ng/ml。

生殖激素：FSH 8.49 mIU/ml，LH 4.17 mIU/ml，$E_2$ 53 pg/ml，孕酮（progesterone，P）0.4 ng/ml，睾酮（testosterone，T）0.15 ng/ml，催乳素（prolactin，PRL）9.27 ng/ml。

生化检查：谷丙转氨酶 18 U/L，谷草转氨酶 16 U/L，总蛋白 69.5 g/L，白蛋白 39.6 g/L，葡萄糖 5.63 mmol/L，肌酸激酶 100 U/L。

妇科三维超声：子宫左后方可见一囊实性包块，大小 5.4 cm×3.9 cm×3.7 cm，实性部分大小 3.6 cm×2.8 cm，与子宫后壁分界不清。CDFI 示其内可见血流信号，与子宫后壁相交通，RI：0.57。超声提示：子宫左后方囊实性占位（图 17-1）。

超声造影：符合盆腔恶性病变超声造影表现，考虑左侧卵巢及输卵管占位性病变，不排除转移（图 17-2）。

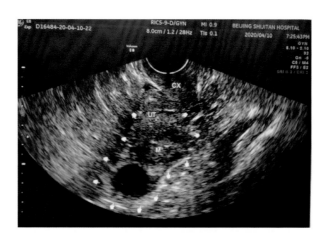

图 17-1　妇科三维超声

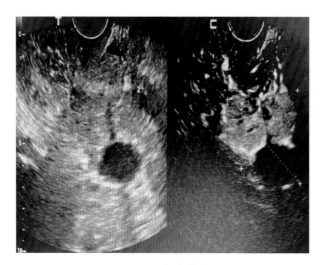

图 17-2　超声造影

上腹部 CT：脾局部异常密度灶，考虑转移可能；肝低密度灶。

下腹部 CT 增强：未见明确异常改变。

胸部 CT：右下肺微小结节，建议定期复查。

数字全消化道造影：胃窦炎；心影稍大。

PET-CT（图 17-3）：①宫底左后上方代谢异常增高灶，考虑为恶性病变，附件来源可能性大；直肠子宫陷凹代谢异常增高结节，考虑为转移；脾代谢异常增高灶，考虑为转移。②肝未见明确异常代谢增高灶。③右上颌牙槽慢性炎，颈部炎性小淋巴结。④右下腹肠系膜良性小淋巴结。

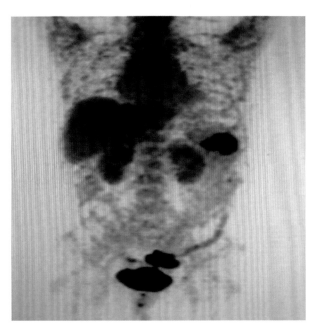

图 17-3　PET-CT

## 【入院诊断】

①盆腔肿物——卵巢恶性肿瘤？输卵管恶性肿瘤？②脾继发恶性肿瘤。③腹膜继发恶性肿瘤。④绝经后出血。⑤绝经期。⑥肥胖。⑦高血压 1 级。

## 【诊治经过】

入院后完善相关检查，经全科讨论及外科、麻醉科会诊，考虑手术指征明确，无手术禁忌证。于 2020-4-22 在全身麻醉下行开腹肿瘤细胞减灭术（全子宫及双侧附件切除术＋盆腔淋巴结清扫术＋腹主动脉旁淋巴结清扫术＋脾切除术＋大网膜切除术＋肝圆韧带切除术＋阑尾切除术＋盆腔粘连松解术＋腹壁输液港置入术），术中联合腹腔热灌注化疗（hyperthermic intraperitoneal chemotherapy，HIPEC；多西他赛 120 mg ＋顺铂 120 mg）60 min。术中见（图 17-4）：盆腹腔内未见明显腹腔积液，留取盆腔冲洗液约 200 ml；子宫萎缩；左侧附件区卵巢及输卵管致密粘连成团，范围 4 cm×3 cm，与子宫左后壁致密粘连，切除左侧附件送术中冰冻病理：倾向高级别浆液性癌，可疑输卵管来源；直肠子宫陷凹可触及一直径约 1 cm 的病灶，质地糟脆；乙状结肠与盆壁粘连。探查左侧闭孔可触及肿大淋巴结，右侧髂总动脉及腹主动脉旁可及肿大淋巴结，阑尾表面可见散在粟粒样病灶，范围 2 cm×1 cm，脾区可触及大小 4 cm×5 cm 的质硬病灶。大网膜未见明显异常，升结肠肝曲、肝、胆、胃表面均未见明显肿瘤结节；双侧膈肌腹膜未触及肿瘤结节。手术过程顺利。术中出血 800 ml，输注白蛋白 30 g，输注血浆 800 ml，悬浮红细胞 4 U，留置盆腔引流管、脾区引流管共 2 根。术毕无肉眼残留病灶。

术后病理回报：（左侧附件）符合女性生殖系统源性恶性肿瘤，浆液性癌，高级别，倾向输卵管来源；侵犯输卵管肌壁；脉管内瘤栓（＋）；卵巢未见异常。（后穹隆病灶）纤维结缔组织中可见高级别浆液性癌组织。（大网膜＋脾）纤维脂肪组织中可见中分化腺

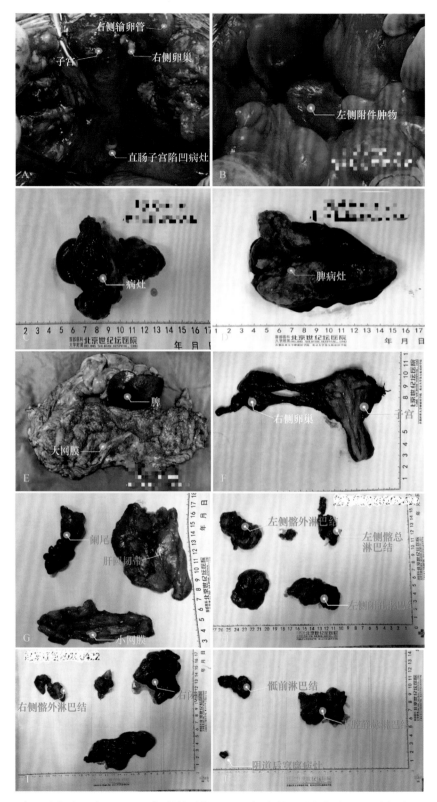

**图 17-4** **A.** 直肠子宫陷凹病灶。**B.** 左侧附件肿物。**C.** 左侧附件及肿物标本。**D.** 脾标本。**E.** 脾及大网膜标本。**F.** 全子宫及右侧附件标本。**G.** 阑尾、肝圆韧带及小网膜标本。**H.** 左侧盆腔淋巴结标本。**I.** 右侧盆腔淋巴结标本。**J.** 骶前淋巴结、下腔静脉淋巴结及阴道后穹隆病灶标本

癌浸润，伴乳头形成，坏死；侵犯脾实质；淋巴浆细胞浸润（＋）；脉管瘤栓（＋）；神经侵犯（－），符合高级别浆液性癌。（阑尾）慢性阑尾炎。（小网膜）脂肪组织。（肝圆韧带）脂肪组织。（子宫＋右侧附件）萎缩宫内膜，慢性宫颈炎，右侧卵巢和右侧输卵管未见肿瘤，右侧附件系膜可见一个 1.5 cm 的平滑肌瘤结节。盆腔淋巴结和腹主动脉旁淋巴结未见转移癌。（左、右侧骨盆韧带）纤维、脂肪和血管。（腹腔灌洗液）找到肿瘤细胞，结合形态和 IHC 结果，符合浆液性癌。

患者术后恢复好，经全科讨论，考虑患者为输卵管高级别浆液性癌ⅣB 期，建议术后行以铂类为主的系统化疗，术后分别于 2020-5-13 予紫杉醇 330 mg ＋卡铂 600 mg 腹腔化疗，2020-6-3 予紫杉醇 300 mg ＋卡铂 600 mg 腹腔化疗，2020-6-24 予紫杉醇 300 mg ＋卡铂 600 mg 腹腔化疗，2020-7-15 予紫杉醇 300 mg ＋卡铂 600 mg 腹腔化疗，2020-8-5 予紫杉醇 300 mg ＋卡铂 600 mg 腹腔化疗，2020-8-26 予紫杉醇 300 mg ＋卡铂 600 mg 腹腔化疗，共 6 个疗程。术后 CA12-5 下降良好（图 17-5）。

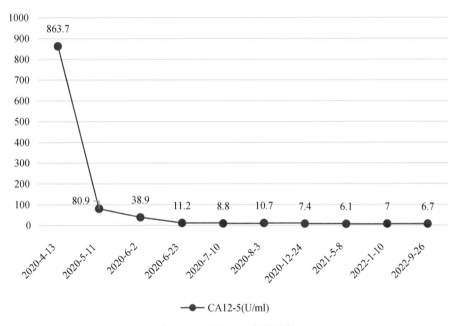

**图 17-5 CA12-5 变化趋势**

## 【出院诊断】

①输卵管高级别浆液性癌ⅣB 期。②脾继发恶性肿瘤。③阑尾继发恶性肿瘤。④绝经期。⑤肥胖。⑥高血压 1 级。

## 【术后随访】

患者术后定期复查，盆腔 MRI、妇科超声、肿瘤标志物均未提示异常。末次随访时间 2022-11-23，复查盆腔 MRI（图 17-6）提示：①输卵管恶性肿瘤术后复查，较前相仿；②双侧腹股沟区多发淋巴结，较前相仿。余较前无显著改变。CA12-5 7.1 U/ml。

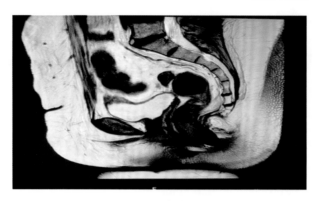

图 17-6　盆腔 MRI

## 【病例讨论与文献阅读】

在临床诊断方面，本例患者为绝经后女性，以"阴道出血、腹痛、盆腔包块"为主要表现，诊治过程中应高度怀疑女性生殖系统来源恶性肿瘤。根据患者病史、查体及辅助检查结果，高度怀疑盆腔肿物为卵巢 / 输卵管恶性肿瘤。为明确盆腔肿物性质及病变累及范围，应进行全身评估。本例患者上腹部 CT 发现脾局部异常密度灶，考虑转移可能。由于卵巢癌 / 输卵管癌伴脾实质转移较为少见，为明确病变性质以决定术中是否联合脾切除，进一步行 PET-CT 发现宫底左后上方代谢异常增高灶，考虑为恶性病变，附件来源可能性大；直肠子宫陷凹代谢异常增高结节，考虑为转移；脾代谢异常增高灶，考虑为转移。综上，考虑患者诊断：①盆腔肿物——卵巢恶性肿瘤？输卵管恶性肿瘤？②脾继发恶性肿瘤；③腹膜继发恶性肿瘤。

在手术决策方面，根据当时的最新指南［《2020 NCCN 卵巢癌包括输卵管癌及原发性腹膜癌临床实践指南（第 1 版）》解读（卢淮武　等，2020）及《FIGO 2018 妇癌报告》——卵巢癌、输卵管癌、腹膜癌诊治指南解读（李晶　等，2019）］，对于晚期卵巢癌 / 输卵管癌患者，在病情允许的情况下，应首选手术治疗，包括切除全子宫、双侧输卵管及卵巢、大网膜，并尽最大努力实现满意的肿瘤细胞减灭术，可根据需要切除肠管、阑尾、脾、胆囊、部分肝、部分胃、部分膀胱、胰尾、输尿管及剥除膈肌和其他腹膜。对于本例患者，术前经全科讨论及外科、麻醉科会诊，经过全面评估，考虑手术指征明确，在 MDT 团队支持下，考虑可以达到满意的肿瘤细胞减灭术，建议行初次肿瘤细胞减灭术。该例患者手术范围包括全子宫及双侧附件切除术＋盆腔淋巴结清扫术＋腹主动脉旁淋巴结清扫术＋脾切除术＋大网膜切除术＋肝圆韧带切除术＋阑尾切除术，最终达到了满意的肿瘤细胞减灭。

在辅助治疗方面，本例患者还选择术中同时行 HIPEC。根据妇科恶性肿瘤腹腔热灌注化疗临床应用专家共识（2019）（林仲秋，2019），推荐 HIPEC 用于预防和治疗妇科肿瘤的腹腔种植转移，其中包括卵巢癌初次肿瘤细胞减灭术后，尤其适用于晚期患者。已有充分的证据显示，腹腔化疗可改善卵巢癌患者的预后（van Driel et al.，2018；Armstrong et al.，2006）。在美国妇科肿瘤学组（GOG）172 试验及其二次分析中，腹腔化疗能为卵巢癌患者带来至少 10 年的生存获益（Tewari et al.，2015）。此外，每增加 1 次腹腔化疗，卵巢癌患者的死亡风险可减小 12%，尤其是对于已接受满意的肿瘤细胞减灭术的患者（Tewari et al.，2015）。因此，本例患者术后选择以铂类药物为主的腹腔化疗方案。

## 【专家点评】

在输卵管癌中，浆液性癌是最常见的类型，90% 以上的输卵管癌是浆液性癌或高级别子宫内膜样腺癌，其他类型肿瘤很少见。输卵管癌与卵巢癌的临床表现相似，难以在术前明确区分。输卵管癌的治疗原则、手术范围与分期均与卵巢癌相同。术前评估极为重要，应由妇科肿瘤医生、外科医生、麻醉医生等组成的肿瘤多学科团队进行充分评估，评估内容应包括患者的肿瘤负荷评估、安全性评估及耐受性评估。在评估可以达到满意的肿瘤细胞减灭的情况下，可以行初次肿瘤细胞减灭术，否则应考虑先给予 3～4 个疗程的新辅助化疗，之后进行间歇性肿瘤细胞减灭术。患者在初治时已出现脾转移，术前经肿瘤多学科团队评估，考虑可以达到满意的肿瘤细胞减灭。所以做出如下临床决策：择期行开腹肿瘤细胞减灭术（联合脾切除术）＋ HIPEC。在肿瘤多学科团队的共同努力下，术中达到满意的肿瘤细胞减灭，使患者得到最大获益。

此外，本病例还有一点值得思考：患者在完成术后 6 个疗程的规范化疗后，已达到完全缓解，是否可选择维持治疗？根据最新的《2023 NCCN 卵巢癌包括输卵管癌及原发性腹膜癌临床实践指南（第 1 版）》，部分新诊断的 Ⅱ～Ⅳ 期高级别浆液性癌在手术和以铂类药物为基础的一线治疗后达到完全缓解或部分缓解，接受多腺苷二磷酸核糖聚合酶［poly（ADP-ribose）polymerase，PARP］抑制剂维持治疗可能获益。但是，针对输卵管癌维持治疗的报道较为罕见，尤其是在 2020 年本例患者完成初次治疗时，对于输卵管癌的维持治疗方案尚无定论。此外，由于经济原因，患者没有进一步完成基因检测，所以该例患者化疗达到完全缓解后未给予维持治疗。

（北京世纪坛医院　杨慕坤　点评专家　白文佩　赵率红）

## 参考文献

李晶，吴妙芳，林仲秋，2019.《FIGO 2018 妇癌报告》——卵巢癌、输卵管癌、腹膜癌诊治指南解读. 中国实用妇科与产科杂志，35（3）：304-314.

林仲秋，2019. 妇科恶性肿瘤腹腔热灌注化疗临床应用专家共识（2019）. 中国实用妇科与产科杂志，35（2）：194-201.

卢淮武，霍楚莹，许妙纯，等，2020.《2020NCCN 卵巢癌包括输卵管癌及原发性腹膜癌临床实践指南（第 1 版）》解读. 中国实用妇科与产科杂志，36（4）：340-348.

Armstrong D K，Bundy B，Wenzel L，et al.，2006. Gynecologic oncology：intraperitoneal cisplatin and paclitaxel in ovarian cancer. N Engl J Med，354（1）：34-43.

Tewari D，Java J J，Salani R，et al.，2015. Long-term survival advantage and prognostic factors associated with intraperitoneal chemotherapy treatment in advanced ovarian cancer：a gynecologic oncology group study. J Clin Oncol，33（13）：1460-1466.

van Driel W J，Koole S N，Sikorska K，et al.，2018. Hyperthermic intraperitoneal chemotherapy in ovarian cancer. N Engl J Med，378（3）：230-240.

# 病例 18 46，XY 单纯性腺发育不全伴卵巢肿瘤

## 【病历摘要】

**主诉：** 16 岁无月经来潮，发现左侧卵巢肿物 16 天。

**现病史：** 患者 16 岁无月经来潮，否认由精神刺激、环境改变、体重增减等因素导致，无周期性腹痛，嗅觉正常。2020-8-3 就诊于某三甲医院，查体女性第二性征发育正常，经腹＋经直肠超声提示：左侧附件区实性肿物（性质待定），直径 3～4 cm。2020-8-7 于外地某三甲医院查生殖激素：FSH 80.29 mIU/ml，LH 46.41 mIU/ml，$E_2$ 33.66 pg/ml，P 0.35 ng/ml，T 0.57 ng/ml，PRL 17.68 ng/ml。2020-8-13 就诊于我院（首都医科大学附属北京世纪坛医院），查生殖激素：FSH 94.30 mIU/ml，LH 32.93 mIU/ml，$E_2$ 56.00 pg/ml，P 0.22 ng/ml，T 0.55 ng/ml，PRL 7.24 ng/ml，AMH 3.83 ng/ml。肿瘤标志物均正常。经直肠超声提示：左侧附件区偏高回声（畸胎瘤可能？）。2020-8-14 于我院行盆腔 MRI 平扫＋增强检查，考虑：左侧附件占位，卵泡膜纤维瘤可能性大。2020-8-19 患者为进一步诊治，以"左侧卵巢肿物性质待查？原发性闭经"收入院。病程中，患者无腹痛、发热、肛门坠胀、尿频、阴道分泌物增多等不适，食纳睡眠可，大小便正常，体重无明显改变。

**既往史：** 既往体健，否认内外科慢性病史；否认传染病史；否认手术外伤及输血史；否认药物过敏史。个人史无特殊。

**月经婚育史：** 尚无月经来潮，未婚未育，无性生活，家庭和睦。

**家族史：** 父母体健，独生女，否认家族遗传病及恶性肿瘤病史。

## 【体格检查】

T 36.5℃，P 78 次 / 分，R 18 次 / 分，BP 112/72 mmHg。身高 172 cm。体重 50 kg，BMI 16.9 $kg/m^2$。心肺腹查体（－），毛发分布正常，乳房发育 V 级，四肢修长，双下肢无水肿。

妇科检查（肛查）：外阴：发育正常，未婚型，处女膜无闭锁。阴道：细棉签探阴道深约 7 cm。宫体：中位，偏小，质中，活动度可，压痛（－）。附件：左侧附件区可及直径约 4 cm 的囊实性包块，质中，活动可，无压痛，右侧附件区未触及包块，无压痛。

## 【辅助检查】

经腹＋经直肠超声检查（2020-8-3，外院）：宫体大小 3.8 cm×2.7 cm×4.0 cm，内膜厚 0.39 cm；右侧卵巢大小 0.7 cm×1.3 cm，内部较均质，未见明显窦卵泡回声；左侧附件区见 3.3 cm×5.2 cm×3.7 cm 低回声实性肿物，界清，内部回声较均质，可见多个点状

强回声弥漫分布，部分伴彗尾征，内部中央部偏下方见一强回声分隔，分隔粗细不均匀，CDFI：分隔及囊内部略为丰富点棒状血流信号。考虑：①左侧附件区实性肿物，性质？②子宫、右侧附件区未见异常。

经直肠超声（2020-8-13，我院）：子宫后位，大小 3.6 cm×3.1 cm×3.3 cm，肌壁回声均匀，内膜厚约 0.57 cm，宫腔内未见明显异常；右侧卵巢大小 2.1 cm×1.4 cm×1.0 cm，左侧附件区可见一偏高回声区，范围 4.1 cm×3.5 cm×2.9 cm，其内可见分隔，CDFI 示其内及周边可见血流信号（图 18-1）。考虑：左侧附件区偏高回声区（畸胎瘤可能）。

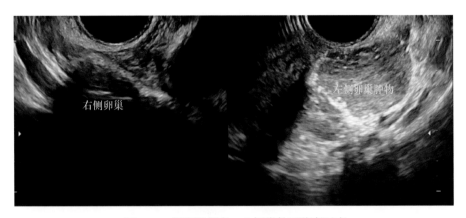

**图 18-1　经直肠超声。** 左侧附件区偏高回声

盆腔 MRI 平扫＋增强检查（2020-8-14，我院）：左侧附件区可见一实性肿块，呈稍低 T1 稍高 T2 信号，大小 3.0 cm×4.2 cm，其内见点片状 T2 高信号，边界清，DWI 序列呈高信号，表观弥散系数（apparent diffusion coeffecient，ADC）减低，动态增强示肿瘤各期呈轻度异常对比强化。右侧附件区未见明确异常对比强化信号。双侧卵巢静脉未见异常增粗。盆腔及双侧腹股沟区未见肿大淋巴结。子宫呈后屈位，内膜不厚，结合带连续，肌层未见异常信号，浆膜面连续。膀胱及直肠未见异常增强。盆腔见少许积液。骶管内见小类圆形低 T1 高 T2 异常信号（图 18-2）。考虑：①左侧附件占位，卵泡膜纤维瘤可能性大；②盆腔积液；③骶管小囊肿。

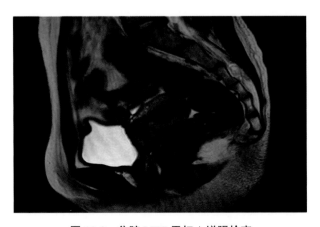

**图 18-2　盆腔 MRI 平扫＋增强检查**

## 【入院诊断】

①左侧卵巢肿物性质待查：性索间质肿瘤？生殖细胞肿瘤？②原发性闭经。

## 【诊治经过】

入院后完善泌尿系统超声检查、心脏彩超、腹部超声及鞍区平扫＋增强检查，结果均未见异常。考虑患者为原发性闭经，进一步行染色体核型检测（检测周期较长，术前检测结果未归）。人绒毛膜促性腺激素（human chorionic gonadotropin，hCG）6.5 mIU/ml。

患者有行腹腔镜探查术的适应证：附件区囊实性肿物、原发性闭经。遂于2020-8-24在全身麻醉下行腹腔镜探查术＋左侧卵巢肿物切除术＋盆腹腔腹膜多点活检术＋大网膜活检术，术中见：盆腔未见腹腔积液，子宫偏小，外观正常，表面光滑，左侧卵巢呈囊实性整体增大，直径约4 cm，表面可见一直径约0.5 cm的菜花样病灶，左侧输卵管外观未见明显异常；右侧卵巢外观条索状，大小0.8 cm×0.5 cm，右侧输卵管匍匐其上，外观未见明显异常；回盲区与右侧前腹壁粘连，探查余盆腹腔未见异常（图18-3）。

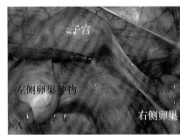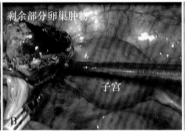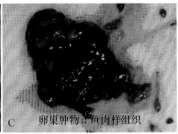

**图18-3　腹腔镜术中所见及切除标本**

留取腹腔灌洗液。取左侧卵巢表面病灶送冰冻病理回报：挤压的卵巢皮质，其中可见砂砾体和两小巢肿瘤（形态比较符合性索间质细胞来源，颗粒细胞瘤？），需石蜡明确。由于患者年轻，活检的病灶组织较少且没有明确的恶性证据，故手术非常慎重，结合术前超声表现，我们选择沿卵巢病灶基底部切除范围为4 cm×2 cm×2 cm的肿物，将肿瘤放置于取物袋中取出，再次送冰冻病理检查。因肿物质软、糟脆似鱼肉样，切除过程中部分破裂，以大量蒸馏水冲洗盆腹腔。再次冰冻病理结果：小细胞肿瘤伴砂砾体；性索间质肿瘤/高钙小细胞肿瘤/生殖细胞来源的肿瘤。向患者家属交代病情，遂行保留生育功能的分期术（完整切除左侧卵巢肿物，未见明显卵巢组织；活检膀胱表面腹膜、左右盆腔腹膜、直肠子宫凹腹膜、左右结肠旁沟腹膜及大网膜）。

术后病理大体描述：(左侧卵巢肿物) 灰粉灰褐色碎组织一堆，总体积5 cm×4 cm×2 cm，大者2.5 cm×2 cm×1 cm，切面灰粉富有光泽、实性、质中、细腻。病理诊断：(左侧卵巢肿物) 肿瘤和少许卵巢皮质（浸润），肿瘤细胞由两种成分构成，一部分为生殖细胞，瘤细胞团索之间有纤维间质，呈圆形或类圆形；核位于中心，核膜较清楚，有小核仁，伴钙化；另一小部分为性索衍生物，肿瘤细胞呈花环样，排列成小的圆形空腔，腔内无定型透明的嗜酸性物质。符合混合性生殖细胞肿瘤（以无性细胞瘤为主，部分为性腺母细胞瘤）。注：两者之间免疫组化染色有重叠，但 Ki-67 指数偏高，无性细胞瘤常伴发性腺母细胞瘤（图 18-4）。直肠子宫陷凹腹膜、右侧盆腔腹膜、左侧结肠旁沟腹膜、右侧直肠膀胱腹膜、左侧盆腔腹膜、膀胱表面腹膜及大网膜活检病灶均未见肿瘤。

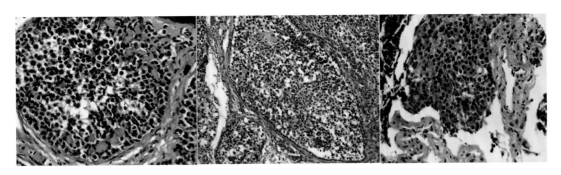

**图 18-4　左侧卵巢肿物镜下图**

　　外院病理会诊结果：符合性母细胞瘤伴无性细胞瘤。腹腔灌洗液细胞学诊断：未见肿瘤细胞。2020-9-1 染色体核型分析结果回报：46，XY。

　　术后治疗及建议：①影像学全面评估；②二次手术切除右侧性腺＋左侧输卵管；③建议针对性腺肿瘤进一步予术后化疗；④决定社会性别方向（女性）后可进一步行长期性激素补充治疗，有需要时行辅助生殖（供卵、体外受精-胚胎移植）；⑤终身随访。

**【出院诊断】**

　　① 46，XY 单纯性腺发育不全。②左侧卵巢性腺母细胞瘤伴无性细胞瘤 I C2 期。③原发性闭经。④女性盆腔粘连。

**【随访】**

　　患者于 2020-10 于外院行腹腔镜手术，切除右侧性腺＋左侧输卵管，并再次行腹膜活检，病理回报：右侧卵巢符合性腺母细胞瘤表现，双侧输卵管未见显著改变，腹膜未见肿瘤。患者于当地医院定期门诊随访，并接受长期性激素补充治疗，无肿瘤复发现象及不适症状。

**【病例讨论与文献阅读】**

　　46，XY 单纯性腺发育不全又称 Swyer 综合征，属于性发育异常分类中的一种性腺发育异常，发病率约 1/100 000。染色体核型为 46，XY 的个体发育为男性需要两个条件：睾丸决定因子促使睾丸的形成，睾丸分泌 AMH 和雄激素（AMH 抑制输卵管和子宫的发育，雄激素经 5α 还原酶转化为双氢睾酮后促使男性外生殖器发育）。但是，由于某些因素的影响，性腺在胚胎早期完全没有发育，不产生 AMH 和雄激素，因而输卵管和子宫的发育未受到抑制，男性外生殖器也不能发育（Jorgensen et al.，2010）。46，XY 单纯性腺发育不全的临床特点包括：社会性别均为女性，多为原发性闭经；生长和智力正常，上肢长，指距大于身高；阴毛、腋毛无或稀少，乳房不发育；内、外生殖器发育幼稚，有输卵管、子宫和阴道，使用人工周期可有月经来潮；实验室检查 FSH、LH 显著高于正常水平，$E_2$ 减低；血染色体核型分析结果为 46，XY；骨龄与实际年龄基本相符，骨密度低于同龄人（蒋建发 等，2015）。

国内学者报道了 10 例 46，XY 单纯性腺发育不全患者，均行剖腹探查术或腹腔镜探查术，术中均可见发育不良的子宫、正常或发育欠佳的输卵管（其中 1 例左侧输卵管缺如），以及条索状性腺组织；所有患者接受条索状性腺组织及输卵管切除术，性腺病理结果为原始睾丸组织；术后给予性激素替代治疗，以促进第二性征的发育和月经来潮，预防骨质疏松症的发生。2 例患者在术后激素替代治疗的第 2 个月月经来潮，1 例在术后半年月经来潮，1 例阴道定期有粉色分泌物，所有患者的身高均有不同程度的增加，第二性征均有发育，乳房达 Ⅱ～Ⅳ 级，阴毛、腋毛略有生长（郁琦 等，2006）。因此，46，XY 单纯性腺发育不全的治疗包括手术切除性腺以预防性腺肿瘤、激素替代治疗以促进女性第二性征的发育和预防骨质疏松。激素替代治疗的用药方案参照人工周期用药方法：戊酸雌二醇 2～4 mg/d，10～14 天后加用孕激素（如黄体酮胶囊 200 mg/d 或地屈孕酮 20 mg/d）。对无生育要求的患者，激素替代治疗可持续至自然绝经年龄。有生育要求者，可通过供卵和体外受精-胚胎移植成功妊娠（黄禾 等，2016）。

性腺母细胞瘤由生殖细胞与不成熟支持细胞或粒层细胞的性索细胞混合构成，间质常出现黄素化和缺乏 Reinke 结晶的 Leydig 样细胞，可以被认为是原位恶性生殖细胞肿瘤。临床特征包括：①主要见于性腺发育不全和染色体核型异常的患者，90% 的患者含有 Y 染色体，肿瘤也可发生于外观正常的卵巢，伴有 46，XY 核型；②可发生于任何年龄，青少年多见，平均年龄为 18 岁；③常伴有第二性征异常，约 1/2 为女性表型伴有轻度男性化，也有男性表型伴不同程度女性化的病例。标准治疗为开腹 / 腹腔镜手术，如果明确性腺母细胞瘤的诊断，则应进行双侧输卵管及卵巢切除术，以去除原发性肿瘤和发育不良的对侧卵巢。如果不累及子宫，则应保持子宫完整。

本例患者为青春期女性，46，XY 单纯性腺发育不全合并卵巢肿瘤。1946 年，有学者提出卵巢生殖细胞肿瘤（germ cell tumors，GCT）的分类及其组织学发生模式，认为各类 GCT 均起源于原始生殖细胞；性腺母细胞瘤是否为 GCT 的前驱病变仍有争议（吕炳建 等，2015）。该例患者 IHC 结果显示 OCT4（＋）、SALL4（＋）、CD117（＋），符合无性细胞瘤的免疫表型。病理所见为一部分生殖细胞，另一小部分性索衍生物，符合混合性生殖细胞肿瘤（无性细胞瘤为主，部分性腺母细胞瘤）。依据 2014 WHO 生殖器官肿瘤组织学分类标准，混合性生殖细胞肿瘤为恶性，定义为包含 2 种或以上恶性、原始生殖细胞瘤成分的肿瘤；生殖细胞-性索-间质肿瘤被视为交界性肿瘤，包括性腺母细胞瘤（含性腺母细胞瘤伴恶性生殖细胞肿瘤）。因此，我们倾向于该患者的病理诊断为生殖细胞-性索-间质肿瘤。

NCCN 指南提出，早期的儿童 / 青少年恶性生殖细胞肿瘤可不做全面分期术，ⅠA、ⅠB 期无性细胞瘤可观察或化疗，首选方案为 BEP（博来霉素＋依托泊苷＋顺铂），低危患者进行 3 个疗程，高危患者 4 个疗程。若原发部位为卵巢或腹膜后，肺以外脏器无转移，肿瘤标志物同时满足 AFP ＜ 1000 ng/ml、hCG ＜ 5000 IU/L 和 LDH ＜正常值上限的 1.5 倍，则预后好；若原发部位为纵隔，肺以外脏器有转移，AFP ＞ 1000 ng/ml 或 hCG ＞ 5000 IU/L 或 LDH ＞正常值上限的 10 倍，则预后差。国际儿科合作组推荐对于儿童 / 青少年患者（≤ 19 岁）应减少博来霉素用量或不用博来霉素。该例患者 16 岁，腹腔镜探查术中冰冻病理结果不确切，故选择保守性手术结合术后病理，应行二次手术切除对侧性腺，术后辅助化疗。

## 【专家点评】

　　本例患者以青春期闭经为主要症状，继而发现卵巢肿瘤（生殖细胞-性索-间质肿瘤）合并 46，XY 单纯性腺发育不全，经一系列辅助检查及腹腔镜探查明确诊断。文献报道 46，XY 单纯性腺发育不全的初诊确诊率低（傅淑娜 等，2019）。因该病罕见，术前对其认识不足，虽然对于青少年生殖细胞肿瘤的分期到位，但因其合并 46，XY 性腺发育不全，术中未切除对侧附件，若等染色体核型分析结果回报后再行手术可能更为妥当。在此，提醒妇科医生青春期闭经需考虑染色体异常及卵巢肿瘤的可能性，应积极行染色体核型分析、妇科超声及生殖激素检查。卵巢占位可行腹腔镜探查辅助明确诊断及治疗。

　　46，XY 单纯性腺发育不全的患者社会性别通常为女性，多数乳房不发育，而该例患者第二性征发育良好。有学者认为该类患者乳房发育的可能原因如下：①青春期条索状性腺分泌雌激素；②外周雄激素向雌激素转化；③乳腺组织对雌激素的敏感性增加；④条索状性腺发生肿瘤病变，分泌类固醇激素（许晓琴 等，2021）。hCG 是胎盘合体滋养层细胞分泌的一种糖蛋白激素，无性细胞瘤等恶性肿瘤中可包含的滋养细胞可分泌 hCG，导致高 hCG 血症。本例患者为卵巢性腺母细胞瘤伴无性细胞瘤，其中无性细胞瘤分泌 hCG 和 $E_2$，性腺母细胞瘤也可分泌 $E_2$（Boto et al.，2018），这能够解释该患者第二性征（乳房）发育良好而与 46，XY 单纯性腺发育不全的临床表现不一致的问题，也可以解释为何患者 hCG 升高。

　　通过临床案例及文献学习，总结 46，XY 单纯性腺发育不全的诊断可从以下几个方面着手：①依据患者的特征性临床表现和体征；②染色体核型为 46，XY；③生殖激素表现为高促性腺激素、低性激素；④条索状性腺。在针对性发育异常患者的诊治中，控制肿瘤发生与进展是重要的环节。对于 46，XY 单纯性腺发育不全的患者，一经诊断应尽快切除性腺。性腺切除后建议应用激素替代治疗，以维持第二性征发育，减少冠心病及骨质疏松症等疾病的风险。

（北京世纪坛医院　章静菲　点评专家　白文佩　顾蓓）

## 参考文献

傅淑娜，潘宁萍，吴瑞瑾，2019. 46，XY 单纯性腺发育不全 21 例临床分析 . 现代妇产科进展，28（3）：206-208.

黄禾，田秦杰，2016. 性发育异常女性表型患者的生殖潜力及相关诊治 . 生殖医学杂志，25（12）：1116-1121.

蒋建发，郑婷萍，邓燕，等，2015. 56 例 46，XY 单纯性腺发育不全临床特点分析 . 现代妇产科进展，（10）：759-761.

吕炳建，程亮，2015. 卵巢生殖细胞肿瘤的临床病理学研究进展 . 中华病理学杂志，44（12）：922-925.

许晓琴，袁金娜，董关萍，等，2021. 以乳房发育为首发表现的 46，XY 完全性性腺发育不良 1 例. 中华实用儿科临床杂志，36（8）：620-622.

郁琦，鹿卿，孙爱军，等，2006. 46，XY 单纯性腺发育不全 10 例分析. 中国实用妇科与产科杂志，22（9）：685-687.

Boto A N，Hui P，2018. Hormone producing gynecological tumors：pathologic entities and clinical significance. Expert Rev Endocrinol Metab，13（1）：9-24.

Jorgensen P B，Kjartansdóttir K R，Fedder J，2010. Care of women with XY karyotype：a clinical practice guideline. Fertil Steril，94（1）：105-113.

# 病例 19　罕见卵巢低分化支持-间质（Sertoli-Leydig）细胞瘤Ⅳ期

## 【病历摘要】

患者，女，26 岁。

**主诉：** 月经紊乱及月经量改变 3 年余，发现盆腔肿物 2 年余。

**现病史：** 患者于入院前 3 年余无明显诱因出现月经改变，周期为 10 天至 2 个月不等，月经量为既往的 1/3，患者未重视，未就诊。于入院前 2 年余首次发现右侧卵巢囊肿（直径约 4 cm）及多囊卵巢综合征（检查结果不详），予炔雌醇环丙孕酮片（达英 -35）、坤宁丸等药物治疗，治疗期间月经周期规律，定期复查超声提示右侧卵巢囊肿未见增大，治疗 10 个月后停药，开始促排卵治疗。促排卵期间，当地医院因考虑排卵障碍，行卵巢囊肿穿刺术，抽出淡黄色液体约 210 ml。于 2017-7-11 移植 2 枚活胚后妊娠并行保胎治疗，后自然流产；2017-12-13 再次移植 2 枚冻胚，妊娠后予保胎治疗，均成活，复查超声提示一活胎，一胚胎停育，右侧卵巢内无回声（大小 5.2 cm×4.7 cm），左侧卵巢未见异常，妊娠期定期复查超声均提示右侧卵巢囊肿无明显改变。2018-8-25 因羊水过少于当地医院行剖宫产，术中见卵巢肿物（未见手术记录，具体不详），取少许肿物组织送检。于 2018-9-7 于我院（首都医科大学附属北京世纪坛医院）病理会诊提示：卵巢性索间质肿瘤，符合支持-间质细胞瘤，中分化。我院复查超声提示双侧卵巢肿物，左侧为囊实性，右侧为囊性，初诊盆腔肿物，建议住院进一步诊治。2018-11-4 患者无明显诱因出现双侧下腹部疼痛，为阵发性刺痛伴灼热感及下腹坠胀感，排气排便正常。2018-11-10 患者无明显诱因出现间断性低热，最高 37.4℃，发热的最初 2 天伴尿不尽感，无尿频、尿痛，后缓解，无咳嗽咳痰、呕吐腹泻等症状。于 2018-11-14 入院。

**既往史：** 既往体健。

**月经婚育史：** 初潮 13 岁，既往月经规律，（5～6）天 /30 天，量中，痛经（＋），可忍受，3 年余前出现月经周期不规律，（6～7）天 /10 天至 2 个月，月经量为既往的 1/3，痛经无进行性加重。适龄结婚，G2P1，体外受精-胚胎移植 2 次，第 1 次胚胎移植后自然流产，第 2 次胚胎移植成活并足月，于 2018-8-25 因羊水过少于当地医院行剖宫产分娩一女活婴，体健。

**家族史：** 否认家族遗传史、肿瘤史及血栓栓塞性疾病史。

## 【体格检查】

T 36.5℃，P 80 次 / 分，R 20 次 / 分，BP 110/70 mmHg。心肺查体（－），腹软，无压痛及反跳痛，双下肢无水肿。

妇科检查：外阴：已婚型；阴道：通畅，少量白色分泌物；宫颈：正常大小，光滑，接触性出血（－）；宫体：子宫前位，正常大小，活动可，无压痛；附件：右侧附件区可及一 8 cm 实性包块，无压痛，活动欠佳；左侧附件可及一 10 cm 囊实性包块，无压痛，活动受限。

## 【辅助检查】

超声（2018-10-30，外院）：子宫前位，4.7 cm×5.0 cm×2.8 cm，表面平，宫壁回声欠均，内膜回声中等，厚 0.3 cm。左侧卵巢 9.8 cm×8.3 cm×6.8 cm，内可见 9.7 cm×8.1 cm×6.7 cm 囊实性肿物，其内无回声囊区，范围 6.8 cm×6 cm×5.6 cm，内可见分隔。右侧卵巢 8.1 cm×5.5 cm×5.8 cm，其内无回声囊区，直径 3.2～4.7 cm，内壁光滑，另可见非纯囊区，直径 2.8 cm。盆腔非纯游离液 3.6 cm。CDFI：子宫血流信号正常，左侧卵巢囊实性肿物（RI：0.55，PI：0.93）。提示：左侧卵巢囊实性肿物，右侧卵巢囊肿，盆腔积液。

肿瘤标志物（2018-11-13，我院）：CA12-5 498.4 U/ml。

胸部 CT（2018-11-13，我院）：两肺支气管血管束增粗，各支气管通畅，左肺下叶后基底段结节灶。左肺上叶下舌段斜裂旁、左肺下叶条片状影。左肺下叶后基底段部分支气管呈囊状扩张，局部管腔内见条状实变影，另左叶下叶索条影、结节影。心脏外形不大，纵隔内未见明确肿大淋巴结影。双侧胸腔少量积液。腹腔内较多液体密度影，肝内多发类圆形低密度影。诊断：左肺下叶小结节灶；左肺下叶部分支气管扩张，管腔内黏液栓形成可能；左肺上叶下舌段斜裂旁、左肺下叶条片状影，请结合临床；双侧胸腔少量积液。

## 【入院诊断】

①盆腔肿物性质待查：卵巢恶性肿瘤？②多囊卵巢综合征？③剖宫产史。

## 【诊治经过】

入院后完善检查：上腹部 CT：肝右后叶多发类圆形低密度影，较大者 4.8 cm×3.5 cm。上腹部 MRI：肝右后叶多发类圆形高信号，较大者 4.9 cm×4.5 cm。PET-CT 提示：肝实质、腹膜及腹膜后淋巴结多发转移灶。妇科超声：右侧附件区囊实混合回声包块（11 cm×9 cm），左下腹及左侧附件区囊实混合回声包块（10 cm×8 cm），考虑卵巢肿瘤累及腹腔（图 19-1）。盆腔 MRI：腹盆腔内多发囊实性肿块，腹膜及腹壁种植转移。肺功能检查提示肺通气功能

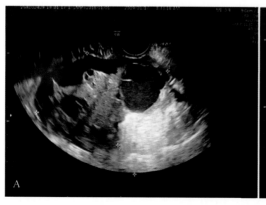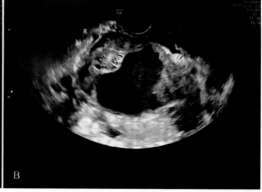

**图 19-1** 超声。**A.** 左侧卵巢囊实性肿物。**B.** 右侧卵巢囊实性肿物

显著减退、弥散功能显著减退；血 CA12-5 604 U/ml。

2018-11-21 在超声引导下行盆腔肿物穿刺活检，术后病理示：病变符合恶性肿瘤，不除外性索间质来源。北京肿瘤医院病理会诊报告：低分化支持-间质细胞瘤。

经科内讨论，本例患者为性索间质恶性肿瘤，影像学检查提示肝实质转移，符合恶性肿瘤Ⅳ期，暂无手术机会，可先行新辅助化疗，结合病理类型，拟给予 PEB 方案化疗，但肺功能检查显示患者肺弥散功能及通气功能显著减退，呼吸内科会诊后认为暂不适用 PEB 方案，因此改为紫杉醇及卡铂方案化疗。遂于 2018-12-4、2018-12-26 分别行紫杉醇 300 mg ＋卡铂 600 mg 静脉化疗。使用上述化疗方案后评估治疗效果欠佳：包块未见明显缩小、CA12-5 下降至 425 U/ml 后反弹至 500 U/ml。

2019-2 复查肺功能检查提示弥散功能正常、通气功能轻度减退，全院讨论后考虑患者非肺间质疾病，无使用博来霉素的绝对禁忌证，改用 PEB 方案化疗（依托泊苷 100 mg/m$^2$ ＋顺铂 30 mg/m$^2$，共 3 天，间隔 3 周，博来霉素 30 mg，第 2、8、14 天）。

PEB 方案化疗 3 个疗程后评估：CA12-5 由 500 U/ml 降至 76.1 U/ml；上腹部 CT：肝右后叶多发类圆形低密度影，较大者 3.8 cm×3.5 cm（较前 4.8 cm×3.5 cm 缩小）；上腹部 MRI：肝右后叶多发类圆形高信号，较大者 3 cm×3 cm（较前 4.9 cm×4.5 cm 缩小）；妇科超声：右侧附件区囊实混合回声包块 9.5 cm×7.9 cm（较前 11 cm×9 cm 缩小），左下腹部及左侧附件区囊实混合回声包块 10 cm×8 cm（较前 10 cm×8 cm 变化不大），盆壁增厚消失。

经科内再次讨论，考虑患者较年轻，PEB 方案化疗 3 个疗程后盆腹腔及肝病灶明显缩小和局限，肝胆外科会诊后建议肝病灶可行射频消融术。遂于 2019-5-20 由妇科联合肝胆外科行腹腔镜下减瘤术（双侧附件切除术＋大网膜切除术）＋开腹超声引导下肝射频消融术，手术顺利，术后恢复佳。

术后剖视标本：左侧卵巢内壁见分隔及乳头样凸起，右侧卵巢内壁见分隔及糟脆实性组织（图 19-2），术后卵巢肿物病理：卵巢低分化支持-间质细胞瘤。

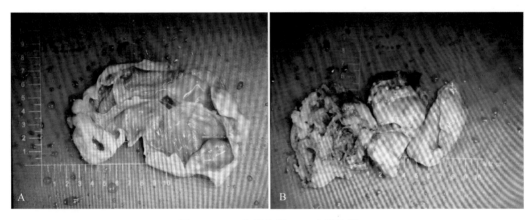

**图 19-2**　**A.** 左侧卵巢。**B.** 右侧卵巢

## 【出院诊断】

①卵巢低分化支持-间质细胞瘤Ⅳ期。②肝继发恶性肿瘤。③腹膜继发恶性肿瘤。④腹膜后淋巴结继发恶性肿瘤。⑤剖宫产史。

## 【随访】

患者于 2019-6-21 开始第 4 次 PEB 方案静脉化疗，至此患者已使用博来霉素共 300 mg（已达终身剂量），复查肺功能检查未见明显异常。2019-7-19 开始第 1 次 PE 方案静脉化疗，2019-8-9 开始第 2 次 PE 方案静脉化疗。

2019-8-20 复查：上腹部 MRI：肝顶部 0.6 cm 小结节样异常对比病灶；妇科超声：左侧附件区低回声包块 2.0 cm×1.7 cm，RI：0.62；盆腔 MRI：左侧盆壁肿大淋巴结，大小 1.2 cm×1.0 cm；胸部 CT：左肺下叶小结节伴部分支气管扩张。CA12-5 33.3 U/ml。

## 【病例讨论与文献阅读】

卵巢支持-间质细胞瘤（Sertoli-Leydig cell tumor，SLCT）是一种罕见的卵巢性索-间质肿瘤，其发生率占所有卵巢肿瘤的 0.2% ～ 0.5%（Wang et al.，2021）。该肿瘤由比例不等的形态上类似男性 Sertoli 细胞和 Leydig 细胞的细胞组成，因此又称男性母细胞瘤或卵巢雄性细胞瘤。SLCT 形态复杂、发病率低、诊断困难，其可发生于任何年龄，平均年龄 25 岁（Young et al.，1985），青春期前和绝经后发生 SLCT 均很罕见。本例患者为 26 岁年轻女性，属于 SLCT 高发人群。

WHO（2020）妇科肿瘤组织学分类将 SLCT 分为 4 种亚型：高分化、中分化、低分化及网状型，以中分化最常见。本例患者的组织学分类为低分化。SLCT 通常为单侧肿瘤，影像学上通常为实性或囊实性肿块，可伴出血和坏死，只有 1.5% 为双侧肿瘤（Young et al.，1985），本例患者为双侧卵巢囊实性肿物，因此更为罕见。

SLCT 的临床表现主要为激素相关症状和腹部症状。SLCT 是最常见的致男性化肿瘤，多数肿瘤分泌雄激素和雄激素前体，少数可分泌雌激素。约 50% 的卵巢 SLCT 不产生激素，仅出现非特异性腹部肿块、腹痛和腹胀等（Zhang et al.，2014）。33% ～ 38% 的 SLCT 患者有雄激素增多的表现，如多毛、声音低哑、痤疮、脱发、喉结增大、声调低沉、阴蒂肥大等男性化体征（Zhang et al.，2014）。本例患者有月经稀发、阴部毛发增多、肥胖，应注意与多囊卵巢综合征相鉴别。另有研究报道约 20% 的患者有血清 CA12-5 和 AFP 升高（Akman et al.，2016；Sigismondi et al.，2012；Schneider et al.，2015），本例患者也有 CA12-5 显著升高。

肉眼观察卵巢 SLCT 多表现为实性、表面光滑的肿物，切面多呈黄色，也可呈暗红色或褐色，质地柔软、肉样感，肿瘤较大时，常具有多房囊性成分，内含透明液体（Huang et al.，2021）。本例患者术后标本提示囊肿表面光滑，呈多房囊性，内含透明液体，与文献报道相符。

SLCT 的治疗应综合考虑患者年龄、FIGO 分期、分化程度及异源成分等来选择最优方案。FIGO 推荐高分化的 I A 或 I B 期患者可行患侧输卵管及卵巢切除术或对侧卵巢探查术。中分化、低分化、含异源成分或其他特殊组织类型的 I C 期患者，行患侧输卵管及卵巢切除术联合标准分期手术。对于无生育要求的年龄较大的女性患者或 I 期以上的患者，建议行完全分期手术。鉴于卵巢 SLCT 很少发生淋巴结转移，因此术中盆腔淋巴结及腹主动脉旁淋巴结取样或切除不是必须的（Kato et al.，2017）。有高危因素（分化差、超过 I 期、术中或术前破裂、异源因素）的患者应接受辅助化疗和长期随访（Durmus et al.，2019）。PEB 方案是目前公认的一线联合化疗方案，替代方案包括 TC 方案等（Guo et al.，

2020）。本例患者因肺通气功能减退，先选择 TC 方案，效果欠佳，后排除了肺间质疾病后改为一线 PEB 方案，肿瘤标志物下降满意，影像学检查也显示病灶缩小，提示临床效果好。

SLCT 的预后与肿瘤分级密切相关：分化差、分期≥ⅠC 期和直径≥ 10 cm 的肿瘤或具有异源成分或网状结构的肿瘤预后往往较差（Yang et al.，2021）。肿瘤破裂也会对预后产生不利影响。ⅠA 期的复发率仅为 7%，ⅠC 期的复发率可高达 30%，Ⅱ～Ⅳ期预后较差，复发率为 73.7%（Yuan et al.，2020）。与其他卵巢性索间质肿瘤相比，卵巢 SLCT 的复发一般较早，95% 的患者在术后 5 年内复发（Nef et al.，2021）。因此，卵巢 SLCT 患者须密切随访。本例患者分期较晚，肝实质转移，肿瘤巨大，组织学低分化，皆为预后不良的表现，需要进一步随访。

### 【专家点评】

SLCT 是一种罕见的卵巢性索–间质肿瘤组织学亚型，目前发病机制尚不明确，其发生可能与 *DICER1* 基因突变有关，60% 的卵巢 SLCT 患者可检测到 *DICER1* 基因突变（Bdioui et al.，2020）。因此，对年轻患者进一步行 *DICER1* 基因检测，不仅对患者和家属的遗传咨询具有重要意义，还可以更好地了解 SLCT 潜在的分子机制，帮助改善肿瘤分类和疾病预后。

超过 1/3 的 SLCT 患者有高雄激素及月经紊乱的表现（Guo et al.，2020），如月经稀少、闭经、多毛、痤疮等，应与多囊卵巢综合征相鉴别。本例患者为年轻女性，有多毛、月经稀发、肥胖的临床高雄激素表现，但同时有卵巢肿物且肿瘤标志物升高，因此有助于鉴别诊断。该病例提示我们：在临床工作中，如果发现临床高雄激素表现的患者，除了考虑多囊卵巢综合征之外，还要警惕分泌雄激素的卵巢肿瘤，必要时检查肿瘤标志物及盆腔 MRI。

该患者因合并肝实质转移，确诊期别较晚，为卵巢恶性肿瘤Ⅳ期，又是罕见病理类型，因此治疗非常棘手，严密监管下给予足量 PEB 化疗方案后，临床治疗效果佳，影像学及肿瘤标志物均显著改善，肝射频消融及妇科减瘤术也降低了患者的肿瘤负荷，配合术后的化疗，有利于改善预后，需要继续对患者进行密切随访。

（北京世纪坛医院　李健　点评专家　白文佩　顾蓓）

## 参考文献

Akman L，Ertas I E，Gokcu M，et al.，2016. Ovarian sertoli-leydig cell tumors：A multicenter long-term clinicopathological analysis of 27 patients. J Cancer Res Ther，12（1）：290-294.

Bdioui A，Bchir A，Missaoui N，et al.，2021. Inhabitual presentation of Sertoli-Leydig cell tumor of the ovary with xeroderma pigmentosum：case report with review of literature. Int J Surg Case Rep，78：288-291.

Durmus Y，Kilic C，Cakir C，et al.，2019. Sertoli-Leydig cell tumor of the ovary：Analysis of a single institution database and review of the literature. J Obstet Gynaecol Res，45（7）：1311-1318.

Guo Y，Wang J，Li Y，et al.，2020. Ovarian Sertoli-Leydig cell tumors：an analysis of 13 cases. Arch Gynecol Obstet，302（1）：203-208.

Huang L J，Shi L Y，Duan J，2021. Clinicopathological analysis of ovarian sertoli-leydig cell tumor with postmenopausal vaginal bleeding as the first symptom：a case report. Medicine（Baltimore），100（13）：e24922.

Kato N，Kusumi T，Kamataki A，et al.，2017. DICER1 hotspot mutations in ovarian Sertoli-Leydig cell tumors：a potential association with androgenic effects. Hum Pathol，59：41-47.

Nef J，Huber D E，2021. Ovarian Sertoli-Leydig cell tumours：a systematic review of relapsed cases. Eur J Obstet Gynecol Reprod Biol，263：261-274.

Schneider D T，Orbach D，Cecchetto G，et al.，2015. Ovarian Sertoli Leydig cell tumors in children and adolescents：an analysis of the European Cooperative Study Group on Pediatric Rare Tumors. Eur J Cancer，51（4）：543-550.

Sigismondi C，Gadducci A，Lorusso D，et al.，2012. Ovarian Sertoli-Leydig cell tumors. a retrospective MITO study. GynecolOncol，125（3）：673-676.

Wang G，Zhang R，Li C，et al.，2021. Characteristics and outcomes analysis of ovarian Sertoli-Leydig cell tumors（SLCT）：analysis of patients. J Ovarian Res，14（1）：150.

Yang N，Gui T，Cao D Y，et al.，2021. A single-center retrospective long-term analysis of 80 cases of ovarian Sertoli-Leydig cell tumors. Chin Med J（Engl），134（19）：2373-2375.

Young R H，Scully R E，1985. Ovarian Sertoli-Leydig cell tumors. A clinicopathological analysis of 207 cases. Am J Surg Pathol，9（8）：543-569.

Yuan Z，Huo X，Jiang D，et al.，2020. Clinical Characteristics and Mutation Analyses of Ovarian Sertoli-Leydig Cell Tumors. Oncologist，25（9）：e1396-e1405.

Zhang H Y，Zhu J E，Huang W，et al.，2014. Clinicopathologic features of ovarian Sertoli-Leydig cell tumors. Int J Clin Exp Pathol，7（10）：6956-6964.

# 病例 20　双侧输卵管切除术后体外受精胚胎移植术（IVF-ET）后宫内妊娠合并输卵管间质部妊娠

## 【病历摘要】

患者女，34岁。

**主诉：** 解冻移植术后4周，超声发现宫内妊娠合并右侧输卵管间质部妊娠4天。

**现病史：** 患者因"输卵管因素不孕"行体外受精（in vitro fertilization，IVF）助孕，2016-7-11行人工周期解冻移植卵裂期胚胎2枚，目前黄体支持为口服戊酸雌二醇（补佳乐）3 mg bid、口服地屈孕酮20 mg bid、阴道用黄体酮阴道缓释凝胶90 mg qd。移植后14天（2016-7-25）血清β-hCG：1217.3 mIU/ml，移植后21天（2016-8-1）血清β-hCG：26 890.5 mIU/ml，移植后33天（2016-8-13）彩色多普勒超声检查提示：宫内早孕合并右侧宫角处囊实性包块，间质部妊娠可能，考虑复合妊娠急诊收入我院。入院近2天患者自觉轻微早孕反应，无腹痛及阴道出血。

**既往史：** 2015-10因"双侧输卵管积水"行腹腔镜双侧输卵管切除术。否认慢性病史、药物过敏史。

**月经婚孕史：** 平素月经规律，（2～3）天/（26～27）天，量中，无痛经，末次月经2016-6-25。G1P0，2010-5人工流产1次。2016-3因"双侧输卵管切除术后，输卵管因素不孕"行IVF助孕，予拮抗剂方案促排卵，获卵20枚，为预防卵巢过度刺激综合征，新鲜周期未移植，冻存卵裂期胚胎6枚，囊胚1枚。

**家族史：** 否认家族遗传病史，父母体健。

## 【体格检查】

T 36.0℃，P 72次/分，R 18次/分，BP 130/90 mmHg。腹部平坦，下腹部无明显压痛、反跳痛及肌紧张，移动性浊音（-）。

妇科检查：外阴：已婚未产式；阴道：通畅；少许分泌物，色白、无异味；宫颈：光滑，举痛及摇摆痛（-），无接触性出血；子宫：后位，增大如妊娠6周大小，质软，压痛（-）；双侧附件区未及明显异常。

## 【辅助检查】

血清β-hCG（2016-7-25）：1217.3 mIU/ml；血清β-hCG（2016-8-1）：26 890.5 mIU/ml。

经阴道彩色多普勒超声检查（2016-8-13）：子宫后位，宫体大小6.0 cm×6.2 cm×4.8 cm，宫腔内可见妊娠囊，大小3.1 cm×2.6 cm×1.9 cm，妊娠囊内见胎芽，长径0.9 cm，胎心搏动可见。右侧宫角处可见一囊性包块，大小2.7 cm×2.8 cm×2.8 cm，部分外突，内见暗区，大小 1.6 cm×1.6 cm×0.9 cm，CDFI 周边见半环状血流信号，未见与宫腔相通。提示：宫内早孕活胎，右侧宫角处囊实性包块（间质部妊娠?）超声孕周：6$^{+6}$ 周（图 20-1）。

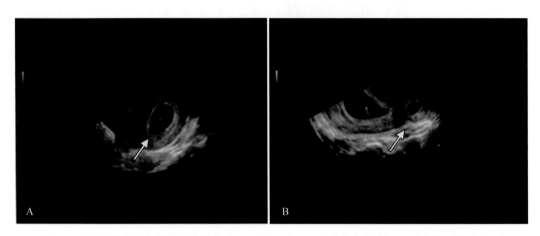

图 20-1　经阴道彩色多普勒超声检查（2016-8-13）。**A.** 宫腔内妊娠囊。**B.** 右侧间质部妊娠囊

## 【入院诊断】

①复合妊娠——宫内妊娠合并右侧输卵管间质部妊娠。②宫内妊娠 7$^{+1}$ 周，G2P0。③冻胚移植术后。④腹腔镜双侧输卵管切除术后。

## 【诊治经过】

入院后完善相关检查，于 2016-8-15 在脊椎麻醉（腰麻）下行剖腹探查术，术中见右侧输卵管间质部外突包块，大小 3 cm×3 cm×2.5 cm，表面血管丰富，呈紫蓝色改变（图 20-2）。遂行右侧输卵管间质部开窗取胚术＋子宫修补术。术中轻柔操作，未用电凝。术后增加黄体支持，加用黄体酮 40 mg qd 肌内注射 1 周，其后减至 20 mg qd；予青霉素 640 万 IU bid 静脉输注 3 天预防感染；同时辅以口服中药寿胎丸加味以补肾安胎，具体中药方：

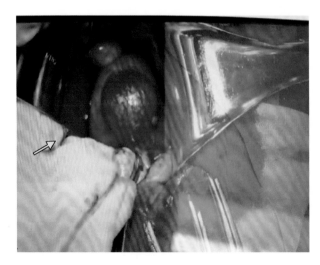

图 20-2　右侧输卵管间质部妊娠

菟丝子 15 g、续断 15 g、阿胶 10 g、桑寄生 15 g、苎麻根 10 g、杜仲 10 g，1 剂 / 日，分两次，早晚煎服，共服 2 周。患者术后恢复良好，无腹痛及阴道出血，术后 1 周（2016-8-22）复查彩色多普勒超声检查提示宫内孕 8 周余（图 20-3），右侧宫角处肌层连续，未见异常包块。患者于 2016-8-26 顺利出院。

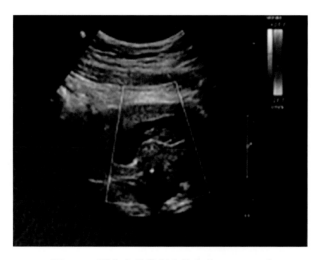

**图 20-3　彩色多普勒超声检查（2016-8-22）**

## 【出院诊断】

①复合妊娠——宫内妊娠合并右侧输卵管间质部妊娠。②宫内妊娠 9 周，G2P0。③冻胚移植术后。④腹腔镜双侧输卵管切除术后。

## 【随访】

出院后定期产检，孕期平顺，胎儿大小符合孕周，于 2017-3-21（妊娠 37 周）因"瘢痕子宫"行剖宫产分娩一女婴，母女平安。剖宫产术中见右侧宫角处愈合良好（图 20-4）。

## 【病例讨论与文献阅读】

异位妊娠是妇产科的常见病，但是宫内、宫外同时妊娠的复合妊娠（heterotopic pregnancy，HP）的发生率较低，自然妊娠后 HP 的发生率仅为 1/30 000（Mj et al., 2008）。然而，随着辅助生殖技术的广泛开展，其发生率明显升高，可达 1% ～ 11%（张学艳等，2019）。体外受精胚胎移植术（in vitro fertilization and embryo transfer，IVF-ET）助孕后 HP 的发生可能与输卵管异常（Maleki et al., 2021）、移植多枚胚胎和胚胎移植液体

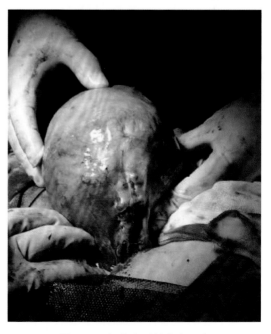

**图 20-4　剖宫产时的术中子宫**

量过多（Rizk et al., 1991；Knutzen et al., 1992）等因素相关，新鲜周期胚胎移植（Xing et al., 2018；Zeng et al., 2019）、移植卵裂期胚胎（Li et al., 2015）等也可能增加 HP 的风险。

宫内妊娠合并输卵管间质部妊娠是一种较为罕见的 HP 类型。输卵管间质部是潜行于子宫壁内的部分，管腔最窄，有子宫肌组织包绕，子宫与卵巢血管在此交汇。此部位一旦破裂，出血非常凶猛，短时间可导致休克，病死率达 2% ~ 2.5%。因此，尽早诊断、及时治疗尤为重要。HP 的临床表现缺乏特异性，患者通常无任何不适，宫内妊娠的存在进一步导致 HP 的延迟诊断。因此，接受 IVF-ET 的患者应关注胚胎移植的数量，当超声提示宫内妊娠的数目少于胚胎移植的数目时，更应关注患者附件及盆腔其他部位的妊娠情况，同时注意双侧输卵管切除术后仍有发生输卵管残端妊娠的可能，行超声检查时亦需要额外注意，对于可疑患者，须在严密监测临床表现的同时及时跟踪随访超声，以免发生漏诊。

若患者希望保留宫内妊娠，则既要兼顾宫外妊娠病灶处理的及时性与彻底性，还要最大限度地减小对宫内妊娠的影响。治疗方法力求有效、简单、彻底，缩短治疗时间，减少对宫体血流影响和麻醉暴露，术后加强黄体支持、预防流产，密切监测宫内胚胎生长发育及宫外病灶的恢复情况。治疗方式包括手术治疗、选择性减胎术、期待治疗等，其中以手术及选择性减胎术为主。

随着手术技术的不断发展和提高，腹腔镜已广泛应用于异位妊娠的手术治疗中，其优势包括损伤性小、恢复快和对宫内妊娠的刺激小等（杨慧智 等，2016）。而剖腹术作为最经典的手术方式，对于已出现异位妊娠包块破裂所致的失血性休克、出现并发症的腹腔镜手术等情况可作为首选和重要的补救措施。此外，对于腹腔镜技术相对不成熟的基层医院，剖腹术也是在保证母体安全的同时最大限度保留宫内妊娠的不二选择。研究表明，剖腹术和腹腔镜手术的足月产率、早产率和流产率均无显著差异（$P < 0.05$）（乔洪武 等，2021）。

若病情稳定、孕周小、异位妊娠病灶未破裂，除手术治疗外，也可考虑在腹部或经阴道超声引导下行选择性减胎术，选择性抽吸胚胎和（或）囊内注射药物（氯化钾、高浓度氯化钠、高渗葡萄糖或无水乙醇）（胡琳莉 等，2017）。但是，应注意警惕穿刺部位大出血、继发破裂，必要时行腹腔镜手术。此外，当异位妊娠病灶无破裂征象、无胎心搏动、包块不大、血流不丰富、具备良好的随访及急诊手术条件时，在患者及家属充分知情同意的情况下，可考虑在密切观察下期待治疗，但在期待观察过程中随时可能出现异位妊娠破裂出血，应密切监测随访（田文艳 等，2022）。

HP 手术治疗后，早期和晚期流产的发生率分别为 29.03% 和 1.21%（Zhu et al., 2014）。为预防先兆流产，术中应尽量减少对子宫的刺激，术后加强黄体支持和保胎治疗，并给予抗生素预防感染，以减少盆腹腔及切口感染率，降低流产风险。随着妊娠的进展，妊娠中晚期子宫破裂的风险明显增加，妊娠期超声检查应更关注宫角部肌层情况。由于宫角切口在短期可能尚未完全愈合，随着胎儿发育、子宫增大，子宫壁不断变薄，尤其是手术切口处，结缔组织缺乏弹性，瘢痕组织在妊娠晚期或分娩过程中很容易破裂，进而造成腹腔内大出血，甚至威胁生命，考虑到子宫破裂的风险，剖宫产是保证母婴安全的首选分娩方式（Wang et al., 2021）。

## 【专家点评】

　　HP 尤其是双侧输卵管切除术后的 HP 易出现漏诊、误诊。本例患者的成功管理得益于经阴道多普勒超声检查、术中的细节处理和术后的保胎治疗。管理 HP 的关键问题是如何预防，难点是异位妊娠手术时如何保护宫内妊娠，避免流产。

　　**HP 的发生及预防：**HP 的发病与输卵管通畅性或功能受损及辅助生殖技术密切相关（Zhu et al.，2022）。本例患者双侧输卵管切除术后发生输卵管间质部妊娠，可能与输卵管切除时间质部未遭到破坏或管腔未闭等相关。腹腔镜手术时，若残留的部分输卵管未达到全部碳化，则易形成输卵管残端瘘，胚胎可通过输卵管残端瘘种植在输卵管残端外或盆腔，进而发生异位妊娠。因此，在进行双侧输卵管切除术时，建议术者加强对输卵管残端的电凝或缝合处理。此外，减少移植胚胎数目、进行选择性单胚胎移植也可有效减少 HP 的发生。

　　**HP 的剖腹术经验：**本例患者为宫内妊娠合并右侧输卵管间质部妊娠，因间质部距离宫腔较近，腹腔镜术中器械的热效应、电传导等可能对宫内妊娠产生不利影响，且 $CO_2$ 气腹可能导致静脉血回流和心输出量减少，进而减少妊娠子宫的血液供应。基于此，结合本例患者既往因"双侧输卵管积水"行手术治疗，不排除盆腹腔粘连严重等可能，故选择剖腹术；遵循彻底、迅速、最大限度减少对宫内妊娠影响的基本原则，手术技巧总结如下：①术中轻柔操作、小心缝扎止血、避免使用电器械；②尽量减少对子宫的触碰和刺激，以免引发宫缩；③注意保护卵巢组织，避免损伤黄体；④使用可吸收线缝合加固子宫肌层，尽量减少缝线裸露于宫腔；⑤冲洗盆腔时使用温生理盐水；⑥缩短手术时间，尽可能减少麻醉剂量和麻醉时间。

　　**术后和妊娠期管理：**HP 患者术后宫内妊娠的流产率为 6.9% ～ 30%，活产率为 60% ～ 100%（陈璐 等，2018；Jeon et al.，2016），且 HP 多见于辅助生殖技术助孕后的患者，宫内胎儿极为珍贵，故围术期及妊娠期管理至关重要。宫内妊娠的维持治疗包括黄体支持和抑制子宫收缩治疗；抑制子宫收缩的药物包括间苯三酚、阿托西班、利托君、屈他维林等，使用前应签署超说明书用药知情同意书。HP 患者整个妊娠期应由妇科、产科、超声科、生殖科、麻醉科等 MDT 管理，建立严密的随访机制，警惕子宫破裂等严重并发症的发生，确保患者生命安全。

（北京王府中西医结合医院　白洁　郑停停

专家点评　北京大学第三医院　王洋　北京王府中西医结合医院　孙志华　刘佩兰）

## 参考文献

陈璐，温弘，徐冬，等，2018. 复合妊娠的治疗和围产结局分析 . 中华妇产科杂志，53（11）：768-775.

胡琳莉，黄国宁，孙海翔，等，2017. 多胎妊娠减胎术操作规范（2016）. 生殖医学杂志，26（3）：193-198.

乔洪武，李静，王兴玲，等，2021. 胚胎移植后发生宫内外复合妊娠采用不同手术方式治疗的临床分析 . 航空航天医学杂，32（7）：771-772.

田文艳，毛萌，白晶，等，2022. 复合妊娠诊治中国专家共识（2022 年版）. 中国实用妇科与产科杂志，

38（12）：1207-1214.

杨慧智，陈雅文，沈燕琼，等，2016. 腹腔镜诊治宫内早孕合并输卵管间质部妊娠的临床研究. 中国妇产科临床杂志，17（3）：250-251.

张学艳，毕娟，2019. 宫内宫外复合妊娠漏诊宫外妊娠 1 例报告. 基层医学论坛，23（17）：2481，2483.

Jeon J H，Hwang Y I，Shin I H，et al.，2016. The risk factors and pregnancy outcomes of 48 cases of heterotopic pregnancy from a single center. J Korean Med Sci，31（7）：1094-1099.

Knutzen V，Stratton C J，Sher G，et al.，1992. Mock embryo transfer in early luteal phase，the cycle before in vitro fertilization and embryo transfer：a descriptive study. Fertil Steril，57（1）：156-162.

Li Z，Sullivan E A，Chapman M，et al.，2015. Risk of ectopic pregnancy lowest with transfer of single frozen blastocyst. Hum Reprod，30（9）：2048-2054.

Maleki A，Khalid N，Rajesh Patel C，et al.，2021. The rising incidence of heterotopic pregnancy：current perspectives and associations with in-vitro fertilization. Eur J Obstet Gynecol Reprod Biol，266：138-144.

Mj G，R R，2008. Heterotopic pregnancy in natural conception. J Hum Reprod Sci，1（1）：37-38.

Rizk B，Tan S L，Morcos S，et al.，1991. Heterotopic pregnancies after in vitro fertilization and embryo transfer. Am J Obstet Gynecol，164（1Pt1）：161-164.

Wang Q，Pan X L，Qi X L，2021. Post-salpingectomy interstitial heterotopic pregnancy after in vitro fertilization and embryo transfer：a case report. World J Clin Cases，9（23）：6950-6955.

Xing W，Ou J，Cai L，2018. Thawed embryo transfer and ectopic pregnancy：a meta-analysis. Arch Gynecol Obstet，297（6）：1345-1352.

Zhu L，Xiao L，Che H S，et al.，2014. Uterine peristalsis exerts control over fluid migration after mock embryo transfer. Hum Reprod，29（2）：279-285.

Zhu S，Fan Y，Lan L，et al.，2022. Heterotopic pregnancy secondary to in vitro fertilization-embryo transfer：risk factors and pregnancy outcomes. Front Med（Lausanne），22（9）：864560.

# 病例 21　次全子宫及双侧附件切除术后浆液性癌

## 【病历摘要】

患者女，53岁。

**主诉：** 卵巢良性肿瘤术后4年，盆腔复发1年余。

**现病史：** 患者因"子宫腺肌病、右侧卵巢囊肿"于2014-2-26外院行经腹次全子宫切除术＋双侧附件切除术，术后病理回报：右侧卵巢外生性浆液性乳头状瘤，术后无特殊治疗。2017-6患者因"排便困难"，外院查PET-CT提示：盆腔囊实性肿物，考虑卵巢癌复发；肝包膜、网膜、腹膜、肠系膜多发转移；升结肠受累。2017-7至2018-5患者于外院行全身化疗8个疗程，化疗期间盆腔肿物增大（表21-1）。为进一步手术治疗遂至我院（北京医院）。

**既往史：** 既往体健。

**月经婚育史：** 既往月经规律，月经量中等，轻度痛经，2014年手术绝经。G6P4。

**家族史：** 否认家族遗传史、肿瘤史及血栓栓塞性疾病史。

表 21-1　患者病史总结回顾

| 时间 | 治疗措施 | 血 CA12-5（U/ml） |
|---|---|---|
| 2014-2 | 次全子宫切除术＋双侧附件切除术<br>术后病理（外院）：卵巢外生性浆液性乳头状瘤<br>病理会诊（我院）：浆液性乳头状囊腺瘤 | 未查 |
| 2016-12 | — | 64 |
| 2017-5 | 出现排便困难 | 366 |
| 2017-6 | 结肠镜检查（外院）无法通过肠腔<br>PET-CT提示：盆腔囊实性肿物，考虑卵巢癌复发；肝包膜、网膜、腹膜、肠系膜多发转移；升结肠受累 | 348 |
| 2017-6至2018-5 | 紫杉醇＋奈达铂化疗2个疗程后盆腔肿物增大，改用多西他赛＋卡铂化疗6个疗程。盆腔肿物渐大，血CA12-5渐低 | 388 |
| 2018-5 | 化疗结束 | 51 |
| 2018-6 | — | 77 |
| 2018-8 | — | 54 |
| 2018-10 | — | 162 |
| 2018-11 | — | 146（血CEA 2 ng/ml） |

## 【体格检查】

生命体征平稳，神清语明，腹软，移动性浊音（－）。

妇科查体阴道残端未见异常，盆腔未及明显肿物。

## 【辅助检查】

PET-CT（2018-11-15，北京医院）：腹盆腔内残端上方不规则组织影，代谢活性增高，考虑肿瘤复发。腹盆腔内多发腹膜种植转移，代谢活性增高。肠系膜及腹股沟多发小淋巴结，代谢活性未见明显异常（图21-1）。

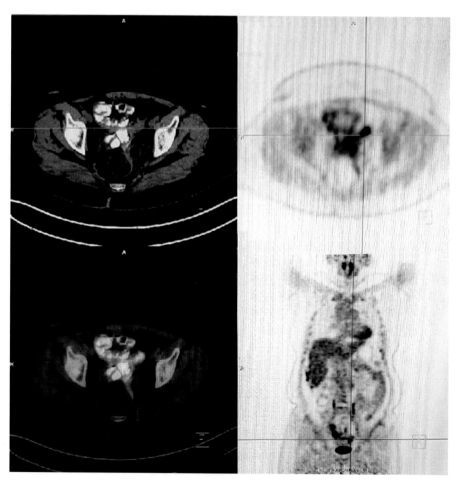

**图21-1 PET-CT。** 阴道残端上方不规则软组织影，代谢活性增高（十字交叉处）

盆腔MRI（2018-11-17，北京医院）：部分盆腔腹膜增厚，少许腹膜局部增厚呈小结节状，考虑为复发转移改变；盆腔及后腹膜多发小淋巴结。

腹部CT（2018-11-19，北京医院）：两侧膈下至结肠旁沟脂肪间隙及邻近腹膜结节影及条索影，转移可能；腹膜后及肠系膜多发淋巴结影；升结肠下段局部肠壁增厚。

盆腔超声（2018-11-20，北京医院）：阴道残端右上方无回声区，大小7 cm×3 cm×4 cm，局部透声差（图21-2）。

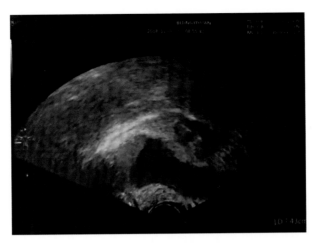

**图 21-2 盆腔超声。**阴道上方无回声区

胸部 CT（2018-11-19，北京医院）：双肺少许条片影，局部肺组织膨胀不全可能。

## 【入院诊断】

①盆腔肿物。②次全子宫及双侧附件切除术后。③化疗后。

## 【诊治经过】

入院后计划通过穿刺取得患者病灶病理结果，但超声引导下行盆腔无回声区穿刺时未穿刺出组织。行 CT 下穿刺盆腔囊性病灶时，未见薄膜等实性组织，穿刺亦失败。

行 PET-CT 提示肠系膜病灶，非消化道病变，且 CEA 正常，故排除消化系统来源肿瘤。结核分枝杆菌培养及结核相关血清学检查均正常，故排除结核类疾病。

根据 PET-CT 提示卵巢转移性肿瘤或原发性腹膜恶性肿瘤可能，且患者从未取得恶性肿瘤的组织学证据，故考虑手术探查。患者于外院行肠镜检查提示升结肠外压狭窄，且 PET-CT 提示病变广泛，因此拟行剖腹探查术。2018-11-26 于北京医院行剖腹探查术，术中见盆腹腔无腹腔积液，腹腔冲洗液细胞学回报：可见肿瘤细胞；阴道残端及双侧附件区未见异常肿物；部分结肠迂曲粘连，肠系膜表面、结肠表面、回肠表面及盆腔壁腹膜均可见多个粟粒样结节；肠表面结节切除送术中冰冻病理回报：浆液性癌；大网膜散在结节，肝区处大网膜饼状病灶大小 4 cm×3 cm×3 cm；肝表面及其他上腹部脏器未见明显病灶。考虑患者为浆液性癌盆腹腔多处转移，与家属充分沟通后，决定术中行大网膜切除及腹腔热灌注化疗。手术顺利。

术后病理回报：大网膜及盆腹腔各转移灶均为低级别浆液性癌，符合卵巢浆液性腺癌转移。IHC 果：PAX-8（＋＋），CK7（＋＋＋），CD20（－），WT-1（＋＋），ER（80%），PR（5%），Ki-67（10%＋），P53（局灶＋，符合野生型），CDX-2（－）。

根据当时的 NCCN 指南，术后给予患者紫杉醇＋奥沙利铂化疗 7 个疗程，同时联合芳香化酶抑制剂治疗，化疗结束时血 CA12-5 20.5 U/ml。化疗后 4 周患者血 CA12-5 再次升高，未返京治疗。患者于 2021 年去世。

## 【出院诊断】

①卵巢浆液性腺癌转移，ⅢC 期，低级别。②次全子宫及双侧附件切除术后。③化疗后。

## 【病例讨论与文献阅读】

卵巢浆液性癌占上皮性卵巢癌、输卵管癌和腹膜癌的 80%。根据形态学、免疫组织化学和分子学特征，它被分为高级别浆液性癌（high-grade serous carcinoma，HGSOC）（占浆液性肿瘤的 90% ～ 95%）和低级别浆液性癌（low-grade serous ovarian cancer，LGSOC）（占浆液性肿瘤的 5% ～ 10%）（Ledermann et al.，2018；Kurman et al.，2010）。

本例患者既往因良性病变已完成双侧附件切除及次全子宫切除，本次肿瘤的来源值得临床关注。对于已经切除附件的患者，亦不能完全忽略发生卵巢或腹膜肿瘤的可能。患者附件切除术后 3 年发现盆腔肿物及血 CA12-5 升高，PET-CT 及盆腔 MRI 均考虑为肿瘤转移，本次手术后病理提示大网膜及盆腹腔各转移灶均为 LGSOC，符合卵巢浆液性腺癌转移。

近年来，诊断方法的改进能预测大部分原发灶不明的癌症患者的肿瘤起源部位，如癌症分子分型检测（molecular cancer classifier assay，MCCA）和 IHC。然而，解剖学原发部位在临床病程期间往往不可识别。本例患者前次附件切除术后病理经手术医院和北京医院病理科会诊，均考虑为卵巢良性肿瘤，本次盆腔各转移灶的 LGSOC 亦不能除外原发性腹膜癌。

此外，对于已切除双侧附件且血 CA12-5 升高的患者，在无组织学病理诊断的情况下，能否做全身化疗？根据当时最新版（2018 年）卵巢恶性肿瘤诊断与治疗指南，对于特殊病例，临床高度怀疑卵巢癌，但无法取得组织病理活检者，则必须有腹腔积液细胞学诊断，且血 CA12-5/CEA 比值＞ 25（中国抗癌协会妇科肿瘤专业委员会，2018）。本例患者既往无卵巢恶性肿瘤组织病理学依据，本次术前诊疗中试图通过穿刺取得病理学证据，但均未成功，且无腹腔积液的细胞学诊断，术前血 CA12-5/CEA（比值）= 146/2 = 73，故术前诊断仍考虑卵巢癌。手术切除了大网膜病灶，明确了病理性质及病变范围，为患者后续治疗提供了依据。

## 【专家点评】

LGSOC 的特点是具有高频 *KRAS* 和 *BRAF* 突变，但缺乏 *TP53* 突变（Singer et al.，2003；Grisham et al.，2013；Vineyard et al.，2011）。LGSOC 对化疗的反应通常比 HGSOC 迟钝，更易表现为懒惰肿瘤生物学行为（Grabowski et al.，2016；Gershenson et al.，2006）。近期的研究集中于确定 LGSOC 从其癌前病变、浆液性交界性肿瘤的进展途径，并优化晚期癌症患者的内分泌治疗和针对性治疗策略。本病例诊治于 2018 年，当时针对卵巢 / 腹膜肿瘤患者的基因检测和靶向治疗还未在临床中广泛应用。目前，针对此类病例，临床上可以基于基因组学、蛋白质组学和代谢酶学等现代分子生物学新技术的检查手段，预测肿瘤的治疗反应、转移复发倾向和判断预后。

（北京医院　吕爱明　点评专家　孟庆伟　吕秋波）

## 参考文献

中国抗癌协会妇科肿瘤专业委员会，2018. 卵巢恶性肿瘤诊断与治疗指南. 中国实用妇科于产科杂志，34（7）：739-749.

Ledermann J A，Raja F A，Fotopoulou C，et al.，2018. Newly diagnosed and relapsed epithelial ovarian carcinoma：ESMO clinical practice guidelines for diagnosis，treatment and follow-up. Ann Oncol，29（Suppl 4）：iv259.

Gershenson D M，Sun C C，Lu K H，et al.，2006. Clinical behavior of stage II-IV low-grade serous carcinoma of the ovary. Obstet Gynecol，108（2）：361-368.

Grabowski J P，Harter P，Heitz F，et al.，2016. Operability and chemotherapy responsiveness in advanced low-grade serous ovarian cancer. An analysis of the AGO Study Group metadatabase. Gynecol Oncol，140（3）：457-462.

Grisham RN，Iyer G，Garg K，et al.，2013. BRAF mutation is associated with early stage disease and improved outcome in patients with low-grade serous ovarian cancer. Cancer，119（3）：548-554.

Kurman R J，Shih Ie M，2010. The origin and pathogenesis of epithelial ovarian cancer：a proposed unifying theory. Am J Surg Pathol，34（3）：433-443.

Singer G，Oldt R 3rd，Cohen Y，et al.，2003. Mutations in BRAF and KRAS characterize the development of low-grade ovarian serous carcinoma. J Natl Cancer Inst，95（6）：484-486.

Vineyard M A，Daniels M S，Urbauer D L，et al.，2011. Is low-grade serous ovarian cancer part of the tumor spectrum of hereditary breast and ovarian cancer？Gynecol Oncol，120（2）：229-232.

# 病例 22  息肉样子宫内膜异位症

## 【病历摘要】

患者女，36 岁。

**主诉：**痛经 22 年，进行性加重 2 年，发现盆腔包块 3 个月。

**现病史：**患者 14 岁月经初潮，痛经 22 年。2017 年因月经量增多、痛经加重予口服米非司酮＋镇痛药治疗 1 年余，停用米非司酮后痛经继续加重。2019 年就诊于我院（北京医院）行经阴道超声提示子宫腺肌病、双侧卵巢囊肿（左侧 8 cm，右侧 12 cm）。2019-7 我院超声考虑双侧附件囊实性占位，子宫腺肌病。盆腔 MRI 示子宫腺肌病，盆腔子宫内膜异位症，双侧附件囊性占位并附壁结节，考虑子宫内膜异位囊肿恶变，腹主动脉旁囊性病变，转移可能。

**既往史：**高血压 5 年，血压控制满意，（120～130）/（70～80）mmHg。

**月经婚育史：**既往月经规律，7 天 /（28～30）天，月经量中等，长期痛经，末次月经 2019-7-1。G4P2，顺产。

**家族史：**否认家族遗传史、肿瘤史及血栓栓塞性疾病史。

## 【体格检查】

身高 168 cm，体重 75 kg。生命体征平稳，神志清楚，言语流利，对答切题，心肺查体（－），腹部膨隆，无压痛、反跳痛，移动性浊音（－）。

妇科查体：外阴（－），阴道通畅，未见异常分泌物，宫颈光滑，接触性出血（－），子宫后位，如妊娠 20 周大，质硬，活动差，压痛（＋），双侧附件区巨大包块，质软，位置固定。

## 【辅助检查】

肿瘤标志物（2019-7）CA12-5 809 U/ml（↑），CA19-9 334.3 U/ml（↑），SCC 0.7 ng/ml，CEA 4.2 ng/ml。

妇科超声（2019-7）：子宫前位，13.2 cm×13.0 cm×12.7 cm，球形增大，形态不规整，肌层回声不均，后壁为著；内膜厚 0.4 cm，回声均匀；双侧卵巢显示不清，子宫右上方无回声区，大小 12.7 cm×7.5 cm×6.2 cm，透声差，左侧壁间中等回声突起，大小 3.4 cm×2.2 cm，内回声不均，实性成分可见条形血流，RI：0.38；左侧附件区无回声区，大小 8.2 cm×8.2 cm×7.0 cm，透声差，内壁中等回声突起 1.0 cm×0.6 cm，实性成分可见血流信号，RI：0.40；考虑双侧附件囊实性占位，子宫腺肌病（图 22-1）。

盆腔增强 CT（2019-7）：子宫腺肌病；左侧髂窝及子宫左后方囊实性肿块，双侧附件来源可能，内膜异位囊肿？上皮来源肿瘤？左侧输卵管积水可能，炎症不除外；腹主动脉旁、左髂外静脉增大淋巴结，不除外转移；盆腔少量积液。

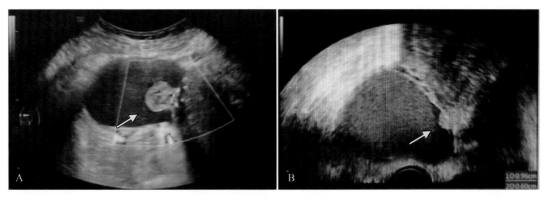

**图 22-1　妇科超声。A.** 右侧附件区肿物，内壁中等回声突起伴条形血流信号。**B.** 左侧附件区肿物，内壁中等回声突起（1.0 cm×0.6 cm）

盆腔 MRI（2019-7）：子宫腺肌病，盆腔子宫内膜异位症，双侧附件囊性占位合并附壁结节，考虑子宫内膜异位囊肿恶变，不除外上皮性肿瘤，腹主动脉旁囊性病变，转移可能，不除外淋巴囊肿。

## 【入院诊断】

①双侧附件囊实性肿物待查，子宫内膜异位症恶变可能，卵巢上皮性肿瘤待除外。②腹主动脉旁囊性病变待查。③子宫腺肌病。④高血压。

## 【诊治经过】

入院后完善常规检查，除外手术禁忌证，行剖腹探查术（全子宫切除术＋右侧附件切除＋左侧卵巢囊肿剥除术＋左侧输卵管切除术＋腹主动脉旁囊肿切除术）。术中见：①双侧附件、侧盆壁、肠管、大网膜粘连紧密，直肠子宫陷凹封闭；②腹膜、大网膜可见铁锈色沉淀物，考虑卵巢子宫内膜样囊肿（卵巢巧克力囊肿）破裂；③右侧卵巢增大，直径 11 cm，左侧卵巢内见囊肿，约 5 cm；④切除右侧附件，囊肿破裂后流出巧克力样液体，内壁灰红色糟脆肿物；⑤冰冻病理回报卵巢子宫内膜样肿瘤，考虑良性；⑥打开后腹膜切除腹主动脉及下腔静脉旁囊肿，台下切开标本，囊壁薄、囊液清。

石蜡病理：（右侧附件）卵巢子宫内膜样囊肿，局灶腺体增生伴囊性扩张，息肉形成；输卵管组织未见病变；ER（90%＋），PR（90%＋），Ki-67（腺体热点区 30%＋），P53 野生型；（全子宫）子宫腺肌病，增殖期子宫内膜；（左侧卵巢＋输卵管）卵巢子宫内膜样囊肿，输卵管未见病变；（腹主动脉旁囊肿）子宫内膜样囊肿。

## 【出院诊断】

①卵巢子宫内膜样囊肿。②息肉样子宫内膜异位症。③腹主动脉旁子宫内膜样囊肿。④子宫腺肌病。⑤盆腔粘连。⑥高血压。

## 【随访】

患者术后 3 年内每 6 个月随访，复查肿瘤标志物 CA12-5 ＜ 35 U/ml，盆腔超声未见子宫内膜异位症复发征象。

## 【病例讨论与文献复习】

Mostoufizadeh 等首先将息肉样子宫内膜异位症（polypoid endometriosis，PEM）这一术语应用于子宫内膜异位症特殊病变类型的诊断，也有学者将 PEM 命名为子宫内膜样腺瘤（Mostoufizadeh et al.，1980）。PEM 与子宫内膜息肉相似，形态多样，常为多发性，在术前的影像学检查、术中探查及术后病理诊断中极易误诊为恶性肿瘤或与其他病变混淆，手术切除后仍有复发的可能（Beavis et al.，2011）。

PEM 的发病率极低，相关文献仅限于个案报道和文献回顾，在目前已报道的病例中，PEM 的发病部位与子宫内膜异位症相似，多见于卵巢、直肠、乙状结肠、子宫浆膜、宫颈和（或）阴道黏膜，极少数可见于输尿管、输卵管、大网膜、盆腹腔腹膜、尿道阴道旁组织、腹膜后（Parker et al.，2004；Gallardo et al.，2009）。

PEM 的临床表现包括：盆腹腔包块、压迫症状与体征、合并症与体征（如盆腔肿物、阴道出血、痛经、肾积水、膀胱占位、血尿、肠梗阻、胃肠道不适）等，部分临床表现类似恶性肿瘤，如出现腹腔积液、淋巴结肿大等（Lida et al.，2017）。在辅助检查方面，患者 CA12-5 通常轻度升高（≤ 200 U/ml）。超声提示囊性包块伴乳头状或囊实性包块，病灶血流通常不丰富（Mayumi et al.，2016；Yamamoto et al.，2016）。若超声提示囊实性包块伴丰富血流信号，术前很难与卵巢恶性肿瘤鉴别。MRI 提示盆腔 PEM 呈囊实性外观，肿物的实性部分呈 T1WI 低信号、T2WI 高信号，边缘光滑，实性部分在 DWI 上呈稍高信号，在表观扩散系数（apparent diffusion coefficient，ADC）图上信号轻度减低，且各加权成像中没有发现肿瘤扩散或转移表现，这有助于诊断 PEM（Ghafoor et al.，2019）。

在病理诊断方面，PEM 的大体病理表现常为突向表面或囊腔的息肉样或实性组织，病灶大小不一，呈单发或多灶性，约 1/3 为多灶性，带蒂或宽基底与囊性组织相连。PEM 的镜下特征与子宫内膜息肉相似，病变组织均由子宫内膜样腺体及间质成分构成，同时具有子宫内膜异位症的病理学特点，病变由良性子宫内膜样上皮与间质混合而成。腺体大多表现为简单或复杂增生，亦可显示不规则增生、囊性扩张，甚至非典型增生等多种形态结构。子宫内膜样腺体在间质内弥漫散在分布，形状不规则，部分腺体呈囊性扩张；腺体上皮为单层柱状或假复层柱状上皮，细胞核呈卵圆形、长椭圆形或杆状，腺上皮细胞部分可见纤毛，部分有明显的核上空泡及核下空泡；腺体间可见增生的短梭形细胞，似增生期子宫内膜间质细胞；可见子宫内膜异位症出血、吞噬含铁血黄素的组织细胞及蜕膜变；腺上皮及间质细胞少见细胞异型性，罕见核分裂象；上皮化生十分常见，相邻组织或其他部位大多可观察到典型的普通内膜异位（Lu et al.，2019）。IHC 检查提示组织内的腺上皮成分表达 ER、PR 及上皮标志物，间质细胞成分表达 CD10、ER、PR 和 vimentin（Song et al.，2017）。

在治疗方面，PEM 以手术切除为主，也可根据病情选择 GnRH-a 等药物治疗（Escobar，2019）。盆腔 PEM 可发生不典型病变或恶变为子宫内膜样腺癌，另有个案报道 PEM 进展为子宫内膜间质肉瘤。从病因学角度讲，PEM 类似于子宫内膜异位症，具有相似的恶性转化潜能。大多数 PEM 病例为良性，预后良好，但有复发风险。

## 【专家点评】

结合该例患者的诊治过程，卵巢 PEM 的诊断要点之一是术前诊断。主要须与临床表现、影像学特征、病理学特点与之类似的卵巢良恶性肿瘤相鉴别：①卵巢子宫内膜样腺癌：附件区混合性包块、血 CA12-5 升高，术中可见囊内实性部分为多发性息肉样软组织，易误诊为卵巢子宫内膜样腺癌。如果镜下见组织伴有明显的腺体增生，术中冰冻病理也易误诊为恶性。PEM 的息肉样肿物较恶性肿瘤新鲜柔软，少有质脆、破碎或烂肉样；镜下腺体缺乏明显的复杂结构，上皮细胞无明显异型性，IHC 结果显示增殖细胞核抗原（Ki-67）增殖指数低，可与卵巢子宫内膜样腺癌鉴别。②子宫内膜样腺肌瘤/纤维瘤：大体及镜下与 PEM 相似，但 PEM 间质 IHC 显示 CD10（＋），子宫内膜样腺肌瘤/纤维瘤间质为肌源性或纤维源性，IHC 多显示肌源性标志物（＋），如 SMA、actin、desmin。③ Mullerian 腺肉瘤：大体上呈分叶状结构，可伴或不伴出血、坏死，镜下其间质呈乳头状或宽大的息肉呈分叶状突入腺腔，或突出于肿瘤表面，由于常见子宫内膜样腺体，故易与 PEM 相混淆。PEM 无腺肉瘤特征性的突向腺腔或肿瘤表面的宽大分叶状结构，且无间质细胞围绕腺体的"袖套样"分布特征，腺上皮及间质细胞缺乏细胞异型性，罕见核分裂象，两者可鉴别。④子宫内膜间质肉瘤伴腺体分化：低度恶性子宫内膜间质肉瘤的特征性生长方式是突入淋巴管内生长，肿瘤细胞类似于正常增生期子宫内膜的间质细胞，细胞异型性小，核分裂象较少见，肿瘤内有丰富的网状纤维和纤细的分支状血管网，呈舌状浸润附近的正常肌层，常侵犯血管，IHC 多显示 CD10（＋），而 PEM 不具有腺体肉瘤特征，有助于鉴别诊断。此外，PEM 需与盆腔其他部位来源的肿瘤相鉴别。

综上所述，PEM 是子宫内膜异位症的一种罕见类型，同时可能合并其他部位的子宫内膜异位囊肿，PEM 呈息肉状生长，组织学上由腺体和间质组成，类似子宫内膜息肉，可发生癌前病变、恶性转变。术前检查、术中冰冻病理易误诊为恶性肿瘤。因此，进一步认识 PEM 对于该病的术前诊断、临床决策、辅助治疗等具有重要意义。

（北京医院　尚志远　黄帅　点评专家　吕秋波　孟庆伟）

## 参考文献

Beavis A L，Matsuo K，Grubbs B H，et al.，2011. Endometriosis in para-aortic lymph nodes during pregnancy：case report and review of literature. Fertil Steril，95（7）：2429 e9-13.

Escobar P F，2013. Lymphatic spread of endometriosis to para-aortic nodes. J Minim Invasive Gynecol，20（6）：741.

Gallardo A，Prat J，2009. Müllerian adenosarcoma：a clinicopathologic and immunohistochemical study of 55 cases. Challenging the existence of adenofibroma. Am J Surg Pathol，33（2）：278-288.

Lida Y，Tabata J，Yorozu T，et al.，2017. Polypoid endometriosis of the ovary and müllerianosis of pelvic lymph nodes mimicking an ovarian carcinoma with lymph node metastasis. Int Cancer Conf J，6（4）：145-148.

Lu J，Zhao J Y，Xiong X Z，et al.，2019. An unusual retroperitoneal endometriotic cyst in a young woman. Dig Liver Dis，51（2）：324.

Takeuchi M，Matsuzaki K，Bando Y，et al.，2016. A case of polypoid endometriosis with malignant transformation. Abdom Radiol（NY），41（9）：1699-1702.

Mostoufizadeh M，Scully R E，1980. Malignant tumors arising in endometriosis. Clin Obstet Gynecol，23（3）：951-963.

Parker R L，Dadmanesh F，Young R H，et al.，2004. Polypoid endometriosis：a clinicopathologic analysis of 24 cases and a review of the literature. Am J Surg Pathol，28（3）：285-297.

Ghafoor S，Lakhman Y，Park K J，et al.，2020. Polypoid endometriosis：a mimic of malignancy. Abdom Radiol（NY），45（6）：1776-1782.

Song Y F，Han L，Gynecology D O，2017. Clinical and Pathological Features of the Polypoid Endometriosis. J Int Obstet Gynecol，44：463-467.

Yamamoto A，Usami T，Kondo E，et al.，2016. Huge polypoid endometriosis：report of a case and review of the literature. Int Cancer Conf J，5（1）：31-35.

# 病例 23  附件扭转致卵巢缺血水肿成功保留卵巢

## 【病历摘要】

患者女，19 岁。

**主诉：** 下腹痛 2 天，加重 4 h。

**现病史：** 患者于入院前 2 天无明显诱因出现右下腹疼痛，为阵发性绞痛，伴恶心、呕吐、低热，体温最高 37.4℃，无腹泻，无尿频、尿急及尿痛等症状。入院前 4 h 无明显诱因出现腹痛较前加重，于我院（航天中心医院）急诊就诊，超声提示：盆腔囊性包块，考虑卵巢来源可能性大，蒂扭转不除外；右下腹不均质低回声包块，考虑右侧卵巢可能性大，蒂扭转不除外；腹盆腔积液。急诊收入院。患者平素 2～3 天大便 1 次，近 2 天无排气及排便，小便正常。

**既往史：** 既往体健。

**月经婚育史：** 平素月经不规律，12 岁初潮，5 天/（30～50）天，量中，痛经（-），末次月经 2020-7-14。未婚，否认性生活史，G0P0。

**家族史：** 否认家族遗传病、传染病及肿瘤史。

## 【体格检查】

T 37.3℃，P 81 次/分，R 20 次/分，BP 118/73 mmHg，一般情况好，心肺听诊无异常，腹肌紧张，下腹压痛（+）。

妇科检查：外阴发育正常。肛门查体：盆腔可触及大小约 10 cm 的包块，压痛（+），子宫及双侧附件区触诊不满意。

## 【辅助检查】

尿 hCG（2020-9-5）：（-）。

血常规（2020-9-5）：WBC $14.81×10^9$/L（↑），NE% 85.8%（↑），RBC $4.24×10^{12}$/L，Hb 125 g/L，PLT $372×10^9$/L（↑）。

盆腔超声（2020-9-5）：盆腔可见一囊性包块，范围 8.6 cm×8.3 cm，边界清，形态规则，未见明显血流信号。右下腹可见一不均质低回声包块，内可见多发小囊，边界清，似呈卵巢样结构，范围 6.5 cm×4.9 cm，边界清，未见明显血流信号。盆腔囊性包块考虑卵巢来源可能性大，蒂扭转不除外；右下腹不均质低回声包块考虑为右侧卵巢（图 23-1）。

盆腔 MRI（2020-9-5）：盆腔可见类圆形囊状信号灶，T1 低信号、T2 高信号，8.1 cm×7.1 cm，病灶与右侧卵巢相连，右侧卵巢明显增大水肿，考虑卵巢囊肿蒂扭转？（图 23-2）

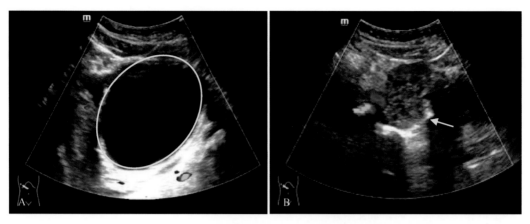

**图 23-1　盆腔超声。A.** 盆腔囊性包块。**B.** 右下腹不均质低回声包块

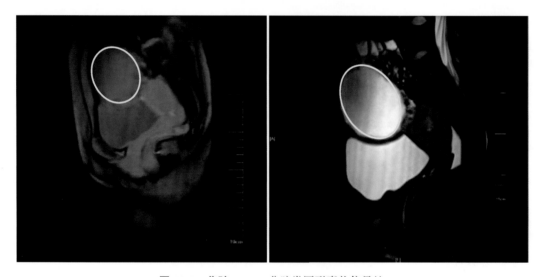

**图 23-2　盆腔 MRI。**盆腔类圆形囊状信号灶

## 【入院诊断】

腹痛待查，附件肿物蒂扭转？

## 【诊治经过】

患者突发右下腹持续绞痛，伴恶心、呕吐，无停经史，无异常阴道出血史；妇科查体盆腔触痛包块；超声提示右下腹不均质低回声包块为右侧卵巢来源的可能性大，蒂扭转不除外，腹盆腔积液；hCG（－），血常规 WBC 升高，无 Hb 下降，考虑诊断卵巢囊肿蒂扭转可能性大。

急诊行腹腔镜探查术，术中盆腔可见血性游离液约 50 ml，子宫正常大小，表面光滑，与周围无粘连，右侧输卵管系膜可见一大小 10 cm×10 cm 的囊性肿物，表面呈紫黑色，包膜完整，与周围无粘连，右侧输卵管水肿增粗，呈紫黑色，右侧卵巢大小 6 cm×5 cm，呈紫黑色，右侧骨盆漏斗韧带与右侧卵巢固有韧带及右侧输卵管扭转 720°，左侧卵巢大小及外观均未见异常，左侧输卵管未见明显异常。

　　钳夹右侧骨盆漏斗韧带，逐渐将扭转的右侧骨盆漏斗韧带、右侧卵巢固有韧带及右侧输卵管复位，观察右侧输卵管逐渐转为粉红色，逐渐向上方钳夹右侧骨盆漏斗韧带，可见暗红色血栓沿卵巢静脉壁逐渐上行。为避免静脉血栓脱落进入循环系统，打开右侧卵巢骨盆漏斗韧带表面腹膜，使用 0 号可吸收线结扎右侧骨盆漏斗韧带。术中向患者家属交待病情，考虑患者现 19 岁，未婚，建议保留右侧附件，患者家属充分商议后表示了解病情及相关风险，并接受再次手术风险，坚决要求保留右侧附件，行输卵管系膜囊肿剥除术。

　　术后病理结果回报：（右侧输卵管系膜囊肿）囊性肿物，大小 7 cm×5 cm×2 cm，囊壁衬覆单层柱状上皮细胞，上皮下广泛出血，符合良性囊肿伴蒂扭转表现。

　　术后第 2 天复查盆腔超声（2020-9-7）：子宫后方不均质回声区，考虑术后改变，双侧附件区未见明显异常（图 23-3）。术后第 9 天复查盆腔超声（2020-9-14）：子宫及双侧附件区未见明显异常（图 23-4）。

　　术前及术后 WBC、NE% 及 CRP 的变化见图 23-5 至图 23-7。

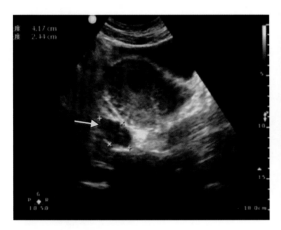

**图 23-3　盆腔超声（2020-9-7）。**子宫后方不均质回声区

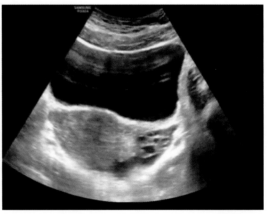

**图 23-4　盆腔超声（2020-9-14）。**未见明显异常

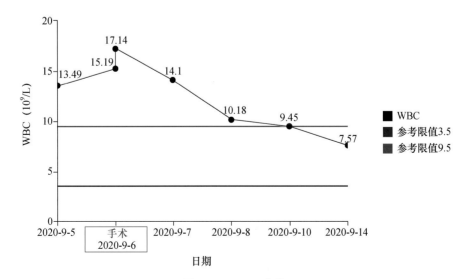

**图 23-5　WBC 变化**

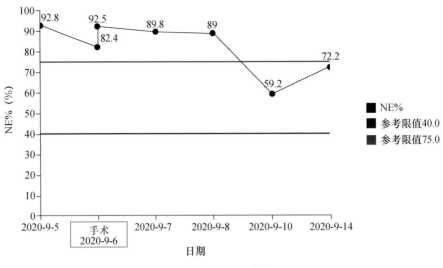

**图 23-6　NE% 变化**

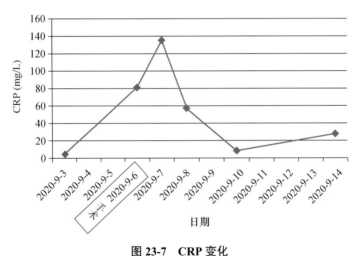

**图 23-7　CRP 变化**

## 【出院诊断】

①右侧附件扭转。②右侧输卵管系膜囊肿。

## 【随访】

术后 6 个月随访，患者月经规律，5 天 /30 天，量中，无痛经。盆腔超声（2021-3）：前位子宫形态正常，肌层回声均匀，内膜厚度 1.1 cm，宫腔内未见明显异常回声。双侧卵巢大小及形态正常，双侧附件区未见明显异常回声。

## 【病例讨论与文献阅读】

骨盆漏斗韧带又称卵巢悬韧带（suspensory ligament of ovary），起自小骨盆侧缘，向下至卵巢输卵管端的腹膜皱襞。卵巢的神经血管均通过骨盆漏斗韧带出入卵巢。卵巢固有韧带（proper ligament of ovary）由结缔组织和平滑肌纤维构成，表面覆盖腹膜，自卵巢下端连接至输卵管与子宫结合处的后下方。卵巢、输卵管的血供主要来自卵巢动脉。卵巢动脉起自腹主动脉，于腹膜后沿腰大肌前行，向外下行至骨盆缘处，跨过输尿管和髂总动脉下段，经骨盆漏斗韧带，穿卵巢系膜，经卵巢门进入卵巢。卵巢动脉供应输卵管的分支走行于输卵管系膜内，在宫角附近与子宫动脉卵巢支相吻合。

卵巢囊肿（生理性囊肿或肿瘤）是附件扭转的主要危险因素，86%～95%的卵巢扭转患者伴有卵巢囊肿。卵巢扭转更常见于良性囊肿/肿瘤，可能是因为恶性肿瘤更易发生粘连固定（White et al.，2005；Varras et al.，2004）。卵巢扭转是指卵巢在其支持韧带上发生的完全或部分扭转，常导致血液供应受阻，是最常见的妇科急症之一。卵巢发生扭转时，常围绕骨盆漏斗韧带和卵巢固有韧带旋转，输卵管常随卵巢一起旋转，这种情况被称为附件扭转（adnexal torsion，AT；图23-8）。

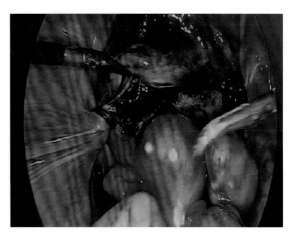

**图 23-8　附件扭转**

本例患者是输卵管系膜囊肿扭转引发的AT。输卵管系膜囊肿是位于输卵管系膜与卵巢门之间的囊肿，囊肿引起输卵管扭转的发病率约为1/1 500 000（Ormasa et al.，2015）。扭转的输卵管系膜囊肿直径多为6～10 cm，其发病率占总卵巢囊肿发病率的49.16%（李琳，2016）。据统计，右侧卵巢囊肿的发生率明显高于左侧，分析其原因，其一可能是由于左侧有乙状结肠，右侧卵巢在盆腔中的相对活动度比左侧大，故右侧卵巢囊肿更易因体位改变而发生扭转；其二可能是由于右侧卵巢动脉直接由腹主动脉分支供血，因此其动脉压较高（朱小华 等，2017）。

此外，输卵管、输卵管旁囊肿、卵巢囊肿亦可单独发生扭转（McWilliams et al.，2008）。正常卵巢也可发生扭转，常见于青春期前女性，可能与卵巢固有韧带细长有关。在15岁以下的卵巢囊肿患者中，50%无肿块（Anders et al.，2005）。

超声是疑诊卵巢扭转患者的首选影像学检查手段。超声检查对卵巢扭转的敏感性为46%～75%。超声表现包括：串珠征、卵巢水肿、卵泡移位、外围卵泡增多；漩涡征；扭转的血管蒂。MRI与CT对卵巢囊肿蒂扭转的诊断性能与超声相似，但成本更高。CT可用于急性腹痛/盆腔痛女性患者的初始检查，以排除其他急腹症（如阑尾炎）。MRI更适用于超声检查结果不明确者（Wilkinson et al.，2012；Vijayaraghavan et al.，2004）。

关于手术方式，传统认为，卵巢外观呈蓝黑色增大者已无活性，应行患侧附件切除术。但近年来研究普遍认为卵巢扭转行扭转矫正术后卵巢可保留正常活性。因此，年龄是选择扭转复位或附件切除的关键。对于绝经前患者，即使术中肉眼观察卵巢变黑，也应常规扭转复位。对于绝经后患者，卵巢功能已严重降低，且附件肿块恶性概率相对较高，应考虑进行附件切除术（袁航 等，2020）。

**【专家点评】**

AT 位居妇科急腹症的第 5 位（ACOG，2019）。诊治延误可能导致女性生殖系统及内分泌功能不同程度的受损乃至丧失，进而引起不同程度的心理负担。近年来，AT 的早期诊断、规范化管理逐渐受到国内外专家学者的重视。

本例患者临床表现为右下腹疼痛，逐渐加重，查体有盆腔囊性肿物压痛，因此应高度警惕 AT 可能。超声作为非侵袭性检查，能够快速评估卵巢解剖结构和血流，是诊断 AT 的首选影像学检查方法，盆腔 MRI 的诊断敏感性和特异性也较高，本例患者超声、MRI 均提示 AT 可能性大。附件血供中断至不可逆卵巢损害的时间尚不明确，但大多认为 48 ~ 72 h 后卵巢功能开始急剧下降。因此，急诊手术探查指征非常明确，快速诊断、及时手术能够更多地保护卵巢功能，而并非完全依赖于影像学明确诊断后再进行手术干预。

**手术方式的选择：** 既往观点认为，术中发现卵巢外观变黑意味着卵巢"坏死"，但目前研究认为，术中肉眼下卵巢的外观色泽不能作为判定卵巢是否坏死的可靠依据，有时复位后卵巢色泽不能即刻恢复如常，但解除扭转后 36 h 可恢复（ACOG，2019）。因此，对于绝经前患者，即使术中肉眼观察卵巢变黑，也应常规扭转复位，一旦疑诊应及时手术解除扭转，尽可能保护卵巢功能和生育能力（袁航 等，2020）。本例患者右侧骨盆漏斗韧带与右侧卵巢固有韧带及右侧输卵管扭转 720°，导致右侧卵巢、输卵管呈紫黑色，考虑患者现 19 岁，未婚，术中逐渐将扭转的附件复位后观察右侧输卵管逐渐转为粉红色，保留了右侧附件。

**卵巢静脉血栓栓塞的处理：** 既往大多数观点认为，扭转附件复位后血栓栓塞事件的发生率会升高，加之担心扭转组织快速病理的准确性偏倚，甚至个别情况下不具备快速病理诊断的条件，手术治疗时大多选择患侧附件切除术。多项研究表明，AT 术后肺栓塞的发生率仅为 0.2%（吴静琳 等，2019），复位并未增加血栓栓塞事件的发生。

有病例报道先行卵巢动静脉高位结扎，然后复位卵巢，再行卵巢囊肿剥除术，认为这样既保留了卵巢，又没有发生血栓的危险（Breech et al.，2005）。在本例患者的手术过程中，我们逐渐将扭转的附件复位后可见暗红色血栓沿静脉壁逐渐上行，为避免静脉血栓脱落进入循环系统，术中用可吸收线结扎右侧骨盆漏斗韧带，避免了术后血栓栓塞的发生。但是，结扎骨盆漏斗韧带后动静脉血流均被阻断，卵巢血供中断，在一定程度上可能影响卵巢功能，因此也可酌情考虑术中分离出卵巢静脉行可吸收线结扎，减少对卵巢血供的影响，同时降低血栓栓塞发生的风险。

**术后随访：** 无论采取何种治疗方式及患者有无生育要求，术后均应定期随诊。该患者术后 6 个月随访一般情况好，月经规律，月经量中等，无盆腔疼痛等不适，超声显示卵巢大小正常，恢复良好。可监测激素六项、AMH，进一步评估卵巢功能。

（航天中心医院 朱嘉琦 点评专家 效小莉 付凤仙）

## 参考文献

李琳，2016. 超声诊断小儿输卵管系膜囊肿扭转 1 例 . 临床超声医学杂志，18（5）：319.

吴静琳，袁超燕，2019. 打破传统，附件扭转保守手术治疗 . 世界最新医学信息文摘，19（6）：5-6，10.

袁航，张师前，赵霞，等，2020. 女性附件扭转治疗的中国专家共识（2020 年版）. 实用妇产科杂志，36（11）：822-826.

朱小华，王颖，王雪峰，等，2017. 巨大输卵管系膜囊肿蒂扭转合并坏死一例 . 国际妇产科学杂志，44（5）：533-534.

ACOG, 2019. Adnexal Torsion in Adolescents：ACOG Committee Opinion No. 783. Obstet Gynecol, 134（2）：e56-e63.

Anders J F, Powell E C, 2005. Urgency of evaluation and outcome of acute ovarian torsion in pediatric patients. Arch Pediatr Adolesc Med, 159（6）：532-535.

Breech L L, Hillard P J, 2005. Adnexal torsion in pediatric and adolescent gids. Curr Opin Obstet Gynecol, 17（5）：483-489.

McWilliams G D, Hill M J, Dietrich C S, 2008. Gynecologic emergencies. Surg Clin North Am, 88（2）：265-83.

Ormasa M C, Hamouda E S, Jung J, 2015. Isolated fallopian tube torsion with fimbrial cyst in a 10 year-old girl diagnosed by ultrasound：a case report. J Radiol Case Rep, 9（12）：29-36.

Varras M, Tsikini A, Polyzos D, et al., 2004. Uterine adnexal torsion：pathologic and gray-scale ultrasonographic findings. Clin Exp Obstet Gynecol, 31（1）：34-38.

Vijayaraghavan S B, 2004. Sonographic whirlpool sign in ovarian torsion. J Ultrasound Med, 23（12）：1643-1649.

White M, Stella J, 2005. Ovarian torsion：10-year perspective. Emerg Med Australas, 17（3）：231-237.

Wilkinson C, Sanderson A, 2012. Adnexal torsion-a multimodality imaging review. Clin Radiol, 67（5）：476-483.

# 病例 24　腹腔镜术中过敏性休克

## 【病历摘要】

患者女，45岁。

**主诉**：发现子宫内膜病变18天。

**现病史**：患者于入院前18天因"异常子宫出血"行宫腔镜检查及诊刮术，术后病理提示：子宫内膜不典型增生。患者无生育需求，为求进一步诊治收入院（航天中心医院）。患者自发病以来精神、饮食、睡眠可，大小便正常，体重无改变。

**既往史**：既往体健，否认食物及药物过敏史。

**月经婚育史**：12岁月经初潮，月经规律，7天/30天，月经量中等，痛经（－），末次月经2019-7-8。G3P1，2001年剖宫产1次，流产2次，末次流产2004年。

**家族史**：父亲体健，母亲患糖尿病，否认遗传病、传染病及恶性肿瘤家族史。

## 【体格检查】

T 36.6℃，P 76次/分，R 20次/分，BP 101/67 mmHg。一般情况好，皮肤黏膜色泽正常，未见皮疹，心肺听诊无异常，腹软，无压痛。

妇科检查：外阴已婚式，阴道通畅，宫颈光滑，子宫前位，正常大小，质中，活动好，无压痛，双侧附件区未及异常。

## 【辅助检查】

病理（2019-7-1）：（子宫内膜）子宫内膜单纯性增生，可见嗜酸性化生，局灶伴不典型增生。IHC结果：ER（局灶＋），PR（局灶＋），P53（－），Ki-67（＜25%＋）。

## 【初步诊断】

①子宫内膜不典型增生。②瘢痕子宫（剖宫产史）。

## 【诊疗经过】

### 1.手术室治疗经过

2019-7-22行腹腔镜下全子宫切除术＋双侧输卵管切除术＋肠粘连松解术。08:40开始麻醉，09:20开始手术，术中血压维持在（90～100）/（50～60）mmHg，10:40缝合腹腔镜切口过程中血压降至80/50 mmHg，血氧饱和度（saturation of blood oxygen，$SO_2$）100%，皮肤针眼渗血，腹部皮肤无皮疹。术中出血约20 ml，尿量350 ml，给予尖吻蝮蛇血凝酶止血、乳酸林格液扩容，多巴胺（0.9%生理盐水32 ml＋多巴胺180 mg）3 ml/h泵入升压，血压逐渐回升至110/70 mmHg，入麻醉科恢复室观察，11:30再次出现血压下降至80/45 mmHg，检查盆腔引流管通畅，引流液约5 ml，色淡红。给予氟马西尼0.3 mg，新斯的明 1 mg ＋阿托品 0.5 mg 静脉推注，持续多巴胺泵入，继续补充乳酸林格液，血压仍无明显回升，SO$_2$ 100%。听诊双肺呼吸音清，未闻及明显湿啰音，未触及皮下气肿。患者持续低血压，给予血管活性药物仍不能纠正，考虑药物过敏可能性大，立即给予地塞米松 10 mg 入壶，静脉推注肾上腺素 5 μg，血压 80/50 mmHg，无明显回升，再次给予地塞米松 10 mg 入壶，13:00 转入 ICU 治疗（图 24-1）。

### 2. ICU 治疗经过

转入 ICU 后血压最低降至 78/45 mmHg，给予去甲肾上腺素（0.9% 生理盐水 32 ml ＋去甲肾上腺素 18 mg）3 ml/h 静脉泵入升压，硝酸甘油扩张冠状动脉、抗感染、扩容等对症支持治疗。急查化验结果回报：WBC 12.01×10$^9$/L（↑），NE% 93.8%（↑），Hb 102 g/L（↓），PLT 193×10$^9$/L。生化：白蛋白 31.70 g/L（↓）。血气分析：pH 值 7.36，PCO$_2$ 41 mmHg，PO$_2$ 183 mmHg，碱剩余（base excess，BE）183 mmol/L，HCO$_3^-$ 23.5 mmol/L，乳酸 1.2 mmol/L。凝血六项：纤维蛋白原（fibrinogen，Fb）1.71 g/L（↓）；D- 二聚体 283 μg/L；脑钠肽（brain natriuretic peptide，BNP）117.00 pg/ml（↑）。给予甲泼尼龙 40 mg 静脉滴注、持续去甲肾上腺素泵入升压、扩容、止血等对症治疗，血压逐渐升高，维持在（90 ～ 100）/（50 ～ 60）mmHg。

### 3. 妇科病房治疗经过

术后第 1 天转回妇科病房，患者病情平稳，夜间心电监护显示：血压（70 ～ 85）/（45 ～ 50）mmHg，心率 60 ～ 70 次 / 分，SO$_2$ 99%。盆腔引流液增多，为暗红色，引流管内血液点滴持续流出，似血液不凝，患者无不适。急查化验：Fb 1.81 g/L（↓），D- 二聚体 654 μg/L（↑），Hb 90g/L（↓）。床旁超声显示盆腔未见游离液，心脏超声提示：二尖瓣、三尖瓣少量反流。考虑无腹腔内出血，血液不凝固考虑与凝血功能障碍相关，给予 Fb 1 g 静脉滴注，给予氨甲环酸及卡络磺钠止血治疗。

术后第 2 天血压 101/67 mmHg，复查 Hb 83 g/L（↓），Fb 2.21 g/L，D- 二聚体 258 μg/L，BNP 267.00 pg/ml（↑）。心肌酶：CK-MB 3.2 ng/ml（↑）；肌钙蛋白 I（troponin I，TnI）0.69 ng/ml（↑）。患者 Hb 持续下降考虑与术后不能进食及补液导致血液稀释有关。完善胸腹盆 CT 提示：胸部 CT 可见双侧胸腔积液并双肺部分膨胀不全，腹盆腔未见明显出血征象。胸部超声：双侧胸腔均可见液性区，左侧最深 1.6 cm，右侧最深 3.2 cm，内均可见压缩肺组织（图 24-2）。患者术后持续性低血压应用升压药物不能纠正，伴有 Fb 降低、Hb 下降，胸腔积液，全院多学科会诊考虑可能与术中麻醉药物过敏有关，心肌酶及 BNP 升高为一过性，考虑与术后低血压灌注不足有关，为可逆性，无须特殊处理，可继续应用甲泼尼龙琥珀酸钠 40 mg，呋塞米 20 mg，共 3 天。

术后第 4 天复查 Hb 97 g/L（↓），Fb 2.40 g/L，D- 二聚体 590 μg/L（↑），BNP 210.00 pg/ml（↑）；白蛋白 34.3 g/L（↓）。患者生命体征平稳，一般情况好。

术后第 7 天复查 Hb 103 g/L（↓），Fb 3.03 g/L；D- 二聚体 736 μg/L（↑）。心肌酶：肌红蛋白 9.5 ng/ml（↓），CK-MB 1.0 ng/ml，TnI 0.01 ng/ml，BNP 57.00 pg/ml。生化未见异常。复查胸部超声提示（图 24-3）：右侧胸腔少量积液，左侧胸腔未见明显积液。患者病情稳定，各项化验好转（图 24-4 至图 24-9）。

术后第 12 天，患者生命体征平稳，一般情况好。腹部伤口愈合好，予以拆线，痊愈

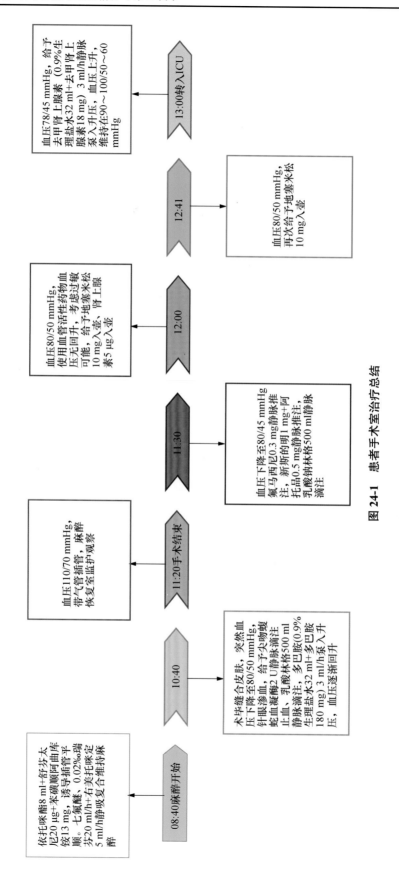

**图 24-1 患者手术室治疗总结**

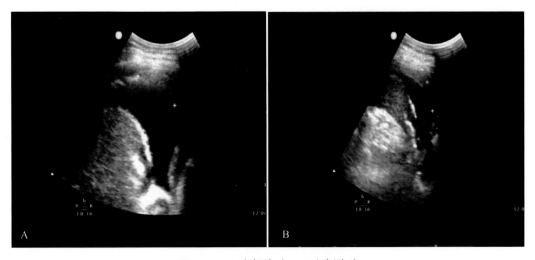

**图 24-2　A.** 右侧胸腔。**B.** 左侧胸腔

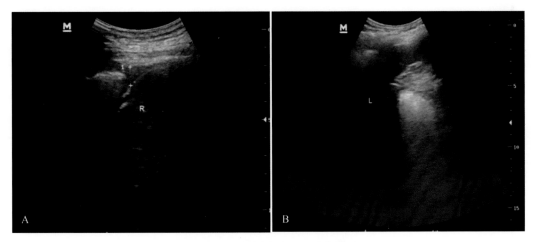

**图 24-3　A.** 右侧胸腔。**B.** 左侧胸腔

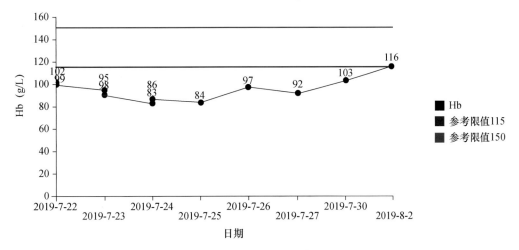

**图 24-4　Hb** 的变化情况

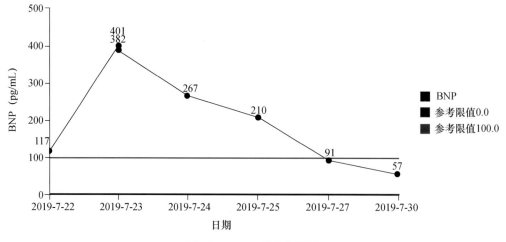

图 24-5　BNP 的变化情况

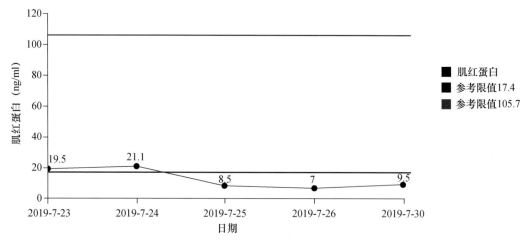

图 24-6　肌红蛋白的变化情况

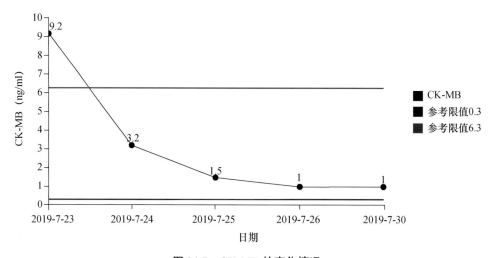

图 24-7　CK-MB 的变化情况

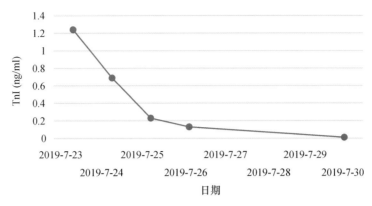

**图 24-8　TnI 的变化情况**

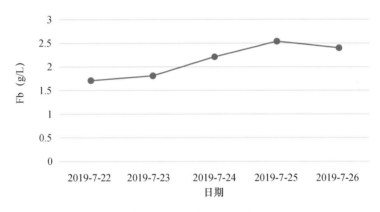

**图 24-9　Fb 的变化情况**

出院，建议术后 2 周复查（图 24-10）。

## 【出院诊断】

①子宫内膜不典型增生。②过敏性休克。③中度贫血。④瘢痕子宫（剖宫产术史）。

## 【随访】

术后 1 周、2 周、1 个月及 1 年均电话随访，患者无不适，无皮疹，血压（100 ～ 110）/（60 ～ 70）mmHg，近 1 年无过敏反应。

## 【病例讨论与文献阅读】

过敏反应作为围麻醉期最常见的临床急症之一，是一种威胁生命的并发症。不同国家和地区围麻醉期过敏反应的发生率为 1/20 000 ～ 1/1380，死亡率高达 3% ～ 9%，占麻醉期间总死亡的 5% ～ 7%（羊妍 等，2021）。

围麻醉期过敏反应是外界抗原性物质进入已致敏的机体后，在短时间内激发的一种多脏器受累的症候群。多种炎症介质及组胺等物质释放可引起全身血管扩张，毛细血管通透性增加，导致外周和组织器官水肿，进而导致低血容量，甚至休克。由于血管扩张，全身血管阻力降低，血压在短时间内急剧下降。此外，气道水肿可引起气道狭窄、支气管痉

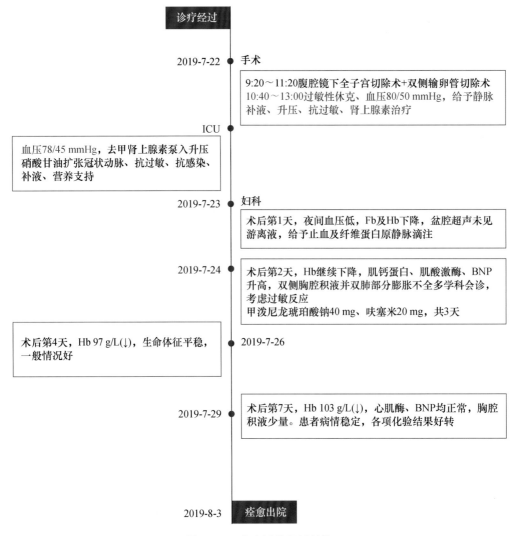

**图 24-10　患者诊治经过总结**

挛。在过敏性休克发生、发展过程中，由于存在广泛的、难以控制的毛细血管渗漏，使血浆大量渗出，导致血液浓缩、凝血功能障碍，这种情况通常在 20 ～ 30 min 内出现。若持续性低血压、脏器水肿、气道痉挛和凝血功能障碍不能得到有效控制，可导致窒息、循环衰竭，引起死亡（杨萌 等，2022）。

围麻醉期过敏反应通常难以预测，如果未能得到及时识别和治疗，病情可能迅速恶化，对患者造成灾难性后果。过敏反应的机制复杂，世界过敏组织（World Allergy Organization，WAO）将其分为变态反应性和非变态反应性过敏反应，前者由 IgE、IgG 或免疫复合物介导嗜碱性粒细胞和（或）肥大细胞释放生物活性物质触发，后者由过敏原直接触发。围麻醉期患者在短时间出现过敏反应的过敏原主要包括肌松药、抗生素、天然乳胶、镇静催眠药（如丙泊酚）、胶体、洗必泰及鱼精蛋白等（羊妍 等，2021；Pitlick et al.，2022）。

围麻醉期过敏反应大部分发生在麻醉诱导期间，患者可出现皮肤、黏膜症状，严重者可出现心血管系统表现、支气管痉挛等（表 24-1）。

表 24-1　急性严重过敏反应的表现（李晓桐，2019）

| 当症状满足以下 3 个标准的任意 1 个时，患者极可能发生了急性严重过敏反应 |
| --- |

1. 疾病呈急性发作（几分钟至数小时内），有皮肤和（或）黏膜系统症状［如皮疹，瘙痒或潮红，唇舌红肿和（或）麻木等］及以下任一系统症状（不考虑过敏原接触史）
    A. 呼吸系统症状，如音哑、咳嗽、胸闷、气短、呼吸困难、喘鸣、支气管痉挛、发绀、呼气流量峰值下降、血氧不足等
    B. 血压下降（见标准 3）或其相关的终末器官功能障碍，如麻木、肌张力减退、晕厥、大小便失禁等

2. 患者接触可疑过敏原后几分钟至数小时内有下述 2 项及以上的症状快速发作
    A. 皮肤黏膜组织症状，如各种皮疹，瘙痒或潮红，唇舌红肿和（或）麻木等
    B. 呼吸系统症状，如胸闷、气短、呼吸困难、喘鸣、支气管痉挛、发绀、呼气流量峰值下降、血氧不足等
    C. 血压下降或终末器官功能受累，如肌张力减退、晕厥、大小便失禁等
    D. 持续的胃肠系统症状，如腹痛、恶心、呕吐等

3. 患者接触已知过敏原后几分钟至数小时内血压下降
    A. 婴儿与儿童：收缩压低于相应年龄的正常值［< 1 岁，收缩压 < 70 mmHg；1 ～ 10 岁，收缩压 <（70 mmHg + 2 × 年龄）；11 ～ 17 岁，收缩压 < 90 mmHg］或比基础值下降 > 30%
    B. 成人：收缩压低于 90 mmHg 或比基础值下降 > 30%

　　过敏反应的严重程度取决于临床症状出现的早晚和涉及器官的数量，如果症状出现非常快，皮肤症状缺失，出现心动过缓，则病情严重，如果处理不及时，预后极差（羊妍 等，2021）。一旦发现患者发生过敏反应，应迅速停止接触可疑过敏原，维持循环稳定和确保气道通畅是治疗严重过敏反应的核心步骤。轻度低血压可通过快速补液进行纠正；对于严重低血压患者，肾上腺素是首选药物。使用肾上腺素应严格掌握适应证和剂量，超剂量或不当应用肾上腺素可能加重肺水肿（王伟 等，2021；刘进 等，2014）。

　　过敏反应的早期处理：①脱离所有可能的过敏原，必要时使用吸入麻醉剂维持麻醉，相比于静脉麻醉药物，吸入麻醉发生过敏反应的概率较小。②维持气道通畅，纯氧吸入，必要时气管插管机械通气。③静脉注射低剂量肾上腺素，即将现有 1 ml∶1 mg 规格的肾上腺素注射液稀释 10 倍；轻中度过敏者给予 0.01 ～ 0.05 mg，循环衰竭者给予 0.1 ～ 1.0 mg，给药 3 ～ 5 min 后效果不理想者可重复给药，必要时给予静脉滴注肾上腺素；对肾上腺素无反应的患者，可加用去甲肾上腺素静脉泵注。④扩容治疗，以晶体溶液为主，停止输注人工胶体溶液，因胶体溶液可能是过敏原。

　　过敏反应的后期处理：①糖皮质激素：肌内注射或静脉注射氢化可的松 1 ～ 5 mg/kg 或地塞米松 10 ～ 20 mg 或泼尼松龙 80 mg。②抗组胺治疗：苯海拉明或氯苯那敏，肌内注射或静脉缓慢滴注。③酌情使用血管活性药物（去甲肾上腺素或间羟胺）。④解除支气管痉挛。⑤转运至 ICU。⑥测定肥大细胞类胰蛋白酶水平（刘进 等，2014；宗雨 等，2021）。

　　该例患者术中的过敏反应极其隐匿，没有常见的皮疹、呼吸困难、喉头水肿等表现，只表现为持续性低血压，因给予血管升压药物不能纠正而被发现。术后患者出现凝血功能异常、Hb 下降、胸腔积液引起肺不张等症状，经过积极救治患者预后好。

【专家点评】

　　对于术中发生的过敏反应，尤其是全身麻醉患者（处于麻醉状态无主诉、无菌巾完全覆盖使皮疹不易被发现），术中通常因血压下降和（或）血氧饱和度下降而被发现。术中出现的低血压往往会被误认为是麻醉过深引起的低血压，此时早期过敏反应易被忽略，反复使用升压药物无效时才意识到发生了过敏反应。因此，术中出现对升压药物无反应的孤立性低血压症状时，应警惕麻醉药物过敏反应。由于在血容量恢复之前可能不会出现皮肤症状，故没有皮肤症状不能排除过敏反应。处理术中过敏性休克的关键在于早期识别、尽早应用肾上腺素和积极的液体复苏。

（航天中心医院　王敬芝　丁文娟　专家点评　王晔　付凤仙）

## 参考文献

李晓桐，寨所迪，王强，等，2019.《严重过敏反应急救指南》推荐意见. 药物不良反应杂志，21（2）：85-91.

刘进，于布为，王国林，等，2014. 住院医师规范化培训教材麻醉学. 北京：人民卫生出版.

王伟，余保军，苏盛元，等，2021. 肾上腺素治疗产妇过敏性休克导致章鱼壶综合征一例. 中华妇产科杂志，56（10）：723-725.

杨萌，刘文操，2022. 过敏性休克毛细血管渗漏治疗机制研究进展. 中国急救医学，42（3）：273-276.

羊妍，张娟，张伟，等，2021. 围麻醉期过敏反应的原因及其防治策略. 临床麻醉学杂志，37（6）：3.

宗雨，胡利国，2018. 围手术期过敏反应. 国际麻醉学与复苏杂志，39（10）：982-986.

Pitlick M M，Volcheck G W，2022. Perioperative Anaphylaxis. Immunol Allergy Clin North Am，42（1）：145-159.

# 病例 25 妊娠剧吐合并韦尼克脑病（Wernicke 脑病）

## 【病历摘要】

患者女，34 岁。

**主诉**：停经 $13^{+6}$ 周，呕吐伴纳差 1 个月余，意识障碍伴抽搐 1 天。

**现病史**：（患者意识障碍，男友代述病史）2020-12-26 患者自查尿妊娠试验（＋），未产检。入院前 1 个月余进食差，恶心、呕吐明显，2021-2-25 13:00 于家中无明显诱因出现肢体抽搐，持续 1 h，并出现口吐白沫，无尿失禁，无舌咬伤，无腹痛及阴道流血，男友拨打"120"，于 2021-2-25 14:30 送至外院。查体：T 36℃，BP 60/40 mmHg，P 180 次 / 分，R 30 次 / 分。神清，虚弱不能发声，双瞳等大同圆，左瞳：右瞳＝ 3.5：3，光反应可，眼动充分，眼震（－），面纹对称，伸舌居中。四肢自主活动。余神经科查体不能合作。超声示宫内妊娠，单活胎，约妊娠 13 周；宫颈管长度 3.6 cm，内口呈闭合状态。外院考虑"宫内妊娠 13 周；妊娠呕吐；抽搐待查；Wernicke 脑病？消瘦"，给予维生素 $B_1$ 100 mg 肌内注射，静脉给予氯化钠及葡萄糖氯化钠注射液补液，留置导尿，于 2021-2-25 21:00 转诊至我院（北京大学第一医院）神经内科急诊。

**既往史**：既往体健，否认慢性病史。

**月经婚育史**：平素月经规律，5 天 /（28 ～ 30）天，月经量中等，无痛经，末次月经 2020-11-20。G2P1，2013 年行剖宫产娩一女婴，体健，2019 年人工流产 1 次。

**家族史**：否认家族遗传病史。

## 【体格检查】

T 36.5℃，BP 120/75 mmHg，P 150 次 / 分，R 28 次 / 分，身高 170 cm，体重 37 kg，BMI 12.8 kg/m²，极度消瘦状态。下腹皮肤可见陈旧瘢痕。

胡言乱语，不能对答，双侧瞳孔等大，双侧巴宾斯基征可疑阳性，颈无抵抗，双上肢肌力 3 级，双下肢肌力 2 级。

产科查体：宫底位于耻骨联合上一横指。

## 【辅助检查】

产科超声（2021-2-25）：顶臀长（crown-rump length，CRL）68 mm，胎心率（fetal heart rate，FHR）168 次 / 分，提示宫内活胎，妊娠 $13^{+}$ 周。

腹部超声（2021-2-25）：瘀胆，肝、脾未见明显异常，双肾回声增强。

头颅 MRI（2021-2-25）：双侧丘脑内侧及第三脑室导水管回声异常，符合韦尼克脑病典型表现（图 25-1）。

急诊生化（2021-2-25）：谷丙转氨酶（alanine aminotransferase，ALT）109 U/L，谷草

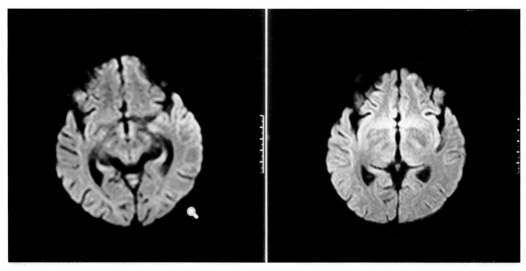

**图 25-1　头颅 MRI。**双侧丘脑内侧及第三脑室导水管回声异常

转氨酶（aspartate aminotransferase，AST）126 U/L，肌酐（creatinine，Cr）226 μmol/L，γ- 谷氨酰转移酶（γ-glutamyl transpeptidase，GGT）149 U/L，葡萄糖 8.04 mmol/L；乳酸脱氢酶（lactate dehydrogenase，LDH）279 U/L，总胆红素（total bilirubin，TBil）70.9 μmol/L，尿酸 922.0 μmol/L；CK-MB 123 U/L；$K^+$ 3.48 mmol/L，淀粉酶 491 IU/L，脂肪酶 242 U/L。

凝血六项：凝血酶原时间（prothrombin time，PT）12.8 s，活化部分凝血活酶时间（activated partial thromboplastin time，APTT）36 s，D- 二聚体 0.48 mg/L，Fb 3.61 g/L。

血常规＋ CRP：WBC $16.76×10^9$/L，Hb 122 g/L，PLT $209×10^9$/L，NE% 89.2%，CRP 31 mg/L。

尿常规：WBC（－），RBC（－），酮体（－）。

血气分析：pH 值 7.38，$PO_2$ 186 mmHg，乳酸 1.7 mmol/L，$SO_2$ 100%（吸氧状态）

## 【入院诊断】

①宫内妊娠 $13^{+6}$ 周，G3P1。②抽搐伴意识障碍待查？③韦尼克脑病？④急性肾衰竭？⑤肝功能异常。

## 【诊治经过】

神经内科急诊立即请相关科室会诊，产科、内科、神经内科多学科会诊考虑患者影像学检查与韦尼克脑病表现相符，实验室检查提示肝肾功能异常，伴淀粉酶及脂肪酶升高，考虑与妊娠剧吐及韦尼克脑病相关，外院已给予维生素 $B_1$ 100 mg，故给予氯化钠及葡萄糖氯化钠注射液静脉输注，下病重通知。

患者自 2021-2-25 21:00 入院，至 2021-2-26 6:00 共入量 3000 ml，出量 100 ml（均为尿量）。T 36.9℃，BP 110/69 mmHg，P 139 次 / 分，R 20 次 / 分，$SpO_2$ 100%。嗜睡，可唤醒，仍对答不切题。考虑患者少尿，入院后检查肌红蛋白 3904 ng/ml，Cr 308 μmol/L，肾内科会诊，考虑患者急性肾前性肾衰竭，可能继发肾小管坏死，如持续少尿或无尿，有需要急诊透析的可能。

2021-2-26 10:00 全院会诊（肾内科、心内科、消化科、计划生育科、产科、医务科、重症医学科及影像科）意见：目前患者表现可用韦尼克脑病解释，患者合并心功能不全、肝肾功能损伤、循环不稳定，建议对症支持治疗，完善检查，超声显示胎死宫内，建议稳定一般情况后择期行钳刮术。遂于 2021-2-26 14:00 转至 ICU 进一步治疗。

2021-2-27 患者于 ICU 治疗期间，体温间断升高，最高至 37.8℃，继续抗感染、补液及营养支持治疗。2021-2-28 14:00 患者体温升高至 38.5℃，心率增快至 138 次 / 分，血压下降至 68/38 mmHg，伴不规律宫缩及子宫压痛，考虑不除外宫内感染导致的感染性休克，经患者家属同意后，行急诊钳刮术，将抗生素调整为美罗培南（美平）＋甲硝唑＋替考拉宁（他格适）抗感染治疗。

2021-2-28 15:00 全院会诊（肾内科、心内科、神经内科、感染科、计划生育科、医务科、重症医学科及影像科）意见：目前考虑宫内感染导致感染性休克，不除外心源性休克可能，予升级抗感染治疗，继续充分营养支持，加用氢化可的松抗炎，脉搏指示连续心输出量监测（pulse indicator continous cadiac output，PiCCO），根据 PiCCO 及床旁超声指标，适当扩容并根据需要谨慎利尿，注意监测患者出入量、肾功能及尿量，注意围术期管理，纠正患者一般情况，警惕病情进一步恶化。

2021-2-28 16:00 患者腹盆部 CT 平扫：食管下段旁及心膈角区多发游离气体，不能除外食管破裂可能。2021-2-28 至 2021-3-1 患者体温间断升高，最高至 39.2℃。2021-3-1 床旁超声心动图提示左心室射血分数（left ventricular ejection fraction，LVEF）28.5%。于 2021-3-1 10:00 再次组织全院会诊（消化科、呼吸科、感染科、心内科、神经内科、肾内科、营养科、重症医学科、产科）意见：患者营养状况差，预后不良，合并食管穿孔，纵隔感染风险大，一旦发生纵隔感染，死亡风险极高，目前处于气管插管状态，应警惕呼吸机相关肺炎发生。患者疾病进展较快，心功能恶化，出现心力衰竭合并心源性休克，考虑与脓毒症相关，积极抗感染治疗同时联合正性肌力药，改善心功能，以期尽快扭转休克状态。

患者于 ICU 继续使用维生素 $B_1$ 治疗韦尼克脑病，积极抗感染及强心治疗，并充分予以营养支持治疗。自 2021-3-2，患者病情逐步好转。复查胸部 CT 未见明确食管破裂征象，纵隔气肿较前吸收。2021-3-3 行内镜检查未见食管瘘口，胃及十二指肠可见溃疡，内镜下放置空肠营养管，行肠内营养。超声心动图提示 LVEF 由 28.5%（2021-3-1）恢复至 60%（2021-3-5），并于 2021-3-4 拔除气管插管，予高流量吸氧，循环及呼吸稳定；感染方面，自 2021-3-3 起患者未再出现发热，感染指标下降，降钙素原（procalcitonin，PCT）由 2.44 ng/ml（2021-3-1）降至 0.31 ng/ml（2021-3-5）；神经系统功能机肝肾功能较前改善。2021-3-5 10:00 全院会诊（消化科、感染科、心内科、神经内科、肾内科、康复科、营养科、胸外科、重症医学科、产科）意见：患者目前循环较前稳定，神经系统及肝肾功能较前改善，感染情况较前好转，降级抗感染治疗，但营养状况仍较差，继续营养支持治疗。患者存在吞咽功能障碍，不除外与神经系统改变相关，拟近期复查影像学检查，并增加吞咽肌康复治疗。

2021-3-5 至 2021-3-10，患者于 ICU 继续营养支持及康复治疗。2021-3-6 患者复查头颅 MRI 病变较前（2021-2-25）明显改善（图 25-2）。

2021-3-10 患者及家属要求出院，告知出院途中可能随时出现呼吸衰竭、循环衰竭、

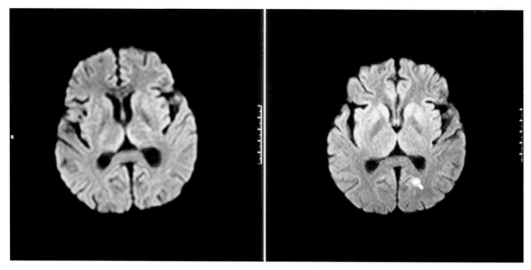

**图 25-2　头颅 MRI（2021-3-6）**。病变较前（2021-2-25）明显改善

消化道出血、恶性心律失常、猝死等导致患者死亡，患者家属表示知情理解，坚决要求出院。2021-3-10 17:20 患者家属自行呼叫"120"转当地医院诊治。经核实，患者于 2021-3-11 到达当地医院继续治疗。

## 【出院诊断】

①宫内妊娠 $14^{+1}$ 周，G3P1。②抽搐伴意识障碍待查？③韦尼克脑病。④急性肾衰竭？⑤肝功能异常。

## 【随访】

2021-3-15 随访，患者病情好转，已可进食、说话，尿管已拔除。

2021-4-25 随访，患者已于 2021-4-1 出院，肝肾功能恢复正常，正常饮食，可正常生活。

## 【病例讨论与文献阅读】

妊娠剧吐在临床上较为常见，妊娠期发生率为 0.3% ～ 10.8%（Fejzo et al., 2019），患者长期营养摄入不足，导致体内维生素 $B_1$ 缺乏，不及时补充可发展为韦尼克脑病（Sechi et al., 2020）。该病发病率低，容易误诊，但起病时病情危重，治疗不及时可能遗留远期后遗症，因此需要重视早期预防和治疗。

韦尼克脑病是妊娠剧吐的罕见严重并发症，是由维生素 $B_1$ 缺乏所致的神经系统代谢性疾病，常见原因包括慢性酒精中毒、胃肠手术长期禁食。1914 年首次报道了韦尼克脑病作为妊娠剧吐的并发症（Llansó et al., 2022）。

维生素 $B_1$ 很少在体内合成，几乎完全依靠外界摄入，且体内储存较少，故摄入减少或吸收障碍均可导致维生素 $B_1$ 缺乏。正常成人的维生素 $B_1$ 每天需要量 ≤ 2 mg，摄入不足持续数周即可产生症状。维生素 $B_1$ 在体内以焦磷酸硫氨素的形式参与糖代谢过程，缺乏维生素 $B_1$ 时糖代谢不能顺利进行，组织供能障碍，造成细胞坏死和自溶，从而导致神经细胞受损。据估计，妊娠期间维生素 $B_1$ 的需求量增加约 45%。因此，如果不及时治疗，无法食用富含维生素 $B_1$ 的食物（如牛肉、猪肉和鸡蛋）或含有维生素 $B_1$ 的维生素补充剂，可能会对母体造成永久性神经损伤（Oudman et al.，2019；周佩洋 等，2020）。

典型的韦尼克脑病脑损伤病变区域包括第三脑室周围、内侧丘脑、中脑导水管周围、乳头体和中脑顶盖，通常呈对称分布。这些区域由于高氧化代谢而对维生素 $B_1$ 缺乏特别敏感，MRI 是目前最有价值的确诊方法，但 MRI 正常并不能排除诊断。韦尼克脑病的典型表现为丘脑室周区和中脑导水管区 T2 信号增强。本例患者的影像学检查亦符合典型的韦尼克脑病表现。

韦尼克脑病的典型三联征包括：眼肌瘫痪、共济失调、精神及意识障碍。仅 16% 的患者出现典型三联征，大多表现为头痛、疲劳、易怒、腹部不适等症状，常出现眼部体征（包括眼球震颤、凝视麻痹等）；部分患者会出现注意力不集中、反应迟钝、精神异常、瞳孔不等大、共济失调、昏迷等。

治疗方法：急性期：静脉滴注维生素 $B_1$ 溶液 100 ～ 200 mg tid，持续数天，后改为口服维生素 $B_1$ 50 ～ 100 mg tid，直至平衡饮食。眼肌麻痹可在治疗后数小时至数天内好转，眼震、共济失调和精神紊乱可在数天至数周内改善，60% 的患者可残存眼震、共济失调症状，提示可能存在不可逆的神经病理变化（Meggs et al.，2020）。

## 【专家点评】

韦尼克脑病由卡尔·韦尼克于 1881 年首次提出，任何导致长期营养缺乏的疾病（如妊娠剧吐、肠梗阻和恶性肿瘤）均可导致其发生。本例患者由于长期营养不良、极度消瘦状态合并妊娠剧吐，出现严重维生素 $B_1$ 缺乏而引发韦尼克脑病。

本例患者是一个值得学习的病例，在妊娠剧吐合并韦尼克脑病的诊治中，强调早期识别、早期治疗，维生素 $B_1$ 的及时补充可以在一定程度上改善症状。轻度神经认知障碍（如冷漠、嗜睡和神志不清）对治疗反应良好，学习障碍恢复较慢。总体而言，紧急救治韦尼克脑病患者时采用低剂量或稍高剂量维生素 $B_1$ 是安全的，而未予治疗的患者则可能会产生严重的不良后果。因此，一旦临床考虑韦尼克脑病，建议及时开始维生素 $B_1$ 治疗以降低神经系统后遗症的发生率。此外，在日常妊娠期保健工作中，对于妊娠剧吐或长期营养不良孕妇的管理，应注意给予维生素 $B_1$ 的补充。可在正常膳食中加入维生素 $B_1$，以预防不能正常摄入营养的人群发生韦尼克脑病。

（北京大学第一医院　黄禾　点评专家　刘喆　宋耕）

## 参考文献

周佩洋，李星阅，高平，2020. 韦尼克脑病的诊治进展. 卒中与神经疾病，27（1）：4.

Fejzo M S，Trovik J，Grooten I J，et al.，2019. Nausea and vomiting of pregnancy and hyperemesis gravidarum. Nat Rev Dis Primers，5（1）：62.

Llansó L，Bartolomé-Solanas A，Renú A，2022. Wernicke's encephalopathy following hyperemesis gravidarum. Pract Neurol，22（3）：237-238.

Meggs W J，Lee S K，Parker-Cote J N，2020. Wernicke encephalopathy associated with hyperemesis gravidarum. Am J Emerg Med，38（3）：690.e3-690.e5.

Oudman E，Wijnia J W，Oey M，et al.，2019. Wernicke's encephalopathy in hyperemesis gravidarum：A systematic review. Eur J Obstet Gynecol Reprod Biol，236：84-93.

Sechi G P，Sechi M M，2020. Challenges in prediction and diagnosis of alcohol withdrawal syndrome and Wernicke encephalopathy. JAMA Intern Med，180（12）：1716.

# 病例 26　妊娠合并急性心肌梗死

## 【病历摘要】

患者女，41 岁。

**主诉：**停经 $31^{+1}$ 周，胸痛 4 h 余。

**现病史：**患者为计划妊娠，妊娠期规律于外院产检，妊娠早期超声核对孕周无误，NT 正常，未行羊水穿刺，NIPT 提示低风险，排畸超声及口服葡萄糖耐量试验（oral glucose tolerance test，OGTT）未见异常。2021-6-1 00:00 于睡眠中突发胸前区压榨样疼痛，程度较剧烈，伴左肩背部放射，伴胸闷、牙痛、左上肢不适，无心悸，伴恶心，未呕吐，无头晕、黑矇，无腹痛、腹泻等不适，症状持续不缓解。就诊于产检医院行心电图示：I、aVL、$V_2 \sim V_6$ 导联 ST 段抬高。血生化：肌红蛋白升高。超声心动图考虑急性前壁 ST 段抬高心肌梗死（ST elevated myocardial infarction，STEMI），遂转至我院（北京大学第一医院）。

**既往史：**自诉 1 岁时因"瓣膜未闭"行心脏瓣膜手术（具体不详）。否认高血压、糖尿病、脂代谢紊乱、冠心病等慢性病史，否认吸烟、饮酒史。否认食物、药物过敏史。

**月经婚育史：**初潮 12 岁，7 天 /28 天，末次月经 2020-10-26。G3P1，2007 年顺产 1 次，妊娠期无特殊。2008 年人工流产 1 次。

**家族史：**否认家族遗传史、肿瘤史及血栓栓塞性疾病史。

## 【体格检查】

T 36.4℃，P 102 次 / 分，R 16 次 / 分，左臂血压 104/69 mmHg，右臂血压 116/66 mmHg，BMI 22.8 kg/m²，双肺呼吸音粗，双肺未闻及干湿啰音及胸膜摩擦音；心律齐，心音有力，$P_2 < A_2$，各瓣膜听诊区未闻及杂音及心包摩擦音；腹部膨隆，无压痛、反跳痛及肌紧张。双下肢轻度对称性凹陷性水肿。

产科查体：子宫软，未触及明显宫缩，FHR 145 次 / 分。

## 【辅助检查】

心电图（2021-6-1 01:50 和 04:00）：I、aVL、$V_2 \sim V_6$ 导联 ST 段抬高（图 26-1）。

血生化（2021-6-1）：高敏心肌肌钙蛋白 T（hypersensitive cardiac troponin T，hsTnT）34 ng/L（－；0 ～ 11.6 ng/L），肌红蛋白 136 ng/ml（↑；25 ～ 58 ng/ml），血清心脏肌钙蛋白 I（cardiac troponin，cTnI）< 0.05 ng/ml（－；< 0.2 ng/ml），CK-MB 2.7 ng/ml（－；< 5 ng/ml）。

超声心动图（2021-6-1）：左心室壁节段性运动异常，左心房轻度扩大，左心室功能减低，考虑急性前壁 STEMI。

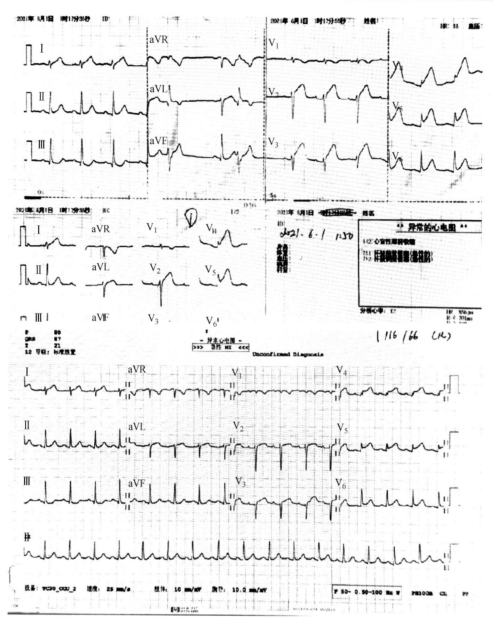

**图 26-1** **A.2021-6-1 01:50** 心电图。Ⅰ、aVL、$V_2 \sim V_6$ 导联 ST 段抬高。B.2021-6-1 04:00 心电图。Ⅰ、aVL、$V_2 \sim V_6$ 导联 ST 段抬高

## 【入院诊断】

①急性 STEMI——冠心病、窦性心律、左心房扩大、心功能Ⅰ级（Killip 分级）。②心脏瓣膜术后。③妊娠 $31^{+1}$ 周，G3P1，头位，未产。

## 【诊治经过】

入院后完善检查：心电图（2021-6-1）：Ⅰ、aVL、$V_2 \sim V_6$ 导联 ST 段抬高 0.1 ~ 0.2 mV。血生化：CK-MB 19.6 ng/ml（↑），高敏心肌肌钙蛋白 I（hypersensitive cardiac troponin I，hsTnI）1120.9 ng/L（↑；正常 0 ～ 11.6 ng/L）。凝血功能：D- 二聚体 0.54 mg/L（↑；正常 < 0.24 mg/L）。超声心动图：节段性室壁运动不良（心尖部）；LVEF 正常（59.6%）；二尖瓣轻度反流。考虑 STEMI 诊断明确，具有行急诊冠状动脉造影的指征。

患者妊娠 $31^{+1}$ 周，启动院内危重孕产妇绿色通道，评估目前胎儿状态良好，无宫缩，产科暂无急诊终止妊娠指征，优先处理急性心肌梗死。向患者及家属交代射线及后续药物治疗对孕妇、胎儿的风险，口服负荷剂量阿司匹林 300 mg ＋替格瑞洛 180 mg，于 2021-6-1 09:30 行冠状动脉造影及经皮冠脉介入术（percutaneous coronary intervention，PCI）。冠状动脉造影示：前降支完全闭塞，不可见节段 2 个，未见侧支循环，左主干、回旋支、右冠状动脉未见明显狭窄，导丝通过闭塞处，球囊扩张前降支血流开通，患者闭塞处病变不稳定，建议置入支架，但因患者病变复杂、钙化较重，未能成功行支架置入。术中开通冠状动脉左前降支后出现一过性加速性室性自主心律，考虑由再灌注引起的可能性大。患者术中出现低血压，予多巴胺泵入升压治疗。患者 STEMI 诊断明确，存在再发心肌梗死的可能，但再次手术的风险高，暂不宜再次行介入治疗。目前，阿司匹林和替格瑞洛双联抗血小板治疗在孕产妇中应用的资料及证据较多，可考虑应用；他汀类药物、β 受体阻滞剂、肾素 - 血管紧张素 - 醛固酮系统（renin-angiotensin-aldosterone system，RAAS）抑制剂在孕妇中应用的资料较少，暂不建议应用。患者处于急性心肌梗死急性期，禁用激素治疗，且近 2 周出现心肌梗死并发症的风险高，目前胎儿状态良好，暂不行剖宫产手术。

术后予阿司匹林 100 mg qd ＋替格瑞洛 90 mg bid 抗血小板治疗，达肝素钠 3000 IU q12h 抗凝治疗，硝酸甘油泵入缓解胸痛症状，弹力袜、双下肢循环驱动泵预防血栓；低剂量酒石酸美托洛尔片（倍他乐克）（6.25 mg qd）控制心率。2021-6-1 23:00 心肌酶指标达峰［肌酸激酶（creatine kinase，CK）2845 IU/L（↑；正常 25 ～ 170 IU/L），LDH 815 IU/L（↑；正常 100 ～ 240 IU/L），CK-MB 196.3 ng/ml（↑），hsTnI 52 382.6 ng/L（↑）］，后逐渐下降。于 2021-6-3 停用肝素和多巴胺。2021-6-4 停用硝酸甘油泵入。2021-6-8 行超声心动图显示：先天性心脏病，房间隔损（继发孔型），左心室扩大、左心房饱满，节段性室壁运动不良（室间隔、心尖部），LVEF 减低（46%），二尖瓣中度反流，三尖瓣轻度反流，考虑心功能恶化与急性心肌梗死和妊娠容量负荷过重有关，因存在孕妇用药禁忌，无法加用改善心室重构的药物，考虑到继续妊娠对孕妇的风险较高，拟限期行剖宫产术，停用阿司匹林和替格瑞洛，改为皮下注射达肝素钠 5000 IU q12h 抗凝，继续口服酒石酸美托洛尔片 6.25 mg qd，间断呋塞米利尿。每日监测超声心动图，患者心功能较前改善，LVEF 50% ～ 57%，二尖瓣中重度反流有所改善，心脏体积增大有所恢复，心肌酶、BNP 尚稳定，心功能未再恶化，心肌梗死后 1 个月为心脏修复的急性期，经多学科会诊，可在严密监测下延长妊娠时间至 34 周，继续给予皮下注射达肝素钠 5000 IU q12h 抗凝，2021-6-15 将酒石酸美托洛尔片加量至 6.25 mg bid。

2021-6-23 暂停达肝素钠。2021-6-24 在全身麻醉下行子宫下段剖宫产术，娩一女婴，2300 g，Apgar 评分 1 min 为 8 分（呼吸、肤色各减 1 分），Apgar 评分 5 min、10 min 均为 10 分，新生儿转至新生儿病房。手术顺利，术中出血 200 ml，术后返回心内科 ICU。患者为急性心肌梗死后，建议回奶，但回奶药溴隐亭为麦角类药物，可能导致血管痉挛、心肌梗死、卒中、血栓的风险增加，心血管疾病是其使用禁忌，患者 STEMI 术后急性期，不建议使用溴隐亭回奶。嘱束胸、芒硝外敷、中药回奶，严格避孕。术后阴道出血量不多，限制性补液，低剂量呋塞米利尿，预防性抗感染治疗，术后 12 h 予皮下注射达肝素钠 5000 IU q12h 抗凝（2021-6-28 停用），2021-6-25 起予硫酸氢氯吡格雷片（波立维）75 mg qd 抗血小板治疗。患者血压偏低，多次出现体位性低血压，暂不予血管紧张素转化酶抑制剂（angiotensin converting enzyme inhibitor，ACEI）治疗。术后复查超声心动图：左心室扩大，节段性室壁运动不良（间隔、心尖部），LVEF 为正常低限（52%），二尖瓣中度反流，房间隔左向右分流（卵圆孔未闭可能），主动脉瓣轻度反流。2021-6-29 CK-MB 0.7 ng/ml（＜ 5 ng/ml），hsTnI 15.5 ng/L（↑）。2021-6-30（剖宫产术后 6 天）转入心内科普通病房继续治疗。2021-6-30 改为琥珀酸美托洛尔缓释片 47.5 mg qd，福辛普利钠 2.5 mg qd 改善心脏重构治疗。2021-7-1 超声心动图：节段性室壁运动不良（室间隔、心尖部），左心室扩大，LVEF 48.5%，卵圆孔未闭。2021-7-2 加用阿司匹林 100 mg qd 抗血小板治疗。2021-7-4（剖宫产术后 10 天）患者病情平稳出院，继续口服补钾，阿司匹林肠溶片 100 mg qd，硫酸氢氯吡格雷片 75 mg qd，倍他乐克缓释片 47.5 mg qd，福辛普利钠片 2.5 mg qd，定期心内科门诊随访。

## 【出院诊断】

①急性 STEMI（室间隔、心尖部）——冠心病、窦性心律、左心室扩大、二尖瓣轻中度反流，主动脉瓣轻度反流，心功能 I 级（Killip 分级）。②先天性心脏病，卵圆孔未闭，心脏瓣膜术后。③妊娠 34$^{+3}$ 周，G3P2，头位，已产。④早产。⑤早产活婴，女，2300 g。

## 【病例讨论与文献阅读】

心肌梗死是指急性心肌损伤［血清心脏肌钙蛋白（cardiac troponin，cTn）升高和（或）回落，且至少 1 次高于正常值上限（参考值上限的 99 百分位值）］，同时有急性心肌缺血的临床证据，包括：①急性心肌缺血症状；②新出现的缺血性心电图改变；③新发病理性 Q 波；④新的存活心肌丢失或室壁节段运动异常的影像学证据；⑤冠状动脉造影、腔内影像学检查或尸检证实冠状动脉血栓。根据有缺血症状时心电图是否存在至少 2 个相邻导联 ST 段抬高，可将心肌梗死分为 STEMI 和非 ST 段抬高心肌梗死（non-ST-segment elevation myocardial infarction，NSTEMI）。急性 STEMI 是冠心病的严重类型，为致死致残的主要原因（中华医学会心血管病学分会 等，2019）。2001—2011 年，我国 STEMI 患者住院率升高近 4 倍（男性患者从 4.6/10 万升至 18/10 万；女性患者从 1.9/10 万升至 8/10 万）。本例孕妇为 41 岁高龄产妇，急性心前区疼痛，向左肩部放射，伴心电图 I、aVL、$V_2 \sim V_6$ 导联 ST 段抬高、心肌酶 cTnI 升高，经冠状动脉造影明确诊断 STEMI。

STEMI 的病理学基础是动脉粥样硬化。脂质在动脉内膜中沉积并诱发炎症过程，最终在动脉壁中形成粥样硬化斑块。斑块的内部是脂质核心，脂质核心的外面覆盖着一层纤维帽。一类斑块的脂质核心相对较大，而纤维帽相对较薄、容易破裂，被称为不稳定斑块；若冠状动脉不稳定斑块的纤维帽发生破裂，继发血栓形成，将导致冠状动脉管腔持续、完全闭塞，使心肌发生严重而持久的急性缺血。当冠状动脉急性闭塞所致缺血时间达 20 min 以上时，心肌即可发生缺血性坏死，临床上通常表现为 STEMI。

动脉粥样硬化的危险因素包括年龄、男性、高血压、吸烟、血脂异常、糖尿病及早发冠心病家族史（一级亲属男性＜ 55 岁、女性＜ 65 岁发生冠心病）等。与同年龄的非妊娠女性相比，妊娠增加了急性心肌梗死的发生风险（3 ～ 4 倍），危险因素包括高血压、糖尿病、肥胖、血脂异常、子痫前期、多胎妊娠、输血、产后出血、血栓和产后感染。孕妇存在生理性高雌孕激素水平、高血流动力学水平和高凝状态，易形成血栓，妊娠晚期和产后早期易发生自发性冠脉综合征相关的急性心肌梗死。本例孕妇无高血压、吸烟、糖尿病及早发冠心病家族史，但有先天性心脏病手术史，且为高龄产妇，这是其发生 STEMI 的危险因素。

STEMI 的治疗原则包括：尽早恢复心肌血流灌注，挽救濒死心肌，防止梗死面积扩大，保护心功能，及时处理严重心律失常、泵衰竭和各种并发症，防止猝死。在确诊 STEMI 后，应立即确定再灌注治疗的方式并及时启动再灌注治疗，以及确定是否和如何进行转诊。本例孕妇发病后于当地医院就诊，确诊后立刻转诊，发病 4 h 到达我院进行 PCI。PCI 疏通血栓栓塞的血管，实现心脏血流再灌注。在抗血栓治疗方面，积极应用阿司匹林＋替格瑞洛双联抗血小板治疗，低分子量肝素抗凝治疗，同时进行硝酸甘油、β 受体阻滞剂抗缺血治疗。由于妊娠期用药禁忌，ACEI 及血管紧张素 II 受体阻滞剂（angiotensin II receptor blocker，ARB）、他汀类药物在产后可以考虑使用。STEMI 的并发症包括心源性休克 / 心力衰竭（38%）、心律失常（12%）、复发性心绞痛 / 急性心肌梗死（20%）、孕产妇死亡（7%）和胎儿死亡（7%）。经过多学科（心内科、产科、麻醉科、新生儿科、药剂科、血液科、耳鼻喉科、内分泌科、营养科和重症医学科）合作，坚持"孕妇利益"优先、兼顾胎儿的原则，制订个性化方案，及时诊断、积极治疗，该孕产妇没有发生心搏骤停、心力衰竭、心源性休克、心律失常等并发症，顺利分娩，病情控制良好，获得了良好的母儿结局。

产后考虑到催乳素是围生期心肌病的致病因素，同时哺乳的高代谢需求会增加产妇的心脏负担，也会影响产妇休息，因此建议不哺乳。在不哺乳的情况下可以放心使用所有的抗心力衰竭药物。

妊娠期心血管疾病的发病率为 1% ～ 4%，病死率约为 5%，心血管疾病（如猝死、围生期心肌病、主动脉夹层、心肌梗死）已成为妊娠死亡的主要原因之一（中国医师协会心力衰竭专业委员会，2021）。生育年龄增大及先天性心脏病诊疗技术的发展也使妊娠合并心脏病患者的数量逐渐增多。《2018 ESC 妊娠期心血管疾病管理指南》建议，已知或可疑有先天性或获得性心血管疾病的女性在妊娠前均需要接受妊娠前咨询和风险评估（I C 级）。对于确诊妊娠期心血管疾病的高风险患者，应在经验丰富的专业产科和心脏科接受多学科团队协作管理。2016 年中华医学会妇产科学分会产科学组专家制定的《妊娠合并心脏病的诊治专家共识（2016）》建议，妊娠期应根据心脏病风险分级就诊于不同级别的医院或医疗中心，并增加妊娠期随访次数（中华医学会妇产科学分会产科学组，2016）。《2018 ESC 妊娠期心血管疾病管理指南》推荐，子痫前期中高风险的孕妇（包括年龄＞40 岁）可以考虑从妊娠 12 周开始口服阿司匹林（100 ～ 150 mg/d），直至妊娠 36 ～ 37 周（I A 级）（Regitz-Zagrosek et al.，2018）。本例孕妇为先天性心脏病手术治疗后，应在妊娠前进行妊娠风险评估，妊娠期规律产检，必要时尽早转诊。

**【专家点评】**

随着三胎政策的开放，生育年龄普遍延迟，高龄孕产妇的比例逐渐增加。医疗保健技术的进步也使更多有基础疾病和合并症的女性得已妊娠。对于高危孕产妇，妊娠、分娩的风险明显增加，在基础疾病加重的同时，妊娠合并症、并发症也进一步增加。心血管疾病是除产科因素以外孕妇死亡的首要原因，计划妊娠的女性应在妊娠前做好病情评估。

本例孕妇 41 岁，曾有先天性心脏病手术史，应在妊娠前或妊娠早期进行心内科评估，完善心脏超声、心电图等检查，妊娠期动态评估心功能。妊娠期注意监测血压、血糖，体重合增长，补钙，定期规律产检。行子痫前期风险评估，若为高风险，应从妊娠 12 周开始口服阿司匹林（100 ～ 150 mg/d），直至妊娠 36 周，不适及时就诊。针对有合并症的孕妇，妊娠期应组织 MDT，制订个体化治疗方案，及时发现异常并尽早处理。若妊娠期出现不适，产科医生应认真鉴别诊断，保障孕产妇生命健康。

（北京大学第一医院　孔令英　点评专家　魏玉梅　闫婕）

## 参考文献

中华医学会心血管病学分会，中华心血管病杂志编辑委员会，2019. 急性 ST 段抬高型心肌梗死诊断和治疗指南（2019）. 中华心血管病杂志，47（10）：766-783.

中国医师协会心力衰竭专业委员会，2021. 围生期心肌病诊断和治疗中国专家共识（2021），中华心力衰竭和心肌病杂志，5（1）：3-16.

中华医学会妇产科学分会产科学组，2016. 妊娠合并心脏病的诊治专家共识（2016）. 中华妇产科杂志，51（6）：401-409.

Regitz-Zagrosek V，Roos-Hesselink J W，Bauersachs J，et al.，2018. 2018 ESC guidelines for the management of cardiovascular diseases during pregnancy. Eur Heart J，39（34）：3165-3241.

# 病例 27　妊娠合并系统性红斑狼疮致肺动脉高压使用体外膜氧合（ECMO）治疗

## 【病历摘要】

患者女，30岁。

**主诉**：停经17周，劳力性呼吸困难1周，加重2天。

**现病史**：患者停经17周，规律产检，核对孕周无误，预产期：2022-2-23。妊娠早期 PLT $104\times10^9$/L，心电图正常，NT正常，NIPT低风险。自入院前1周开始出现劳力性呼吸困难，平地步行约20 m即出现憋气，需停下休息，休息后症状可缓解，无胸闷、胸痛、头晕、心悸。症状进行性加重，入院前2天步行约10 m即出现憋气，夜间睡眠中会憋醒，稍作休息可缓解，无端坐呼吸，尿量无明显变化，无眼睑及下肢水肿。入院前1天就诊我院（北京大学第一医院）产科，超声示宫内孕活胎。就诊于急诊科，查血常规：PLT $51\times10^9$/L；生化：ALT 66 IU/L，AST 51 IU/L，BNP 745 pg/ml；心电图示窦性心动过速（心率114次/分），前壁R波增长不良；动脉血气示pH值7.45，$PO_2$ 97 mmHg，$PCO_2$ 22 mmHg，予阿托莫兰保肝等治疗。为进一步诊治，就诊于我院心内科门诊，查超声心动示肺动脉收缩压升高（65.1 mmHg），肺动脉增宽，右心房及右心室扩大，右心室收缩功能减低，三尖瓣中度反流，二尖瓣轻度反流，LVEF正常，中等量心包积液。为进一步诊治入院。患者病程中无口腔溃疡、关节痛、口干、眼干等情况，自诉从小有光过敏，表现为光照后皮肤发红。入院前1年冬天开始出现双手遇冷后发白，未注意有无发紫发红。近期食欲尚可，睡眠良好，大便3～4天1次，小便正常，近1周体重增加2 kg。

**既往史**：青霉素过敏，皮试（＋）。否认心脏病及自身免疫性疾病史。

**月经婚育史**：初潮10岁，平素月经规律，（7～8）天/（28～30）天，末次月经 2021-5-16，G0P0。

**家族史**：否认家族遗传史及相关病史。

## 【体格检查】

T 36.3℃，P 114次/分，R 34次/分，BP 119/94 mmHg。双肺呼吸音清，双肺未闻及明显干湿啰音及胸膜摩擦音。心界不大，心率114次/分，心律不齐，$P_2$亢进，肺动脉瓣区可闻及第二心音分裂，$P_2 > A_2$，各瓣膜听诊区未闻及杂音及心包摩擦音。腹软，无压痛、未触及包块，Murphy征（－），肝脾肋下未触及。肠鸣音4次/分。双下肢无水肿。

产科查体：宫底在脐耻之间，FHR 156次/分。

## 【辅助检查】

血常规（2021-9-13）：WBC $7.00\times10^9$/L，Hb 121g/L，PLT $48\times10^9$/L（↓），网织红

细胞（reticulocyte，Ret）115.50×10⁹/L（↑）。尿常规：WBC 6 ~ 8/HPF。血生化：ALT 87 IU/L（↑），AST 79 IU/L（↑），ALB 34.0 g/L（↓），血肌酐（serum creatinine，Scr）49.60 μmol/L，血尿素氮（blood urea nitrogen，BUN）4.25 mmol/L，Na⁺ 136 mmol/l，LDH 340 IU/L（↑）。心脏标志物：CK-MB 3.0 ng/ml，hsTnI 23.9 ng/l（↑），BNP 745 pg/ml（↑）。凝血功能：PT 13.10 s（↑），APTT 30.6 s，Fb 2.80 g/L，D- 二聚体 0.27 mg/L（↑）。红细胞沉降率 7 mm/h。hsCRP 3.26 mg/L（↑）。免疫球蛋白：IgG 13.40 g/L，IgA 1.89 g/L，IgM 1.61 g/L。补体 C3 0.646 g/L，补体 C4 0.135 g/L。甲状腺功能未见异常。

抗球蛋白试验（Coombs 试验；2021-9-13）（－）；抗心磷脂抗体 IgM/G（－）；抗 β₂ 糖蛋白 1 抗体 IgM/G（－）；血小板相关免疫球蛋白（－）。

血气分析（未吸氧；2021-9-13）：pH 值 7.45，PO₂ 97 mmHg，PCO₂ 22 mmHg，K⁺ 3.7 mmol/L，HCO₃⁻ 15.3 mmol/L，Lac 1.5 mmol/L。

自身抗体谱（2021-9-13）：抗核抗体（antinuclear antibody，ANA）1：10 000（颗粒型），抗核糖核蛋白抗体（抗 nRNP 抗体）121 U/ml（↑），抗 SSA 抗体 90 U/ml（↑）。

腹部超声（2021-9-14）未见明显异常；双下肢深静脉超声未见血栓。

CT 肺动脉造影（computed tomographic pulmonary angiography，CTPA）（2021-9-15）：未见肺栓塞征象，不支持肺静脉闭塞症和肺毛细血管瘤。

右心超声造影（2021-9-15）：未见右向左分流、不支持先天性心脏病。

## 【入院诊断】

①肺动脉高压原因待查——系统性红斑狼疮（systemic lupus erythematosus，SLE）？②心包积液。③血小板减低原因待查。④妊娠 17 周，G1P0，未产。

## 【诊治经过】

患者于 2021-9-13 急诊入住心内科监护室，完善相关检查，经全市及全院多次组织疑难病例讨论，结合自身免疫抗体（＋）、心包积液、肺动脉高压、血小板减低等表现，考虑 SLE 诊断明确。2021-9-16 复查超声心动示肺动脉收缩压进行性升高至 98.3 mmHg，且患者入院后憋气逐渐加重，心率进一步增快至 130 次 / 分，BNP 从入院前的 745 pg/ml 进行性升高至 1348 pg/ml，考虑患者继续妊娠会使病情加重，建议尽快终止妊娠。2021-9-18 于手术室行全身麻醉下剖宫取胎术，麻醉过程中出现血压下降、心率下降、循环崩溃，予心外按压并紧急置入体外膜氧合（extracorporeal membrane oxygenation，ECMO）循环支持，循环稳定后顺利行剖宫取胎术。后续经多次全市及全院多学科会诊制订及调整方案：

1. SLE 原发病方面：①糖皮质激素：2021-9-16 起加用静脉甲泼尼龙 60 mg qd×2 天，2021-9-18 考虑手术应激加量至 80 mg（术中追加 40 mg），2021-9-19 予甲泼尼龙 250 mg 静脉滴注，2021-9-20 起 80 mg qd → 60 mg qd（2021-9-28 起）→ 40 mg qd（2021-10-9 起）→ 32 mg qd（2021-10-28 起）→口服甲泼尼龙片（美卓乐）32 mg qd（2021-11-1 起），并予护胃、补钾及联磺甲氧苄啶预防肺孢子虫病。②免疫抑制剂：2021-9-22 加用他克莫司 1 mg bid，2021-9-30 加量至 1.5 mg bid，2021-10-3 查血药浓度为 2.2 ng/ml，加用五酯胶囊，2021-10-9 因 SCr 升高停用他克莫司，后于 2021-10-10、2021-10-27、2021-11-3 分别予环磷酰胺 0.2 g ＋生理盐水 100 ml 静脉滴注，2021-11-10 给予环磷酰胺 0.5 g，累积剂量 1.1 g。考虑生殖系统不良反应，妇科会诊建议在使用环磷酰胺期间应用 GnRH-a 保护卵巢功能，

遂于 2021-11-8 予皮下注射戈舍瑞林 3.6 mg。③ 2021-10-27 加用口服羟氯喹 100 mg tid。

2. 降肺动脉压药物方面：

（1）泵入药物：2021-9-16 开始持续中心静脉泵入曲前列尼尔，据患者耐受情况逐渐加量，2021-9-21 尝试 ECMO 撤机，曲前列尼尔加量至 80 ng/（kg·min），后维持 40 ng/（kg·min）至 2021-10-15，监测肺动脉压稳定、BNP 呈下降趋势，2021-10-16 开始逐渐下调剂量并于 2021-10-18 开始逐渐过渡皮下泵入，2021-10-28 完全转为皮下泵入 20 ng/（kg·min），后继续根据监测的肺动脉压、BNP、血压、心率等情况逐渐下调剂量，至 2021-11-8 调整为 0.85 U/h＝2.5 ng/（kg·min）泵入维持。

（2）口服药物：①利奥西呱：0.5 mg tid（2021-9-18 开始）→ 1 mg tid（2021-9-20）→ 1.5 mg tid（2021-9-21），2021-9-21 尝试 ECMO 撤机失败，患者夜间出现咯血，故停用。②安立生坦：2021-9-20 开始 5 mg qd，2021-9-21 加量至 10 mg qd。③西地那非：2021-9-22 开始 25 mg tid，2021-11-2 加量至 50 mg tid。④司来帕格：2021-9-24 开始 0.2 mg bid，2021-10-16 下调曲前列尼尔的同时逐渐增加司来帕格剂量，加至 1.2 mg bid 时患者头痛、恶心、呕吐明显，考虑为药物作用，后减为 0.8 mg bid → 1.0 mg bid，耐受可。

（3）吸入药物：2021-9-21 及 2021-10-14 尝试撤 ECMO 当日予伊洛前列素（万他维）雾化吸入及持续一氧化氮（nitric oxide，NO）吸入。2021-11-10 复查超声心动图示 LVEF 70.1%，三尖瓣环收缩期位移（tricuspid annular plane systolic excursion，TAPSE）2.2 cm，三尖瓣环收缩期速度 9.2 cm/s，面积变化分数（fractional area change，FAC）41.5%，二尖瓣、三尖瓣轻度反流，少量心包积液，肺动脉压（pulmonary artery pressure，PAP）39.3 mmHg，2021-11-11 查 BNP 9 pg/ml。2021-11-12 出院时治疗方案：曲前列尼尔 2.5 ng/（kg·min）皮下泵入＋安立生坦 10 mg qd ＋司来帕格 1.0 mg bid ＋西地那非 50 mg tid。

3. 心脏循环支持方面：患者在剖宫取胎术的麻醉过程中出现循环崩溃，予 ECMO 辅助，术后返回心内科监护室持续 ECMO 辅助，意识清楚、拔除气管插管，并置入漂浮导管监测血流动力学。术后当天复查超声心动图示左心室收缩功能下降，LVEF 约 30%，考虑与之前循环不稳定、低灌注影响左心功能相关，后监测左心功能逐渐恢复至正常。2021-9-21 尝试 ECMO 撤机，下调 ECMO 血流速后肺动脉收缩压进行性升高至 100 ～ 110 mmHg，夹闭管路后观察约 0.5 h，肺动脉压进一步升高，收缩压骤降至 60 mmHg，并出现宽 QRS 波心动过速，考虑再次发生肺高压危象，撤机失败，迅速恢复 ECMO 辅助支持。其后经多次全市及院内会诊，继续治疗原发病和降肺动脉压，并建议考虑肺移植，否则应考虑房间隔造口，从而有助于 ECMO 顺利撤机。请北京朝阳医院胸外科会诊，考虑患者原发病 SLE，不符合肺移植指征。经全市会诊，拟行房间隔造口，但 2021-9-28 患者下肢血管超声示左下肢股总静脉血栓，影响手术入路，无法行房间隔造口。后继续积极控制原发病及降肺动脉压治疗。2021-10-8 全市会诊评估患者血流动力学及肺动脉高压、心功能不全有所改善，拟再次尝试撤机，2021-10-14 ECMO 撤机成功。

4. 血液系统及抗凝方面：剖宫取胎术后监测患者 Hb 下降，床旁超声腹腔积液增多，肝下及结肠周出血、腹壁血肿，予红细胞输注纠正贫血。2021-9-20 行双侧子宫动脉栓塞，局部予腹带加压包扎＋沙袋压迫止血，期间因血肿增大暂停肝素抗凝，予短期无肝素 ECMO 运作，后监测血肿、Hb 稳定后恢复抗凝治疗。定期复查彩色多普勒超声检查，血肿无增大，Hb 间断下降。外周血涂片及骨髓穿刺术未见明显异常，考虑 ECMO 机械破坏可能，据监测情况间断输注红细胞。患者血小板降低考虑由原发病所致，故 2021-9-

17 及 2021-10-11 开始给予免疫球蛋白 20 g×5 天静脉滴注，2021-10-1 临时予静脉免疫球蛋白 20 g，对症予重组人血小板生成素（特比澳）及血小板输注，并输注血浆补充凝血因子，2021-10-1 肝素诱发血小板减少症 ECMO 期间改为阿加曲班抗凝，据活化凝血时间（activated coagulation time，ACT）、APTT 等指标调整抗凝药物剂量。病程期间监测血管超声提示左下肢股静脉血栓、贵要静脉血栓，之后贵要静脉血栓消失，全院会诊考虑左下肢股静脉血栓无滤器置入指征。2021-10-14 ECMO 撤机后停用阿加曲班，2021-10-15 至 2021-10-23 给予磺达肝癸钠皮下抗凝，2021-10-24 开始改用利伐沙班 20 mg qd 抗凝，监测 D- 二聚体下降至正常，2021-11-9 复查彩色多普勒超声检查提示左下肢股静脉血栓消失。

5. 感染方面：剖宫取胎术后先后予美罗培南（美平）、万古霉素、替考拉宁、头孢吡肟（马斯平）、阿米卡星抗感染治疗。2021-10-11 患者出现发热、畏寒，血培养回示：革兰氏阴性杆菌，改用美罗培南＋达托霉素抗感染，2021-10-12 血培养＋二代测序（next-generation sequencing，NGS）均提示鲍曼不动杆菌，另 NGS 提示有球菌及真菌、G 试验（＋），请感染科会诊，调整治疗为头孢哌酮钠舒巴坦钠（舒普深）＋多黏菌素 E ＋达托霉素＋氟康唑（大扶康），监测 PCT 持续下降至正常，体温正常。2021-10-21、2021-10-25、2021-10-26 先后减停达托霉素、多黏菌素 E、氟康唑，患者体温正常，炎症指标未见升高，G 试验（－），2021-11-2 停用头孢哌酮钠舒巴坦钠。患者未再出现发热，监测炎症指标正常。2021-11-11 复查巨细胞病毒 DNA 定量（CMV-DNA）680.00 copies/ml，请感染科会诊，给予更昔洛韦口服抗病毒治疗。

6. 呼吸系统方面：患者血气分析提示呼吸性碱中毒、呼吸衰竭，间断调整 ECMO 参数，2021-9-22 更换为经鼻高流量吸氧［温度 31℃，吸入气氧浓度（fractional concentration of inspired oxygen，$FiO_2$）45%，氧流量 25 L/min］，ECMO 期间及撤机后监测血气分析均满意，2021-10-18 改用面罩吸氧（6 L/min），血气分析及脉氧监测满意，未吸氧时 $PO_2$ 66 mmHg，$SO_2$ 92%。后改用鼻导管吸氧（3 L/min），$SO_2$ 99% ～ 100%，未吸氧时 $SO_2$ 约 94%。

7. 神经系统方面：患者反复头痛伴恶心、呕吐，请神经内科会诊，因病情危重且 ECMO 支持中无法外出检查，另不除外降肺动脉压药物因素，给予镇痛等对症处理及调整降肺动脉压药物剂量后稍缓解。患者夜间睡眠差，予劳拉西泮、褪黑素及间断右美托咪定静脉泵入等改善症状。待病情允许后完善头颅 MRI ＋磁共振血管成像（magnetic resonance angiography，MRA）＋磁共振静脉成像（magnetic resonance venography，MRV）未见特殊异常。未再出现头痛、呕吐症状。

8. 消化系统及营养方面：患者反复出现腹胀、恶心、呕吐、腹泻。2021-9-21 胃内容物潜血试验（＋），维持泵入质子泵抑制剂（proton pump inhibitor，PPI），间断予静脉营养支持［脂肪乳、复方氨基酸注射液（18AA Ⅱ）（乐凡命）、脂肪乳氨基酸（17）葡萄糖（11%）（卡文）］，予促进胃肠动力、调节肠道菌群、维生素 $B_6$ 等对症治疗，先后尝试肠内营养混悬液（百普利）、肠内营养粉剂（爱伦多）、肠内营养乳剂（瑞高）鼻饲，仍耐受差，尝试少量经口进食。2021-10-15 拔除胃管，消化道症状缓解，经口进食及补充肠内营养粉剂（安素）＋乳清蛋白。

9. 肾功能方面：术后 SCr 40 ～ 60 μmol/L → 113.2 μmol/L，急性肾损伤（acute kidney injury，AKI）诊断明确，病因考虑心肺复苏血流动力学紊乱、容量不足低灌注。2021-9-19 起肾功能稳定。后因心功能不全控制出入量负平衡，SCr 间断波动，2021-10-9 再次升高至约 110 μmol/L，考虑肾前性 AKI，结合患者症状、体征、血压、心率、BNP、尿比重、电解质等情况，放宽容量控制后 SCr 基本维持 $50 \sim 60$ μmol/L 水平；患者尿常规提示 RBC（＋）、尿糖（＋）、尿蛋白（＋），请肾内科会诊完善相关检查未见特殊，后监测尿常规基本正常。

10. 其他方面：纠正电解质紊乱、镇痛、康复锻炼等对症支持治疗。患者病情逐渐稳定，于 2021-11-12 出院。

## 【出院诊断】

①系统性红斑狼疮。②肺动脉高压。③肺源性心脏病——窦性心动过速、心包积液，心功能Ⅳ级（NYHA 分级）。④肺动脉高压危象。⑤血小板减少症。⑥急性左心功能不全。⑦妊娠 $17^{+5}$ 周，G1P0，流产。⑧脓毒症休克；耐碳青霉烯类鲍曼不动杆菌血流感染；泌尿系统感染，真菌感染可能大。⑨肝素诱发的血小板减少症。⑩股静脉血栓形成；右侧贵要静脉血栓形成。⑪急性肾功能不全；肾增大、肾周积液。⑫腹壁血肿。⑬贫血。⑭Ⅰ型呼吸衰竭——呼吸性碱中毒。⑮电解质紊乱——低钾血症、低钠血症、低镁血症、低磷血症、低氯血症。⑯低白蛋白血症。⑰消化道出血。⑱肝功能损伤。⑲巨细胞病毒感染。

## 【病例讨论与文献阅读】

SLE 好发于育龄期女性，在妊娠期间病情恶化可能导致严重的母体和胎儿围产期不良结局。肺动脉高压是 SLE 妊娠合并症的一种严重表现，其病因复杂，加之妊娠期及分娩时的血流动力学变化，使得妊娠合并肺动脉高压（特别是严重肺动脉高压）成为孕产妇死亡的重要原因，死亡率高达 11.5% ～ 56%（Jha et al., 2020；Weiss et al., 1998）。美国一项回顾性研究纳入 4 个中心的 49 例妊娠合并肺高压患者（其中 30 例为肺动脉高压），其死亡率为 16%（8 例），其中有 7 例为肺动脉高压，6 例为重度（即平均肺动脉压 ≥ 50 mmHg）（Meng et al., 2017）。妊娠前右心功能不全、心功能差、血流动力学不稳定被视为极高危患者，应避免妊娠。死亡事件大多发生在产后 1 个月内，主要与肺动脉高压危象、右心衰竭、猝死和栓塞有关（Lindley et al., 2021），对此类患者的正确评估和孕产期的多学科精细化管理对改善母儿结局至关重要（张军，2022）。

ECMO 是一种可以在患者发生循环和呼吸系统衰竭时提供生命支持和管理的终极有效方法，在非妊娠期人群中已被广泛用于重症病例的生命支持和管理，全球 ECMO 的使用量逐年增加。ECMO 能部分替代心肺作用，维持器官供给，从而帮助患者度过危险期，为肺移植和缺损修补或心肺移植提供机会（雷俊财 等，2022）。一项纳入 98 例肺高压患者的研究显示，ECMO 治疗成功的出院率达 58.1%（Rosenzweig et al., 2019）。但是，妊娠合并肺动脉高压的 ECMO 治疗经验尚不丰富，文献多为病例报道，国内外尚无相关指南或共识，其在危重产科领域应用的有效性和安全性尚无定论。

近年来，关于产科使用 ECMO 的报道不断增加，Zhang 等对截至 2017 年 11 月发表的关于孕产妇使用 ECMO 的病例进行了回顾性分析，最终纳入 9 项观察性研究，共 78 例患者。研究发现，超过 1/2 的患者使用 ECMO 是由于急性呼吸窘迫综合征（67%），其后依次为心源性休克（17%）、羊水栓塞（8%）和由子宫收缩乏力所致的产后出血（5%）（Zhang et al., 2021）。Ramanathan 等收集了 1997—2017 年国际体外生命支持组织（Extracorporeal Life Support Organization，ELSO）登记的 263 例围产期使用 ECMO 的病历资料，结果显示生存率达 70%（Ramanathan et al., 2020）。Moore 等总结了 45 例妊娠期使用 ECMO 的报道，发现孕产妇和新生儿的生存率分别为 78% 和 65%（Moore et al.,

2016）。可见 ECMO 应用于救治呼吸或循环功能受损的危重孕产妇的结局良好。

在 ECMO 治疗期间，出血是最常见的并发症，其发生率超过 30%，出血的原因可能包括血小板减少、纤溶亢进、弥散性血管内凝血（disseminated intravascular coagulation，DIC）等（Murphy et al.，2015），加之 ECMO 机器运转对血液有形成分的破坏和治疗期间使用抗凝药物等影响，使抗凝和止血之间很难达到平衡，严重时同样可能危及患者生命。处理出血时最大的难点是如何辨别抗凝治疗相关出血和机体凝血功能异常所致的出血（如 DIC）。大多数出血与抗凝治疗有关，目前对于孕产妇使用 ECMO 时的最佳抗凝水平尚未达成共识。在实际应用中，应连续监测患者的凝血功能和出血情况，及时进行个体化调整。本例患者在使用 ECMO 期间出现 Hb 下降，考虑一方面是因为抗凝治疗导致腹壁及腹腔内出血，另一方面有机械破坏可能。针对这两方面原因，我们采取了无肝素抗凝、加压包扎止血、子宫动脉栓塞、间断输血等治疗。此外，ECMO 应用期间还可能出现栓塞、肢体末端缺血、溶血、神经系统功能异常、肾功能不全及感染等并发症，还应注意镇静和镇痛治疗。本例患者出现了股静脉及贵要静脉血栓、反复头痛、恶心等症状，以及急性肾功能不全、脓毒症休克等问题，针对这些问题的治疗需要强大的多学科团队合作，不断调整诊治方案。

综上所述，ECMO 治疗是妊娠合并 SLE 致肺动脉高压患者的有效治疗方法之一。虽然 ECMO 治疗有一些风险，但经过适当的选择和管理，可以有效地改善患者的氧合和通气，保护孕产妇和胎儿的生命。应根据患者的病情和生命体征来决定是否启动 ECMO，撤机时机应根据患者的病情和治疗反应来评估。目前仍需要进一步研究来确定启动 ECMO 治疗和撤机时机，以提高治疗效果和降低风险。

**【专家点评】**

妊娠合并 SLE 致肺动脉高压是一种罕见且严重的疾病，需要及时、有效的治疗来保护母婴生命。国内外均报道了 ECMO 在抢救危重孕产妇中的优势，母儿的总体生存率高，但各种并发症也是治疗中不可避免的难题。

在使用 ECMO 治疗妊娠合并 SLE 致肺动脉高压的患者时，需要注意以下几个方面。首先，应注意 ECMO 治疗带来的潜在风险，在 ECMO 应用中可能出现的出血、感染、溶血、血栓等并发症，尤其是抗凝和止血的平衡掌握、ECMO 撤机时机的把握，均须进行综合评估和决策。其次，需要根据患者的情况进行个体化治疗，考虑患者的病情、生理状态、孕周以及胎儿的健康状况等因素。最后，需要加强团队合作和沟通。妊娠合并 SLE 致肺动脉高压较为罕见，治疗需要多学科团队的合作，包括产科、心内科、呼吸科、风湿免疫科、血液科、肾内科、消化科、感染科、重症医学科、麻醉科、体外循环科、血库、检验科等，以及医务处协调各部门及外院会诊，确保患者得到全面的治疗。

总之，使用 ECMO 治疗妊娠合并 SLE 致肺动脉高压是一项复杂的任务。在治疗过程中，需要注意 ECMO 治疗的风险和注意事项，制订个体化治疗方案，加强团队合作和沟通，以确保患者得到最佳的治疗效果和生命质量。

（北京大学第一医院　黄艳　点评专家　宋耕　杨慧霞）

## 参考文献

雷俊财，赵扬玉，张喆，2022. 体外膜肺氧合在危重孕产妇中的应用. 中华妇产科杂志，57（7）：550-554.

张军，2022. 妊娠合并肺动脉高压的诊治与管理策略. 中华产科急救电子杂志，11（1）：13-17.

Jha N，Jha A K，Mishra S K，et al.，2020. Pulmonary hypertension and pregnancy outcomes：systematic review and meta-analysis. Eur J Obstet Gynecol Reprod Biol，253：108-116.

Lindley K J，Bairey Merz C N，Asgar A W，et al.，2021. Management of women with congenital or inherited cardiovascular disease from pre-conception through pregnancy and postpartum：JACC Focus Seminar 2/5. J Am Coll Cardiol，77（14）：1778-1798.

Meng M L，Landau R，Viktorsdottir O，et al.，2017. Pulmonary hypertension in pregnancy：a report of 49 cases at four tertiary north American sites. Obstet Gynecol，129（3）：511.

Moore S A，Dietl C A，Coleman D M，2016. Extracorporeal life support during pregnancy. J Thorac Cardiovasc Surg，151（4）：1154-1160.

Murphy D A，Hockings L E，Andrews R K，et al.，2015. Extracorporeal membrane oxygenation-hemostatic complications. Transfus Med Rev，29（2）：90-101.

Ramanathan K，Tan C S，Rycus P，et al.，2020. Extracorporeal membrane oxygenation in pregnancy：an analysis of the extracorporeal life support organization registry. Crit Care Med，48（5）：696-703.

Rosenzweig E B，Gannon W D，Madahar P，et al.，2019. Extracorporeal life support bridge for pulmonary hypertension：a high-volume single-center experience. J Heart Lung Transplant，38（12）：1275-1285.

Weiss B M，Zemp L，Seifert B，et al.，1998. Outcome of pulmonary vascular disease in pregnancy：a systematic overview from 1978 through 1996. J Am Coll Cardiol，1998，31（7）：1650-1657.

Zhang J，Ong J A，Syn N L，et al.，2021. Extracorporeal membrane oxygenation in pregnant and postpartum women：a systematic review and meta-regression analysis. J Intensive Care Med，36（2）：220-228.

# 病例 28　经皮冠脉介入术后穿透性胎盘植入终止妊娠

## 【病历摘要】

患者女，31岁。

**主诉**：停经25周，经皮冠状动脉介入术后4个半月。

**现病史**：患者于入院前4个半月因"胸闷、胸痛"在外院就诊，冠状动脉造影示左前降支近段100%闭塞伴血栓，并可见右冠状动脉至左前降支的侧支循环，遂行经皮冠脉介入术（PCI）。术中放置药物洗脱支架1枚。术后予双联抗血小板治疗（阿司匹林100 mg qd＋替格瑞洛90 mg bid），术后定期复查未见明显异常。入院前半个月因"自觉胎动"于外院行超声检查提示妊娠22周、胎盘前置状态。因担心射线及药物对胎儿的不良影响，患者强烈要求终止妊娠，遂转入我院（北京大学第一医院）。患者无胸闷、胸痛、腹痛及阴道出血等不适。

**既往史**：高血压10年，血压最高140/110 mmHg，未予系统规范治疗。入院前1年开始口服缬沙坦20 mg/d，自述服药后血压控制在（120～130）/（70～80）mmHg；高脂血症1年，入院前4个月余开始口服瑞舒伐他汀10 mg/d。吸烟10年，20支/天，已戒烟4个月余。

**月经婚育史**：平素月经不规律，（4～7）天/（30～50）天，末次月经2020-6-15。G5P2，2008年因"社会因素"足月剖宫产1次，2011年因"重度子痫前期"于妊娠28周剖宫产1次，均体健；另有人工流产2次及药物流产1次。

**家族史**：否认家族遗传史、肿瘤史及血栓栓塞性疾病史。

## 【体格检查】

生命体征平稳，神清精神可，心肺查体（-），腹部膨隆。

产科查体：宫底脐上1指，FHR 150次/分。

## 【辅助检查】

心电图（2020-12-7）：$V_1$～$V_3$导联QRS波呈QS型或rS型。

心肌酶（2020-12-7）：正常。

超声心动图（2020-12-7）：未见明显异常。

产科超声（2020-12-7）：宫内活胎，胎儿大小符合孕周，中央性前置胎盘，胎盘植入［胎盘与子宫下段前壁肌层界限不清，植入胎盘穿透达到浆膜层，胎盘侵及宫颈后唇，胎盘内可见多个血窦，胎盘植入性疾病的超声评分（Zheng et al., 2022）为15分］（图28-1）。

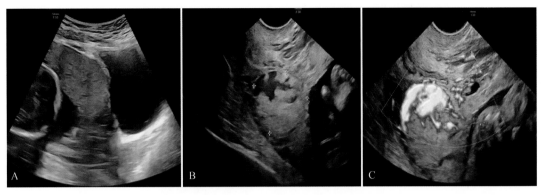

**图 28-1　产科超声。A.** 胎盘与子宫前壁下段肌层界限不清，胎盘达浆膜层。**B ～ C.** 胎盘侵及宫颈后唇，可见多个血窦

## 【入院诊断】

①穿透性胎盘植入。②陈旧性心肌梗死，PCI 后。③妊娠 25 周。④高血压。⑤高脂血症。⑥重度子痫前期史。

## 【诊治经过】

入院后孕妇及家属坚决终止妊娠，故拟行剖宫取胎术。术前完善多学科会诊，经讨论后制订围术期管理方案如下：①考虑到患者冠状动脉支架置入时间不足半年，停用双联抗血小板药物的风险较大，建议围术期使用替罗非班桥接治疗，具体方案为术前 6 ～ 7 天停用阿司匹林，术前 3 ～ 5 天停用口服替格瑞洛。停用替格瑞洛后开始静脉滴注替罗非班，最初 30 min 为 0.4 μg/（kg·min），之后以 0.1 μg/（kg·min）维持，至术前 6 h 停用。术后视具体情况决定开始抗血小板治疗的时间，最早可于术后 2 h 开始滴注替罗非班 0.1 μg/（kg·min）。若病情平稳，术后 24 h 可开始口服阿司匹林 300 mg ＋氯吡格雷 300 mg，服药 1 h 后停用替罗非班。术后 48 h 起口服阿司匹林 100 mg/d ＋氯吡格雷 75 mg/d。鉴于胎盘植入累及宫颈，术前放置腹主动脉球囊，术后尽早加用抗凝治疗。

术前遵照多学科会诊意见，于 2020-12-17 行腹主动脉球囊放置及剖宫取胎术，术中联合应用止血带，行子宫下段前壁切除修复成形术，同时行子宫下段环形缝合及绝育术。术中见子宫下段菲薄外凸，胎盘广泛占据子宫下段，右侧壁明显，并凸向右侧宫旁（图 28-2A）。充盈腹主动脉球囊，行胎盘上缘子宫体部横切口，取出胎儿。止血带束缚子宫下段，胎盘不能自行剥离，钝性剥离胎盘后见子宫下段右前壁菲薄，仅剩余浆膜层，直径约 6 cm（图 28-2B）。切除子宫下段前壁菲薄处，结扎双侧子宫动脉上行支，环形缝扎子宫下段，连续螺旋缝合及 "8" 字缝合出血点，止血满意。手术期间根据阻断时间及出血情况，调整球囊容积。手术顺利，术中出血 600 ml，患者生命体征平稳，撤除腹主动脉球囊，转入重症监护病房。新生儿放弃抢救死亡。

术后予预防感染及对症支持治疗。术后 6 h 开始静脉滴注替罗非班 0.1 μg/（kg·min），术后 7 h 开始皮下注射那曲肝素钙 0.3 ml q12h，术后 24 h 按照术前制订的方案开始口服阿司匹林及氯吡格雷。经治疗，患者术后恢复好，阴道出血量少，复查产科超声及双下肢静脉彩色多普勒超声未见异常，于术后 6 天出院。

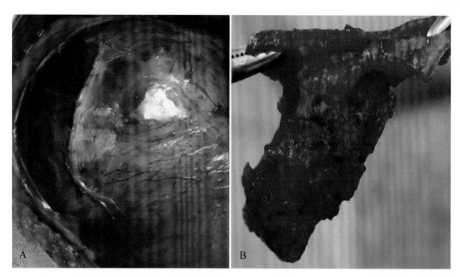

**图 28-2** 术中所见。**A.** 子宫下段菲薄外凸，胎盘广泛占据子宫下段。**B.** 切下的子宫前壁组织及附着的胎盘

## 【出院诊断】

①穿透性胎盘植入。②陈旧性心肌梗死，PCI 后。③妊娠 26$^{+5}$ 周。④高血压。⑤高脂血症。⑥重度子痫前期史。

## 【随访】

术后第 15 天再次随访，患者一般情况良好。

## 【病例讨论与文献阅读】

胎盘植入是指胎盘绒毛异常侵入子宫肌层，是导致产后出血、子宫切除和孕产妇死亡的主要原因之一。其中，穿透子宫壁达浆膜层者称为穿透性胎盘植入。减少胎盘植入术中的出血量是目前产科工作的重点。既往进行 PCI 的患者须接受双联抗血小板治疗数月。抗血小板治疗会增大出血风险，但停用抗血小板药物则会使支架内血栓形成的风险增加（van Werkum et al.，2009）。因此，预防出血和支架内血栓形成是 PCI 术后胎盘植入围术期管理的重点。

1. 术前准备：主要包括抗血小板药物的桥接和腹主动脉球囊的放置两个方面。本例患者使用的桥接药物是替罗非班。该药可剂量依赖性地抑制糖蛋白 Ⅱb/Ⅲa 受体介导的血小板聚集，静脉给药后达峰时间小于 30 min，半衰期为 1.5～2.0 h，停药 4～8 h 血小板功能即可恢复。研究显示，围术期使用替罗非班桥接可减少心肌缺血事件，且不增加出血的风险（Savonitto et al.，2010；Chou et al.，2009）。推荐的用法是最初 30 min 内以 0.4 μg/（kg·min）静脉滴注，之后以 0.1 μg/（kg·min）维持，术前 3～6 h 停用，最早可于术后 2 h 恢复使用。与子宫动脉栓塞和髂内动脉栓塞相比，腹主动脉球囊阻断术可基本阻断盆腔血供，减少出血的效果更好，操作时间更短，患者的射线暴露相对较少。国内学者报道，腹主动脉球囊阻断术可以明显减少胎盘植入术中的出血量（赵先兰 等，2015；崔世红 等，2016）。也有研究显示，与对照组相比，腹主动脉球囊阻断术组患者的

术中出血量及输血量显著减少（Panici et al.，2012）。

2. 手术要点：取胎盘上缘切口娩出胎儿，可避免胎盘"打洞"导致的出血。术前放置腹主动脉球囊、术中联合止血带及多种缝合止血技术可迅速止血，减少出血量。术中应根据出血情况，逐渐减小腹主动脉内球囊容积，及时发现潜在出血部位，并避免突然撤去球囊时的活跃出血。

3. 术后管理：在病情稳定的前提下，尽早恢复使用抗血小板药物。鉴于替罗非班的半衰期短，停药后血小板功能可迅速恢复。本例患者在严密监测生命体征及出血量的前提下，术后 6 h 恢复使用替罗非班，术后 24 h 予口服阿司匹林＋氯吡格雷。此外，考虑到妊娠期血液呈高凝状态，且股动脉穿刺后须制动 24 h，故于术后 7 h 加用抗凝治疗，以预防静脉血栓形成。

---

**【专家点评】**

穿透性胎盘植入合并近期 PCI 史较为罕见，如何平衡出血与血栓再发风险是穿透性胎盘植入围术期管理的重点。使用半衰期短的抗血小板药物进行桥接，既缩短了停用抗血小板药物的时间，又可使血小板功能迅速恢复，进而降低围术期心肌缺血事件的再发风险及出血风险。此外，术前放置腹主动脉球囊及术中手术技巧的使用进一步减少了术中出血。

PCI 术后穿透性胎盘植入的围术期管理较为棘手，需要多学科协作。该病例围术期管理的经验可为类似病例提供参考。

（北京大学第一医院　刘石萍　点评专家　杨慧霞　闫婕）

## 参考文献

崔世红，职云晓，张凯，等，2016. 腹主动脉球囊阻断术在中央型前置胎盘伴胎盘植入孕妇剖宫产术中的应用. 中华妇产科杂志，51（9）：672-676.

赵先兰，刘传，王艳丽，等，2015. 腹主动脉球囊阻断法预防凶险性前置胎盘合并胎盘植入剖宫产术中出血的价值. 中华围产医学杂志，（7）：507-511.

Chou S，Eshaghian S，Lamer A，et al.，2009. Bridging therapy in the perioperative management of patients with drug-eluting stents. Rev Cardiovasc Med，10（4）：209-218.

Panici P B，Anceschi M，Borgia M L，et al.，2012. Intraoperative aorta balloon occlusion：fertility preservation in patients with placenta previa accreta/increta. J Matern Fetal Neonatal Med，25（12）：2512-2516.

Savonitto S，D'Urbano M，Caracciolo M，et al.，2010. Urgent surgery in patients with a recently implanted coronary drug-eluting stent：a phase II study of "bridging" antiplatelet therapy with tirofiban during temporary withdrawal of clopidogrel. Br J Anaesth，104（3）：285-291.

van Werkum J W，Heestermans A A，Zomer A C，et al.，2009. Predictors of coronary stent thrombosis：the Dutch Stent Thrombosis Registry. J Am Coll Cardiol，53（16）：1399-1409.

Zheng W，Zhang H，Ma J，et al.，2021. Validation of a scoring system for prediction of obstetric complications in placenta accreta spectrum disorders. J Matern Fetal Neonatal Med，35（21）：4149-4155.

# 病例 29  糖原贮积症 Ⅱ 型合并妊娠

## 【病历摘要】

患者女，31 岁。

**主诉**：慢性进行性四肢无力 17 年，呼吸困难 5 年，停经 8 周。

**现病史**：患者停经 30 天，尿 hCG（＋），无明显早孕反应。停经 $8^{+2}$ 周（2019-2-21）首次就诊于我院（北京大学第一医院）。超声显示：宫内早孕，活胎（如妊娠 $8^+$ 周），核对孕周无误，预产期 2019-10-2。实验室检查：ALT 91 IU/L（↑），AST 115 IU/L（↑），余未见明显异常。患者活动受限，需要长期轮椅和呼吸机辅助。

**既往史**：患者 14 岁时因"渐进性四肢无力"确诊糖原贮积症 Ⅱ 型。2018 年出现呼吸困难，需要呼吸机辅助呼吸，伴饮水呛咳、吞咽困难。妊娠前于我院神内科住院检查示：肝功能异常：ALT 89 IU/L，AST 118 IU/L；CK 463 IU/L，LDH 355 IU/L，HBDH 290 IU/L，CK-MB 5.5 ng/ml；肺功能检查示限制型通气障碍，肺容量和肺活量下降，残气量增大。血气分析（呼吸机辅助）：pH 值 7.47（↑），$PCO_2$ 40 mmHg，$PO_2$ 105 mmHg（↑），$K^+$ 3.9 mmol/L，$SO_2$ 98.4%，$HCO_3^-$ 28.8 mmol/L（↑），低钾血症。呼吸机调压报告显示 $SO_2$ 最低达 89%。

**月经婚育史**：平素月经规律，末次月经 2018-12-25。G2P0，人工流产 1 次。

**家族史**：哥哥患庞贝病，父母均为 *GAA* 基因突变携带者。

## 【体格检查】

神清，精神可，下肢无力，行动困难，需轮椅辅助行动，呼吸机辅助通气。BP 106/72 mmHg，心率 110 次 / 分，身高 158 cm，体重 45 kg。双肺呼吸音粗，心脏听诊无异常。

## 【辅助检查】

超声心动图（2018-12-17）：主动脉瓣及三尖瓣反流。

肺功能检查（2018-12-17）：限制性通气障碍，肺容量和肺活量下降，残气量增大。

彩色多普勒超声检查（2019-2-21）：宫内早孕，活胎（如妊娠 $8^+$ 周）。

生化（2019-2-20）：ALT 91 IU/L（↑），AST 115 IU/L（↑），余未见明显异常。

## 【入院诊断】

①糖原贮积症 Ⅱ 型。②肝功能异常。③宫内妊娠 $8^{+2}$ 周，G2P0，未产。

## 【诊治经过】

妊娠第 $9^{+6}$ 周组织多学科会诊（神经内科、呼吸科、心血管科、妇产科）讨论：患者骨骼肌与呼吸肌严重受累，肺功能检查示肺通气功能严重减退，日常需要无创呼吸机治疗，呼吸系统及心血管系统负担将随妊娠进展明显加重，易合并心肺功能衰竭，危及患者生命，建议患者终止妊娠。患者及家属强烈要求继续妊娠。在充分沟通妊娠风险后决定在多学科严密监测下继续妊娠，重点关注呼吸功能、心功能变化和预防血栓发生。

此后在我院定期产检，分别于妊娠第 12 周、20 周和 26 周评估肺功能，通气障碍较妊娠前逐渐加重，但在呼吸机辅助下 PO$_2$ 和 SO$_2$ 可维持正常。

患者 NIPT 低风险，丈夫非患病基因携带者，经遗传咨询了解胎儿将为 *GAA* 基因突变携带者，患者拒绝产前诊断。

妊娠第 24 周被诊断为妊娠期糖尿病，通过饮食控制和胰岛素皮下注射，血糖控制基本满意。

妊娠第 25 周组织市级专家多学科会诊，建议在经济条件允许下使用阿糖苷酶 α 替代治疗，妊娠第 32 周促胎肺成熟后终止妊娠。

妊娠第 28 周入我院神内科病房住院治疗，监测肺功能：第 1 秒用力呼气容积（forced expiratory volume in one second，FEV$_1$）0.84（29.3%）（↓），用力肺活量（forced vital capacity，FVC）0.89（27.1%）（↓），肺弥散功能 21.2%（↓）。

妊娠第 31$^{+1}$ 周行酶替代治疗，阿糖苷酶 a 500 mg 静脉泵点，无过敏反应。

妊娠第 32$^{+1}$ 周在椎管内麻醉下行子宫下段剖宫产术，娩一活婴 2220 g，转入新生儿重症监护病房。手术顺利，术中出血 300 ml，患者无创呼吸机面罩通气，转入外科重症监护病房。术后予抗感染、静脉营养、促宫缩及抗凝治疗。产后继续阿糖苷酶 α 治疗 2 个疗程。产后随访半年，新生儿生长发育正常，母体病情无明显加重。

## 【出院诊断】

①糖原贮积症 II 型（需呼吸机辅助）。②糖尿病合并妊娠。③宫内妊娠 32$^{+1}$ 周，G2P1，已产，早产活婴，男，2220 g，低出生体重儿。

## 【病例讨论与文献学习】

糖原贮积症 II 型（glycogen storage disease type 1，GSD II）又称酸性 α - 葡糖苷酶缺乏症（acid- α -glucosidase deficiency），1932 年由荷兰病理学家 Pompe 首次报道，故称 Pompe 病。GSD II 是罕见的常染色体隐性遗传性溶酶体贮积病，发病机制为编码 α - 葡糖苷酶（acid alpha-glucosidase，GAA）的基因突变，使溶酶体内 GAA 活性缺乏或显著降低，糖原不能被降解而沉积在骨骼肌、心肌和平滑肌等细胞的溶酶体内，导致溶酶体肿胀、细胞破坏及脏器功能损害，并引起一系列临床表现（中华医学会儿科学分会内分泌遗传代谢学组 等，2013）。GSD II 的发病率为 1/50 000 ～ 1/40 000 例活婴。

根据发病年龄可分为婴儿型（早发型）及青少年和成年型（迟发型）。婴儿型 GSD II 的特征为心肌病及重度全身性肌张力过低。若不予以治疗，患者大多在 1 岁内或 2 岁内死亡。青少年和成人型（迟发型）GSD II 的特征为骨骼肌病（通常呈肢带型分布），且病程迁延不愈，并可导致呼吸衰竭。本例患者从病史上属于青少年型迟发型。

GSD II 合并妊娠的情况颇为少见，临床上仅有个案报道（Rohman et al., 2016；Koyuncu et al., 2017；Karabul et al., 2014；Weida et al., 2012）。由于 GSD II 多合并呼吸功能减退，因此在妊娠前需要对患者进行全面评估，判断其是否适合妊娠。应告知患者妊娠期因母体缺氧导致胎儿慢性缺氧、胎儿宫内生长受限、胎儿远期神经系统发育异常、妊娠期母体疾病恶化、出现呼吸衰竭甚至死亡的可能。先证者父母再次生育的再发风险为 25%。应对所有先证者及其家庭成员提供遗传咨询，对高风险胎儿进行产前诊断。对于适宜妊娠者，妊娠期需要由产科、神经内科、呼吸科、麻醉科、营养科等组成的专业团队持续评估病情，并决定终止妊娠的时机和方式。该类患者的麻醉风险高，应尽量减少全身麻醉。应考虑在妊娠期间继续酶替代治疗（enzyme replacement therapy，ERT），以避免神经肌肉功能下降。

GSD Ⅱ可累及多系统，需要多学科综合治疗。应尽量保持呼吸道通畅，积极控制呼吸道感染，严重呼吸衰竭时给予机械通气治疗。采取高蛋白、低碳水化合物饮食，并保证足够的能量、维生素及微量元素摄入。应尽量减少血容量波动，定期复查胸部 X 线平片、心脏超声及心电图。应鼓励患者进行力所能及的运动和功能训练，加强吞咽、语言、肢体运动训练等，防止失用性萎缩，并定期评估心肺功能、肌力及活动能力。ERT 方案为阿糖苷酶 α 20 mg/kg，每 2 周 1 次缓慢静脉滴注。晚发型患者一旦出现肌无力和（或）呼吸功能减退或 CK 升高，应尽早开始 ERT。随着 ERT 的应用，GSD Ⅱ已成为可治疗的罕见遗传病。

本例患者妊娠早期即接受了多学科会诊，考虑患者妊娠早期即出现肺通气功能严重减退，需要无创呼吸机治疗，随着孕周增加，呼吸系统及心血管系统负担将明显加重，易合并心肺功能衰竭，死亡风险极高，因而建议患者终止妊娠。患者及家属坚决拒绝，强烈要求继续妊娠，并拒绝产前诊断，因而在产科、神经内科、呼吸科、麻醉科等多学科综合管理下继续妊娠。由于费用问题，患者于妊娠第 31 周才开始行 ERT。通过多学科讨论确定终止妊娠的时机和方式，并制订分娩计划，于妊娠第 32$^+$周在椎管内麻醉下行剖宫产术终止妊娠，术后在多学科综合治疗下顺利恢复并出院。

综上，GSD Ⅱ需要多学科综合治疗，妊娠前应充分评估病情。对于符合妊娠条件者，妊娠期直至产后需要由产科、神经内科、呼吸科、麻醉科等多学科团队综合管理，从而得到良好预后。

---

## 【专家点评】

本例患者为 GSD Ⅱ，GSD Ⅱ主要累及躯干肌、四肢近端肌群及呼吸肌，临床症状为四肢无力、呼吸衰竭等。基因检测是首选的确诊方法。由于 GSD Ⅱ的发病率低且对循环系统及呼吸系统有不同程度的累及，该部分人群妊娠罕见，文献均为个案报道。

本例患者妊娠前即有膈肌受累，需无创呼吸机辅助通气。根据欧洲神经肌肉中心的专家共识，对于合并神经肌肉疾病的女性，肺活量＜1 L 是妊娠禁忌，因此本病例属于不宜妊娠者，但患者及家属执意继续妊娠，就需要产科与神经内科及呼吸内科等多学科密切监测病情变化。妊娠晚期、分娩及产后也是发生心脏并发症的高危时期。针对 GSD Ⅱ发病原因的特异性治疗方案为 ERT——阿糖苷酶 α，但该药费用昂贵，目前全球仅有一家制药公司生产，因此多数患者并无条件长期使用。本例患者由于妊娠期安全性和经济能力等因素，经多次讨论，考虑患者分娩前后血流动力学变化较大，予患者剖宫产术前及术后分别应用阿糖苷酶 α，最终于妊娠第 32 周择期终止妊娠，获得母儿的良好结局。

（北京大学第一医院　李楒　点评专家　孙瑜　闫婕）

# 参考文献

中华医学会儿科学分会内分泌遗传代谢学组，中华医学会儿科学分会神经学组，中华医学会神经病学分会肌电图与临床神经生理学组，等，2013. 糖原贮积病 II 型诊断及治疗专家共识. 中华医学杂志，93（18）：1370-1373.

Karabul N，Berndt J，Kornblum C，et al.，2014. Pregnancy and delivery in women with Pompe diseas. Mol Genet Metab，112（2）：148-153.

Koyuncu K，Turgay B，Aytac R，et al.，2017. Delivery and postpartum management of a patient with Pompe disease：Case report and review of the literature. Obstet Med，10（3）：150-151.

Rohman P J，Scott E，Richfield L，et al.，2016. Pregnancy and associated events in women receiving enzyme replacement therapy for late-onset glycogen storage disease type II（Pompe disease）. J Obstet Gynaecol Res，42（10）：1263-1271.

Weida J，Hainline BE，Bodkin C，et al.，2012. Management of a pregnancy complicated by pompe disease. Case Rep Obstet Gynecol，2012：137861.

# 病例 30　胎儿巨大肺部先天性囊性腺瘤样畸形宫内胸膜腔穿刺

## 【病历摘要】

患者女，31 岁。

**主诉**：停经 $31^{+3}$ 周，发现胎儿肺部占位 3 周余。

**现病史**：患者预产期 2022-5-27。核对孕周无误。妊娠第 12 周超声：NT 正常。唐氏筛查显示低风险。妊娠第 $22^{+4}$ 周超声：胎儿脉络丛囊肿，双肾集合系统分离。行羊膜腔穿刺术染色体核型分析未见异常。妊娠第 $27^{+5}$ 周超声：胎儿右侧胸腔囊实性包块，大小 5.5 cm×4.9 cm×4.7 cm，内见多处无回声囊区，较大者直径 24 mm，纵隔明显左移，心脏完全位于左侧胸腔，心尖部朝左，可探及肺动脉来源血流，肺头比（congenital pulmonary airway malformation volume ratio，CVR）为 2.47；胎儿左侧肾盂增宽（6.4 mm）。胎儿超声心动图：电轴左偏，心胸比缩小，左心房小，右下肺静脉流速增高—由心脏受压所致可能性大。胎儿疾病多学科会诊意见：胎儿肺部先天性囊性腺瘤样畸形（congenital cystic adenomatoid malformations，CCAM）Ⅰ型，发生较早，体积相对较大，短期内有增大趋势，已造成胎儿纵隔（心脏）移位，右下肺静脉流速增高等受压迹象，继续发展导致肺发育不良的风险高。出生后可手术干预，但若肺发育不良严重，因肺功能问题导致的围产儿死亡率高。向孕妇及家属交代预后风险。若继续妊娠，建议完善胎儿胸部 MRI，并关注影像学变化。妊娠第 29 周超声：胎儿右侧胸腔占位，大小 5.1 cm×4.8 cm×5.4 cm，CVR 2.40，向左侧挤压心脏及腹主动脉，羊水过多。妊娠第 30 周超声：胸腔占位，大小 7.1 cm×6.3 cm×5.9 cm，CVR 4.51，胎儿水肿（腹腔积液、头皮水肿）、三尖瓣反流、羊水过多。妊娠第 31 周超声：胎儿右侧胸腔内占位，大小 7.6 cm×7.2 cm×6 cm，CVR 5.54；胎儿水肿，羊水过多。患者入院前近 1 周出现胸闷、憋气等不适，平躺时症状加重。为进一步治疗，收入我院（北京大学第一医院）。

**既往史**：既往体健。

**月经婚育史**：初潮 12 岁，月经规律，G0P0。

**家族史**：无特殊。

## 【体格检查】

T 36.2 ℃，P 75 次 / 分，R 20 次 / 分，BP 115/65 mmHg。身高 165 cm，体重 65 kg，心肺听诊无异常，腹部膨隆，移动性浊音（－）。下肢水肿（＋）。

产科检查：宫高 30 cm，腹围 94 cm。胎儿头位，高浮，FHR 140 次 / 分。

消毒后阴道检查：骨盆各径线正常。

## 【辅助检查】

超声（妊娠第 31 周）：宫内妊娠活胎，头位，胎头偏大，头皮厚约 7.2 mm。胎儿心胸比减小，电轴左偏 67.6°，三尖瓣可探及反流。胎儿右侧胸腔内可探及一不均质高回声团，大小 7.6 cm×7.2 cm×6 cm，内见多发大小不等的无回声囊区，较大者范围 2.3 cm×1.4 cm，纵隔明显左移，心脏完全位于左侧胸腔（CVR 5.54）；胸腔内可探及液性暗区，宽约 5.9 mm。羊水最大平面 124 mm，宫颈管闭合段长度 25.1 mm（图 30-1）。

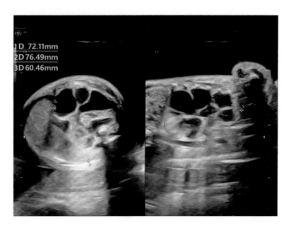

**图 30-1　穿刺术前胎儿超声检查。可见 CCAM**

## 【入院诊断】

①妊娠 31$^{+3}$ 周，G1P0，头位，未产。②胎儿右侧胸腔囊实性占位——CCAM？③胎儿水肿。④羊水过多。

## 【诊治经过】

入院后完善胎儿 MRI 检查（图 30-2），再次进行胎儿疾病多学科会诊，考虑胎儿右侧胸部占位为 I 型 CCAM，虽近期增长较快，CVR 已达 5.5，伴胎儿水肿，羊水过多，但主要以囊液增长为主，有宫内干预指征。可行囊肿穿刺引流术，缩小瘤体，减轻胎儿心肺及纵隔压迫症状，同时行羊水减量术，缓解患者憋气等症状。根据囊液生长速度，分娩前可再次穿刺引流，为出生后新生儿心肺复苏做准备。同时，考虑患者无产科剖宫产术指征，可阴道分娩，产道挤压有助于胎儿肺部发育。出生时小儿胸外科和儿科重症医学科到场参与抢救，通过绿色转诊通道分娩后立即转诊首都儿科研究所，准备新生儿手术。

遂于妊娠第 31$^{+4}$ 周进行超声引导下羊水减量术＋胎儿 CCAM 穿刺引流术，术中抽出羊水约 1500 ml，术毕羊水最大深度 80 mm。CCAM 囊肿一次穿刺成功，抽出无色透明液体共计 66 ml。术后 CCAM 较前明显缩小，CVR 降至 2.58，胎儿腹腔积液消失，胎儿超声心动图显示三尖瓣轻度反流。患者胸闷、憋气症状较前明显好转。

患者妊娠第 32 周胎膜早破，予以头孢类抗生素预防感染，完成地塞米松促胎肺成熟

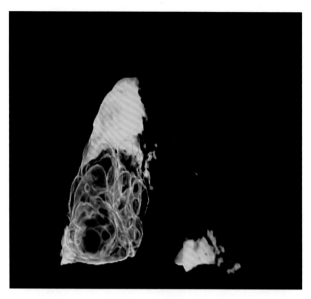

**图 30-2　穿刺术前胎儿 MRI 检查。**可见 CCAM

治疗后，予以缩宫素点滴引产术。宫口开全后因胎儿窘迫行低位产钳助产术，于 03:00 娩一男婴，出生体重 2220 g，Apgar 评分 1 min 为 8 分，5 min 为 9 分，气管插管后转至首都儿科研究所。

新生儿出生后进行影像学评估，考虑先天性 Ⅰ～Ⅱ 型 CCAM。新生儿胸部 CT 显示右肺完全被挤压（图 30-3），新生儿在高频呼吸机辅助通气下心肺功能平稳。新生儿出生后第 5 天于首都儿科研究所进行右肺下叶切除术。术后标本显示右肺下叶正常组织受压，CCAM 大小 7 cm×5 cm（图 30-4）。术后新生儿生命体征和血氧饱和度均正常（图 30-5）。术后 1 周撤气管插管，予无创呼吸支持治疗。

术后病理显示：Ⅰ～Ⅱ 型 CCAM，伴周围肺组织出血淤血。

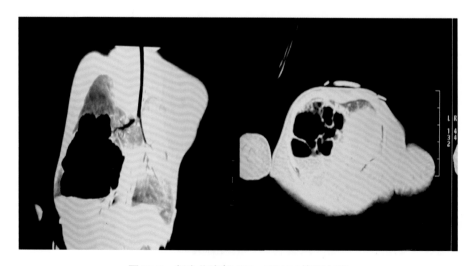

**图 30-3　新生儿胸部 CT。**CCAM 挤压右肺

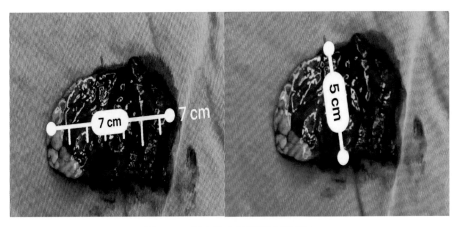

**图 30-4　新生儿右肺下叶切除标本**

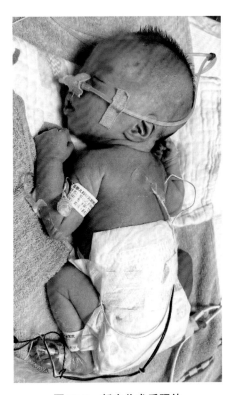

**图 30-5　新生儿术后照片**

## 【随访】

新生儿出生后 1 个月可脱离呼吸支持，自主呼吸良好，胸部 CT 显示肺组织发育良好（图 30-6）。出生后 8 个月胸部 X 线片显示肺组织发育良好（图 30-7）。目前随访新生儿发育未见明显异常。

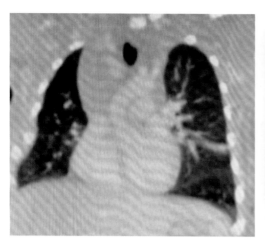
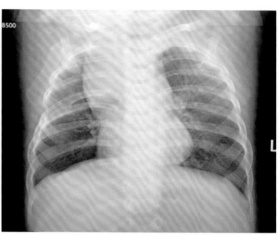

**图 30-6** 新生儿出生后 1 个月胸部 CT 检查。右
肺剩余组织发育良好

**图 30-7** 新生儿出生后 8 个月胸部 X 线检查。未见
明显异常

## 【出院诊断】

①胎儿 CCAM Ⅰ型。②胎儿水肿。③羊水过多。④早产。⑤胎儿窘迫。⑥妊娠 $32^{+1}$ 周，G1P1，LOA 位，已产。⑦早产活婴，男，2220 g。⑧新生儿 CCAM（Ⅰ～Ⅱ型）。

## 【病例讨论与文献学习】

CCAM 是胎儿肺部在发育过程中形成的一种良性囊腺瘤，由增生的支气管结构组成，可以是细支气管结构成熟障碍的表现，也可以是局部肺组织发育不良的表现，80%～90% 病例的病变发生在单一肺叶（Panicek et al.，1987）。由于这部分组织缺乏正常肺泡结构，因此不能发挥正常的肺功能。未合并其他畸形的 CCAM 患者的染色体异常发生率并未高于基线水平（Bush et al.，2008）。因此，在超声检查排除其他器官畸形的基础上，有创性产前诊断不是必要的。而在本例中，胎儿存在脉络丛囊肿及双肾集合系统分离等异常，因此进行产前诊断排除了染色体异常。

产前超声检查是评估 CCAM 的主要手段。CCAM 的围产儿预后取决于病灶性质（囊性 *vs.* 实性）、病灶大小、是否发生胎儿水肿等（Swarr et al.，2018）。Adzick 通过超声影像学将 CCAM 分为 3 型（Adzick et al.，1998），Ⅰ型（即大囊型）具有 1 个或多个直径＞20 mm 的囊腔，Ⅱ型（即小囊型）囊腔直径 5～20 mm，Ⅲ型（即微囊型）囊腔＜5 mm。Ⅰ型在超声下表现为液性囊腔，而Ⅲ型病变表现为几乎均质的实性改变，发生水肿的风险更高。混合型病变同时包含实性和囊性成分。本例 CCAM 为囊实性各占 1/2，有大囊泡，因此考虑为Ⅰ型。

此外，临床上通常使用 CCAM 体积与头围的比值（CVR）来评估 CCAM 大小。在 CVR ≥ 1.6 的胎儿中，80% 出现水肿，发生水肿的胎儿预后更差。若 CVR ＜ 1.6 且病灶不大，则 CCAM 发生水肿的风险仅为 2%（Crombleholme et al.，2002）。若 CCAM

的两个径线均＞ 3 cm，同时伴有对周围器官（如纵隔、心肺、膈肌）的压迫，则被定义为巨大 CCAM（Kunisaki et al.，2007）。若 CCAM 体积增大，可逐渐引起纵隔移位、心脏受压或转位，血液回流受阻，造成胎儿心功能异常，甚至心力衰竭，导致胎儿水肿、羊水过多等，也有患者在新生儿期合并严重肺发育不良或重度心肺功能衰竭（Karlsson et al.，2022）。超声检查受多种因素的影响，还可进行 MRI 辅助检查，尤其是针对巨大 CCAM 或需要进行宫内治疗前。通过 MRI 可计算肺肿块容积比（lung mass volume ratio，LMVR），也可对胎儿预后进行评估。本例中，胎儿 CVR 从 2.47 逐渐增大至 5.5，巨大的 CCAM 造成纵隔移位，引起胎儿心功能不全合并胎儿水肿、羊水过多，按照文献经验预后不甚理想，但经过多学科评估后给予适当的宫内干预，病情好转。

研究表明（Kunisaki et al.，2007），大多数巨大 CCAM 在妊娠第 20 ～ 26 周会进行性生长，于妊娠第 25 周接近峰值，因此建议发现 CCAM 后每 2 ～ 4 周进行超声评估，直至妊娠第 30 周。但是，本病例胎儿瘤体一直随孕周进行性增大，主要以囊性部分增大为主。此外，尚应关注母体情况，羊水过多时母体会出现症状，胎儿水肿也可能会发生镜像综合征。本例患者出现胸闷、憋气等羊水过多引起的症状，羊水减量术后明显缓解。

巨大 CCAM 伴发胎儿水肿、心功能衰竭等时可进行有创性宫内干预，干预方式取决于病变类型。III 型 CCAM 可进行倍他米松肌内注射治疗，但治疗剂量及疗程仍有待研究（Peranteau et al.，2016；Curran et al.，2010）。I 型 CCAM 可进行穿刺引流手术减轻 CCAM 对周围组织的挤压，恢复正常解剖位置，减轻心脏负担。引流手术包括胸膜腔穿刺术和胸腔-羊膜腔分流术。胸膜腔穿刺术可缩小囊腔，减轻压迫，但随着孕周的增加，瘤体有再次增大的可能，必要时须二次穿刺。胸腔-羊膜腔分流术则存在引流管脱落、异位等可能。研究表明，在 1987—2016 年接受了引流术的 98 例胎儿中，对于 CVR ＞ 1.6 的水肿胎儿，分流有明确意义，能够改善新生儿结局、延长孕周；对于 CVR ＞ 1.6 的非水肿胎儿，期待观察即可（Litwińska et al.，2017；Peranteau et al.，2015）。若为 III 型 CCAM 或实性成分较多的混合型 CCAM，必要情况下可进行开放性切除术，但创伤较大。此外，经皮激光消融法（Ong et al.，2006；Rodrigo Ruano et al.，2012）、经皮硬化治疗（Bermúdez et al.，2008）仍在研究阶段，部分病例报告表明有一定疗效。研究显示，CCAM 的总生存率为 94%，56% 的病灶可在妊娠期间缩小（Hellmund et al.，2016）。而另一项研究对宫内诊断 CCAM 的婴儿进行随访，结果表明，11% 的患儿出生后病变进展（多在 3 个月至 4 岁之间），需手术治疗，其他患儿 CCAM 逐渐缩小甚至消失（Karlsson et al.，2022）。因此，CCAM 的总体预后较好。

本例患者于妊娠中期发现胎儿巨大 CCAM，CVR 高，同时引起胎儿水肿，经过宫内干预及新生儿出生后治疗，新生儿结局及预后良好。本病例提示，胎儿宫内巨大 CCAM 须充分评估，个体化治疗，避免不必要的终止妊娠，提高围产儿生存率。分娩前应做好多学科联合会诊，制订分娩方式和新生儿手术预案，产科与新生儿外科开通绿色转诊抢救通道。分娩后新生儿立即复苏，转至新生儿外科进行评估及手术治疗，从而缓解巨大 CCAM 对新生儿正常肺部组织、心脏等的压迫，改善预后，保证胎儿的安全分娩和及时治疗。

## 【专家点评】

CCAM 在宫内通过超声诊断的检出率可高达 90%。CCAM 与肺隔离症的鉴别点主要是血供来源，前者来源于肺动脉，后者来源于主动脉。宫内诊断 CCAM 后，应根据围产儿可能的预后决定是否继续妊娠及妊娠期监测方案。若继续妊娠，应进行多学科会诊，做好围分娩期和新生儿期手术准备。围产儿预后取决于 CCAM 分型、瘤体大小及是否合并胎儿水肿，目前研究认为 CVR ≥ 1.6 的胎儿预后不良的风险较高。因此，本例胎儿为 I 型 CCAM，妊娠第 $27^{+5}$ 周时 CVR 为 2.47，妊娠第 $30^{+6}$ 周 CVR 为 5.5，并出现胎儿水肿和羊水过多，预后相对不良。但 I 型可通过穿刺引流术缩小肿瘤体积，减轻对周围脏器的压迫症状。因此，虽然瘤体较大，但通过宫内干预可改善心肺压迫和胎儿水肿。本例患者由于缺乏宫内置入的引流管，没有进行分流术，只进行了 1 次性穿刺引流术，缺点是数天后囊泡又会逐渐增大。宫内干预的常见并发症是胎膜早破和早产，因此根据孕周和病情进展，促胎肺成熟后选择终止妊娠并立即进行新生儿手术。如果分娩医院不具备新生儿手术条件，需要提前联系好绿色转诊通道。通过产儿联合救治，本例巨大的 CCAM 早产儿获得了良好结局。

（北京大学第一医院　王竞雪　点评专家　孙瑜　杨慧霞）

## 参考文献

Adzick N S，Harrison M R，Crombleholme T M，et al.，1998. Fetal lung lesions：Management and outcome. Am J Obstet Gynecol，179（4）：884-889.

Bermúdez C，Pérez-Wulff J，Arcadipane M，et al.，2008. Percutaneous fetal sclerotherapy for congenital cystic adenomatoid malformation of the lung. Fetal Diagn Ther，24（3）：237-240.

Bush A，Hogg J，Chitty L S，2010. Cystic lung lesions-prenatal diagnosis and management. Prenat Diagn，28（7）：604-611.

Crombleholme T M，Coleman B，Hedrick H，et al.，2002. Cystic adenomatoid malformation volume ratio predicts outcome in prenatally diagnosed cystic adenomatoid malformation of the lung. J Pediatr Surg，37（3）：331-338.

Curran P F，Jelin E B，Rand L，et al.，2010. Prenatal steroids for microcystic congenital cystic adenomatoid malformations. J Pediatr Surg，45（1）：145-150.

Hellmund A，Berg C，Geipel A，et al.，2016. Prenatal diagnosis and evaluation of sonographic predictors for intervention and adverse outcome in congenital pulmonary airway malformation. Plos One，11（3）：e0150474.

Karlsson M，Conner P，Ehren H，et al.，2022. The natural history of prenatally diagnosed congenital pulmonary airway malformations and bronchopulmonary sequestrations. J Pediatr Surg，57（10）：282-287.

Kunisaki S M，Barnewolt C E，Estroff J A，et al.，2007. Large fetal congenital cystic adenomatoid malformations：growth trends and patient survival. J Pediatr Surg，42（2）：404-410.

Litwińska M，Litwińska E，Janiak K，et al.，2017. Thoracoamniotic shunts in macrocystic lung lesions：case series and review of the literature. Fetal Diagn Ther，41（3）：179-183.

Ong S S，Chan S Y，Ewer A K，et al.，2006. Laser ablation of foetal microcystic lung lesion：successful outcome and rationale for its use. Fetal Diagn Ther，21（5）：471-474.

Panicek D M，Heitzman E R，Randall P A，et al.，1987. The continuum of pulmonary developmental anomalies. Radiographics，7（4）：747-772.

Peranteau W H，Adzick N S，Boelig M M，et al.，2015. Thoracoamniotic shunts for the management of fetal lung lesions and pleural effusions：a single-institution review and predictors of survival in 75 cases. J Pediatr Surg，50（2）：301-305.

Peranteau W H，Boelig M M，Khalek N，et al.，2016. Effect of single and multiple courses of maternal betamethasone on prenatal congenital lung lesion growth and fetal survival. J Pediatr Surg，51（1）：28-32.

Ruano R，da Silva M M，Salustiano E M，et al.，2012. Percutaneous laser ablation under ultrasound guidance for fetal hyperechogenic microcystic lung lesions with hydrops：a single center cohort and a literature review. Prenat Diagn，32（12）：1127-1132.

Swarr D T，Peranteau W H，Pogoriler J，et al.，2018. Novel molecular and phenotypic insights into congenital lung malformations. Am J Respir Crit Care Med，197（10）：1328-1339.

# 病例 31　新型冠状病毒感染孕妇合并暴发性糖尿病引发糖尿病酮症酸中毒

## 【病历摘要】

患者女，36 岁。

**主诉**：患者因"停经 33$^{+5}$ 周，恶心、呕吐 3 天，全身乏力 1 天"于 2022-12-22 20:47 急诊入院。

**现病史**：患者预产期为 2023-2-6。于外院规律产检，NT 1.3 mm，NIPT 示低风险，排畸彩色多普勒超声检查未见异常。妊娠早期空腹血糖 3.59 mmol/L，妊娠第 24 周 OGTT 4.1 mmol/L-8.2 mmol/L-8.2 mmol/L。患者于入院前 10 天出现发热、咽痛等不适，体温最高 37.8℃，自测新型冠状病毒抗原（＋），居家对症治疗。入院前近 1 周自觉咽痛加重，食欲减退，伴多饮、多尿、咳嗽，无发热、恶心、呕吐。入院前 3 天出现上腹不适，伴恶心、呕吐，呕吐物为胃内容物，未诊治。入院当天患者自觉全身乏力、精神欠佳，于外院就诊，实验室检查：糖化血红蛋白（glycosylated hemoglobin，HbA1c）7.2%，血糖 22.48 mmol/L，K$^+$ 3.11 mmol/L，甘油三酯 7.76 mmol/L，血清淀粉酶 113 U/L，β - 羟丁酸 4.62 mmol/L，尿酮体（＋＋＋），尿蛋白（＋＋＋）。腹部超声：胆囊多发隆起性病变。血气 pH 值 7.188，BE －18.6 mmol/L。考虑"糖尿病酮症酸中毒（diabetic ketoacidosis，DKA）"，予降糖、补液、补钾等治疗，同时急诊转入我院（北京大学第一医院）。转院过程中患者出现不规律宫缩，伴少量出血，无阴道流液，自觉胎动少 1/2。自述近期精神、饮食差，睡眠欠佳，大小便正常，妊娠期体重增加 5 kg。

**既往史**：否认慢性病史，10 年前行胸部整形手术。2022-8 发现右侧输尿管结石，予保守治疗（具体不详）。

**月经婚育史**：平素月经规律，（5 ～ 7）天 /30 天，月经量中等，色红，无痛经，末次月经 2022-4-30。G4P2，2018 年妊娠期诊断妊娠期糖尿病，注射胰岛素控制血糖，妊娠第 39 周顺产一子，2610 g，产后血糖恢复正常；2021 年妊娠期再次诊断妊娠期糖尿病，饮食、运动控制血糖满意，妊娠第 38$^+$ 周顺产一子，2960 g，产后血糖正常，偶尔自测空腹血糖 5 ～ 6 mmol/L，餐后 2 h 血糖 5 ～ 6.8 mmol/L。人工流产 1 次。

**家族史**：否认家族遗传病史及相关疾病史。

## 【体格检查】

T 36.3℃，P 110 次 / 分，R 20 次 / 分，BP 122/79 mmHg。身高 163 cm，体重 77 kg。神志清楚，表情淡漠，双肺呼吸音粗，心律齐，未及杂音，腹部膨隆，无压痛，双下肢无水肿。

产科查体：手摸宫缩 30 s/（8 ～ 10）min，强度中等，子宫弛缓好；打开窥器，阴道少量淡红色分泌物，宫颈光滑，外口闭。消毒后外阴查体：宫颈 2.5 cm，质软，中位，先露头 S-2 cm。

## 【辅助检查】

血常规（2022-12-22）：WBC $16.32×10^9$/L，Hb 156 g/L，PLT $233×10^9$/L。生化（2022-12-22）：ALT 56.2 U/L，AST 46.4 U/L，白蛋白 39.7 g/L。甘油三酯（triglyceride，TG）7.76 mmol/L，血清淀粉酶 113 U/L，β-羟丁酸 4.62 mmol/L。

产科超声（2022-12-22）：宫内妊娠单活胎，如妊娠 $33^+$ 周，估计胎儿体重（estimated fetal weight，EFW）2300 g，羊水指数（amniotic fluid index，AFI）6.9 cm。

## 【入院诊断】

①糖尿病酮症酸中毒。②宫内妊娠 $33^{+5}$ 周，G4P2，头位，未产。③低蛋白血症。④低钾血症。⑤右侧输尿管结石。⑥胸部整形术史。⑦羊水偏少。

## 【诊治经过】

入院后立即完善血尿常规、生化、凝血功能、血气分析，心电监护，吸氧，胎心监护，快速补充晶体溶液，泵入胰岛素行降糖灭酮处理，碳酸氢钠纠正酸中毒，静脉补钾，下病重通知。入院后患者神情淡漠，诉恶心。心电监护：BP 122/79 mmHg，P 114 次/分，$SO_2$ 99%。血气分析：pH 值 7.14，$PCO_2$ 16 mmHg，$PO_2$ 167 mmHg，$K^+$ 3.0 mmol/L，Glu 19 mmol/L，Lac 1.1 mmol/L，BE － 21.4 mmol/L，$SO_2$ 99%。血常规：WBC $15.72×10^9$/L，Hb 129 g/L，PLT $216×10^9$/L，CRP 59 mg/L。尿常规：尿蛋白（＋＋），尿糖（＋＋＋＋），尿酮体（＋＋＋），尿比重 1.024；凝血功能：D-二聚体 0.61 mg/L，Fb 3.99 g/L。血生化：ALT 34 U/L，AST 34 U/L，HbA1c 7.20%，Glu 15.28 mmol/L，血清淀粉酶 227 U/L，脂肪酶 408 U/L，TG 7.55 mmol/L，$K^+$ 2.95mmol/L，白蛋白 22 g/L。β-羟丁酸＞ 3.2 mmol/L，二氧化碳 9.2 mmol/L，$Ca^{2+}$ 1.81 mmol/L，磷 0.27 mmol/L。联系多学科急会诊，考虑 DKA，暴发性 1 型糖尿病不除外，积极补液、降糖、纠酸治疗；血清淀粉酶 227 U/L，尿淀粉酶正常。腹部超声显示右肾轻度积水（11 mm），右侧输尿管上段积水（12 mm），胆道系统未见结石、扩张。由于 TG 7.55 mmol/L，胰腺炎暂不成立，考虑血清淀粉酶升高继发于 DKA，动态观察患者症状及淀粉酶变化。入院后胎心监护：基线 FHR 140 次/分，变异微小，未见加速，可见频发晚期减速，最低至 110 次/分，持续 1 min 可恢复，考虑胎儿宫内窘迫拟行急诊剖宫产术。

2022-12-22 22:51 在全身麻醉下行剖宫产娩一男活婴，体重 1920 g，羊水清，新生儿 Apgar 评分为 5 分-8 分-9 分，新生儿脐动脉血气分析 pH 值 7.04，转入新生儿重症监护病房。手术顺利，术中出血 200 ml，术后动脉血气分析：pH 值 7.17，$K^+$ 2.9 mmol/L，Glu 15.2 mmol/L，$HCO_3^-$ 11 mmol/L，BE － 19.4 mmol/L。因患者 DKA 未纠正，故在气管插管状态下转入重症监护病房，血气分析结果见图 31-1。

术后予美罗培南 1 g q8h 静脉抗感染治疗，予心电监护、呼吸支持、祛痰、胸部物理治疗、补液、纠酸、泵入胰岛素降糖、灭酮、抑酸、补充白蛋白、补钾、补磷、补钙、营养支持、溴隐亭回奶等治疗。

术后第 1 天行胸部 X 线检查：右侧胸腔积液、双肺渗出性改变。胸部 CT：双肺散在斑片样渗出及磨玻璃影（图 31-2）。考虑肺部感染？考虑病毒性肺炎，阿兹夫定 5 mg qd，

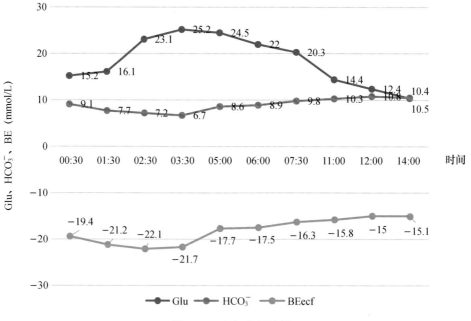

**图 31-1　血气分析结果**

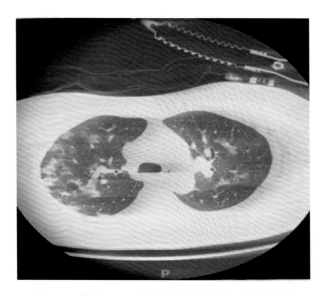

**图 31-2　胸部 CT。**双肺散在斑片样渗出及磨玻璃影

治疗 1 周。

术后第 3 天患者 DKA 已完全纠正，血糖稳定，波动在 4.7 ～ 6.8 mmol/L。行 OGTT：空腹血糖 4.34 mmol/L，0.5 h 血糖 8.51 mmol/L，1 h 血糖 11.40 mmol/L，2 h 血糖 9.44 mmol/L，3 h 血糖 5.78 mmol/L。空腹胰岛素 42.35 μIU/ml，0.5 h 胰岛素 156.00 μIU/ml，1 h 胰岛素 380.60 μIU/ml，2 h 胰岛素＞ 1000.00 μIU/ml，3 h 胰岛素＞ 1000.00 μIU/ml，空腹 C 肽 2.34 ng/ml，0.5 h C 肽 5.67 ng/ml，1 h C 肽 11.35 ng/ml，2 h C 肽 27.30 ng/ml，3 h C 肽 21.07 ng/ml。

　　术后第 6 天查血清淀粉酶 214 U/L，脂肪酶 224 U/L，K⁺ 2.86 mmol/L。腹部超声：肝内胆管轻度扩张，胆总管结石直径 1.5 cm，胰头形态饱满、回声减低。腹部 CT：胆总管胰腺段多发结石，继发肝内外胆管轻度扩张；胰头饱满伴周围渗出，考虑胆源性胰腺炎，炎症累及十二指肠。予抗感染、抑酶、抑酸、补钾等对症支持治疗。于 2023-1-6 因胆总管结石行内镜逆行胰胆管造影术（endoscopic retrograde cholangiopancreatography，ERCP）（图 31-3），手术过程顺利，术后恢复好。2023-1-12 患者病情好转，顺利出院。

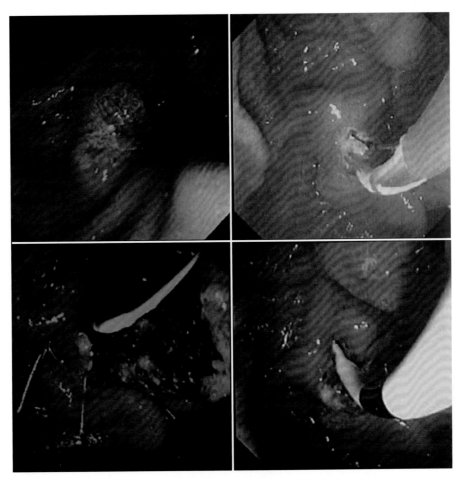

**图 31-3　ERCP 取石**

## 【出院诊断】

　　①糖尿病酮症酸中毒（DKA）。②暴发性糖尿病。③病毒性肺炎。④胆源性胰腺炎。⑤胆总管结石。⑥低蛋白血症。⑦低钾血症。⑧低钙血症。⑨低磷血症。⑩肝功能异常。⑪宫内妊娠 33⁺⁵ 周，G4P3，头位，已产。⑫胎儿窘迫。⑬早产。⑭右侧输尿管结石。⑮胸部整形术史。

## 【病例讨论与文献阅读】

　　妊娠期发生 DKA 是严重威胁母儿安全的产科急症，DKA 多发生于糖尿病患者中，其中胰岛素抵抗的患者更易发生（Susanne et al., 2021），已有研究报道妊娠合并糖尿病患者的 DKA 发生率为 0.5% ～ 3%（Sibai et al., 2014）。妊娠期间一旦发现 DKA，快速识别及多学科积极处理对母儿预后至关重要。对于妊娠前未发现糖尿病，妊娠期感染新型冠状病毒后出现 DKA 及暴发性糖尿病的病例较为罕见。本例患者虽既往两次妊娠均患妊娠糖尿病，但产后复查血糖均正常，此次妊娠早期空腹血糖及 OGTT 试验均正常，感染新型冠状病毒后出现血糖急剧升高、尿酮体（＋）、代谢性酸中毒等表现，考虑 DKA 明确，暴发性糖尿病不除外。

新型冠状病毒感染可影响人体多系统脏器功能，也可能出现代谢功能紊乱（Ning et al., 2022；Lima-Martínez et al., 2021）。已有研究发现，新型冠状病毒感染可引起新发糖尿病，甚至引起急性代谢并发症，如 DKA（Singh et al., 2020；Chee et al., 2020）。但目前关于新型冠状病毒感染引起新发糖尿病的确切机制尚不明确。已有研究报道了新型冠状病毒感染导致新发糖尿病患者出现 DKA，推测是因为新型冠状病毒对胰岛 β 细胞有直接影响（Apicella et al., 2020；Kusmartseva et al., 2020）。新发糖尿病患者 DKA 急性发作通常表现为 1 型糖尿病，一旦 DKA 症状好转且患者恢复健康，口服降糖药能良好地控制血糖（Kuchay et al., 2020），因此该类患者最后的临床表现进展为 2 型糖尿病。本例患者完善 OGTT 检查后，考虑存在明显的胰岛素抵抗现象。

新型冠状病毒感染患者的糖代谢可能受多方面影响。首先，新型冠状病毒感染时的应激状态可能导致胰岛素抵抗，加重糖代谢异常，有研究发现重症新型冠状病毒感染患者易发生细胞因子风暴（Jafar et al., 2016；Mehta et al., 2020），其中包括肿瘤坏死因子 -α（tumor necrosis factor-α，TNF-α）和白介素（interleukin，IL）-6、IL-8。TNF-α 水平升高会通过影响丝氨酸磷酸化来阻碍胰岛素的信号转导，诱导脂肪细胞和周围组织对胰岛素产生抵抗，IL-6 则通过经典的 IL-6 信号通路在 T 细胞中作用，促进胰岛素抵抗，而 IL-8 可抑制胰岛素诱导的脂肪细胞蛋白激酶 B（protein kinase B，PKB）磷酸化，产生胰岛素抵抗（Akash et al., 2018；Xu et al., 2017；Kobashi et al., 2009）。其次，胰腺组织可能是病毒感染的靶器官之一，新型冠状病毒的功能性受体——血管紧张素转化酶 2（angiotensin-converting enzyme 2，ACE2）在胰岛中有表达，新型冠状病毒可能通过 ACE2 感染机体并损伤胰岛 β 细胞，导致其功能障碍，进而加重糖代谢异常（Liu et al., 2020）。此外，新型冠状病毒通过内吞作用进入细胞与 ACE2 蛋白受体结合后，ACE2 蛋白的下调会导致血管紧张素 Ⅱ 升高，使胰岛素分泌功能受损（Bindom et al., 2009）。这些因素均可能导致新型冠状病毒感染患者血糖控制不良，诱发新发糖尿病，进而出现 DKA（Muniangi-Muhitu et al., 2020）。

除新型冠状病毒感染的临床表现外，新型冠状病毒感染合并 DKA 的患者可出现口干、多饮、多尿、恶心、呕吐、食欲差、呼吸有烂苹果味，甚至嗜睡、昏迷、脱水征。诊断标准为血清酮体和血糖水平升高，尿糖和酮体阳性，血 pH 值和（或）二氧化碳结合力降低。治疗原则与措施包括：积极补液，改善组织灌注，并根据脱水程度、尿量、心功能等进行调整；低剂量短效胰岛素静脉泵输注，阶梯式控制血糖，使血糖稳定在 8.0 ～ 13.9 mmol/L；纠正电解质紊乱及 DKA；在 DKA 纠正后，根据患者进食情况及是否应用肠内（外）营养，予多次胰岛素皮下注射或胰岛素静脉泵输注（Schneider et al., 2003）。本例患者 DKA 诊断明确，推测新型冠状病毒感染和 DKA 共同参与患者危重的临床表现。针对新型冠状病毒感染，予抗病毒治疗及强效抗感染、吸氧等对症支持治疗，同时予补液、低剂量胰岛素静脉泵输注、补钾等措施纠正 DKA，维持血糖稳定。本例患者发现 DKA 后积极转诊至我院，虽因母体多因素的影响而出现胎儿窘迫，但在多学科团队保驾护航下完成剖宫产术，术后 1 天 DKA 得以纠正，且患者血糖在术后 3 天完全恢复正常，顺利出院。

**【专家点评】**

　　本例患者在既往妊娠时诊断妊娠糖尿病，产后复查血糖均正常，此次妊娠早期空腹血糖及 OGTT 试验均正常，偶有监测血糖基本正常，感染新型冠状病毒后出现暴发性糖尿病，并发生 DKA，严重威胁母儿安全。

　　新型冠状病毒感染与糖尿病的关系较为复杂，两者的相互作用还需更多的研究去明确。新型冠状病毒感染与糖尿病相互影响、互相加重，导致感染恶化和血糖控制难度增加，促使患者出现不良临床结局。对于新型冠状病毒感染合并糖尿病的患者，监测和控制血糖、早期识别 DKA 等急性并发症，将有助于改善患者临床结局。

　　孕产妇感染新型冠状病毒后出现严重血糖异常并发生 DKA 的病例报道少见，基于本例患者，我们更应警惕新型冠状病毒感染引发的除呼吸系统外的其他器官的损害，出现 DKA 后应积极启动多学科会诊，积极予补液、低剂量胰岛素静脉泵输注、补钾等措施纠正 DKA，维持血糖稳定。

（北京大学第一医院　苏日娜　点评专家　杨慧霞　魏玉梅）

## 参考文献

Akash M S H，Rehman K，Liaqat A，2018. Tumor necrosis factor-alpha：role in development of insulin resistance and pathogenesis of type 2 diabetes mellitus. J Cell Biochem，119（1）：105-110.

Apicella M，Campopiano M C，Mantuano M，et al.，2020. COVID-19 in people with diabetes：understanding the reasons for worse outcomes. Lancet Diabetes Endocrinol，8（9）：782-792.

Bindom S M，Lazartigues E，2009. The sweeter side of ACE2：physiological evidence for a role in diabetes. Mol Cell Endocrinol，302（2）：193-202.

Chee Y J，Ng S J H，Yeoh E，2020. Diabetic ketoacidosis precipitated by Covid-19 in a patient with newly diagnosed diabetes mellitus. Diabetes Res Clin Pract，164：108166.

Jafar N，Edriss H，Nugent K，2016. The effect of short-term hyperglycemia on the innate immune system. Am J Med Sci，351（2）：201-211.

Kobashi C，Asamizu S，Ishiki M，et al.，2009. Inhibitory effect of IL-8 on insulin action in human adipocytes via MAP kinase pathway. J Inflamm（Lond），6：25.

Kuchay M S，Reddy P K，Gagneja S，et al.，2020. Short term follow-up of patients presenting with acute onset diabetes and diabetic ketoacidosis during an episode of COVID-19. Diabetes Metab Syndr，14（6）：2039-2041.

Kusmartseva I，Wu W，Syed F，et al.，2020. Expression of SARS-CoV-2 entry factors in the pancreas of normal organ donors and individuals with COVID-19. Cell Metab，32（6）：1041-1051，e6.

Lima-Martínez M M，Carrera Boada C，Madera-Silva M D，et al.，2021. COVID-19 and diabetes：A bidirectional relationship. Clin Investig Arterioscler，33（3）：151-157.

Liu F R，Long X，Zhang B X，et al.，2020. ACE2 expression in pancreas may cause pancreatic damage after

SARS-CoV-2 infection. Clin Gastroenterol Hepatol，18（9）：2128-2130.

Mehta P，McAuley D F，Brown M，et al.，2020. COVID-19：consider cytokine storm syndromes and immunosuppression. Lancet，395（10229）：1033-1034.

Muniangi-Muhitu H，Akalestou E，Salem V，et al.，2020. Covid-19 and diabetes：acomplex bidirectional relationship. Front Endocrinol（Lausanne），11：582936.

Ning Q，Wu D，Wang X，et al.，2022. The mechanism underlying extrapulmonary complications of the coronavirus disease 2019 and its therapeutic implication. Signal Transduct Target Ther，7（1）：57.

Schneider M B，Umpierrez G E，Ramsey R D，et al.，2003. Pregnancy complicated by diabetic ketoacidosis. Diabetes Care，26（3）：958-959.

Sibai B M，Viteri O A，2014. Diabetic ketoacidosis in pregnancy. Obstet Gynecol，123（1）：167-178.

Singh A K，Singh R，2020. Hyperglycemia without diabetes and new-onset diabetes are both associated with poorer outcomes in COVID-19. Diabetes Res Clin Pract，167：108382.

Susanne D，Ekkehard S，Christof K，et al.，2021. Awareness of euglycaemic diabetic ketoacidosis during pregnancy prevents recurrence of devastating outcomes：a case report of two pregnancies in one patient. BMC Pregnancy Childbirth，21（1）：552.

Xu E，Pereira M M A，Karakasilioti I，et al.，2017. Temporal and tissue-specific requirements for T-lymphocyte IL-6 signalling in obesity-associated inflammation and insulin resistance. Nat Commun，8：14803.

# 病例 32 子宫前壁肌瘤导致妊娠子宫嵌顿

## 【病历摘要】

患者女，31 岁。

**主诉：** 子宫肌瘤 4 年，停经 20 周，发现子宫嵌顿 4$^+$周。

**现病史：** 患者于入院前 4 年体检发现子宫多发肌瘤，大小约 2 cm，定期复查逐渐增大，妊娠前超声提示子宫肌瘤约 6 cm。预产期 2021-6-21，自然受孕，外院建档。妊娠 15$^+$周因腹痛、排尿困难，复查超声提示：子宫明显呈过度后倾后屈，宫底位于阴道后方，可疑子宫嵌顿，多发子宫肌瘤，考虑变性可能；宫颈管长 3.2 cm。外院泌尿系统超声未提示异常，取膝胸卧位症状明显好转。现无明显腹痛及排尿不畅等症状。为进一步治疗，转诊至我院（北京大学人民医院），门诊以"妊娠合并子宫嵌顿"收入院。

**既往史：** 既往体健。

**月经婚育史：** 月经初潮 12 岁，平素月经规律，末次月经 2020-9-14。28 岁结婚，G1P0，家庭和睦，配偶体健。

**家族史：** 无特殊。

## 【体格检查】

T 36.5℃，P 88 次 / 分，R 20 次 / 分，BP 123/72 mmHg。一般情况可，心肺未闻及异常，腹部膨隆，肝脾肋下未触及，双下肢水肿（－）。

产科查体：可触及巨大的子宫肌瘤，位于子宫前壁、脐右下方，大小约 10 cm，质韧，无压痛等不适。

阴道检查：可及宫颈重度前移于耻骨联合后方，暴露困难，阴道后穹隆饱满，可触及质软宫体。

## 【辅助检查】

超声（2020-10-24，航空总医院）：宫内早孕，子宫多发肌瘤，大者位于前壁，大小 6.1 cm×5.7 cm。

超声（2020-12-30，北京大学国际医院）：明显呈过度后倾后屈，宫底位于阴道后方，可疑子宫嵌顿，多发子宫肌瘤，大者位于前壁 8.6 cm×9.2 cm×8.5 cm，考虑变性可能；宫颈管长 3.2 cm。

## 【入院诊断】

①宫内妊娠 20 周，G1P0。②妊娠合并子宫嵌顿。③妊娠合并子宫肌瘤（多发肌瘤，变性？）。

## 【诊治经过】

结合患者巨大子宫肌瘤和妊娠期排尿障碍的病史、异常阴道查体的结果及超声提示子宫嵌顿的辅助检查（图 32-1 和图 32-2），诊断子宫嵌顿。入院后进行多学科联合会诊，决定先尝试结肠镜复位，但复位失败，遂在全身麻醉下行腹腔镜吊带提拉＋经阴道手法复位，基本成功。妇科专家为患者专门定制了一条 50 cm×5 cm 的无菌无弹力纱布带（图 32-3），通过 "trocar 套管" 将此纱布带放置在子宫后壁与宫颈后壁之间，术者向患者头侧提拉纱布带，助手在阴道内向上对阴道后穹隆的宫底部加压，手术成功。

术后予抗感染、抑制宫缩治疗。手术当日及术后第 5 天复查超声：胎头上升至骶骨

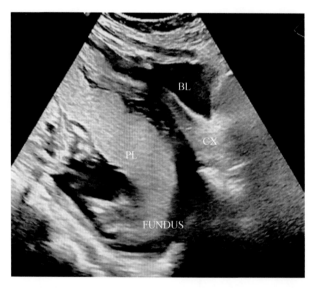

**图 32-1  超声（2021-2-3）**。宫颈向前向上移位，伸长，后位妊娠子宫位于骨盆后部，在妊娠子宫之前，可见拉长的膀胱。BL，膀胱；CX，宫颈；PL，胎盘；FUNDUS，宫底

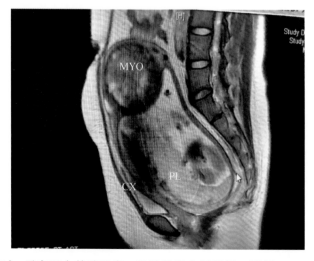

**图 32-2  MRI（2021-2-5）**。子宫巨大前壁肌瘤，导致子宫向后翻折，嵌顿。CX，宫颈；PL，胎盘；MYO，子宫肌瘤

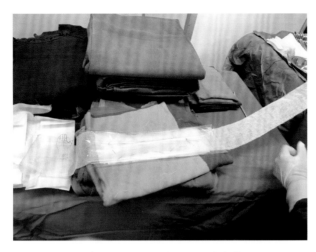

**图 32-3　自制无菌无弹力纱布带**

上，部分宫体及胎盘仍嵌顿于骶尾骨处。由于患者妊娠子宫较软，考虑到过度操作可能导致胎盘早剥等并发症，遂未进行再次复位。术后第 7 天患者突发下腹痛，超声显示宫体位置完全恢复正常，考虑复位成功。

## 【出院诊断】

①宫内妊娠 $21^{+4}$ 周，G1P0。②妊娠合并子宫嵌顿（已治愈）。③妊娠合并子宫肌瘤（多发肌瘤，变性？）。

## 【随访】

术后正常产检，妊娠期超声均提示宫体位置正常，胎盘后壁，胎儿大小符合孕周。妊娠第 39 周试产过程中因子宫肌瘤影响胎头下降，行剖宫产终止妊娠，术中同时切除子宫肌瘤。

## 【病例讨论与文献阅读】

妊娠子宫嵌顿（incarceration of the gravid uterus，IGU）又称妊娠期子宫箍闭症，是一种罕见的妊娠并发症，指妊娠子宫局限于耻骨联合和骶岬之间的盆腔中。IGU 的发生率为 1/10 000 ～ 1/3000（Gottschalk et al.，2008；Inaba et al.，2005）。自妊娠第 14 周起，妊娠子宫逐渐进入腹腔，若妊娠第 14 周后子宫仍留在盆腔内，则考虑为 IGU。因此，IGU 通常是在妊娠中期被诊断。导致 IGU 的原因尚不明确，可能因素包括：子宫后倾、子宫肌瘤、既往盆腹腔手术史、子宫内膜异位症、盆腔粘连、既往子宫嵌顿病史、性传播疾病等（Hachisuga et al.，2012；Hooker et al.，2009；Dierickx et al.，2014；Slama et al.，2015；Ozel，2005；Dierickx et al.，2010）。Kim 总结了 54 例 IGU 患者的病因，认为多数由不明原因导致，其他危险因素包括平滑肌瘤（13.4%）、子宫畸形（12.2%）、腹部或盆腔手术（11.0%）、既往子宫后倾病史（7.3%）、盆腔粘连和子宫内膜异位症（4.9%）（Kim et al.，2021）。Ma 认为 IGU 的许多危险因素有重叠，如需要行 IVF-ET 的不孕症患者的 IGU 风险增加，因为此类患者的不孕症多由盆腔粘连、子宫内膜异位症等因素引起，所以 IVF-

ET 后妊娠的患者若出现 IGU 症状，应重视 IGU 的诊断（Ma et al., 2021）。

发生 IGU 的女性在妊娠中晚期可能会出现不同的临床症状，当宫颈和阴道上段向头侧移位时会提起阴道和膀胱颈压迫尿道，导致尿潴留，甚至肾积水；子宫位置异常也会阻碍子宫动脉的血流，增加子宫出血及宫内胎儿生长受限的风险；其他并发症包括流产、羊水过少、胎儿死亡、胎先露异常、胎盘异常、子宫 / 膀胱 / 宫颈破裂、剖宫产时膀胱 / 宫颈切口等（van der Tuuk et al., 2009；Uma et al., 2002）。

Han 回顾了 162 例 IGU 患者发现，泌尿系统症状（尿潴留、尿频、排尿困难、尿急和反常性尿失禁）的发生率最高（约占 53.70%），其他症状包括腹痛（35.80%）、便秘（6.79%）、阴道出血（6.17%）等（Han et al., 2019）。本例患者在妊娠第 15$^+$ 周突发腹痛及排尿障碍后诊断 IGU，高度符合 Han 总结的临床症状。

IGU 的诊断主要基于母体临床症状和体征。在阴道检查时，可感知 IGU 独特的临床症状：宫颈通常重度前移，位于耻骨联合后方，暴露困难；阴道后穹隆饱满，可触及质软宫体；宫底高度与孕周不符；耻骨后膀胱过度扩张。当患者出现上述特异性症状时，临床医生应高度重视并考虑 IGU 的可能，并进行进一步影像学检查，包括 MRI 及超声。这两种检查对于 IGU 的诊断和鉴别诊断是互补且安全的。由于 MRI 具有多平面成像能力，扫描视野更大、对子宫及其相邻器官的对比度高，所以在诊断 IGU 方面更高效（Hachisuga et al., 2012；Fernandes et al., 2012）。值得注意的是，如果胎盘位于嵌顿子宫的底部，超声或 MRI 诊断时可能会误判为前置胎盘（Charova et al., 2008）。

诊断 IGU 后，首先应尝试复位嵌顿的子宫，恢复子宫极性而避免不必要的剖宫产，从而获得良好的预后。建议在妊娠 20 周前复位子宫，妊娠第 15 周前的成功率更高（Grossenburg et al., 2011）。手法复位是首选的治疗方式（Ntafam et al., 2022；Suzuki et al., 2020），也可通过结肠镜辅助进行无创性复位（Seubert et al., 1999；Dierickx et al., 2011）。如果无创性复位失败，也可通过剖腹手术或腹腔镜手术复位（Lettieri et al., 1994），但手术复位会导致恢复时间延长，并可能导致母儿的发病率升高。本例患者曾尝试手法复位＋胸膝卧位＋肠镜辅助复位均未成功，考虑与其子宫前壁巨大子宫肌瘤有关，且在治疗前我们曾查阅文献，并未找到详细描述腹腔镜复位的方法，遂邀请妇科专家与产科专家进行充分术前评估与沟通，术中按照术前讨论方式进行，手术效果满意。需要注意的是，妊娠子宫较软，术中操作应轻柔，以防发生胎盘早剥等并发症，操作中应结合超声实时监测子宫位置及胎儿状态。

当尝试各种方法后子宫极性仍无法纠正时，推荐剖宫产。IGU 的预后在很大程度上取决于诊断时间。妊娠期应尽早诊断 IGU，以获得良好的预后（Samejima et al., 2021）。若在剖宫产期间首次诊断 IGU，可能发生子宫出血，以及意外损伤膀胱、宫颈、阴道或子宫壁。

成功复位后，建议患者取俯卧位睡觉，清醒时尽可能保持胸膝位，以保持正常的子宫位置（Sweigart et al., 2008），也可考虑置入子宫托预防复发（Kim et al., 2018）。同时，应行动态超声检查确认子宫及胎儿情况，避免无法及时发现 IGU 复发。

本例患者在妊娠前发现子宫前壁肌瘤，但未在妊娠前处理，妊娠期子宫肌瘤增大导致妊娠后出现 IGU。Kelsey 等分析了 53 例 IGU 病例后认为，宫底及子宫后壁肌瘤与 IGU 的相关性更大（Shnaekel et al., 2016）。因此，强烈建议巨大子宫肌瘤患者进行妊娠前评估，酌情行子宫肌瘤切除术，从而减少 IGU 的发生。

## 【专家点评】

本例是 IGU 成功诊治的病例，尽管其临床发生率低，但因早期识别、多学科团队协作及合理的治疗方案，最终获得成功的子宫复位及良好的母儿结局。通过对该病例的学习及文献复习，相信大家对 IGU 的诊治会有明晰的思路。

结合该病例，有几点值得思考。

1. 本例患者 IGU 的已知高危因素为妊娠前宫底 6 cm 的肌瘤，文献报道宫底及子宫后壁肌瘤与 IGU 的相关性更大，那么，这类患者在妊娠前接受预防性肌瘤切除能否避免 IGU 的发生？切除肌瘤后，瘢痕子宫再次妊娠时发生子宫破裂的风险如何权衡？由于 IGU 和肌瘤切除术后发生瘢痕子宫破裂的风险均很低，且目前尚无明确的循证医学证据支持妊娠前预防性子宫肌瘤切除的必要性，因此必须做好个体化评估、充分的知情同意及妊娠期的严密监测。

2. IGU 复位时机和方式的选择：诊断 IGU 后，应积极复位，尽量在妊娠第 20 周前复位成功；随着孕周增大，复位的难度会明显增大。对于本例患者，我们在阅读相关文献的基础上，邀请了消化内科肠镜专家及妇科专家共同讨论复位方式、围术期并发症及处理预案，尝试了手法复位＋胸膝卧位＋肠镜辅助复位未成功后改行腹腔镜下复位，手术效果尚满意，最终自然复位。假设腹腔镜操作也失败，那么最终只能选择剖腹手术。手术中应注意操作轻柔，避免损伤膀胱等脏器，操作中超声实时监测子宫位置及胎儿状态，预防流产、胎盘早剥等并发症的发生。

3. 加强妊娠期的严密监测，警惕 IGU 复发，个体化选择分娩方式，再次妊娠时注意 IGU 再发的可能。

（北京大学人民医院　朱晔　尹秀菊　点评专家　张晓红　刘国莉）

## 参考文献

Charova J，Yunus D，Sarkar P K，2008. Incarcerated retroverted gravid uterus presenting as placenta praevia. J Obstet Gynaecol，28（5）：537-539.

Dierickx I，Delens F，Backaert T，et al.，2014. Case report：incarceration of the gravid uterus：a radiologic and obstetric challenge. J Radiol Case Rep，8（7）：28-36.

Dierickx I，Mesens T，van Holsbeke C，et al.，2010. Recurrent incarceration and/or sacculation of the gravid uterus：a review. J Matern Fetal Neonatal Med，23（8）：776-780.

Dierickx I，van Holsbeke C，Mesens T，et al.，2011. Colonoscopy-assisted reposition of the incarcerated uterus in mid-pregnancy：a report of four cases and a literature review. Eur J Obstet Gynecol Reprod Biol，158（2）：153-158.

Fernandes D D，Sadow C A，Economy K E，et al.，2012. Sonographic and magnetic resonance imaging findings in uterine incarceration. J Ultrasound Med，31（4）：645-650.

Gottschalk E M，Siedentopf J P，Schoenborn I，et al.，2008. Prenatal sonographic and MRI findings in a pregnancy complicated by uterine sacculation：case report and review of the literature. Ultrasound Obstet Gynecol，32（4）：582-586.

Grossenburg N J，Delaney A A，Berg T G，2011. Treatment of a late second trimester incarcerated uterus using ultrasound guided manual reduction. Obstet Gynecol，118（2Pt2）：436-439.

Hachisuga N，Hidaka N，Fujita Y，et al.，2012. Significance of pelvic magnetic resonance imaging in preoperative diagnosis of incarcerated retroverted gravid uterus with a large anterior leiomyoma：a case report. J Reprod Med，57（1-2）：77-80.

Han C，Wang C，Han L，et al.，2019. Incarceration of the gravid uterus：a case report and literature review. BMC Pregnancy Childbirth，19（1）：408.

Hooker A B，Hooker A B，Bolte A C，et al.，2009. Recurrent incarceration of the gravid uterus. J Matern Fetal Neonatal Med，22（5）：462-464.

Inaba F，Kawatu T，Masaoka K，et al.，2005. Incarceration of the retroverted gravid uterus：the key to successful treatment. Arch Gynecol Obstet，273（1）：55-57.

Kim Y S，Kwon B S，Lee Y J，2021. Clinical approach and management of uterine incarceration according to trimester of pregnancy：case report and literature review. Taiwan J Obstet Gynecol，60（5）：911-915.

Kim H S，Park J E，Kim S Y，et al.，2018. Incarceration of early gravid uterus with adenomyosis and myoma：report of two patients managed with uterine reduction. Obstet Gynecol Sci，61（5）：621-625.

Lettieri L，Rodis J F，McLean D A，et al.，1994. Incarceration of the gravid uterus. Obstet Gynecol Surv，49（9）：642-646.

Ma P J，Tsai P Y，2021. Uterine incarceration following in vitro fertilization. Taiwan J Obstet Gynecol，60（5）：965-966.

Ntafam C N，Beutler B D，Harris R D，2022. Incarcerated gravid uterus：a rare but potentially devastating obstetric complication. Radiol Case Rep，17（5）：1583-1586.

Ozel B，2005. Incarceration of a retroflexed，gravid uterus from severe uterine prolapse：a case report. J Reprod Med，50：624-626.

Samejima K，Matsunaga S，Takai Y，et al.，2021. Efficacy of well-planned management in patients with incarcerated gravid uterus：a case series and literature review. Taiwan J Obstet Gynecol，60（4）：679-684.

Seubert D E，Puder K S，Goldmeier P，et al.，1999. Colonoscopic release of the incarcerated gravid uterus. Obstet Gynecol，94（5Pt1）：792-794.

Shnaekel K L，Wendel M P，Rabie N Z，et al.，2016. Incarceration of the gravid uterus. Obstet Gynecol Surv，71（10）：613-619.

Slama R，Barry M，McManus K，et al.，2015. Uterine incarceration：rare cause of urinary retention in healthy pregnany patients. West J Emerg Med，16：790-792

Suzuki S，Obata S，Utsunomiya M，et al.，2020. A case of incarcerated gravid uterus with a history of cesarean section was a good candidate for manual reduction：a case report. Clin Case Rep，9（1）：322-325.

Sweigart A N，Mattercci M J，2008. Fever，sacral pain，and pregnancy：an incarcerated uterus. West J Emerg Med，9：232-234.

Uma R，Oláh K S，2002. Transvaginal caesarean hysterectomy：an unusual complication of a fibroid gravid uterus. BJOG，109（10）：1192-1194.

van der Tuuk K，Krenning R A，Krenning G，et al.，2009. Recurrent incarceration of the retroverted gravid uterus at term-two times transvaginal caesarean section：a case report. J Med Case Rep，3：103.

# 病例 33　妊娠期巨大子宫肌瘤致子宫嵌顿

## 【病历摘要】

患者女，29 岁。

**主诉**：停经 $18^{+6}$ 周，腹痛 1 天。

**现病史**：患者预产期 2023-2-2。外院建档，规律产检，停经 $12^{+3}$ 周超声提示孕周相当于 $12^{+6}$ 周，核对预产期准确，NT 0.18 cm。NIPT 低风险。妊娠第 16 周患者站立时出现左侧腹部及左侧腹股沟胀痛，VAS 3～4 分，持续约 5 min 后自行缓解，次日再次出现上述部位隐痛，VAS 1～2 分，就诊于产检医院，产科超声（2022-8-17）提示宫体增大，宫颈拉长 7.1 cm，位于膀胱后上方，子宫后壁屈曲于直肠子宫陷凹，子宫前壁肌壁间 10.4 cm×8.8 cm×7.4 cm 肌瘤，考虑"子宫肌瘤变性、子宫嵌顿？"，收入外院后嘱患者取膝胸卧位，给予黄体酮肌内注射、吲哚美辛肠溶片口服、头孢呋辛钠静脉滴注，用药 2 天后症状缓解。妊娠第 $18^{+2}$ 周（2022-9-2）完善盆腔 MRI 提示子宫肌瘤、子宫嵌顿可能性大、右侧输尿管扩张、右肾积水。入院前 1 天无诱因出现腹部胀痛，以上腹部及右下腹为著，VAS 4～5 分，持续不缓解，伴双侧腰痛，呕吐胃内容物 1 次，无发热、腹部紧绷、排尿困难等不适，可感胎动，入院前 1 天夜间至今排气 1 次，早晨就诊于北京清华长庚医院，完善血常规：WBC $13.26×10^9$/L，NE% 84.6%，快速 CRP 75 mg/L。产科超声（2022-9-5）考虑子宫嵌顿、子宫肌瘤变性，故收入北京清华长庚医院，予头孢呋辛钠静脉滴注 1 次，为求进一步诊治转诊我院（北京大学第三医院）。

**既往史**：2018 年超声提示子宫多发肌瘤，大者约 2 cm，定期复查显示子宫肌瘤逐渐增大，此次妊娠第 $6^+$ 周超声（2022-6-11）示大者位于前壁，大小 8.5 cm×8.8 cm×7.4 cm。本次入院前 2 个月余前超声提示肝囊肿。青霉素皮试（＋），红霉素过敏，表现为皮疹。

**月经婚育史**：平素月经规律，7 天 /30 天。末次月经 2022-4-26。已婚，G2P0，2018 年人工流产 1 次。

**家族史**：否认家族性遗传病史。

## 【体格检查】

生命体征平稳，一般情况好，自主体位，心肺听诊无异常，腹部膨隆（图 33-1），腹部张力大，可触及一巨大包块，质硬，活动差，形态不规则，边界尚清，大小 22 cm×16 cm，

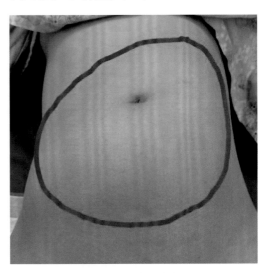

图 33-1　腹部膨隆

上界最高点平剑突下 2 横指，下界平耻骨联合，压痛（＋），反跳痛（可疑＋），肠鸣音 3 次 / 分。双下肢无水肿。

产科检查：宫高 30 cm，腹围 82 cm，宫缩曲线未及明显宫缩，FHR 142 次 / 分。

## 【辅助检查】

盆腔 MRI（2022-9-2，外院）：子宫大部位于盆腔，宫体增大，16.6 cm×7.7 cm×15.6 cm，宫底部见巨大 T2 低信号肿块影，大小 12.1 cm×8.8 cm×12.3 cm，宫底部受压；胎盘位于子宫右下方。膀胱及右侧输尿管受压变形。右侧肾盂及输尿管扩张。印象：①子宫肌瘤；②妊娠期子宫；③子宫嵌顿可能性大；④右侧输尿管扩张、右肾积水。

产科超声（2022-9-5，北京清华长庚医院）：宫内可见一胎儿，胎盘位于后壁，羊水深度 6.6 cm，子宫肌壁间可见多个不均质低回声结节，大者位于前壁，大小 11.4 cm×9.6 cm×8.8 cm，宫颈明显拉长，约 10.4 cm，位于膀胱后上方，子宫前壁肌层菲薄，厚约 0.38 cm，后壁肌层厚约 0.9 cm，肌层内血管迂曲，宫体部分位于骶岬窝内，最低点低于宫颈内口，子宫嵌顿可能性大。提示：①宫内妊娠，单活胎，超声孕周 $19^{+1}$ 周；②子宫嵌顿可能性大；③子宫多发肌瘤。

急查血常规＋快速 CRP（2022-9-5）：WBC $12.36×10^9$/L，RBC $3.31×10^{12}$/L，Hb 108 g/L，血细胞比容（hematocrit，HCT）0.31，NE% 84.6%，中性粒细胞绝对值 $10.46×10^9$/L，快速 CRP 75 mg/L。

## 【入院诊断】

①宫内妊娠 $18^{+6}$ 周，G2P0。②子宫嵌顿。③妊娠合并子宫肌瘤，多发。④子宫肌瘤变性。⑤妊娠合并贫血，轻度。⑥右肾积水。⑦肝囊肿。

## 【诊治经过】

入院后复查产科超声（2022-9-5）：宫颈拉长，约 10 cm，向前上移位，子宫后壁及部分宫底位于宫颈后方，子宫前壁探及低回声 10.4 cm×8.5 cm×11.4 cm，向外突起，其内血流不丰富。结论：宫内妊娠相当于 $19^{+2}$ 周；妊娠子宫嵌顿；子宫肌瘤（图 33-2）。盆

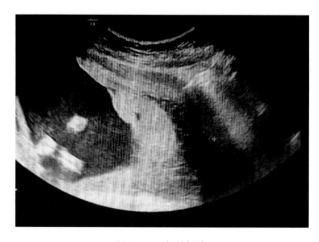

**图 33-2 产科超声**

腔 MRI：符合子宫嵌顿；宫内妊娠单胎；子宫多发肌瘤，部分变性；继发右侧泌尿系统积水扩张；盆腔少量积液（图 33-3）。

　　结合患者病史、查体及影像学检查，考虑诊断子宫嵌顿、子宫肌瘤变性，予头孢呋辛钠抗感染治疗，若继续妊娠，有出血、流产、子宫破裂等风险。患者子宫嵌顿与巨大子宫肌瘤影响子宫解剖学形态，膝胸卧位对其无明显改善作用，在超声监测下尝试手法复位失败，需手术治疗。请妇科会诊共同评估病情后，制订可选择的手术方案：①剖腹探查术＋子宫复位＋子宫肌瘤剔除术（备剖宫取胎术）；②剖宫取胎术终止妊娠。向患者及家属充分交代病情及各种手术方案的利弊。患者及家属要求行剖腹探查术＋子宫复位＋子宫肌瘤剔除术，如术中大出血，要求同时行剖宫取胎术终止妊娠。术前请泌尿外科会诊，做上台准备。

　　患者于 2022-9-8 在椎管内麻醉下行剖腹探查术＋子宫复位＋子宫肌瘤剔除术。术中见：子宫如妊娠 5 个月，质软，前壁表面可及巨大肌瘤包块，大小 13 cm×11 cm×10 cm，质硬，活动受限，子宫肌瘤位于左上腹及肋缘下方，肌瘤底部向腹腔深方深陷（图 33-4）。将肌瘤娩出切口，再次行阴道检查可及宫颈（术前阴道检查无法触及宫颈）。请妇科医师上台共同讨论手术方案，决定行子宫肌瘤剔除术，向患者家属（丈夫）交代探查所见及术中、术后风险，其表示知情理解，同意上述处理。术中出血 100 ml。予抑制宫缩、抗生素治疗，患者于术后第 10 天出院。术后病理提示子宫平滑肌瘤伴玻璃样变性。

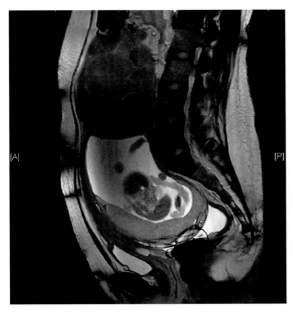

图 33-3　盆腔 MRI

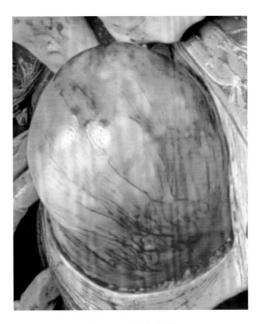

图 33-4　术中所见

## 【出院诊断】

　　①宫内妊娠 $20^{+2}$ 周，G2P0，未娩。②子宫嵌顿。③妊娠合并子宫肌瘤，多发。④子宫平滑肌瘤玻璃样变性。⑤妊娠合并贫血，轻度。⑥右侧肾盂及输尿管上段扩张。⑦肝囊肿。

## 【随访及妊娠结局】

　　子宫肌瘤剔除术后于产科门诊规律监测。术后 2 个月复查 MRI（图 33-5）：子宫肌瘤

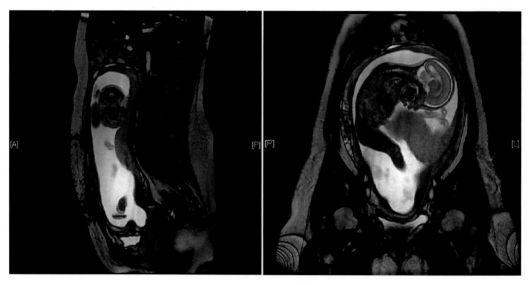

**图 33-5 术后 2 个月复查 MRI**

剔除术后，宫内妊娠单胎，子宫小肌瘤，右侧泌尿系统积水缓解。患者于妊娠第 $34^{+2}$ 周择期行剖宫产顺利分娩一活婴，新生儿 Apgar 评分 1 min、5 min、10 min 均 10 分，因早产转儿科，生后 6 天平稳出院。出院后 42 天随访母婴状况良好。

## 【病例讨论与文献阅读】

妊娠子宫嵌顿（incarceration of the gravid uterus，IGU）是一种罕见的妊娠期并发症，发生率 1/（3000 ～ 10 000）。是指妊娠子宫嵌顿于骶岬和耻骨联合之间的盆腔中，随着孕周增加，宫底嵌顿在骶岬下方逐渐增大，宫颈向前方移位，导致膀胱出口梗阻，可出现尿潴留等泌尿系统症状，甚至膀胱破裂、流产及子宫破裂等严重后果（童春 等，2019）。高危因素包括妊娠早期子宫后位、盆腔子宫内膜异位症、盆腔炎、盆腹腔手术史、骨性骨盆异常（骶岬过度前突）、子宫肌瘤、子宫畸形、子宫脱垂、既往妊娠子宫嵌顿病史等。其临床表现与发病孕周有关，常见症状包括腹痛、泌尿系统症状（如排尿困难、尿频、尿潴留等）、便秘、阴道流血等，另有部分患者可无症状。双合诊检查可触及一质软包块或者直接触及胎体位于阴道后穹隆位置。其中宫颈暴露困难和阴道后穹隆膨出是妊娠子宫嵌顿的典型体征。超声和 MRI 的 3 个典型特征是：①宫颈明显拉长前移，显示困难，可伴膀胱拉长上移征象；②宫底位于直肠子宫陷凹；③子宫明显后倾后屈（周广金 等，2021）。本例患者中孕期出现腹痛、输尿管扩张，查体宫颈暴露困难，腹部张力大，可触及一巨大、质硬、不活动包块，大小 22 cm×16 cm，超声及盆腔 MRI 提示宫颈拉长约 10 cm 并向前上移位，子宫后壁及部分宫底位于宫颈后方，子宫前壁探及低回声 10.4 cm×8.5 cm×11.4 cm，考虑子宫嵌顿诊断，原因考虑子宫巨大肌瘤。

IGU 的治疗经验均来自个案报道。极少数文献报道 IGU 患者可自行复位。治疗方案的选择需根据发病孕周及嵌顿原因。对于发病孕周，妊娠 14 周前的子宫后倾 / 后屈可能是正常的，建议期待治疗与随访，在妊娠 16 周时重复双合诊检查，以明确宫底是否已升入腹腔；妊娠 14 ～ 20 周的子宫嵌顿建议进行复位治疗以缓解孕妇的症状，以及预防子宫嵌顿之后的症状和并发症，方法包括体位复位、手法复位、结肠镜 / 乙状结肠镜复位、腹腔镜复位、剖腹手术复位；如果在妊娠 20 周以后才初次确诊子宫嵌顿，并且患者无症状或仅有轻微症状，则通常避免复位，因为在妊娠后半段尝试子宫复位很难成功，还可引起严重的并发症［如妊娠丢失（Gibbons et al., 1969）］。但至少已有 2 例在妊娠 21 周和 22 周复位成功的报道（1 例通过结肠镜复位，1 例在全麻下通过手法复位）（Grossenburg et al., 2011；Dierickx et al., 2011）。在极少数情况下，子宫嵌顿会在妊娠晚期自发缓解。对于嵌顿原因，子宫肌瘤所致的子宫嵌顿由于改变了子宫在盆腔的正常解剖形态和位置，同时由于重力作用使子宫无法平衡，复位往往困难，复位后可能复发嵌顿，因此有时不得不在妊娠期剔除子宫肌瘤来缓解嵌顿。有文献报道，1 例妊娠患者因腹痛持续不缓解、子宫肌瘤变性、子宫嵌顿于妊娠 22 周行经腹子宫肌瘤切除术，术后 3 周超声发现嵌顿妊娠子宫自行恢复，后于妊娠第 32 周行剖宫产助娩一活婴（Tong et al., 2019）。

　　本例患者妊娠第 18 周出现子宫嵌顿，持续腹痛，继续妊娠有子宫破裂、感染、急腹症、腹腔脏器移位等风险，需进行复位治疗。体位及手法复位失败，考虑与患者体瘦、腹壁紧张、腹腔空间小、子宫肌瘤巨大有关。拟行手术治疗，可选择的手术方案和利弊主要有：①剖腹探查、手法复位：患者身材瘦、腹壁紧张、腹部空间小，术中尝试手法复位肌瘤失败，无法在不处理肌瘤的情况下进行子宫复位；②剖腹探查、剔除肌瘤、剖宫取胎术：可以解决子宫嵌顿，结束此次妊娠风险，但有术中大出血、被迫切除子宫的风险，再次妊娠为瘢痕子宫，有发生子宫破裂风险；③剖腹探查、剔除肌瘤、继续妊娠：患者已到孕中期，若术中探查子宫肌瘤与宫腔有一定距离，有缝合可能性，可尝试剔除肌瘤后缝合子宫继续妊娠，但是继续妊娠过程中子宫逐渐增大，随时有子宫破裂风险。最终此患者行剖腹探查术＋子宫复位＋子宫肌瘤剔除术。术后规律监测，于妊娠第 $34^{+2}$ 周行剖宫产，母胎结局良好。

　　研究表明，妊娠期子宫肌瘤的患病率 2% ～ 10%（Saccardi et al., 2015）。通常建议避免在妊娠期间行子宫肌瘤切除术，尤其是需行子宫肌层内切口时，因为肌瘤切除术中可能无法控制出血，并可能需要行子宫切除术。极少情况下，为了处理急腹症或梗阻，需在产前切除肌瘤。一篇纳入 97 例妊娠期接受了子宫肌瘤切除术患者的系统评价发现腹痛是最常见的（占 80%）手术指征，其次是发热（占 12%），子宫肌瘤切除术时的中位孕龄为 16 周（6 ～ 26 周），大多数子宫肌瘤切除术［48/66（73%）］针对的是有蒂肌瘤，但 66 例中有 26 例（39%）切除的是肌壁间肌瘤，最终 5 例妊娠丢失，92 例继续妊娠，接受单个和多个子宫肌瘤切除术的患者分娩时平均孕龄分别为 37.2 周和 36.8 周，剖宫产率分别为 51% 和 83%（Spyropoulou et al., 2020）。由于报告的病例数量很少且缺乏对手术操作的细节描述，目前难以确定妊娠期子宫肌瘤切除术后妊娠的子宫破裂风险大小，而且很难得出风险增加相关的具体标准。一篇系统评价提示子宫肌瘤剔除术后妊娠期子宫破裂总体发生率为 0.93%（0.45 ～ 1.92%）（$n = 7/756$），7 例子宫破裂均发生在接受肌壁间肌瘤切除术后的患者中，破裂发生在妊娠 24 周（双胎）、25 周、30 周、32 周、36 周、37 周及 40 周。本例患者孕 18 周发生子宫肌瘤变性伴子宫嵌顿，持续腹痛不缓解，为缓解嵌顿行剖腹子宫肌瘤剔除术，术中剔除肌壁间子宫肌瘤，未穿透宫腔，最终妊娠第 34 周剖宫产终止妊娠，未发生子宫破裂等严重并发症。

　　该患者为妊娠期子宫肌瘤变性伴子宫嵌顿，虽然治疗困难、风险极高，但结局良好，除与手术医生的手术技术相关外，还与患者及家属的依从性、医患沟通的充分性、术前多学科（产科、妇科、泌尿外科）会诊的必要性息息相关。在医患的共同努力下，患者成功分娩，母胎结局良好。

【专家点评】

妊娠子宫嵌顿是一种罕见的妊娠并发症，根据导致妊娠子宫嵌顿的原因不同可采取不同的治疗方式。对于巨大子宫肌瘤所致子宫嵌顿，期待观察、体位复位、手法复位等保守治疗方式效果往往不佳，尤其同时合并子宫肌瘤变性时，治疗选择十分棘手。产科医生应根据患者的具体情况，慎重选择治疗方案。对于必要手术治疗的患者，术前应充分向患者及家属交代病情和风险，让患者了解不同治疗方案的利弊，慎重选择。

子宫肌瘤是常见的妊娠合并症，可能造成流产、早产、胎盘早剥、先露异常、胎儿生长受限等，由于切除肌瘤可能导致出血、胎膜破裂或妊娠丢失，大部分肌瘤在妊娠期不需处理，但因肌瘤出现子宫嵌顿、梗阻等特殊情况时，可能需在产前切除肌瘤。由于缺乏有效性和安全性的明确结论，产科医师应与妇科医生共同评估病情后，就目前的情况向患者提供咨询，讨论在保守治疗失败的有症状的妊娠期子宫肌瘤病例中是否可以选择子宫肌瘤切除术。术后应密切、规律监测，警惕子宫破裂的发生。

妊娠期子宫肌瘤致子宫嵌顿是十分棘手的问题，对于此类疑难患者，推荐通过专家讨论、多学科会诊、文献查阅、医患沟通等方法，整合各方面资源和优势，根据患者的具体情况制定个体化的治疗方案，为母胎安全保驾护航。

（北京大学第三医院　徐晓楠　点评专家　张龑　赵扬玉）

## 参考文献

童春，王妍，刘朝晖，等，2019. 妊娠子宫嵌顿. 中国妇产科临床杂志，20（3）：278-280.

周广金，赵扬玉，王学举，2021. 磁共振成像在妊娠期子宫嵌顿诊治中的应用探讨. 国际生殖健康/计划生育杂志，40（4）：298-302.

Dierickx I, van Holsbeke C, Mesens T, et al., 2011. Colonoscopy-assisted reposition of the incarcerated uterus in mid-pregnancy: a report of four cases and a literature review. Eur J Obstet Gynecol Reprod Biol, 158（2）：153-158.

Gibbons J M Jr, Paley W B, 1969. The incarcerated gravid uterus. Obstet Gynecol, 33（6）：842-845.

Grossenburg N J, Delaney A A, Berg T G, 2011. Treatment of a late second-trimester incarcerated uterus using ultrasound-guided manual reduction. Obstet Gynecol, 118（2pt2）：436-439.

Saccardi C, Visentin S, Noventa M, et al., 2015. Uncertainties about laparoscopic myomectomy during pregnancy: a lack of evidence or an inherited misconception? A critical literature review starting from a peculiar case. Minim Invasive Ther Allied Technol, 24（4）：189-194.

Spyropoulou K, Kosmas I, Tsakiridis I, et al., 2020. Myomectomy during pregnancy: a systematic review. Eur J Obstet Gynecol Reprod Biol, 254：15-24.

Tong C, Wang Y, Liu Z, et al., 2019. Spontaneous reduction of an incarcerated gravid uterus after myomectomy in the second trimester: a case report. Medicine（Baltimore），98（9）：e14731.

# 病例 34 妊娠合并两系细胞（血红蛋白、血小板）减少和糖尿病成功分娩

## 【病历摘要】

患者女，38 岁。

**主诉**：停经 22$^{+2}$ 周，血糖升高 17 周，Hb、PLT 减少 10 周。

**现病史**：患者自然受孕，预产期 2020-4-7。妊娠早期出现挑食，不吃肉类。妊娠第 5 周查空腹血糖 7.84 mmol/L，口服二甲双胍 1 片 tid，监测空腹血糖 5.5 ～ 6.9 mmol/L。因有复发性流产史，妊娠早期开始口服甲泼尼龙 8 mg qd，妊娠第 12 周 PLT 降低至 66×10$^9$/L，将甲泼尼龙剂量调整为 12 mg qd。妊娠第 13 周 PLT 43×10$^9$/L，外院输注丙种球蛋白 20 ～ 25 g qd。妊娠第 16 周 PLT 72×10$^9$/L，Hb 95 g/L，就诊于血液科，查相关免疫指标（－），甲泼尼龙剂量调整为 16 mg qd，NIPT 低风险。妊娠第 21 周复查 PLT 30×10$^9$/L，Hb 74 g/L，外院予丙种球蛋白 20 g qd×5 天，同时发现血糖控制不佳，餐后血糖最高 23 mmol/L，予胰岛素泵入治疗。妊娠第 22 周 HbA1c 6.4%，复查 PLT 22×10$^9$/L，Hb 60 g/L。遂转至我院（北京大学人民医院）治疗。

**既往史**：既往体健。

**月经婚育史**：月经规律，5 天 /30 天，末次月经 2019-7-2。曾行 3 次 IVF-ET，妊娠第 10 周自然流产 2 次，生化妊娠 1 次。

**家族史**：无特殊。

## 【体格检查】

生命体征平稳，BP 132/77 mmHg，皮肤黏膜无出血、紫癜和瘀斑，双下肢无水肿。

产科查体：腹部膨隆，宫高与孕周符合，胎心正常。

## 【入院诊断】

①宫内妊娠 22$^{+2}$ 周，G4P0。②妊娠合并糖尿病。③妊娠合并两系细胞减少（PLT 重度减少、重度贫血）。

## 【诊治经过】

患者于妊娠第 22$^{+2}$ 周入院后复查血常规，WBC 3.34×10$^9$/L，Hb 66 g/L，PLT 22×10$^9$/L，给予输注红细胞对症支持治疗。叶酸、维生素 B$_{12}$、铁储备正常。血涂片见各类 WBC 比例正常，未见破碎红细胞，未见有核红细胞，PLT 散在可见。血浆游离 Hb 正常，抗 dsDNA 抗体、抗心磷脂抗体、抗 β$_2$- 糖蛋白 1 抗体（－），Coombs 试验（－），骨髓穿刺形态学提示骨髓增生Ⅲ级，红系增生活跃，巨核细胞 14 个，其中产板型巨核细胞 1 个，

颗粒型巨核细胞 9 个，裸核型巨核细胞 4 个，PLT 散在少见，融合基因反转录聚合酶链反应（reverse transcription PCR，RT-PCR）检测基因表达均未见异常，骨髓活检病理提示造血组织灶性增生，骨髓染色体检查提示：46，XX，del（20）（q11）/46，XX［13］，骨髓增生异常综合征（myelodysplastic syndrome，MDS）探针组合荧光原位杂交（fluorescence in situ hybridization，FISH）检测未见异常。血液科会诊分析患者两系细胞减少病因不明，无出血症状，暂行定期监测血常规、间断输注红细胞治疗。

入院后营养科指导分餐，血糖控制不满意，给予皮下注射胰岛素控制血糖，根据血糖逐渐调整胰岛素用量，近分娩时，胰岛素用量：三餐前短效胰岛素 60 U-52 U-36 U，中效胰岛素早餐前和睡前分别为 12 U 和 6 U，血糖控制满意，尿酮体（－）。

妊娠 $35^{+6}$ 周拟计划分娩入院。复查血常规：WBC $4.90 \times 10^9$/L，Hb 79 g/L，PLT $45 \times 10^9$/L。2020-3-11 全身麻醉下行剖宫产分娩，新生儿体重 2790 g，手术顺利，术后恢复顺利，于产后第 3 天出院。

## 【出院诊断】

①宫内妊娠 $36^{+1}$ 周，G4P1，已产。②妊娠合并糖尿病。③妊娠合并两系细胞减少（PLT 重度减少、重度贫血）。④早产适于胎龄儿（2790 g）。⑤剖宫产分娩。

## 【随访】

产后停用甲泼尼龙片，无针对贫血和 PLT 减少的治疗。产后第 6 周复查，空腹静脉血糖 7.40 mmol/L，WBC $5.10 \times 10^9$/L，Hb 126 g/L，PLT $90 \times 10^9$/L，自身抗体谱筛查（－），包括抗核抗体、抗 Sm 抗体、抗 RNP 抗体、抗 SSA 抗体、抗 SSB 抗体。随后定期检查血常规，WBC、Hb 和 PLT 均在正常范围。

## 【病例讨论与文献阅读】

患者为高龄孕妇，妊娠前无内科疾病史，妊娠期间首次出现两系减少（Hb 和 PLT 减少）。妊娠期间发生两系细胞减少的原因尚不明确，部分学者认为是妊娠将患者潜在的血液系统疾病暴露出来，也有学者认为可能与妊娠期免疫系统及激素水平的变化有关。由于不同疾病所致的两系细胞减少的治疗方法及妊娠结局不同，因此应尽可能在妊娠期间明确诊断。本例患者在妊娠前无血液系统疾病病史，妊娠 12 周首次出现两系细胞减少，首先应明确病因诊断，除考虑血液系统和免疫系统疾病两个方面外，也应考虑脾功能亢进、妊娠期血液系统改变、妊娠并发症等方面。此外，可先将 PLT 减少和贫血作为一个整体来考虑病因，如果无法解释，也应考虑 PLT 减少和贫血可能由不同病因引起。在寻找病因的过程中，除了判读辅助检查结果，也应重视病史采集，如挑食患者可能出现营养性贫血，出生于两广地区（广东省、广西省）的人患地中海贫血的可能性增加。

由于妊娠具有时限性，且病情变化与非妊娠期有所不同，故应在短时间内同时做多项检查，以尽快明确诊断。血常规、网织红细胞计数和外周血涂片可提供初步的诊断线索，如大细胞性贫血应考虑叶酸或维生素 $B_{12}$ 缺乏，小细胞性贫血应考虑铁缺乏或地中海贫血，正细胞性贫血应考虑造血异常或存在失血，大量破碎红细胞应考虑溶血。在上述常规化验的基础上，可进一步检查。若考虑造血原料缺乏，可检测铁蛋白、叶酸和维生素 $B_{12}$ 水平；若考虑地中海贫血，可行血红蛋白电泳；若考虑造血异常，如 MDS、再生障碍性贫血，可行骨髓穿刺做形态学、病理、染色体等方面的检查；若考虑溶血，可检测总胆红素、直接胆红素、Coombs 试验。由于孕产妇多为青年女性，属于自身免疫病的高发人群，故应考虑自身免疫病的可能，可进行自身免疫抗体筛查。其他需要考虑的疾病还包括阵发性睡眠性血红蛋白尿（注意询问患者尿液颜色、有无静脉血栓或相关病史，行流式细胞检测）、脾功能亢进（腹部超声）和血液系统恶性肿瘤（诊断多依靠骨髓检查）。若两系细胞减少发生在妊娠中晚期或妊娠晚期，还应考虑妊娠并发症，如溶血肝功能异常血小板减少综合征（hemolysis, elevated liver function and low platelet count syndrome, HELLP 综合征），此时应关注患者血压。

本例患者出现两系细胞减少的表现后，外院和我院均进行了全面快速的相关检查，结果显示铁、叶酸和维生素 $B_{12}$ 无异常，骨髓检查除 PLT 减少外无其他异常，流式细胞检测无异常，自身免疫抗体筛查无异常，因疾病发生于妊娠 12 周，故不考虑 HELLP 综合征。在寻找病因的过程中，患者 PLT 减少和贫血的病情加重，虽然病因尚不明确，但可给予对症支持治疗和试验性治疗，本例患者接受了输注红细胞、糖皮质激素和丙种球蛋白治疗，激素和丙种球蛋白的治疗效果不显著，患者的 PLT 多在（20～40）×$10^9$/L，无出血倾向。此外，妊娠期使用糖皮质激素时应注意血糖、血压，该患者妊娠第 5 周发现空腹血糖高，诊断糖尿病，妊娠期间胰岛素用量大，可能与长期服用甲泼尼龙片有关。

综合评估患者两系细胞减少和糖尿病的病情，在妊娠第 36 周终止妊娠，术前 PLT 45×$10^9$/L，Hb 79 g/L，充分准备血液制品，在全身麻醉下行剖宫产术，手术过程顺利，无产后出血，新生儿体重符合孕周，新生儿血常规无异常。患者术后恢复顺利，术后 3 天出院。产后停用甲泼尼龙片，无特殊治疗。产后 6 周进行随访，Hb 恢复正常，PLT 升至 90×$10^9$/L。随后间断复查，血常规完全恢复正常。

## 【专家点评】

此病例有以下几点应引起临床医师关注。

对于既往无血液疾病病史、妊娠期首次出现血液系统疾病的患者，多是在妊娠期血常规检查时被发现，无典型的临床表现。因此，为提高对妊娠期首次出现血液系统疾病的早期诊断率，定期检查血常规很有必要。同时，临床医师须掌握正常妊娠期血液系统生理性变化的特点，如 WBC 多升高、PLT 可轻度降低、凝血因子多升高等，这有助于提高对异常情况的识别能力。

病因诊断问题：妊娠期两系细胞减少的病因不同，病因与母儿结局密切相关。根据文献报道和我院的临床资料总结及经验，妊娠期两系细胞减少的常见病因包括：①血液系统疾病，如再生障碍性贫血、MDS、巨幼细胞贫血、阵发性睡眠性血红蛋白尿症、急性白血病等；②自身免疫病，如系统性红斑狼疮、抗磷脂综合征、未分化结缔组织病等（Oosterkamp et al., 1998；Riveros-Perez et al., 2018；Steensma et al., 2001）。在寻找病因时，应重视外周血涂片及免疫系统抗体筛查，此两项检查简单易行，对于部分疾病的诊断及鉴别十分重要。骨髓穿刺虽为有创性检查，但目前认为在妊娠期实施是安全的，可在 PLT 减少伴不明原因贫血、三系减少、WBC 数量及形态异常、外周血涂片发现原始细胞、存在淋巴结肿大等情况下实施（Pishko et al.，2020）。此外，部分血液系统疾病在妊娠期不能明确诊断，需要在妊娠结束后随访，必要时复查相关检查以明确病因诊断。

治疗问题：常用的治疗方法为药物治疗及输注血液制品支持治疗。应在权衡孕妇和胎儿获益及风险的情况下使用。药物治疗主要包括糖皮质激素、环孢素及免疫球蛋白等。部分难治性特发性血小板减少性紫癜（idiopathic thrombocytopenic purpura，ITP）患者可能需要使用重组人血小板生成素（recombinant human thrombopoietin，rhTPO）。再生障碍性贫血、MDS主要以间断输注血液制品对症支持治疗为主（Riveros-Perez et al.，2018；Steensma et al.，2001）。目前尚缺乏妊娠期母儿安全的最低三系水平的统一标准，根据我院（北京大学人民医院）临床资料，妊娠期母儿安全的最低三系水平为 WBC >（$2 \sim 3$）$\times 10^9$/L、Hb > $70 \sim 80$ g/L 和 PLT >（$10 \sim 20$）$\times 10^9$/L，且无自发出血表现，此标准可供临床参考。

（北京大学人民医院　窦莎　点评专家　梁梅英　刘国莉）

## 参考文献

Oosterkamp H M，Brand A，Kluin-Nelemans J C，et al.，1998. Pregnancy and severe aplastic anaemia：causal relation or coincidence？ Br J Haematol，103（2）：315-316.

Riveros-Perez E，Hermesch A C，Barbour L A，et al.，2018. Aplastic anemia during pregnancy：a review of obstetric and anesthetic considerations. Int J Womens Health，10：117-125.

Pishko A M，Levine L D，Cines D B.，2020. Thrombocytopenia in pregnancy：diagnosis and approach to management. Blood Rev，40：100638.

Steensma D P，Tefferi A，2001. Myelodysplastic syndrome and pregnancy：the Mayo Clinic experience. Leuk Lymphoma，42（6）：1229-1234.

# 病例 35　重度子痫前期合并脑出血

## 【病历摘要】

患者女，24 岁。

**主诉：** 停经 $32^{+6}$ 周，发现血压升高、尿蛋白 1 天。

**现病史：** 患者自然受孕，预产期 2019-5-22。停经 5 周查尿妊娠试验（＋），早孕反应轻。停经 7 周超声核对孕周无误，显示双活胎，单绒毛膜、双羊膜囊（单绒双羊）。定期产检，妊娠第 12 周超声示胎儿 1（F1）偏小 1 周，胎儿 2（F2）大小正常。妊娠第 13 周 NIPT 示低风险。停经 20 周时开始感觉胎动，活跃至今。妊娠 24 周查 75 g OGTT：4.08 mmol/L-7.28 mmol/L-5.66 mmol/L。妊娠期无头晕、头痛、胸闷、憋气、心悸、腹痛、阴道不规则出血及视物模糊等不适。妊娠 23 周复查超声示 F1 偏小 1 周，羊水深度 4.5 cm；F2 正常大小，羊水深度 4.8 cm。妊娠 $30^{+1}$ 周超声（北京市昌平区妇幼保健院）示 F1 如妊娠 29 周大小，F2 正常，羊水深度分别为 4.6 cm 和 5.1 cm。妊娠第 30 周血常规发现 PLT 从妊娠早期的 $100×10^9$/L 降至 $56×10^9$/L，Hb 由 104 g/L 降至 68 g/L，转诊至我院（北京大学人民医院）查贫血组合示铁蛋白降低，予以补铁治疗，Hb 98 g/L，免疫相关指标狼疮抗凝物 1.26，余无明显异常。我院复查超声示 F1 脐动脉收缩/舒张期血流比值（systolic/diastolic ratio，S/D）升高 3.10，入院前 1 天复查超声示 F1 如妊娠 $31^{+5}$ 周大小，S/D 2.62，羊水无异常。门诊测血压 140/90 mmHg，复测血压 130/90 mmHg，尿常规示尿蛋白（＋＋＋）。为进一步诊治，以"宫内双胎妊娠 $32^{+6}$ 周，子痫前期"收入院。患者妊娠期基础血压 120/80 mmHg，身高 164 cm，体重 81.5 kg。

**既往史：** 既往体健。

**月经婚育史：** 月经初潮 14 岁，月经规律，（5～6）天/30 天，末次月经 2018-8-15，月经量中等，无痛经。已婚，G2P0，药物流产清宫术 1 次。

**家族史：** 无早发型冠心病家族史，无高血压家族史，无糖尿病家族史，无家族性遗传病、传染病史。

## 【体格检查】

T 36.8℃，P 76 次/分，R 20 次/分，BP 132/92 mmHg。心肺未闻及异常，腹部膨隆，肝脾肋下未触及，双下肢水肿。

**产科查体：** 宫高 31 cm，腹围 112 cm，胎位头横位，胎头浮，F1 FHR 140 次/分，F2 FHR 140 次/分。宫颈后位，质中，宫颈管消失 50%，宫口未开，S-3 cm，胎膜未破，估计 F1 体重 1700 g，估计 F2 体重 1800 g。骨盆测量：对角径＞11.5 cm，坐骨结节间径 $8^+$ cm，骶骨曲度中弧，侧壁无内聚，坐骨棘间径 10 cm。无规律宫缩。

## 【辅助检查】

产科彩超（2019-4-1 北京大学人民医院门诊）：F1 胎方位头位，双顶径 8.1 cm，头围

29.4 cm，腹围 27.1 cm，股骨长度 5.9 cm。F2 胎方位横位，双顶径 7.8 cm，头围 29.2 cm，腹围 28.0 cm，股骨长度 6.1 cm。可见胎心和胎动。F1 胎盘位置前壁，分度 0，羊水深度 5.1 cm。胎儿颈部可见两周环状血流信号。F2 胎盘位置前壁，分度 0，羊水深度 3.6 cm。补充说明：F1 FHR 174 次 / 分，律齐。F2 FHR 167 次 / 分，律齐。双胎儿之间可见纤维分隔。脐动脉血流 F1：S/D 2.62，PI 0.99，RI 0.62；F2：S/D 2.81，PI 1.04，RI 0.64。大脑中动脉血流 F1：收缩期峰值流速（peak systolic velocity，PSV）28.2 cm/s，S/D 2.14，PI 0.74，RI 0.53；F2：PSV 40.7 cm/s，S/D 4.05，PI 1.45，RI 0.75。孕周大，受胎儿体位影响，面、四肢、脊柱及双肾显示不清。结论：双活胎，F1 头位，F2 横位，F1 超声孕周 $31^{+5}$ 周，胎儿脐带绕颈 2 周；F2 超声孕周 $31^{+6}$ 周。

## 【入院诊断】

①宫内妊娠 $32^{+6}$ 周，G2P0，头横位。②双胎妊娠（单绒双羊）。③子痫前期（重度？）。④妊娠合并血小板减少。⑤中度贫血。

## 【诊治经过】

入院后严密监测患者生命体征，24 h 内完成病情评估：①血压尚平稳。②24 h 尿蛋白 16.68 g。③中枢神经系统：无症状。③眼底检查：视网膜动静脉直径比值 1∶2。④心脏：超声心动图示左心房扩大，二尖瓣轻中度反流，微量心包积液，射血分数 66.1%。⑤肺：血气分析未见异常。⑥肝肾功能：ALT 9 U/L，AST 22 U/L，LDH 306 U/L（↑），ALB 28.0 g/L（↓），尿酸 623 μmol/L（↑）。⑦血液系统：WBC $8.40×10^9$/L，中性粒细胞绝对值 $7.00×10^9$/L（↑），Hb 107 g/L（↓），PLT $54×10^9$/L。⑧凝血功能：Fb 307 mg/dl，D- 二聚体 941 ng/ml，结合珠蛋白 13.2 mg/dl。⑨胎儿情况：无应激试验（non-stress test，NST）有反应，双胎生长发育及脐血流无明显异常。

2019-4-3 至 2019-4-8 给予期待治疗：地塞米松促胎肺成熟，拉贝洛尔 100 mg q8h 降压。入院当天给予硫酸镁解痉治疗。患者有下肢水肿症状，无其他不适主诉。2019-4-8 诉夜间休息欠佳，稍头痛，视物模糊，BP 160/100 mmHg，即刻给予硝苯地平片 10 mg 口服降压，硫酸镁解痉，患者症状无好转，并出现下腹隐痛。查体：腹部有宫缩，能放松，持续胎心监护及心电监测，胎心基线变异平直；配血，紧急联系急诊手术。术前血常规：Hb 97 g/L，PLT $52×10^9$/L；凝血功能：PT 正常，Fb 164 mg/dl，D- 二聚体 25 093 ng/ml。

患者术前禁食水，麻醉评估拔管误吸风险高，术前主诉症状较重。急诊全身麻醉下行子宫下段横切口剖宫产术＋双侧子宫动脉上行支结扎术。术中出血 820 ml，补液 1500 ml，尿量 50 ml，尿色深黄，术中血压（100～175）/（60～115）mmHg，予患者 PLT 1 U、浓缩红细胞 8 U、血浆 800 ml、人凝血酶原复合物 6 支、人纤维蛋白原 6 支输注。探查可见子宫表面两侧散在蓝紫色点状瘀点，两侧输卵管及卵巢未见明显异常，右侧子宫阔韧带后叶可见盆腔子宫内膜异位症病灶。新生儿 1（N1）体重 1790 g，Apgar 评分 1 min、5 min、10 min 均 10 分；新生儿 2（N2）体重 1910 g，身长 45 cm，Apgar 评分 1 min 为 5 分，5 min 及 10 min 均 9 分。两个胎盘融合在一起，N1 约占 2/5，N2 约占 3/5，N2 胎盘母面可见压迹及血块，压迹约占 N2 胎盘的 3/5。术后返回重症监护病房行进一步监测治疗。

2019-4-9 02:20 患者自行将气管插管拔出，可遵嘱点头但不能发声，立即给予双鼻导管吸氧 3 L/min，心率 83 次 / 分，有创 BP 181/101 mmHg，R19 次 / 分，给予乌拉地尔（亚宁定）12.5 mg/h 泵入，并予乌拉地尔 12.5 mg 静脉推注。02:50 患者呼之不应，查体：双侧瞳孔等大等圆，对光反射存在，压眶反射消失，左上肢刺痛可定位。考虑脑出血不除外，立即请全院会诊，向家属交代患者病情危重，并行急诊头颅 CT（图 35-1）。查血常规：Hb 94 g/L（↓），PLT 25×10⁹/L（↓）。DIC 全项：PT 12.8 s，Fb 99 mg/dl（↓），APTT 25.3 s（↓），活化部分凝血活酶时间比率 0.89（↓），纤维蛋白降解产物（fibrin degradation product，FDP）6209.3 μg/ml（↑），D- 二聚体 28 947 ng/ml（↑）。遂予冰冻血浆、PLT、人纤维蛋白原、人凝血酶原复合物纠正凝血功能障碍，甘露醇降颅压，利尿治疗。

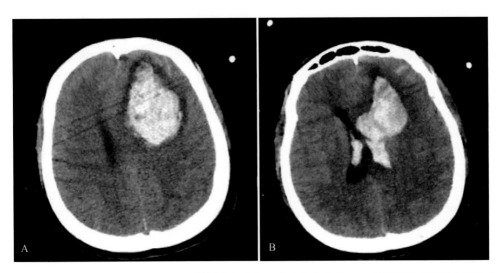

**图 35-1　头颅 CT（2019-4-9）。A.** 左侧额叶脑出血，破入脑室系统。**B.** 双侧额叶蛛网膜下腔出血

经过三轮多学科联合会诊讨论，考虑有手术适应证，无手术绝对禁忌证，向家属详细交代病情及相关风险和并发症可能。于 2019-4-9 急诊全身麻醉下行脑内血肿清除术，快速静脉滴注甘露醇 250 ml 后 X 形剪开硬膜，见脑组织张力高，向外膨隆，脑搏动消失。皮质下约 2 cm 后可见血肿，清除血凝块约 60 ml，可见血肿腔连通侧脑室，清除同侧脑室内血凝块留置引流管 1 根。脑组织塌陷不满意，清除术区无活性脑组织。术中出血 400 ml。

2019-4-23 患者神志清楚，能遵嘱活动。予充分膨肺吸痰，脱机拔管。

2019-4-30（剖宫产术后第 22 天，从重症监护病房转回普通病房后第 5 天）患者神志清楚，能小声发声，下地活动，已排尿。左侧肌力Ⅴ级，右侧肌力Ⅲ～Ⅳ级。血常规：Hb 111 g/L（↓），PLT 264×10⁹/L。凝血功能无异常。神经内科及神经外科会诊提示患者恢复较好，无病理征。复查 CT：颅内血肿清除术后（图 35-2）。患者于当天出院。

## 【出院诊断】

①重度子痫前期。②额叶出血。③妊娠 33⁺⁵ 周，G2P2。④双胎妊娠。⑤胎盘早剥。⑥产后出血。⑦弥散性血管内凝血。

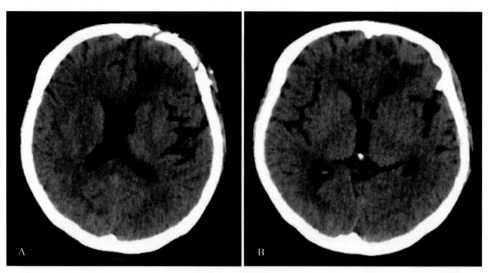

**图 35-2　头颅 CT（2019-4-30）。A.** 左侧额叶术区目前以低密度为主，伴少量稍高密度灶，左侧侧脑室轻度受压不除外。**B.** 左侧颅骨呈术后表现，其余脑组织内未见异常密度影，中线居中

## 【病例讨论与文献阅读】

妊娠合并脑出血（intracerebral hemorrhage，ICH）是指妊娠期或产褥期女性出现经 CT 或 MRI 证实的血液流出至脑实质或蛛网膜下腔。妊娠期凝血激活，引发缺血、缺氧症状可累及机体内所有重要器官，增加了 ICH 的风险。ICH 占孕产妇死亡病因的 25%（Salonen Ros et al.，2011）。妊娠合并 ICH 的最主要病因是妊娠合并高血压，其次是脑血管动静脉畸形、动脉瘤及静脉窦血栓。研究发现，15% ~ 44% 的 ICH 的病因与子痫前期有关，子痫前期可使 ICH 的发生风险增加 10 倍，慢性高血压为 2.6 倍，妊娠高血压为 2.4 倍（Mudjari et al.，2015），这可能与子痫前期滋养层细胞缺氧导致的可溶性 FMS 样酪氨酸激酶 1（soluble fms-like tyrosine kinase 1，sFlt-1）水平升高有关。研究发现，60% 的子痫患者合并 ICH（Seki et al.，2015）。

妊娠高血压的基本病理变化是全身小动脉痉挛，其合并 ICH 的具体机制尚不清楚，可能与痉挛后缺血缺氧导致的血管内皮系统损伤有关。大脑小动脉痉挛可引起脑组织缺血缺氧，使血流淤滞、血管内皮损伤，甚至发生微血管内血栓形成，ICH 多发生在妊娠晚期或产褥期，此时机体处于高凝状态，不但会加重血管痉挛性收缩，甚至可引发 DIC。血管短暂痉挛和微血栓可导致短暂性脑缺血发作；持续严重痉挛可导致脑水肿、颅内压升高，甚至血管破裂，发生大面积 ICH，严重者可因脑疝致死。

临床研究显示，高龄、严重水肿、大量蛋白尿和血小板减低是重度子痫前期合并 ICH 的危险因素。ICH 与凝血功能障碍、血小板减少密切相关，有文献报道 PLT 持续较快下降时应高度警惕 ICH 发生，当 PLT ≤ 30×10$^9$/L 时可预防性输注 PLT（Quinones-Hinojasa et al.，2003）。本例患者有重度子痫前期，PLT 数量持续下降，产前为 43×10$^9$/L，当时即应高度警惕 ICH 的发生。

此外，重度子痫前期患者可出现血清瘦素、脂联素和抵抗素的动态变化，表现为瘦素和抵抗素水平降低，脂联素水平升高。有研究发现，患者合并 ICH 时，这种变化趋势更加显著，提示血清瘦素、脂联素和抵抗素可以作为重度子痫前期合并脑出血的预测因子，

应动态监测，以提高对重度子痫前期合并 ICH 的防治水平（刘娜 等，2014）。

本例患者在剖宫产术后当晚即出现遵嘱点头但不能发声，随之呼之不应。结合查体及急诊头颅 CT，ICH 诊断明确，出血位置为左侧额叶及双侧蛛网膜下腔。ICH 的治疗原则包括降颅压、止血和手术（van Beijnum et al.，2011）。若患者术前颅压较高，可给予 25% 甘露醇降颅压，用药过程中注意监测血电解质及肾功能，防止电解质紊乱。同时，避免输液过多而加重脑水肿及脑疝。然后根据患者的一般状况及出血情况决定行开颅术的时间。手术的目的是清除血肿，降低颅内压，使受压的神经细胞恢复，防止和减轻脑出血后的一系列继发性损害，打破危及生命的恶性循环，提高治愈率和生存质量。

重度子痫前期合并 ICH 通常需要多学科相互协调、密切合作，根据患者的情况制订个性化方案。本例通过妇产科、神经外科、麻醉科、血液科、心内科及重症医学科的密切合作才使患者渡过危险期。

因此，妊娠晚期、分娩时及产褥期应密切注意孕产妇的主诉和体征，尤其对于子痫前期或妊娠前诊断脑血管畸形的患者，以便及时诊断和治疗。

## 【专家点评】

妊娠期和围分娩期脑出血是威胁孕产妇生命的危重急症，应引起临床医生的重视，警惕高危因素，及时诊断及处理。本病例有 3 个问题值得讨论。

1. 患者脑出血发生的高危因素：本例单绒双羊孕妇在妊娠第 30 周出现 PLT 下降至 $56 \times 10^9$/L，当时血压正常，免疫指标未见异常，考虑为妊娠期血小板减少症。妊娠第 $32^{+6}$ 周出现血压升高及蛋白尿，考虑合并子痫前期，应警惕 HELLP 综合征的发生。入院后评估溶血情况与 PLT 下降不符合，促胎肺成熟后进行期待治疗。期待治疗过程中发现血压波动，合并胎盘早剥，紧急剖宫终止妊娠。血压波动、PLT 水平低、继发于胎盘早剥的凝血功能异常都是 ICH 的高危因素。因此，在重度子痫前期的期待治疗过程中，应加强病情观察，若发现加重迹象，应及时终止妊娠。

2. 在全身麻醉镇静状态下，应重视患者的异常表现：本例患者因 PLT 低、凝血功能异常给予全身麻醉，气管插管转入重症监护病房治疗，持续镇静状态下出现自行将气管插管拔出、可遵嘱点头但不能发声等异常表现，引起重症监护医生的警惕，及时进行 CT 检查明确诊断，为后续处理赢得时间。

3. 多学科联合制订缜密方案，保证手术平安：患者被诊断 ICH 时，凝血功能仍存在异常，且不能完全排除脑血管畸形可能，直接行开颅手术的风险极大，故在患者瞳孔无变化的情况下先不做手术。经过积极输注血浆、纤维蛋白原、PLT，补充凝血底物后，患者凝血功能稳定，PLT 回升，计算机体层血管成像（computed tomography angiography，CTA）排除大的脑血管畸形，用脱水药降低颅内压后，再行手术。经过妇产科、神经外科、麻醉科、血液科、心内科及重症医学科的密切合作才使患者转危为安，获得良好的预后。因此，对急危重症孕产妇及时启动多学科联合会诊是患者获得成功救治的必要措施。

（北京大学人民医院　徐雪　点评专家　杨京晶　张晓红）

## 参考文献

刘娜，邢伟，2014. 重度子痫前期合并脑出血患者血清瘦素、脂联素和抵抗素变化特点. 中国实用神经疾病杂志，17（22）：85-87.

Mudjari N S，Samsu N，2015. Management of hypertension in pregnancy. Acta Med Indones，47（1）：78-86.

Quinones-Hinojasa A，Gulati M，Singh V，et al.，2003. Spontaneous intracerebral hemorrhage due to coagulation disorders. Neurosurg Focus，15（4）：E3.

Salonen Ros H，Lichtenstein P，Bellocco R，et al.，2011. Increased risk of circulatory disease in late pregnancy and puerperium. Epidemiology，12（4）：456-460.

Seki M，Shibata M，Itoh Y，et al.，2015. Intracerebral hemorrhage due to venous thrombosis of developmental venous anomaly during pregnancy. J Stroke Cerebrovasc Dis，24（7）：e185-e187.

van Beijnum J，van der Worp H B，Buis D R，et al.，2011. Treatment of brain arteriovenous malformations：a systematic review and meta-analysis. JAMA，306（18）：2011-2019.

# 病例 36　晚期妊娠合并急性髓系白血病

## 【病历摘要】

患者女，39岁。

**主诉：** 停经31周，发现外周血三系细胞减少2周。

**现病史：** 患者自然受孕，规律产检，妊娠第6$^+$周、第18$^+$周、第24$^+$周血常规三系细胞正常。妊娠第18$^+$周因高龄行羊水穿刺产前诊断提示胎儿16号染色体短臂缺失2.05 Mb（来源于父亲）。妊娠第22$^{+4}$周超声筛查胎儿左侧肾盂轻度扩张（0.5 cm）。妊娠第26$^+$周胎儿MRI：左侧肾盂轻度扩张（0.7 cm），颅脑未见异常。妊娠第29周常规产检发现外周血三系细胞减少，WBC（2.32～1.40）×10$^9$/L，中性粒细胞绝对值（1.57～0.89）×10$^9$/L，Hb（102～98）g/L，RBC（3.64～3.13）×10$^{12}$/L，PLT（129～103）×10$^9$/L；凝血功能、叶酸、维生素B$_{12}$、血清铁、铁蛋白等贫血相关检查及自身免疫病筛查未发现异常。骨髓形态学检查考虑急性髓系白血病（acute myeloid leukemia，AML）M3，为进一步诊治收入院（北京大学人民医院）。患者发病以来有2次刷牙后牙龈出血，可自行停止，无发热等不适。

**既往史：** 既往体健。

**月经婚育史：** 末次月经2021-3-13。G3P1，2013年足月顺产一男婴，2015年人工流产1次。

**家族史：** 否认家族遗传史及肿瘤史。

## 【体格检查】

生命体征平稳，浅表淋巴结无肿大，皮肤黏膜无出血点及瘀斑，胸骨无压痛。心肺未闻及异常，肝脾肋下未触及。腹部膨隆。

产科查体：宫高28 cm，腹围100 cm，胎儿臀位，FHR 130次/分。

## 【辅助检查】

全血细胞计数：WBC 1.39×10$^9$/L，中性粒细胞绝对值0.97×10$^9$/L，RBC 3.23×10$^{12}$/L，Hb 102 g/L，PLT 111×10$^9$/L。凝血功能：PT 11.2 s，APTT 28.2 s，Fb 309 mg/dl。

外周血涂片：可疑急性早幼粒细胞白血病（acute promyelocytic leukemia，APL）细胞。

骨髓形态学：骨髓增生Ⅴ级，可见1%异常APL细胞（骨髓取样稀释？）。

骨髓流式细胞学：幼稚细胞占74.1%；APL待除外。

骨髓融合基因RT-PCR检查：PML-RARa（L型）30.4%，WT1 51.8%。

骨髓染色体：46，XX，t（15；17）（q24；q21）[13]/46，XX，[7]。

超声（2021-10-15）单活胎，臀位，脐带绕颈1周。双顶径7.93 cm，腹围25.74 cm，股骨长度5.49 cm，胎心、胎动可见，胎盘位于宫底，分度Ⅰ～Ⅱ级，AFI 11.9 cm。

## 【入院诊断】

①妊娠合并急性髓系白血病（AML-M3），低危型。②宫内妊娠 31 周，G3P1，臀位。③胎儿左侧肾盂增宽，轻度。④胎儿脐带绕颈 1 周。

## 【诊治经过】

入院后经血液科会诊，完善相关检查并与患者及家属充分沟通病情，权衡母体疾病风险、新生儿早产和药物暴露风险后，患者和家属选择继续妊娠，同意口服维甲酸［全反式维甲酸（all-transretinoic acid，ATRA）］20 mg bid 诱导分化治疗，在治疗母体疾病的同时，为延长孕周、改善胎儿成熟度及预后创造条件。

入院第 2 天开始口服 ATRA，其间严密监测患者生命体征及血液学相关指标，警惕 DIC 和分化综合征。

入院第 14 天（口服 ATRA 治疗第 12 天），WBC 升至 $8.10×10^9$/L，Hb 97 g/L，PLT $72×10^9$/L。孕妇左前臂伸侧出现一直径为 3 cm 的结节，红肿明显，压痛（＋），孕妇体温正常，经血液科会诊，予柔红霉素 60 mg 静脉化疗；手臂结节不除外皮肤感染，予抗生素治疗，夫西地酸外涂，局部紫外线照射，同时请皮肤科及普外科会诊。

入院第 17 天（口服 ATRA 治疗第 15 天），左前臂结节增大（5 cm×7 cm），表面光滑，质韧，无波动感，压痛（＋），腋下淋巴结无肿大。皮肤科会诊考虑皮肤结节性红斑，皮肤血管炎待除外，给予局部硼酸溶液冷湿敷，外用多磺酸黏多糖乳膏（喜辽妥）。WBC 升高至 $16×10^9$/L，再次予柔红霉素 60 mg 静脉化疗 1 次，停用 ATRA。因 CRP 升高，升级抗生素治疗；复查化验时静脉穿刺点持续出血，按压 35 min 方可止血。PLT $55×10^9$/L，Fb 212 mg/dl，考虑早期 DIC 不除外，输注 200 ml 血浆及 1 U 血小板。输血后复查 PLT $58×10^9$/L。Fb 139 mg/dl，予纤维蛋白原 3 g 输注，其后间断输注纤维蛋白原共 7 g，未再有出血倾向，复查 PLT（84～118）$×10^9$/L，Fb 242～250 mg/dl。

入院第 19 天，患者右前臂出现类似病损，大小 2 cm×3 cm，红、肿、热、痛，并蔓延至双手掌根部，诊断皮肤血管炎、结节性红斑。给予复方甘草酸苷 80 ml、甲泼尼龙 40 mg 静脉输注。

入院第 21 天，WBC 降至 $6.4×10^9$/L；双侧前臂皮损逐渐缩小，疼痛减轻。改为口服醋酸泼尼松，并在应用 1 周后减量。

入院第 36 天皮损痊愈，WBC $5.3×10^9$/L，复查骨髓穿刺提示 APL 细胞减少，但未完全缓解，再次口服 ATRA 20 mg bid，醋酸泼尼松减量至 5 mg 口服后停用。

入院第 41 天（妊娠 $36^{+6}$ 周），复查 WBC $3.60×10^9$/L，Hb 86 g/L，PLT $181×10^9$/L。超声提示胎儿头位，EFW 2800 g。患者病情和实验室检查指标平稳，经多学科（产科、血液科、麻醉科、输血科、儿科）联合会诊制订围分娩期计划：①选择阴道分娩，不建议椎管内镇痛，产前备好血液制品，做好预防感染的准备；②如需剖宫产，在血小板及凝血状况持续平稳改善的情况下，可谨慎选择单次脊椎麻醉（腰麻），否则选择全身麻醉；③行胎盘病理检查，脐带血行血常规检查；④新生儿注意喂养，注意心脏及血液学相关指标监测。

入院第 48 天（妊娠 $37^{+6}$ 周），给予催产素引产，宫颈条件成熟后行人工破膜，阴道顺产一足月成熟男活婴，体重 2940 g，身长 48 cm，Apgar 评分 1 min、5 min、10 min 均

10分。胎盘和胎膜自娩顺利完整，会阴Ⅱ度裂伤；产后 2 h 出血量 280 ml；产后 24 h 出血量 350 ml。产后给予促宫缩、回奶治疗，继续口服 ATRA 并加用黄黛片。

产后第 3 天复查骨髓穿刺和腰椎穿刺，鞘内注射阿糖胞苷＋地塞米松预防中枢神经系统白血病。骨髓形态学：骨髓增生Ⅳ～Ⅴ级，未见 APL 细胞，考虑诱导治疗后完全缓解。骨髓流式细胞学无异常；骨髓融合基因 RT-PCR 检查：PML-RARa（L 型）1.6%。

产后第 5 天患者体温正常，宫缩好，复查 WBC $3.10×10^9$/L，Hb 99 g/L，PLT $394×10^9$/L。患者出院，后续在血液科门诊随诊治疗。胎盘病理：绒毛发育成熟，部分绒毛周围可见纤维素沉积和多灶钙化，未见 APL 细胞。新生儿喂养好，未出现心脏损害表现，全血细胞分析：WBC $13.53×10^9$/L，中性粒细胞绝对值 $8.15×10^9$/L，Hb 166 g/L，PLT $338×10^9$/L。

## 【出院诊断】

①妊娠合并急性髓系白血病 M3（诱导缓解期）。②妊娠合并结节性红斑。③宫内妊娠 $37^{+6}$ 周，G3P2，已产。④高龄经产。

## 【随访】

产后患者接受 3 个疗程的 ATRA ＋ ATO 巩固治疗，同时行腰椎穿刺，鞘内注射阿糖胞苷＋地塞米松预防中枢神经系统白血病。复查骨髓穿刺：骨髓增生Ⅲ级，未见 APL 细胞。骨髓流式细胞学无异常；骨髓融合基因 RT-PCR 检查：PML-RARa（L 型）0.0031%～0.034%。因融合基因持续不转阴，2022-4-1 开始予去甲氧柔红霉素＋阿糖胞苷巩固化疗，2022-4-22 再次腰椎穿刺，鞘内注射阿糖胞苷＋地塞米松 1 次。2022-5-17 及 2022-8-15 复查融合基因阴性，其后继续 ATRA ＋ ATO 维持治疗。2022-10-14 复查融合基因阳性（0.018%），考虑分子生物学复发，再次给予 ATRA ＋ ATO 治疗。新生儿生长发育良好，无异常表现，目前均在随访中。

## 【病例讨论与文献阅读】

妊娠期白血病十分罕见，发病率为 1/100 000～1/75 000（Fracchiolla et al.，2017）。绝大多数为急性白血病，其中 AML 约占 2/3，急性淋巴细胞白血病（acute lymphocytic leukemia，ALL）占 1/3（Hurley et al.，2005）。

APL 是 AML 的一种亚型，妊娠患者的数据较少，截至 2020 年报告的病例数仅有 96 例，且多数为个案报道（Santolaria et al.，2020）。部分 APL 的临床表现危重，起病即表现出凝血功能障碍、DIC、严重感染、脑出血及脑梗死、多器官衰竭等。但是，APL 具有独特的分子发病机制和治疗方法。APL 的细胞遗传学特征是发生于 15 号、17 号染色体的断裂和易位，即 t（15；17）（q24；q21），形成 PML-RARa 融合基因。此融合基因对蒽环类化疗药物和分化剂（如 ATRA 和 ATO）治疗非常敏感，使 APL 已成为高度可治愈的疾病（Sanz et al.，2009；Verma et al.，2016；Sanz et al.，2019；Santolaria et al.，2020）。

本例患者为高龄经产妇，没有出血倾向等临床表现，仅在妊娠晚期发现外周血三系细胞减低，以 WBC 减低最为显著。这也提示产科医生不可忽视妊娠期 WBC 减低的孕妇，应及时进行复查及外周血涂片检查，必要时完善骨髓检查，以除外白血病等少见疾病。Sanz 等最初将 WBC $≤10×10^9$/L 且 PLT $>40×10^9$/L 的患者定义为低危型，WBC $≤10×10^9$/L

和 PLT $\leqslant 40 \times 10^9$/L 为中危型，WBC $> 10 \times 10^9$/L 为高危型。由于低危型和中危型患者的结局相似，故将其合并为低危型（Sanz et al.，2000；中华医学会血液学分会 等，2018）。本例患者及时接受了骨髓检查，明确诊断为 APL。病情分级为低危型，没有凝血功能障碍、发热、血栓栓塞等情况。

根据 2015 年英国血液病学会发布的妊娠期急性髓系白血病诊治指南，考虑到 AML 本身及其并发症，以及在治疗过程中发生自然流产、严重胎儿畸形和胎儿死亡的风险极高，在妊娠早期确诊时建议选择性终止妊娠。在妊娠中期（妊娠 13 ~ 24 周）诊断时，经与患者和产科专家详细沟通后，可考虑开始诱导化疗并延长孕周；妊娠 24 ~ 32 周诊断时，须权衡胎儿化疗暴露的风险与该妊娠阶段选择性分娩后早产的风险，倾向诱导化疗延长孕周；妊娠 32 周以后诊断时，可考虑先分娩后再行化疗；妊娠 36 周及以后应避免化疗，建议择期分娩后尽快治疗（Ali et al.，2015；彭楠 等，2022）。

本例患者确诊时妊娠已达 31 周，母儿均面临疾病及启动化疗的风险，以及即刻终止妊娠的早产相关问题。经充分沟通病情，权衡利弊，家属知情后选择 ATRA 诱导治疗。其间严密监测患者生命体征、血液学相关指标及胎儿宫内状况，警惕诱导治疗中发生分化综合征、感染、DIC、血栓栓塞及不良胎儿结局。治疗过程中较快出现 WBC 升高，同时发生皮肤血管炎与结节性红斑（相对罕见），继而出现出血倾向、PLT 和 Fb 降低，增加了治疗的难度和母儿风险。经加用柔红霉素化疗、预防性使用抗生素、糖皮质激素对症治疗及输注血液制品支持治疗后，病情逐渐稳定，孕周延长至早期足月，最终顺利完成阴道分娩，没有发生不良围产结局。

本例患者比较特殊的情况是在 APL 诱导治疗期间出现皮肤血管炎和结节性红斑，同时伴有 CRP 升高等，后者也需与感染进行鉴别。结节性红斑是最常见的脂膜炎形式，特点为红斑、隆起和触痛结节。结节性红斑被认为是一种迟发型超敏反应，可能涉及皮下脂肪层微静脉中免疫复合物沉积、中性粒细胞募集和由此产生的活性氧形成、TNF-α 生成和肉芽肿形成。17% ~ 72% 的结节性红斑被认为是特发性，其他原因包括感染、药物、炎性肠病等，少数为恶性肿瘤，其中发生于 AML 更少见（刘白 等，2016；Xu et al.，2017）。有研究报道了 APL 患者在进行 ATRA 诱导的过程中出现结节性红斑，但十分罕见。患者在接受短期类固醇治疗后皮损均可消退，且均未停用 ATRA，结节性红斑被认为可能是 ATRA 的不良反应（Kuo et al.，2004）。

本例患者产后立即进行骨髓检查提示达到完全缓解，继续 ATRA ＋ ATO 巩固治疗 3 个疗程，但分子生物学未能达到完全转阴，考虑与诱导化疗阶段患者妊娠不能加用砷剂或足量化疗有关。经追加静脉化疗后，融合基因短暂转阴 5 个月后再次出现分子生物学复发，目前患者仍在治疗随访中。新生儿生长发育良好，各项指标无明显异常。

【专家点评】

妊娠期 APL 的管理特别具有挑战性。

首先，疾病带来的母儿风险显著增高。母体易发生凝血功能障碍、DIC、严重感染、脑出血及脑梗死、多器官衰竭等并发症。延迟治疗可能会影响母体预后，但不会改善胎儿结局。如不采取治疗方案，孕产妇将在数周或数月内死亡；同时，APL

会增加胎儿流产、早产、生长受限和围产期死亡的风险。胎儿死亡的可能原因包括母体贫血、DIC 和白血病细胞影响胎盘绒毛间的血流、营养交换和氧气输送。

其次，母儿接受药物治疗面临着药物暴露的风险。使用 ATRA、ATO 等诱导治疗可能发生分化综合征，严重者可危及生命。妊娠中晚期进行化疗很少导致胎儿先天性畸形，但会增加晚期流产、早产、胎儿生长受限、新生儿中性粒细胞减少症和败血症的风险。目前化疗对婴儿的远期影响尚不明确。

妊娠合并 APL 的处理方案与孕周密切相关。此外，患者对治疗的态度以及对母婴风险增加的认知对于临床决策同样重要。因形成独特的融合基因，APL 对 ATRA 等分化剂治疗敏感，妊娠中期诱导化疗通常选择单剂 ATRA 和（或）蒽环类药物。砷剂具有潜在的高毒性，整个妊娠期间均禁用，但 ATRA 单一治疗的诱导疗效可能不足，使母体可能面临更高的复发风险。此外，在不添加蒽环类药物的情况下，发生分化综合征的风险增加。目前，单药 ATRA 优先用于诊断后的短期治疗，以控制病情并为胎儿成熟争取时间（最多 4 周），在分娩后继续使用 ATRA 和蒽环类药物或 ATRA ＋ ATO 的组合。妊娠中晚期使用 ATRA 时应关注对胎儿的心脏毒性，有报道 ATRA 治疗后出现可自行恢复的胎儿心律失常等。

总之，妊娠合并 APL 患者达到完全缓解和治愈的概率非常高，且可能与非妊娠期患者无显著差异。胎儿结局与诊断时的孕周密切相关，妊娠早期诊断 APL 的流产率显著升高，早产和低出生体重儿相对常见，呼吸窘迫综合征是早产儿中最常见的并发症。妊娠合并 APL 患者的临床决策需要患者、血液科医生、产科医生和新生儿科医生的共同参与。

（北京大学人民医院  张超  韩茹雪  点评专家  刘国莉  梁梅英）

## 参考文献

刘白，姜祎群，2016. 结节性红斑的病因学研究进展 . 国际皮肤性病学杂志，42（1）：30-32.

彭楠，梁梅英，江倩，2022. 妊娠合并急性白血病的诊治 . 中华血液学杂志，43（1）：82-86.

中华医学会血液学分会，中国医师协会血液科医师分会，2018. 中国急性早幼粒细胞白血病诊疗指南（2018 年版）. 中华血液学杂志，39（3）：179-183.

Ali S，Jones G L，Culligan D J，et al.，2015. British Committee for Standards in Haematology：guidelines for the diagnosis and management of acute myeloid leukaemia in pregnancy. Br J Haematol，170（4）：487-495.

Fracchiolla N S，Sciumè M，Dambrosi F，et al.，2017. Acute myeloid leukemia and pregnancy：clinical experience from a single center and a review of the literature. BMC Cancer，17（1）：442.

Hurley T J，McKinnell J V，Irani M S，2005. Hematologic malignancies in pregnancy. Obstet Gynecol Clin North Am，32（4）：595-614.

Kuo M C，Dunn P，Wu J H，et al.，2004. All-trans-retinoic acid-induced erythema nodosum in patients with acute promyelocytic leukemia. Ann Hematol，83（6）：376-380.

Santolaria A，Perales A，Montesinos P，et al.，2020. Acute promyelocytic leukemia during pregnancy：a systematic review of the literature. Cancers（Basel），12（4）：968.

Sanz M A，Lo Coco F，Martin G，et al.，2000. Definition of relapse risk and role of nonanthracycline drugs for consolidation in patients with acute promyelocytic leukemia：a joint study of the PETHEMA and GIMEMA cooperative groups. Blood，96（4）：1247-1253.

Sanz M A，Grimwade D，Tallman M S，et al.，2009. Management of acute promyelocytic leukemia：recommendations from an expert panel on behalf of the European LeukemiaNet. Blood，113（9）：1875-1891.

Sanz M A，Fenaux P，Tallman M S，et al.，2019. Management of acute promyelocytic leukemia：updated recommendations from an expert panel of the European LeukemiaNet. Blood，133（15）：1630-1643.

Verma V，Giri S，Manandhar S，et al.，2016. Acute promyelocytic leukemia during pregnancy：a systematic analysis of outcome. Leuk Lymphoma，57（3）：616-622.

Xu X，Liang G，Duan M，et al.，2017. Acute myeloid leukemia presenting as erythema nodosum：a case report. Medicine（Baltimore），96（47）：e8666.

# 病例 37 宫体-宫颈断端吻合术后自然妊娠伴胎盘植入

## 【病历摘要】

患者女，28 岁。

**主诉**：继发性闭经伴痛经 10 年。

**现病史**：患者 18 岁时曾被一辆货车自双腿之间碾压至下腹，致骨盆粉碎性骨折，当时无腹腔内出血，仅接受骨盆内固定及修复手术。伤后即出现闭经。外伤后 7 年因"继发性闭经，伴痛经进行性加重（VAS 9～10 分）"于外院就诊，行盆腔超声检查提示宫腔积液，行宫腔镜检查但置镜失败，考虑宫颈粘连可能。为进一步诊治于我院（北京大学第三医院）就诊。

**既往史**：患者于入院前 10 年因外伤行骨盆手术治疗（未剖腹手术）。入院前 5 年取出内固定钢板。

**月经婚育史**：患者 14 岁初潮，月经周期规则，7 天/（28～30）天，不伴痛经，月经量中等。18 岁车祸伤后闭经，伴痛经进行性加重（VAS 9～10 分），23 岁初婚，G0P0。

**家族史**：否认家族遗传史、肿瘤史及血栓栓塞性疾病史。

## 【体格检查】

生命体征平稳，一般情况好，心肺查体（-），腹软，无压痛及反跳痛，移动性浊音（-）。

专科查体：外阴及阴道外观正常。宫颈外观正常，无举痛及摆痛，宫颈外口通畅。子宫：大小正常，均匀，表面光滑，活动正常，无压痛。附件：正常，无压痛。

## 【辅助检查】

妇科阴道超声（2018-3-12）：宫腔积液，宫体与宫颈连接处狭窄（图 37-1）。

盆腔 MRI 平扫（2018-3-13）：宫体与宫颈分离？宫腔少量积血；右侧附件区病变：输卵管积血或包裹积液？盆腔积液（图 37-1）。

## 【入院诊断】

①继发性痛经：宫体-宫颈外伤性离断。②继发性闭经。③骨盆粉碎性骨折手术史。

## 【诊治经过】

结合患者病史、症状及辅助检查，考虑宫颈峡部外伤性横断可能，建议手术治疗。

2018-3-19 于我院行腹腔镜探查：腹膜型子宫内膜异位症，宫颈与宫体在峡部处完全分离，形成两个盲端，两个盲端前后错位，中间仅有膜状粘连，双侧附件外观大致正常。行腹腔镜下宫体-宫颈断端吻合术，并留置宫腔引流管（图 37-2），手术病理支持子宫内膜异位症。

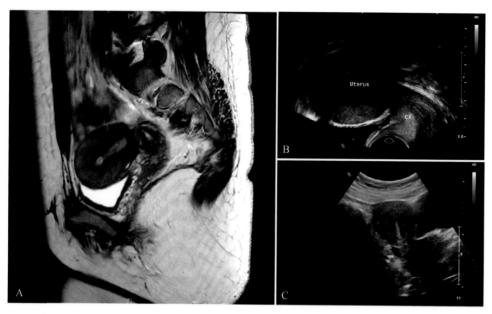

**图 37-1 子宫重建术前影像学检查。A.** 术前盆腔 MRI 示宫体与宫颈分离，宫腔内见 T1 高信号，双侧卵巢未见明显异常征象，直肠子宫陷凹见游离 T1 稍高信号、T2 稍低信号液体。**B ～ C.** 超声示宫颈长 3.0 cm，宫体 5.1 cm×5.3 cm×3.8 cm，宫体与宫颈连接处狭窄，最宽处 1.2 cm，单侧内膜厚 0.4 cm，宫腔内探及无回声宽 0.7 cm，双侧附件未见异常

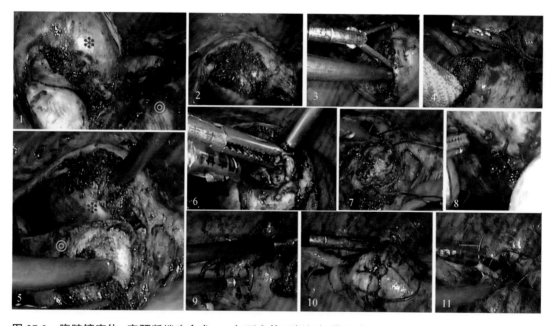

**图 37-2 腹腔镜宫体-宫颈断端吻合术。1.** 打开宫体两侧阔韧带及膀胱腹膜返折，见宫颈（❋）与宫体（◎）分离（**A ～ B**）。**2.** 经阴道使用宫颈扩张棒（扩宫棒）及简易举宫器经宫颈管向上指引，打开宫颈内口。**3.** 自宫底纵行切开小口至宫腔，探查见宫腔体积小、少量宫腔陈旧性积血，自上而下探查宫腔，切开宫体下方盲端部分（**C**）。**4.** 自宫底、经宫腔贯穿一无菌绳带，用于协助翻转宫体。**5.** 暴露宫颈盲端（❋）及宫体盲端（◎）（**D**）。**6.** 剪断宫颈及宫体盲端瘢痕，扩大宫腔。**7 ～ 8.** 间断全层缝合宫颈及宫体断端后壁（**E**）。**9.** 自宫底切口置入宫腔引流管，自宫腔、经宫颈管留置于阴道，以保持宫颈-宫体吻合处的通畅。**10.** 全层缝合子宫肌层，关闭宫底切口。**11.** 从两侧至前壁连续全层缝合宫颈及宫体断端（**F**）

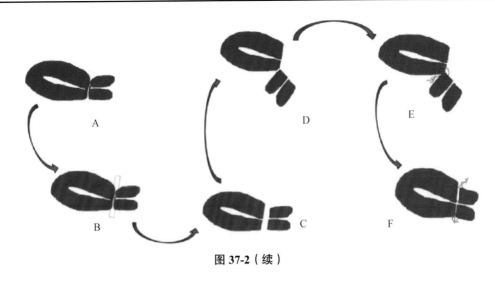

图 37-2（续）

患者术后 3 天顺利出院，术后 23 天月经来潮，术后 2 个月拔除宫腔引流管。

## 【出院诊断】

①宫体–宫颈外伤性离断。②子宫内膜异位症 I 期，腹膜型。③子宫腺肌病。④骨盆粉碎性骨折手术史。

## 【随访及自然妊娠】

### 1. 术后随访

患者术后定期复查，恢复正常月经，痛经缓解。术后 1 年内定期随访，每 3 个月复查超声。超声提示宫腔与宫颈管相通，宫体与宫颈连接处狭窄，单侧肌层厚 0.7 cm，相邻肌层厚 1.2 cm（图 37-3）。反复告知妊娠风险，建议患者采用长效、确切的避孕措施。

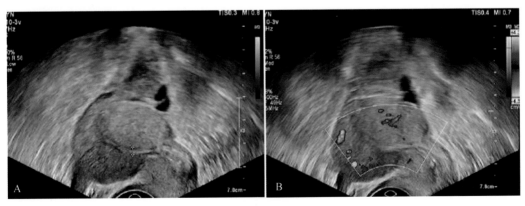

**图 37-3　子宫重建术后复查超声。**宫体与宫颈连接处狭窄，单侧肌层厚 0.7 cm，相邻肌层厚 1.2 cm

### 2. 自然妊娠（早期即提示瘢痕部位妊娠）

术后 3 年（2021-7），患者意外自然妊娠，停经 6 周就诊，超声确定宫内早孕，核对末次月经为 2021-5-19，并开始于我院产科门诊定期产检。妊娠早期超声提示妊娠囊下缘达宫颈内口，完全位于宫体-宫颈断端缝合部位下方，子宫下段肌层菲薄，妊娠第 $12^{+2}$

周影像学提示胎盘自子宫左前后壁覆盖宫颈内口，宫颈及左侧子宫壁附着处肌层回声近消失，符合穿透性胎盘植入表现（图 37-4）。反复建议终止妊娠，充分沟通知情，患者仍坚决要求继续妊娠。

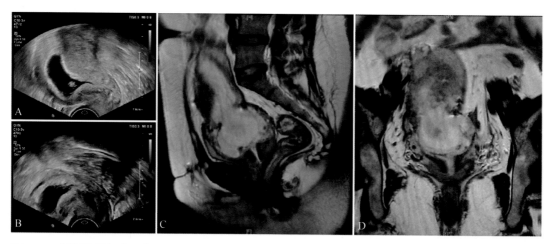

**图 37-4　妊娠早期超声及盆腔 MRI**。妊娠第 6 周超声示宫腔内可见妊娠囊 4.7 cm×2.0 cm×1.8 cm，妊娠囊下缘达宫颈内口上方，子宫后壁下段肌层最薄处厚 0.2 cm，前壁下段肌层最薄处厚 0.3 cm（**A ～ B**）。妊娠第 10 周 MRI 示子宫下段前后壁明显变薄，宫腔增宽，以下段明显，宫腔内见妊娠囊影，下缘达宫颈内口，并覆盖宫颈内口（**C ～ D**）

### 3. 对穿透性胎盘植入的妊娠期监测

妊娠期动态复查超声及盆腔 MRI 提示完全性前置胎盘、穿透性胎盘植入累及左侧宫旁（图 37-5）。

妊娠期患者无产前出血及腹腔内出血，NIPT 提示低风险，OGTT 结果正常，监测血压及尿蛋白正常，产检超声提示胎儿生长发育大致正常。妊娠中期开始出现轻度贫血，Hb 最低至 98 g/L，其余无明确异常。

为加强监护，患者于妊娠第 26+3 周入院。住院期间加强母胎监护。经全科讨论，尽管低置伴植入的胎盘组织客观上对宫体-宫颈重建处起到一定保护作用，但妊娠晚期子宫张力增大，子宫破裂风险将显著增加，故建议在院严密监测至围产期，其间予地塞米松促胎肺成熟、硫酸镁保护胎儿神经及纠正贫血。同时针对子宫破裂、腹腔内出血等危急情况，做好紧急手术的预案。

### 4. 多学科团队围分娩期管理

妊娠第 29+ 周患者出现 1 次少量阴道出血，复查影像学检查：胎盘下缘累及宫颈后唇形成血窦，左下部胎盘向宫旁膨隆较前明显增大，胎盘血窦扩张、较前增大。超声估计胎儿体重 1600 g，AFI 7.56 cm，最大羊水深度 2.6 cm，脐动脉 S/D 1.8，胎心监护显示反应型。心电图、超声心动图、腹部超声及泌尿系统超声正常，凝血功能及血生化指标正常。再次予地塞米松促胎肺成熟。

经多学科会诊讨论，鉴于病情进展，随时可能发生子宫破裂，无法预测，无法预防。目前胎儿已经有较强的宫外生存能力，拟于妊娠第 30 周终止妊娠。儿科团队做早产儿复苏及转运准备，术前准备腹主动脉球囊以备术中止血。术中先行膀胱镜检查＋双侧输尿管

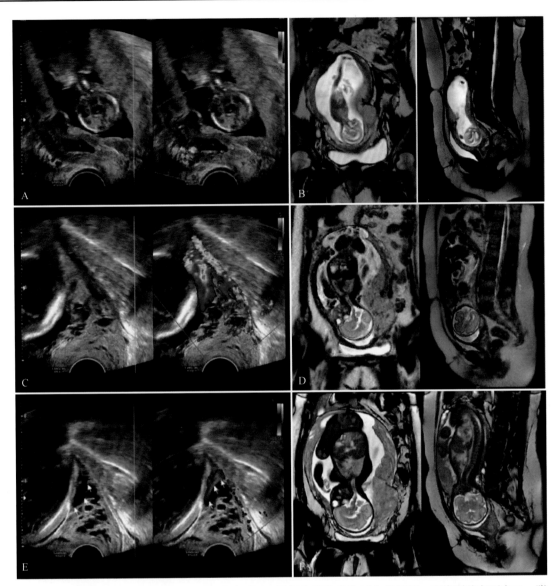

**图 37-5　妊娠期动态超声及盆腔 MRI**。妊娠第 12 周超声示胎盘位于左前后壁，下缘覆盖宫颈内口，附着左前后壁下段及宫颈内口处胎盘可探及丰富血供回声，呈"沸水"征，该处肌层回声消失，前壁下段与膀胱壁分界不清（**A**）。妊娠第 15 周 MRI 示邻近子宫前后壁及左侧壁见胎盘影，局部左后壁似侵入肌层（**B**）。妊娠第 24 周超声示胎盘附着左前后壁下段及宫颈内口胎盘处肌层可探及丰富血流信号，该处肌层回声近消失，前壁下段与膀胱壁分界不清，附着于后壁胎盘实质近宫颈处探及血窦回声（**C**）。同期 MRI 示胎盘后下缘可疑累及部分宫颈后唇，宫颈后唇增厚内见血窦。胎盘不均匀增厚信号混杂，内见流空血管，左下部为著，左下部局部子宫肌层信号显示不清，胎盘浆膜侧轮廓异常膨隆（**D**）。妊娠第 29 周超声及 MRI 显示：胎盘下缘累及宫颈后唇形成血窦，左下部胎盘向宫旁膨隆较前明显增大，胎盘血窦较 1 个月前明显扩张（**E ～ F**），膀胱未见受累

支架置入。因伤后患者子宫动脉下行支已断裂，须警惕阴部内动脉等侧支循环建立，常规结扎子宫动脉可能无法控制出血，故拟在胎儿娩出后即行胎盘在位子宫切除术，先处理右侧宫旁组织及血管，再处理左侧困难部分，术后产妇转入重症医学科监护治疗。

　　妊娠第 30 周行剖宫产手术，取下腹部纵切口，探查见膀胱粘连于子宫下段，右侧致密，子宫下段浆膜面血管充盈、怒张、迂曲。下推膀胱，超声定位下避开胎盘，于膀胱

反折上方 5.0 cm 处取子宫横切口，迅速娩出一女婴，出生体重 1630 g，生后 Apgar 评分 1 min、5 min 及 10 min 均为 10 分。子宫切口出血汹涌，切口右侧附近的胎盘部分剥离，将子宫娩出盆腔，以宫腔充填纱布来压迫胎盘，控制出血并快速缝合子宫切口，探查见子宫呈葫芦状，子宫左侧壁及左后壁穿透植入胎盘组织外凸，面积分别为 5.0 cm×6.0 cm 和 4.0 cm×5.0 cm，肌层几乎消失，仅剩浆膜层，最低近宫颈内口（图 37-6）。遂行胎盘在位的全子宫切除术＋输卵管切除术，术中出血 1200 ml，术后转入重症监护病房。

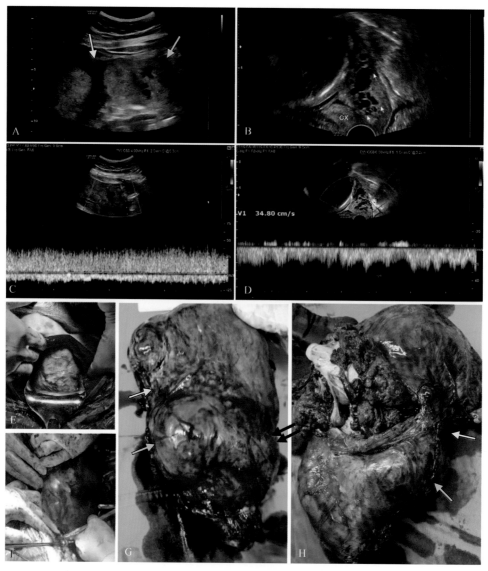

**图 37-6　术前超声与剖宫产术中情况对应。A、C.** 腹部超声扫查（**A**）左侧壁子宫下段可见吻合部瘢痕（黄色箭头）和外凸的胎盘组织（蓝色箭头），多普勒血流示血窦回声（**C**）。**B、D.** 经阴道超声扫查（**B**）子宫后壁胎盘累及宫颈后唇，宫颈后唇可见血窦，多普勒可见血窦信号（**D**）。**E.** 术中暴露子宫前壁下段，见表面充血，血管充盈、迂曲。**F.** 术中暴露子宫左后壁，有 5.0 cm×6.0 cm 外凸，肌层几乎消失，张力大。**G.** 子宫大体标本后面观，子宫左后壁宫颈内口水平，面积 5.0 cm×6.0 cm 的明显外凸的胎盘植入部分，仅余浆膜层（蓝色箭头），另见子宫下段后壁穿透胎盘组织外凸，下方累及宫颈后唇（黑色箭头）。**H.** 子宫大体标本前面观，见子宫左侧方有面积 4.0 cm×5.0 cm 的外凸，仅剩浆膜层

患者术后恢复良好，术后 1 天从重症监护病房转回产科普通病房，术后 6 天拔除双侧输尿管支架，术后 7 天出院。

## 【病例讨论与文献阅读】

该患者最初以"继发性闭经伴周期性下腹痛 10 年"首诊于我院妇科门诊。对于继发性闭经伴痛经进行性加重，首先应排除器质性病变，鉴别是否存在生殖道不同水平的梗阻，包括残角子宫、宫颈狭窄或粘连，以及阴道横隔、斜隔或粘连等。本例患者的症状继发于盆腔外伤史，还应考虑获得性生殖道结构损伤。更精确的定位诊断依赖于妇科体格检查及影像学检查。外院盆腔超声提示宫腔积液，行宫腔镜检查但置镜失败，我院超声及 MRI 提示宫腔积液，宫体肌壁增厚与宫颈分离，宫腔内膜与宫颈黏膜不连续，考虑宫颈峡部外伤性横断可能，腹腔镜探查见腹膜型子宫内膜异位症，宫颈与宫体在峡部处完全分离，形成两个盲端，前后错位，中间仅有膜状粘连，双侧附件外观大致正常，据此明确诊断创伤性宫颈离断，并接受子宫重建手术。

由于骨盆和盆底组织对盆腔脏器的保护作用，因骨盆骨折引起的宫颈与宫体完全分离非常罕见。急剧的前后挤压作用力和垂直剪切外力损伤骨盆，可致耻骨支骨折或耻骨联合分离，对宫颈造成过度压力，青春期前宫颈较长，其位置受主韧带的支撑作用而相对固定，较为薄弱的宫颈峡部最易受损（Demetriades et al., 2005），患者常因未伤及子宫动脉、未导致腹腔内出血而无明显临床症状，故忽视子宫结构性损伤而延误治疗，继而出现闭经、子宫内膜异位症、不孕症等远期并发症，且延迟手术将因盆腔粘连而增大手术难度。

2000—2020 年，全球共报道了 7 例相似的病例情况（表 37-1）。总结病例特点包括：患者均为年轻未生育女性，幼年时发生车祸伤导致骨盆骨折，除 1 例因不孕症就诊的 35

表 37-1　骨折创伤引起宫颈与宫体离断的病例报道总结（2000—2020 年）

| 作者，发表年份 | 骨折年龄 / 手术年龄 | 症状 | 手术方式及术中发现 | 妊娠情况 |
|---|---|---|---|---|
| Geeske，2000 | 12 岁 /18 岁 | 原发性闭经 | 开腹子宫修补术 子宫离断，盆腔内膜异位症 | 32 岁胚胎移植受孕 剖宫产足月分娩一胎 |
| Grimbizis，2004 | 12 岁 /15 岁 | 原发性闭经、 周期性腹痛 | 开腹子宫修补术 子宫离断，双侧附件及盆腔子宫内膜异位症 | 目前无妊娠计划 |
| Kesterson，2007 | 13 岁 /15 岁 | 继发性闭经 | 开腹子宫吻合术 子宫离断 | 目前无妊娠计划 |
| Rashmi，2009 | 3 岁 /15 岁 | 原发性闭经 | 开腹子宫修补术 子宫离断，子宫内膜异位症 | 目前无妊娠计划 |
| Zhang，2013 | 2 岁 /16 岁 | 原发性闭经、 周期性腹痛 | 腹腔镜子宫修补术 子宫离断，子宫内膜异位症 | 目前无妊娠计划 |
| Vignolle，2015 | 4 岁 /36 岁 | 不孕症 | 开腹子宫修补术 子宫离断，深部子宫内膜异位症 | 卵巢储备低下 取卵失败 |
| Mankus，2020 | 18 岁 /18 岁 | 下腹痛、骨盆 挤压伤 | 骨盆骨折复位＋开腹子宫修补术 子宫离断、子宫动脉横断；膀胱壁破裂 | 目前无妊娠计划 |

岁女性（Vignolle et al.，2018）外，其余患者的就诊年龄为 15 ～ 18 岁。闭经和周期性下腹痛是最常见的临床表现，其他还包括不孕症和子宫内膜异位症。多数案例为创伤后行延迟手术，只有 Mankus 报告的 1 例患者在车祸后出现明显的下腹痛症状，影像学检查提示腹腔内出血，立即行剖腹探查术，术中发现子宫横断和子宫动脉损伤，患者循环稳定，行宫体-宫颈断端吻合术（Mankus et al.，2020）。7 个病例中有 6 例行剖腹探查术，只有 1 例在腹腔镜下完成手术。所有病例在术中均同时发现了子宫内膜异位症病灶，考虑可能与月经血逆流有关。7 例中只有 1 例患者通过辅助生殖技术助孕，本例患者是目前报道的类似子宫重建首例术后自然妊娠的病例，证明了微创手术在子宫重建中的应用价值与术后生殖道结构及功能恢复的确切效果。但对于术后吻合处的愈合情况、妊娠的成功率和妊娠时子宫破裂的风险，仍需要大样本量的数据进行更深入的研究。

　　子宫重建、术后恢复、自然妊娠及产科管理，本案例个体化方案决策过程也需基于病理生理学机制的认识及临床循证证据。子宫破裂是子宫重建术后妊娠需首要防范的并发症。子宫切口纤维结缔组织修复过程的研究显示，术后 2 ～ 3 年是子宫切口愈合的最佳时期，但仍应认识到，不同切口在结构完整和应力功能方面所面临的挑战并不相同，由于宫缩的极性特点，妊娠晚期宫体和宫底的宫缩最强烈，而子宫下段以被动性扩张为主，因此下段切口破裂的发生率远低于宫体切口。对于有多个切口的子宫修补术史患者，基于对并发症风险的充分认识，妊娠过程中须严密监测，并动态开展个体化评估，权衡母胎情况，如果病情稳定，可考虑在子宫容量显著增大的妊娠第 32 ～ 34 周前终止妊娠（Chibber et al.，2010；ACOG，2019）。

**【专家点评】**

　　对于宫颈与宫体的离断，应根据患者的全身情况、损伤情况、患者年龄及生育意愿选择子宫修补术或子宫切除术。对于年轻女性，应尽量保留生育功能，宫体-宫颈断端吻合术可重建生殖道解剖结构，解决闭经和周期性痛经。对于重建手术方式的选择，既往报道的类似案例多接受了剖腹手术，但成熟的腹腔镜技术可缩短术后恢复时间，减少围术期并发症。本例患者重建后的子宫承担了妊娠及妊娠中晚期，一定程度上证实了微创手术在子宫重建中的应用价值和效果。瘢痕挛缩再次造成生殖道梗阻是重要的近期手术并发症，本例经术后 1 年的影像学随访，显示下生殖道解剖结构重建良好，说明术中放置宫腔引流管保持吻合处通畅是有效而必要的。

　　由于宫颈横断累及子宫下段肌肉的全层，宫体-宫颈的全层缝合非常必要，但吻合部位力学恢复仍无法评估，因此需要向患者充分告知妊娠期子宫破裂、胎盘植入、瘢痕部位妊娠等严重并发症风险，并指导避孕。本例患者在术后 3 年意外自然妊娠，结合妊娠早期的情况，产科专家组与患者及家属进行谈话：一方面，当时胚胎着床于吻合瘢痕处，邻近子宫内口，且子宫下段肌层薄弱，继续妊娠面临的远期和近期风险主要包括不可预测的、随时可能发生的子宫破裂，进展为凶险性前置胎盘、穿透性胎盘植入，产前及产时凶险的出血，最终需要切除子宫，重要器官缺血损伤，甚至母体死亡等灾难性结局，胎儿预后并不确定。另一方面，应用药物或手术引产放弃妊娠也面临严重出血、子宫切除等风险。经过充分沟通知情，患者仍坚决要求继续妊娠。随后患者被纳入高危孕妇管理，逐渐进展为完全性前置胎盘及穿透性胎盘植入，妊娠第 26 周即收入院加强监护，并制订应对各种突发情况的应急预案。

　　本例患者妊娠早期影像学即出现胎盘植入征象，通过系统的胎盘植入管理，最终实现了满意的产科结局。胎盘植入是胎盘组织不同程度地侵入子宫肌层的一组疾病，根据绒毛侵入肌层的深度可分为胎盘粘连、胎盘植入和穿透性胎盘植入，其可致严重产后出血、育龄期女性子宫切除，甚至孕产妇死亡。临床评估主要根据既往病史、高危因素并结合影像学检查，彩色多普勒超声可综合肌层连续性、胎盘位置及厚度、胎盘后低回声带完整性、膀胱线连续性、胎盘陷窝性状、胎盘基底部血流信号、宫颈形态完整性、宫颈血窦等征象判断胎盘植入的严重程度，在此基础上，MRI 可辅助评估侵及肌层深度、宫旁组织及膀胱受累程度（Chen et al.，2021；Chong et al.，2018；Jauniaux et al.，2018）。临床判断重型胎盘植入病例应在术前联合泌尿科、介入血管外科、新生儿科、麻醉科及重症医学科等多学科会诊制订个体化手术方案（MDT），术前完善人员、血液制品、药物及台上联合会诊等准备；术中采取促宫缩药物、宫腔填纱、止血带结扎、腹主动脉球囊阻断、子宫动脉结扎、子宫缝扎止血，甚至产时子宫切除等多样化止血措施，注意监测及维持生命体征，积极防治低血容量休克、器官缺血再灌注损伤、产褥期感染、静脉血栓栓塞症等并发症。

（北京大学第三医院　叶圣龙　李佳欣　张爱青　点评专家　王永清　梁华茂　张坤）

## 参考文献

ACOG，2019. ACOG committee opinion No. 764：Medically indicated latepreterm and earlyterm deliveries. Obstet Gynecol，133（2）：e151e155.

Chen L，Shi H F，Jiang H，et al.，2021. Correlation of an ultrasonic scoring system and intraoperative blood loss in placenta accreta spectrum disorders：a retrospective Cohort study. Biomed Environ Sci，34（2）：163-169.

Chibber R，ElSaleh E，Al Fadhli R，et al.，2010. Uterine rupture and subsequent pregnancy outcome：how safe is it？A 25year study. J Matern Fetal Neonatal Med，23（5）：421-424.

Chong Y W，Zhang A Q，Zhao Y Y，et al.，2018. An ultrasonic scoring system to predict the prognosis of placenta accreta：a prospective cohort study. Medicine，97（35）：e12111.

Demetriades D，Murray J，Brown C，et al.，2005. High level falls：types and severity of injuries and survival outcome according to the age. J Trauma Acute Care，58（2）：342-345.

Donner G G，Pel M，Lammes F B，2000. Primary amenorrhea caused by crushing trauma of the pelvis. Am J Obstet Gynecol，183（2）：500-501.

Grimbizis G F，Tsalikis T，Mikos T，et al.，2004. Successful end-to-end cervico-cervical anastomosis in a patient with congenital cervical fragmentation：case report. Hum Reprod，19（5）：1204-1210.

Jauniaux E，Bhide A，Kennedy A，et al.，2018. FIGO consensus guidelines on placenta accreta spectrum disorders：prenatal diagnosis and screening. Int J Gynaecol Obstet，140（3）：274-280.

Kesterson J，Dietrich J，Yussman M，et al.，2007. Secondary amenorrhea resulting from traumatic separation of the cervix from the uterine corpus. Obstet Gynecol，110（2Pt2）：528-530.

Mankus E，Braun A，Knudtson J，et al.，2020. Immediate repair of a complete uterine transection after motor vehicle collision. Obstet Gynecol，136（5）：950-952.

Marsoosi V，Ghotbizadeh F，Hashemi N，et al.，2020. Development of a scoring system for prediction of placenta accreta and determine the accuracy of its results. J Matern Fetal Neonatal Med，33（11）：1824-1830.

Rashmi，Suneja A，Yadav P，et al.，2009. Uterine avulsion：a rare cause of cryptomenorrhea. J Pediatr Adolesc Gynecol，22（3）：e5-7.

Vignolle J，Lefebvre C，Lucot J P A，et al.，2018. About a case of traumatic separation of the cervix from the uterine corpus，diagnosed in a context of infertility. J Gynecol Obstet Hum Reprod，47（6）：257-260.

Zhang H X，Chen S Q，Jiang H Y，et al.，2013. Laparoscopic uterine anastomosis for traumatic separation of the cervix from the uterine corpus caused by closed pelvic fracture：case report and literature review. J Minim Invasive Gynecol，20（2）：244-247.

# 病例 38　妊娠期乙型肝炎相关肾病综合征

## 【病历摘要】

患者女，27 岁。

**主诉**：停经 27$^{+4}$ 周，发现血压升高 5 个月。

**现病史**：患者自然受孕，外地建档产检，核对孕周准确，NT、NIPT、OGTT 未见异常。妊娠第 5$^{+}$ 周发现 BP 140/91 mmHg，尿蛋白（＋＋＋），尿潜血（＋＋＋），妊娠期监测 BP 波动于（135～149）/（70～98）mmHg，复查尿蛋白（＋＋＋～＋＋＋＋），尿潜血（＋＋），未处理。妊娠第 27$^{+}$ 周于我院（北京大学第三医院）就诊，测 BP 174/113 mmHg，尿蛋白（＋＋＋＋），尿潜血（＋＋＋），考虑"慢性高血压合并子痫前期？"入院。患者无头晕、头痛、视物模糊等不适，妊娠期体重增长 14 kg。

**既往史**：慢性乙型肝炎 20 余年，既往行抗病毒治疗，未定期随访。妊娠第 12$^{+}$ 周乙型肝炎病毒（hepatitis B virus，HBV）DNA 定量 2.17×10$^7$ IU/ml，未复查，未处理。

**月经婚育史**：月经规律，7 天 /30 天，月经量中等。初婚，G1P0。

**家族史**：否认家族疾病史。

## 【体格检查】

BP 181/123 mmHg，P 74 次 / 分，R 20 次 / 分。身高 168 cm，体重 88 kg。全身水肿，心肺腹查体未见异常。

产科查体：宫高 29 cm，腹围 103 cm，FHR 140 次 / 分。

## 【入院诊断】

①宫内妊娠 27$^{+4}$ 周，G1P0。②慢性高血压合并子痫前期？③妊娠合并慢性肾炎？④妊娠合并慢性 HBV 感染。⑤肥胖。

## 【诊治经过】

患者入院后多次测量 BP 均明显升高，最高 180/120 mmHg，予口服硝苯地平降压效果不满意，加用乌拉地尔（亚宁定）静脉降压治疗。考虑子痫前期可能，予硫酸镁解痉、地塞米松促胎肺成熟治疗。同时完善化验：① 24 h 尿蛋白定量 10.6 g。②血生化：ALB 25.3 g/L，SCr 83 μmol/L，总胆固醇（total cholesterol，TC）9.83 mmol/L，TG 3.09 mmol/L，空腹血糖 5.2 mmol/L。③ HBV DNA 定量 1.72×10$^8$ IU/ml。④超声心动图：左心室各壁厚度为正常值上限。⑤产科超声：胎儿生长发育符合孕周。

考虑患者慢性高血压、肾病综合征可能及慢性 HBV 感染，病情危重，提请由产科、肾内科、心血管科、感染科、儿科组成的多学科团队会诊。肾病方面：患者妊娠早期发现血压升高伴尿蛋白（＋＋＋～＋＋＋＋），考虑患者慢性高血压合并子痫前期的证据不足，考虑乙型肝炎相关肾病综合征可能性大。血压方面：考虑妊娠合并慢性高血压诊断明确，目前口服硝苯地平（拜新同）30 mg qd，拉贝洛尔 0.1 g tid，血压控制良好。乙型肝炎方面：患者慢性乙型肝炎病史 20 余年，乙型肝炎表面抗原（hepatitis B surface antigen，HBsAg）、HBV DNA 定量高，病毒活动性大，肝功能正常，考虑目前诊断为妊娠合并慢性 HBV 感染，予替诺福韦抗病毒治疗。替诺福韦抗病毒治疗 5 天后，加用泼尼松 30 mg qd ＋环孢素 50 mg bid。复查 24 h 尿蛋白定量逐渐下降至 4.9 g，HBV DNA 定量 $3.74×10^5$ IU/ml，血压控制平稳，逐渐下调拉贝洛尔至 0.1 g bid，考虑病情平稳，妊娠第 29$^+$周出院，门诊随诊。

妊娠第 35$^{+4}$周再次入院，考虑胎儿存在生长受限趋势，脐动脉 S/D 升高，拟于妊娠第 36 周终止妊娠。因宫颈 Bishop 评分 4 分，行水囊促宫颈成熟、缩宫素点滴引产，因产程中胎心减速，遂行剖宫产，新生儿无窒息，Apgar 评分均 10 分。遵会诊医嘱，于手术当日及术后第 1 天予甲泼尼龙 40 mg 静脉滴注冲击。手术当日发热 39℃，升级抗生素头孢哌酮钠舒巴坦钠（舒普深）3 g q12h ＋甲硝唑，产后血压升高，拉贝洛尔上调至 0.1 g tid。

术后第 2 天晨起开始体温正常，加用低分子量肝素钙（速碧林）抗凝治疗，同时考虑血压控制欠佳，加用硝苯地平（拜新同）30 mg qd。术后第 4 天血培养结果回报：大肠埃希菌（＋＋＋），头孢哌酮钠舒巴坦钠敏感、阿莫西林敏感。

术后第 6 天患者病情平稳，出院。

## 【出院诊断】

①宫内妊娠 36$^{+2}$周，G1P1，右枕横位（ROT），已产。②胎儿窘迫。③相对头盆不称。④原发性宫缩乏力。⑤妊娠合并慢性高血压。⑥早产。⑦早产儿。⑧低出生体重儿。⑨产褥感染。⑩产褥病率。⑪产褥期菌血症。⑫产褥期贫血，轻度。

## 【病例讨论与文献阅读】

### 1. 妊娠期肾的生理性变化

妊娠期可出现肾体积增大、肾小球和肾小管功能变化、肾血流量和肾小球滤过率（glomerular filtration rate，GFR）显著增加等一系列生理性改变，这种生理性改变从妊娠第 4 ～ 6 周持续到产后 3 个月（华茜 等，2019）。如果孕妇存在基础肾病或出现妊娠高血压等疾病，会加重肾负担，出现尿蛋白、低蛋白血症、水肿、多脏器受损等疾病，胎儿也会出现胎儿生长受限、宫内窘迫、早产等问题。

### 2. 妊娠合并肾病的评估

妊娠合并肾病的预后与妊娠前肾功能受损的严重程度（如 GFR 降低）、导致肾损伤的原因（如狼疮性肾炎、糖尿病肾病等）、是否合并高血压或蛋白尿等因素有关，血压升高、GFR 降低、合并狼疮性肾炎、合并糖尿病肾病等的患者，发生不良妊娠结局的风险更大（南京总医院国家肾脏疾病临床研究中心，2017）。

### 3. 妊娠合并肾病综合征

妊娠合并肾病综合征可分为子痫前期相关性肾病综合征和原发性肾病综合征，两者鉴别困难且可能伴发,其发病机制仍存在争议(中华医学会妇产科学分会妊娠期高血压疾病学组,2020)。子痫前期相关性肾病综合征多在子痫前期的基础上出现,而原发性肾病综合征患者多存在基础肾病,因此应仔细询问病史。妊娠合并肾病综合征的发病率低,原发性肾病导致肾病综合征的发生率为 0.028%。

### 4. 乙型肝炎相关性肾损伤

除造成肝损伤外,HBV 感染还可能造成肾损害。乙型肝炎病毒相关性肾小球肾炎(hepatitis B virus associated glomerulonephritis,HBV-GN)在临床上比较少见,成人 HBV-GN 的发病率低于儿童。与儿童期发病不同,成人 HBV-GN 很少自发缓解,肾功能会进展性受损,发病机制尚不明确,可能与免疫复合物介导、T 淋巴细胞免疫、病毒直接损伤、遗传因素等有关(Fakhouri et al.,2023)。HBV 对肝肾的损害呈非同步性,乙型肝炎患者肝功能正常时也可出现肾损伤。HBV-GN 的临床表现以肾病综合征最多见,随着 HBV-DNA 升高,可表现为尿蛋白定量升高,血清白蛋白降低,血清补体 C3 和 C4 降低。妊娠合并乙型肝炎相关肾损害的报道很少,目前只有国外的个案报道,其治疗复杂,需要多学科评估。

### 5. HBV-GN 的治疗

治疗分为两个方面。一方面是针对肾病综合征的治疗,即降压治疗、抗凝治疗和免疫抑制剂治疗。妊娠期目标血压为(130 ～ 140)/(80 ～ 90)mmHg,避免血压过低导致胎盘灌注不足,降压药物可选用甲基多巴、拉贝洛尔和长效硝苯地平。肾病综合征是静脉血栓栓塞(venous thromboembolism,VTE)的危险因素,建议预防性抗凝,2019 年英国肾脏病协会将肾病范围蛋白尿视作 VTE 的高危因素,建议在妊娠期及产后 6 周内提供低分子量肝素治疗以预防静脉血栓,将非肾病范围蛋白尿视为 VTE 的中危因素,推荐在合并其他危险因素时预防血栓,肾损伤严重的患者应进行多学科会诊,及时调整低分子量肝素的用量,警惕凝血功能紊乱(阮洁 等,2020)。免疫抑制剂包括糖皮质激素、羟氯喹、硫唑嘌呤和钙调蛋白抑制剂,利妥昔单抗可在妊娠早期使用,环磷酰胺、吗替麦考酚酯、来氟米特和甲氨蝶呤有致畸作用,妊娠期禁用,应至少在受孕前 3 ～ 6 个月停用(Hui et al.,2019)。

另一方面是针对乙型肝炎的抗病毒治疗。对于 HBV 且病毒载量 ≥ $2 \times 10^5$ IU/ml 的患者,推荐在妊娠期间使用抗病毒药物,以降低垂直传播的风险。妊娠期可用的抗病毒药物包括富马酸二吡呋酯替诺福韦、替比夫定和拉米夫定。对患有肾病或严重骨质疏松的孕产妇,建议选用替比夫定,无须联合用药。

### 【专家点评】

以高血压、蛋白尿为主要表现的子痫前期是妊娠期的常见并发症,其治疗原则为广大产科医师所熟知,即降压、解痉、适时终止妊娠。本例患者疾病的发生、发展和治疗后的临床转归提示我们,应注意加强子痫前期的鉴别诊断,针对病因治疗能获得更满意的治疗效果,改善母婴结局。

本例患者在妊娠前已知存在 HBV 感染,妊娠早期查病毒载量较高,却未进一步随访和及时开展抗病毒治疗，是造成孕妇肾功能损伤、严重高血压的主要原因。明确诊断后，针对病因积极给予替诺福韦抗病毒，泼尼松、环孢素等免疫抑制剂，拉贝洛尔、硝苯地平等降压治疗，低分子量肝素抗凝，孕妇高血压、尿蛋白、乙型肝炎病毒载量均明显改善，疾病进展得到有效控制、胎儿生长速度满意。这提示我们应加强自身知识储备及孕产妇宣教工作，对疑难危重病例及时转诊上级医院或专科医院进行救治。

在终止妊娠的时机方面，需要综合孕周、母体及胎儿的健康状况和预后、继续妊娠的风险及早产并发症的风险，经多学科讨论制订个体化治疗方案。在终止妊娠的方式方面，肾病不是阴道分娩的禁忌证，病情危重时可适当放宽剖宫产指征。出现以下情况时，建议及早终止妊娠：①肾功能持续恶化、存在不可逆性损害甚至需要肾脏替代治疗风险；②孕妇严重水肿或血压无法控制；③胎儿生长受限；④宫内妊娠已足月。在多学科团队的共同严密监测下，本例患者维持妊娠至近足月，新生儿无窒息，Apgar 评分均 10 分。

对于此类疑难重症患者，推荐 MDT 模式，需要产科、儿科、肾内科、心内科、感染科等相关科室专家共同参与，根据患者病情变化严密监测，实现各科资源和优势的最大化整合。

（北京大学第三医院　王颖　点评专家　魏瑗　赵扬玉）

## 参考文献

华茜，万辛，2019. 妊娠与慢性肾脏病的研究进展. 国际泌尿系统杂志，39（2）：381-384.

南京总医院国家肾脏疾病临床医学研究中心，2017. 慢性肾脏病患者妊娠管理指南. 中华医学杂志，97（46）：3604-3611.

阮洁，冯韵霖，刘兴会，2020. 2019 年英国肾脏病协会"妊娠及肾脏疾病"临床实践指南解读. 实用妇产科杂志，36（12）：903-907.

中华医学会妇产科学分会妊娠期高血压疾病学组，2020. 妊娠期高血压疾病诊治指南（2020）. 中华妇产科杂志，55（4）：227-238.

Fakhouri F, Schwotzer N, Cabiddu G, et al., 2023. Glomerular diseases in pregnancy: pragmatic recommendations for clinical management. Kidney Int, 103（2）：264-281.

Hui D, Hladunewich M A, 2019. Chronic kidney disease and pregnancy. Obstet Gynecol, 133（6）：1182-1194.

# 病例39 羊水栓塞继发非典型溶血性尿毒症综合征

## 【病历摘要】

患者女，31岁。

**主诉：** 停经 $38^{+2}$ 周，见红伴不规律下腹痛1天。

**现病史：** 患者停经30余天自测尿hCG（＋），妊娠早期超声核对孕周无误，预产期2019-6-6。妊娠早期诊断为亚临床甲状腺功能减退，口服左甲状腺素钠（优甲乐）25 μg qd，甲状腺功能正常。妊娠第16周自觉胎动，活跃至今。妊娠中期行唐氏筛查低风险，妊娠第 $23^+$ 周行畸形筛查超声未见胎儿结构异常，OGTT 4.10 mmol/L-7.82 mmol/L-6.39 mmol/L，妊娠期血压正常，尿蛋白阴性（－），妊娠晚期行B族链球菌（group B streptococcus，GBS）筛查（－）。妊娠第34周查不规则抗体（＋），妊娠第36周入院（北京大学国际医院），备自体血400 ml，患者无不适，后出院待产。患者于入院前1天停经 $38^{+2}$ 周，阴道少量流血，偶有不规律下腹痛，以"先兆临产"收入院。身高162 cm，妊娠期体重增加20 kg。

**既往史：** 既往体健，否认慢性病史，有输血史。

**月经婚育史：** 平素月经规律，4天/30天，月经量中等，痛经（－），末次月经2018-8-29。G2P1，2014年足月顺产一女婴，3410 g，因"软产道裂伤"导致产后出血，予输注红细胞2 U。

## 【体格检查】

生命体征平稳，一般情况好，心肺查体（－），双下肢水肿（－）。

产科查体：宫高33 cm，腹围99 cm，先露头，浅定，FHR 140次/分，胎心监护NST为反应型，不规律宫缩20 s/（5～8）min。EFW 3200 g。骨盆测量：出口横径（transverse outlet，TO）9.0 cm，耻骨弓角度90°，坐骨棘不突、间径 $6^+$ 横指，骶骨为中弧型。

消毒后阴道内诊：宫颈居中，质软，宫颈管消失50%，宫口开1指，先露头S-2 cm。

## 【辅助检查】

超声（2019-5-16）：双顶径（biparietal diameter，BPD）9.28 cm，胎儿头围（head circumference，HC）33.12 cm，胎儿腹围（abdominal circumference，AC）32.93 cm，胎儿股骨长度（femur length，FL）7.18 cm，S/D 2.31，EFW 3097 g，AFI 16.7 cm。

## 【入院诊断】

①宫内妊娠 $38^{+2}$ 周，G2P1，头位。②先兆临产。③亚临床甲状腺功能减退。④不规则抗体阳性。⑤不良孕产史（产后出血史）。

## 【诊治经过】

患者入院后自然临产，产程进展顺利，第一产程 7 h，第二产程 10 min，于 2019-5-26 13:10 自然分娩一女活婴，体重 3050 g，13:11 胎盘自行娩出，查胎盘完整，子宫收缩好，阴道出血少，会阴 II 度裂伤，予以缝合。13:15 患者出现烦躁，神志不清，不能正确应答，SO₂ 58%，立即给予面罩吸氧（氧流量 10 L/min），心电监护提示 BP 73/39 mmHg，心率 139 次 / 分，查脉搏弱，再次手动测量血压，测不出，考虑羊水栓塞。13:16 立即启动全院抢救流程，开放 3 条静脉通道，抽血进行血常规、凝血七项、血生化、血气分析等化验，给予地塞米松 20 mg 入小壶，13:20 因面罩吸氧后 SO₂ 不能改善，麻醉科予气管插管，气管插管正压通气后患者氧合改善；因血压不能维持，予间断静脉推注去氧肾上腺素 10 ~ 20 μg 维持血压；联系血库取已备自体血 400 ml，同时启动大量输血，因血型特殊，紧急联系血站急需红细胞 10 U、血浆 1000 ml，并联系血库进行血液洗涤，急取纤维蛋白原、凝血酶原复合物、白蛋白 30 g。急查经食管超声心动图示：右心增大、二尖瓣轻度反流、三尖瓣中度反流、肺动脉高压（轻度）、心包积液（少量）。血气分析：pH 值 7.26，PCO₂ 28.4 mmHg，PO₂ 316 mmHg，K⁺ 3.37mmol/L，Ca²⁺ 1.21 mmol/L，Lac 5.7 mmol/L，提示代谢性酸中毒；考虑羊水栓塞可能性大，再次给予地塞米松 20 mg 入壶抗过敏治疗，罂粟碱 60 mg 入壶，予米力农 5 mg 静脉推注解除肺动脉高压，碳酸氢钠 0.25 g 静脉滴注，继续予去甲肾上腺素（0.1 ~ 0.5）μg/（kg·min）持续泵入，多巴胺（4 ~ 12）μg/（kg·min）持续泵入。患者阴道出血明显，为不凝血，考虑患者存在羊水栓塞后继发 DIC，继续给予输血、输血浆及凝血物质，同时注意尿量，维持水电解质平衡，并做好子宫切除术的准备。经综合治疗后观察阴道出血逐渐减少。产后出血 3100 ml，输注血浆 1400 ml、全血 400 ml、悬浮红细胞 4 U（680 ml）、血小板 1 U（300 ml）、纤维蛋白原 12 g（600 ml）、凝血酶原复合物 900 U（300 ml）、白蛋白 30 g（150 ml）、氨甲环酸 3 g（300 ml）、羟乙基淀粉 130/0.4 氯化钠（万汶）200 ml、乳酸林格液 2500 ml、0.9% 氯化钠 420 ml 和碳酸氢钠溶液 250 ml，患者尿量 1500 ml。经抢救后病情稳定，逐渐下调血管活性药物，气管插管下 BP 90/60 mmHg，心率 80 次 / 分，SO₂ 100%，阴道出血量少，经业务院长主持的包括市孕产妇抢救中心专家参与的多学科会诊后于 2019-5-26 晚转入重症监护病房。

入重症监护病房后，2019-5-27 查血常规：Hb 71 g/L，PLT 31×10⁹/L，继续输注红细胞 4 U，血小板 1 U，拔除气管插管，予高流量吸氧。白天尿量仅 20 ml，间断给予呋塞米、托拉塞米利尿，效果欠佳，查 SCr 206 μmol/L，Fb 271 mg/dl，纤维蛋白降解产物（fibrin degradation product，FDP）178 μg/ml，D- 二聚体 14 541 ng/ml，考虑急性肾损伤、慢性 DIC。2019-5-27 晚给予低分子量肝素抗凝治疗。后予托拉塞米 20 mg 持续泵入后仍无尿，查 K⁺ 5.6 mmol/L，SCr 206 ~ 378 μmol/L，予连续性肾脏替代治疗（continuous renal replacement therapy，CRRT）。其间突发全身抽搐 2 次，双眼右侧凝视，无角弓反张，考虑存在缺血缺氧性脑病，予丙泊酚低剂量泵入，口服左乙拉西坦。

2019-6-6 转入肾内科病房，查补体 C3 轻度降低（0.63 g/L），CH50 减低，H 因子浓度 235.8 ng/ml（参考区间 247 ~ 1010.8 ng/ml），抗 H 因子抗体（-），血管性血友病因子裂解蛋白酶（a disintegrin and metalloprotease with a thrombospondin type 1 motif member 13，ADAMTS13）因子活性 67%（参考区间 > 10%），外周血涂片：破碎红细胞 1%。肾穿刺病理：血栓性微血管病（thrombotic microangiopathy，TMA）性肾损伤伴局灶肾皮质坏死。

2019-6-18 至 2019-7-5 共进行血浆置换 10 次，同时予以维持血液透析、抗感染、纠正贫血、营养支持、降脂、利尿等对症治疗，治疗期间监测 SCr 逐渐下降（由最高 977 μmol/L 降至 438 μmol/L），患者尿量逐渐增多。同时，对患者进行 TMA 相关基因筛查：存在 *ACE* 基因突变和 *F2* 基因杂合错义突变，后者与凝血酶缺陷导致的易栓症相关，予加用口服利伐沙班（10 mg qd）。后病情稳定予出院，嘱继续血液透析治疗，肾内科随诊。

## 【出院诊断】

①羊水栓塞；失血性休克；肺动脉高压；产后弥散性血管内凝血；急性肾损伤；产后溶血性尿毒症综合征；急性肾小管坏死；肾皮质坏死。②肺部感染。③症状性癫痫。④宫内妊娠 $38^{+2}$ 周，G2P2，左枕前位（LOA），自娩。⑤足月成熟女活婴。⑥分娩伴会阴 II 度裂伤。⑦妊娠合并甲状腺功能减退。⑧不规则抗体阳性。⑨不良产史（产后出血史）。

## 【随访】

患者出院后，定期于我院肾内科门诊随诊。产后 3 年余血常规、尿常规正常，肾功能：Scr 133 μmol/L，尿酸 358 μmol/L，24 h 尿蛋白定量正常。

## 【病例讨论与文献阅读】

羊水栓塞（amniotic fluid embolism，AFE）是指分娩过程中羊水有形物质进入母体循环引起肺动脉高压、DIC、肾衰竭等一系列严重症状的综合征，是极严重的产科特有且罕见的分娩并发症，其临床特点为起病急骤、病情凶险、难以预测，可导致母儿残疾甚至死亡等严重不良结局。AFE 通常在分娩过程中或产后立即发生，大多发生在胎儿娩出前 2 h 及胎盘娩出后 30 min 内，典型临床表现为产时或产后突发低氧血症、低血压和凝血功能障碍。

目前尚无统一的 AFE 诊断标准和有效的实验室诊断依据，诊断须同时满足以下 5 项：①急性发生的低血压或心搏骤停；②急性低氧血症：呼吸困难、发绀或呼吸停止；③凝血功能障碍：有血管内凝血因子消耗或纤溶亢进的实验室检查证据，或临床表现为严重出血，但无其他可以解释的原因；④上述症状发生在分娩、剖宫产术、刮宫术或产后短时间内（多数发生在胎盘娩出后 30 min 内）；⑤上述出现的症状和体征不能用其他疾病来解释（中华医学会妇产科学分会产科学组，2018）。

一旦怀疑 AFE，应立即按 AFE 急救。及时有效的多学科合作对于孕产妇抢救成功及改善其预后至关重要。AFE 的治疗主要采取生命支持、对症治疗和保护器官功能的治疗，高质量的心肺复苏（cardiopulmonary resuscitation，CPR）和纠正 DIC 尤为重要。治疗主要包括以下几个方面。

### 1. 呼吸支持治疗

立即保持气道通畅，充分给氧，尽早保持良好的通气状况是成功的关键，措施包括面罩吸氧、无创面罩或气管插管辅助呼吸等。

### 2. 循环支持治疗

根据血流动力学状态，在 AFE 的初始治疗中可使用血管活性药物（如去甲肾上腺素）和正性肌力药，以保证心输出量和血压稳定。多巴酚丁胺、磷酸二酯酶抑制剂（米力农）

兼具强心和扩张肺动脉的作用，是治疗的首选药物。同时，应避免过度输液。液体复苏常用乳酸林格液，并限制液体入量，防止引发心力衰竭和肺水肿。AFE 发生后，对于血管活性药物无效的顽固性休克孕产妇，进行有创性血流动力学支持可能是有益的。体外膜氧合（ECMO）和主动脉内球囊反搏等策略已在多个病例报道中被证明是有效的。

解除肺动脉高压可使用前列环素（依前列醇、伊洛前列素、曲前列尼尔）、西地那非、一氧化氮及内皮素受体拮抗剂等特异性舒张肺血管平滑肌，也可给予罂粟碱、阿托品、氨茶碱、酚妥拉明等药物。

当孕产妇出现 AFE 相关心搏骤停时，应即刻进行标准的基础心脏生命支持（basic cardiac life support，BCLS）和高级心脏生命支持（advanced cardiac life support，ACLS）等高质量 CPR。对于未分娩的孕妇，应左倾 30° 平卧位或子宫左牵可防止负重子宫压迫下腔静脉。

糖皮质激素用于治疗 AFE 存在争议，基于临床经验，尽早使用高剂量糖皮质激素应作为有益的尝试。

### 3. 处理凝血功能障碍

凝血功能障碍可在 AFE 合并心血管系统异常后出现，也可为首发表现。AFE 引发的产后出血、DIC 往往较严重，应积极处理，快速补充红细胞和凝血因子（新鲜冰冻血浆、冷沉淀、纤维蛋白原、血小板等）至关重要，尤其需要注意补充纤维蛋白原。同时进行抗纤溶治疗，如静脉输注氨甲环酸等。如有条件，早期即采用大量输血方案进行输血治疗可使抢救更有效；有条件者可使用床旁血栓弹力图指导血液成分的输注。此外，AFE 孕妇常伴有宫缩乏力，需要积极治疗，必要时使用促宫缩药物，如缩宫素、麦角新碱和前列腺素。

临床上对于肝素治疗 AFE 引起的 DIC 的争议很大。由于 AFE 进展迅速，难以掌握何时是 DIC 的高凝阶段，使用肝素的弊大于利，因此不常规推荐肝素治疗，除非有早期高凝状态的依据。

### 4. 产科处理

若 AFE 发生在胎儿娩出前，抢救孕妇的同时应及时终止妊娠，行阴道助产或短时间内行剖宫产术。若孕产妇发生心搏骤停且已妊娠 23 周以上，应立即进行 CPR，同时准备紧急剖宫产术；若孕产妇 CPR 4 min 后仍无自主心律，可考虑行紧急剖宫产术，这不仅可能拯救胎儿生命，理论上可通过去除孕产妇下腔静脉的压力而有利于其复苏。

子宫切除不是治疗 AFE 的必要措施，不应实施预防性子宫切除术。若产后出血难以控制，危及产妇生命时，果断、快速地切除子宫是必要的。

### 5. 迅速、全面的监测

经食管或经胸超声心动图和肺动脉导管可作为监测 AFE 孕产妇血流动力学的有效手段。

### 6. 器官功能支持与保护

AFE 急救成功后孕产妇往往会发生急性肾衰竭、急性呼吸窘迫综合征、缺血缺氧性脑损伤等多器官功能衰竭及重症脓毒症等。CPR 后应给予适当的呼吸、循环等对症支持治疗，以继续维持孕产妇的生命体征和内环境稳定，包括神经系统保护、亚低温治疗、稳定血流动力学及血氧饱和度、控制血糖水平、血液透析和（或）滤过、积极防治感染、胃肠功能的维护、监测与改善微循环、免疫调节与抗氧化治疗等。

本病例有几个亮点。第一，患者既往（2014 年）足月顺产一女婴，3410 g，因"软产道裂伤"导致产后出血，予输注红细胞 2 U，本次妊娠产检时查不规则抗体（＋），妊娠第 36 周入院后备自体血 400 ml，本次分娩出现突发事件时，及时联系血库取自体血，为抢救赢得了时间。第二，对 AFE 做到了早期识别、早期诊断、早期启动抢救，相关科室尤其是麻醉科到位早，及时插管、呼吸机辅助呼吸，完善了经食管超声心动图，尽早应用米力农等解除肺动脉高压；后积极纠正 DIC，避免了子宫切除，抢救较为成功。第三，针对肾衰竭进行了多学科讨论并探寻原因，除 AFE 导致肾皮质坏死外，该患者补体 C3 降低，H 因子水平下降，病理符合 TMA（肾小球毛细血管和小动脉内有广泛微血栓形成、内皮细胞增殖肿胀），考虑 AFE 导致的妊娠相关的非典型溶血性尿毒症综合征（atypical hemolytic uremic syndrome，aHUS）诊断成立。治疗方面需要尽早启动血浆置换，目前对 aHUS 的临床理解和治疗经验十分有限。aHUS 的发病常合并补体旁路途径的过度激活，常伴有补体相关蛋白基因突变，但越来越多的证据提示凝血系统异常亦可参与补体系统激活，本例患者的发病诱因为 AFE，其本身的 *F2* 基因突变也是 aHUS 的易感因素之一，且肾是 aHUS 主要累及的器官之一。补体 C5 的单克隆抗体依库珠单抗可用于治疗 aHUS，多项研究证明了依库珠单抗的有效性（Gupta et al.，2020；Rafiq et al.，2015）。无条件使用依库珠单抗时，可尽早启动血浆置换；无血浆置换条件者，可予新鲜冰冻血浆输注。

## 【专家点评】

本病例是第三产程后阴道裂伤缝合时突发的典型呼吸循环衰竭型 AFE，病情极其凶险，但多学科抢救启动及时、措施到位，保全了患者生命，并保留了患者的生育器官，是一例非常成功的 AFE 抢救案例。同时，对遗留的肾衰竭进行了深层次的病因探究，通过肾穿刺病理、基因检测，最终确定为 AFE 导致的妊娠相关的 aHUS。患者住院 40 多天及出院后 3 年的随访资料，给我们提供了全面、完整、有高度和深度的学习病案。

（北京大学国际医院　王静　点评专家　李智　蔺莉　曲贞）

## 参考文献

中华医学会妇产科学分会产科学组，2018. 羊水栓塞临床诊断与处理专家共识（2018）. 中华妇产科杂志，53（12）：831-835.

Gupta M，Govindappagari S，Burwick R M，2020. Pregnancy-associated atypical hemolytic uremic syndrome：a systematic review. Obstet Gynecol，135（1）：46-58.

Rafiq A，Tariq H，Abbas N，et al.，2015. Atypical hemolytic-uremic syndrome：a case report and literature review. Am J Case Rep，16：109-114.

# 病例 40  硬膜外麻醉药中毒致剖宫产术前痫性发作

## 【病历摘要】

患者女，30 岁。

**主诉**：停经 $38^{+5}$ 周，发现血糖升高 3 个月余，见红伴腹部紧绷 12 h。

**现病史**：根据患者停经史及妊娠早期超声核对孕周无误。妊娠第 25 周 75 g OGTT：4.6 mmol/L-10.3 mmol/L-9.6 mmol/L，诊断为妊娠糖尿病。通过饮食、运动控制血糖满意，妊娠期无其他异常。因见红伴腹部紧绷以"妊娠 $38^{+5}$ 周，先兆临产"收入院（北京大学国际医院）。患者妊娠前体重 51 kg，身高 160 cm，BMI 19.92 kg/m²。妊娠期体重增加 12.5 kg。

**既往史**：既往体健，海鲜过敏，否认药物过敏，否认手术、输血史。

**月经婚育史**：平素月经（3～4）天/28 天，G1P0。

**家族史**：母亲、外祖母有糖尿病病史。

## 【体格检查】

T 36.5℃，P 88 次/分，R 18 次/分，BP 122/78 mmHg，神志清楚，无病容，表情自如，步入病房，查体合作，皮肤无瘀点、瘀斑，心脏听诊未闻及病理性杂音，呼吸音清，未闻及干湿啰音，腹软，可及宫缩，约 5 min 一阵，强度偏弱，双下肢水肿（－）。

产科检查：宫高 36 cm，腹围 100 cm。头位，浅定。EFW 3200 g。骨盆测量：对角径＞11.5 cm，出口横径 8.0 cm，骶骨中弧型，尾骨不翘，骨盆侧壁无内聚，坐骨棘间径＞10 cm。

消毒后阴道内诊：宫颈居中，质中，宫颈管消失 50%，宫口未开，头先露，S-2.5 cm。

## 【辅助检查】

尿常规（2021-4-6）：正常。

血常规（2021-4-12）：WBC $10.25 \times 10^9$/L（↑），NE% 74.4%，RBC $4.46 \times 10^{12}$/L，Hb 138 g/L，HCT 40%，PLT $154 \times 10^9$/L。

产科超声（2021-4-12）：头位，胎盘位于后壁，Ⅱ级。脐动脉 S/D 2.08，EFW 3121 g，AFI 12.4 cm。

## 【入院诊断】

①妊娠 $38^{+5}$ 周，G1P0，头位，先兆临产。②妊娠糖尿病。

## 【诊治经过】

入院后第 1 天患者夜间出现宫缩，间隔时间为 5～10 min，不规律宫缩 12 h 未临产，给予哌替啶 100 mg 肌内注射。入院后 2 天 00:00 临产，08:30 因产程进展缓慢给予人工破膜。11:20 宫口开大 $1^+$ cm，予硬膜外麻醉分娩镇痛。15:30 宫口开大 5 cm，S-1 cm。17:00 体温 37.8 ～ 38℃，心率 80 ～ 90 次 / 分，FHR 145 ～ 150 次 / 分，子宫无压痛，未见羊水，阴道口未闻及异味；血常规：WBC 17.5×10$^9$/L（↑），NE% 85.6%（↑）。快速 CRP 8.02 mg/L。19:30 复查宫口仍开大 5 cm，S-1 cm，宫缩规律（30 s/3 min），强度可，产瘤 2 cm×3 cm，右枕后位（ROP），宫缩时先露下降不满意，FHR 150 次 / 分，Ⅰ类图形。考虑持续性枕后位，活跃期停滞，行急诊剖宫产术。

　　21:30 入手术室，21:36 硬膜外导管推注 0.6% 罗哌卡因 10 ml，而后患者突发抽搐，双上肢伸直、抖动、口吐白沫、牙关紧闭，伴意识丧失，持续约 30 s 缓解，间隔约 10 s 后再次发生抽搐，表现同前，立即启动科内抢救，麻醉科紧急行气管插管，21:40 启动全院抢救，呼叫医务科、呼吸科、重症监护科、放射科、神经内科、心内科等科室到手术室参加抢救，现场多学科紧急会诊。产科紧急行剖宫产术，21:41 以 ROP 娩出一足月女活婴，体重 3270 g，新生儿 Apgar 评分 1 min 评 7 分（呼吸 −1 分，肌张力 −1 分，肤色 −1 分），5 min、10 min 均 10 分，新生儿即转新生儿重症监护病房。胎盘娩出完整，胎盘娩出后子宫收缩欠佳，予缩宫素 10 U、卡前列素氨丁三醇（欣母沛）250 µg 宫体注射后宫缩好转。因抽搐原因不明，关腹前留置盆腔引流管。术中处理情况见表 40-1。

**表 40-1　术中处理情况**

| 时间 | 临床情况 | 处理 |
| --- | --- | --- |
| 21:42 | | 沙丁胺醇吸入 |
| 21:43 | 心率 140 次 / 分，血压 110/60 mmHg，SpO$_2$ 95% | 艾司洛尔 10 mg 静脉推注 |
| 21:48 | pH 值 6.906（↓），PCO$_2$ 99 mmHg（↑），PO$_2$ 133.4 mmHg（↑），SpO$_2$ 95.3%，Lac 10.2 mmol/L（↑），BE − 14.3 mmol/L（↓） | |
| 21:50 | 纤维支气管镜检查，主支气管及支气管无异物，除外误吸 | |
| 21:51 | 经食管超声心动图：心脏收缩及瓣膜活动正常 | |
| 21:55 | 心率 120 次 / 分，血压 120/70 mmHg，SpO$_2$ 98% | 子痫不除外，予 MgSO$_4$ 5 g 冲击治疗，查血常规、凝血功能、血生化 |
| 22:00 | 心率 120 次 / 分，血压 110/70 mmHg，SpO$_2$ 99% | |
| 22:08 | 心率 102 次 / 分，血压 125/80 mmHg，SpO$_2$ 100%，pH 值 7.002（↓），PCO$_2$ 79.3 mmHg（↑），PO$_2$ 146.4 mmHg（↑），SaO$_2$ 97.4%，Lac 7.4 mmol/L（↑），BE − 12.2 mmol/L（↓） | 艾司洛尔 20 mg 静脉推注 |
| 22:13 | 无特殊 | 地塞米松 10 mg 入壶 |
| 22:20 | 心率 100 次 / 分，血压 110/60 mmHg，SpO$_2$ 100% | |
| 22:30 | 心率 98 次 / 分，血压 110/70 mmHg，SpO$_2$ 100% | |
| 22:37 | pH 值 7.179（↓），PCO$_2$ 36.9 mmHg，PO$_2$ 215.7 mmHg（↑），SpO$_2$ 99.7%，Lac 5.8 mmol/L（↑），BE − 13.1 mmol/L（↓） | 氨茶碱 0.125 g 静脉推注，罂粟碱 30 mg 静脉推注 |
| | 21:55 完善的结果回报：血常规：WBC 27.36×10$^9$/L（↑），NE% 78.5%（↑），Hb 139 g/L，PLT 141×10$^9$/L。尿常规：尿比重 1.008，蛋白 +（↑），潜血 +++（↑），白细胞 +++（↑） | |

pH 值，酸碱度；PCO$_2$，二氧化碳分压；PO$_2$，氧分压；SpO$_2$，经皮血氧饱和度；SaO$_2$，动脉血氧饱和度；Lac，乳酸；BE，剩余碱

术中患者病情平稳后行多学科讨论（产科、麻醉科、呼吸科、心内科、ICU、神经内科），综合初步讨论意见：患者妊娠第 39 周，初产妇，妊娠糖尿病，妊娠期平顺，血糖控制好，尿蛋白（－），无其他慢性病史和癫痫史。追问补充病史有香菇、海鲜过敏，可疑"过敏体质"。产程中因活跃期停滞中转剖宫产的手术指征明确。在剖宫产腹部消毒的过程中突发不明原因抽搐，麻醉科医师控制抽搐，产科医师立即行剖宫产术迅速娩出新生儿。根据相关化验和检查，认为抽搐的原因包括：子痫、癫痫、局部麻醉药中毒、药物过敏和羊水栓塞等。患者已苏醒，须警惕再发抽搐，建议术后转入重症监护病房观察，进一步排查抽搐原因。术中抽搐的原因不明，子痫和羊水栓塞是产科常见的抽搐原因，应为后续诊断和鉴别诊断进行相关检查，包括监测出入量、血压、尿蛋白、血氧饱和度、呼吸、尿量、腱反射、凝血功能、重要脏器功能、血镁；积极使用硫酸镁、地塞米松、氨茶碱、罂粟碱，暂时保留腹腔引流，观察活动性出血。但是，根据目前相关化验、检查和患者病情转归，不符合子痫和羊水栓塞的病情特点，尚需进一步寻找抽搐原因。后续应严密监测血常规、血生化、凝血功能、血气分析、心肌酶等指标；监测脑电图、心电图；筛查过敏原，慎用药物，警惕药物过敏。

查胸部 CT（术后当日）：①考虑双侧胸腔积液，伴邻近左侧肺组织膨胀不全；②考虑双肺上叶渗出。

术后（00：30）转入重症监护病房，床旁双下肢超声（术后第 1 天）：双下肢静脉超声未见血栓形成。床旁超声心电图：三尖瓣反流（轻度）。予心电监护、呼吸机辅助呼吸、头孢哌酮钠舒巴坦钠（舒普深）＋奥硝唑抗感染、缩宫素等治疗。患者神志逐渐清醒，呼吸、循环稳定，评估后顺利拔除气管插管。剖宫产术后第 2 天转回产科普通病房，持续心电监护，心率 40 ～ 50 次 / 分，患者无不适，窦性心律，BP（90 ～ 110）/（60 ～ 75）mmHg，R 17 次 / 分，SpO₂ 100%。查体：神清，双肺呼吸音清，心音可，双下肢无水肿。完善化验：BNP 134.3 pg/ml（↑），心肌酶（－）；电解质分析：$K^+$、$Na^+$、$Cl^-$（－），$TCO_2$ 20.7 mmol/L（↓）。凝血功能：D- 二聚体 1204 ng/ml（↑）。心电图：窦性心动过缓伴窦性心律不齐。内科会诊意见：患者生命体征平稳，无特殊不适，未使用致心律失常的药物，检查未见异常，可暂观察，监测生命体征。剖宫产术后第 3 天拔除胃肠减压管及尿管，予皮下注射低分子量肝素钙（速碧林）4100 IU qd，以及抗感染、促宫缩治疗。床旁超声心动图：三尖瓣反流（轻度）。患者心率 40 ～ 50 次 / 分。胸部 X 线检查：未见活动性病变。头颅 MRI：未见明显异常。

患者于剖宫产手术后 6 天出院，出院前平躺 BP 125/72 mmHg，心率 52 次 / 分，坐位 BP 115/60 mmHg，心率 68 次 / 分，SpO₂（不吸氧）99%。

市级疑难病例讨论（产科、麻醉科、呼吸内科、神经内科、重症医学科）结论：患者癫痫性发作考虑局部麻醉药中毒可能性大。对于分娩时硬膜外镇痛效果较好的患者，如行急诊剖宫产术，首选用硬膜外麻醉导管，用前先判断位置，对于分娩时硬膜外镇痛效果不好、导管出现偏移者，需重新穿刺。如出现局部麻醉药中毒，应多学科配合，稳定循环和呼吸，尽快娩出胎儿，保障母儿安全。

## 【出院诊断】

①活跃期停滞，持续性枕后位。②妊娠 39 周，G1P1，ROP，剖宫产。③痫性发作。④代谢性酸中毒。⑤呼吸性酸中毒。⑥妊娠期糖尿病。⑦子宫肌瘤。⑧窦性心动过缓。

⑨足月成熟女活婴。⑩新生儿轻度窒息。

## 【随访】

患者术后未再出现痫性发作。

## 【病例讨论与文献学习】

### 1. 痫性发作产科因素的鉴别诊断

产科痫性发作需考虑子痫、癫痫、局部麻醉药中毒、药物过敏、羊水栓塞等，主要考虑子痫和羊水栓塞。子痫通常在子痫前期的基础上发生抽搐，患者有血压升高、尿蛋白阳性表现，但也可发生于无血压升高、尿蛋白阴性的病例（杨孜 等，2020）。子痫的前驱症状短暂，表现为抽搐、面部充血、口吐白沫、深昏迷，随之出现深部肌肉僵硬，很快发展成典型的全身高张阵挛惊厥、有节律的肌肉收缩和肌紧张，持续 1 ～ 1.5 min，其间患者无呼吸动作，此后抽搐停止，呼吸恢复，但患者仍昏迷，最后意识恢复，但易激惹、烦躁（谢幸 等，2018）。本例患者妊娠期和术中血压均正常，术中首次查尿蛋白（＋），潜血（＋＋＋），白细胞（＋＋＋），考虑污染可能，复查尿蛋白（－），其抽搐症状与子痫的抽搐表现不符。羊水栓塞的典型表现以骤然出现的低氧血症、低血压、凝血功能障碍为特征（林小凤 等，2019），前驱症状可有呼吸急促、胸痛、憋气、寒战、呛咳、头晕、乏力、心悸、恶心、呕吐、麻木、焦虑、烦躁、濒死感等，可突发呼吸困难、发绀、心动过速、低血压、抽搐、意识丧失、昏迷、氧饱和度下降，严重者在数分钟内猝死，可出现以子宫出血为主的全身出血倾向，以及急性肾衰竭等脏器受损表现，不典型羊水栓塞仅出现低血压、心律失常、呼吸短促、抽搐、心搏骤停、产后出血、凝血功能障碍或典型羊水栓塞的前驱症状，当其他原因不能解释时，应考虑羊水栓塞（谢幸 等，2018）。本例患者无血压下降，无出血倾向，氧饱和度正常，不符合羊水栓塞。在紧急抢救孕产妇不明原因抽搐时，应根据患者情况，积极使用硫酸镁解痉、地塞米松抗过敏等治疗，防止患者再次发生抽搐。

### 2. 局部麻醉药中毒所致痫性发作的诊断、处理和预防

局部麻醉药中毒是指血液中局部麻醉药的浓度超过一定水平而引起全身毒性反应，轻者只感觉不适，如头晕、耳鸣、舌头麻木等，严重者可发生抽搐、惊厥，甚至呼吸心搏停止而致死。引起局部麻醉药中毒的常见原因包括：①一次用量超过限量；②药物误入血管；③注射部位对局部麻醉药的吸收过快；④个体差异导致对局部麻醉药的耐受力下降。局部麻醉药中毒的临床表现可分为兴奋型和抑制型。兴奋型以兴奋性表现为主，轻度表现为精神紧张、耳鸣、多语、好动、口舌麻木、头晕、定向障碍、心率轻度增快；中度表现为心率增快、血压升高、烦躁不安、恐惧，主诉气促甚至有窒息感，但呼吸频率和幅度未见明显改变；重度表现为呼吸频率和幅度明显增加，缺氧症状明显，出现不同程度的发绀，心率和血压剧烈波动，肌张力增高，肌肉震颤甚至发生惊厥、抽搐，如不及时有效地抢救，可发生呼吸心搏停止。抑制型表现为中枢神经系统和心血管系统进行性抑制，轻度表现为情感淡漠、嗜睡，甚至神志突然消失；中度表现为呼吸浅而慢，有时出现呼吸暂停；重度表现为脉搏徐缓、心率＜ 50 次 / 分、心律失常、血压降低，最终发生心搏停止。一般而言，局部麻醉药可选择性抑制大脑抑制性通路，从而出现兴奋和惊厥。若局部麻醉药的血

药浓度很高，使兴奋性通路和抑制性通路同时受到抑制，则中枢神经系统均处于抑制状态（郭曲练 等，2011）。本例患者以抽搐、惊厥为主，属于兴奋型表现，继而出现缺氧表现，符合局部麻醉药中毒表现。

处理原则：①立即停止给药；②面罩吸氧，保持呼吸道通畅；③轻度兴奋型患者可静脉注射咪达唑仑（咪唑安定）0.05 ～ 0.1 mg/kg 或地西泮 0.1 ～ 0.2 mg/kg；④惊厥发生时应静脉注射丙泊酚 1 ～ 2 mg/kg 或硫喷妥钠 1 ～ 2 mg/kg，如果惊厥仍未控制，可静脉注射琥珀胆碱 1 mg/kg，同时准备复苏设备；⑤出现循环抑制时，应快速补充血容量，同时根据具体情况酌情使用血管活性药物；⑥发生呼吸心搏骤停者，应立即进行心肺脑复苏；⑦早期使用脂肪乳剂，研究证实在局部麻醉药血药浓度达峰的初期使用脂肪乳剂可以大大减轻临床症状，并降低严重并发症的发生率（Fettiplace et al.，2018）。

预防：①严格限量，杜绝逾量。对应用复合局部麻醉药的患者，应分别计算各自的剂量，不能以其中一种局部麻醉药的用量来计算或简单地将其相加；②施行局部麻醉时，在每次给药前应习惯性回抽注射器，以避免药物误入血管；③无禁忌证时，在局部麻醉药中加入适量肾上腺素，以减缓局部麻醉药的吸收，尤其是在血管丰富的部位；④对于体质较差、有严重并发症的患者，应减少局部麻醉药的用量；⑤将苯二氮䓬类药物（如地西泮、咪达唑仑）或巴比妥类药物作为麻醉前用药，可预防和减少局部麻醉药毒性反应；⑥积极纠正患者术前的异常病理生理状态，可提高机体对局部麻醉药的耐受性；⑦如需使用混合麻醉药，应尽量选择长效药物联用短效药物，从而减少局部麻醉药的毒性反应。即使采取上述措施，也不能保证不发生毒性反应，必须提高对局部麻醉药毒性反应的警惕性，早期发现和及时、正确、有效地处理毒性反应，才能避免严重毒性反应的发生（郭曲练 等，2011）。

【专家点评】

本例患者为初产妇，术中突发不明原因抽搐，麻醉科医生控制抽搐的同时产科医生立即行剖宫产术迅速娩出新生儿，避免了不良结局的发生，处理正确。该患者带着分娩镇痛中转剖宫产，硬膜外导管推注 0.6% 罗哌卡因 10 ml 后突发抽搐，在除外其他抽搐原因后，考虑局部麻醉药中毒。

随着分娩镇痛的广泛开展，携带硬膜外分娩镇痛中转剖宫产的患者也逐渐增多，该病例具有很好的临床参考和借鉴价值。局部麻醉药中毒关键是预防。对于分娩时硬膜外镇痛效果较好的患者，如急诊剖宫产，首选用导管，用前需先判断位置，并建议先给试验剂量的药物，如无不良反应再追加剂量。对于分娩时硬膜外镇痛效果不好、导管出现偏移者，需重新穿刺。如出现局部麻醉药物中毒，应多学科配合，稳定循环和呼吸，尽快娩出胎儿，保障母儿安全。

（北京大学国际医院　王静　南子晴

点评专家　北京大学国际医院　蔺莉　北京大学第三医院　赵扬玉）

## 参考文献

郭曲练，姚尚龙，王国林，等，2011.临床麻醉学.北京：人民卫生出版社.

林小凤，樊尚荣，2019.《羊水栓塞临床诊断与处理专家共识（2018）》解读.中华产科急救电子杂志，8（1）：32-37.

谢幸，孔北华，段涛，2018.妇产科学.9 版.北京：人民卫生出版社.

杨孜，张为远，2020.《妊娠期高血压疾病诊治指南（2022）》解读.中华妇产科杂志，55（6）：8.

Fettiplace M R，Weinberg G，2018. The mechanisms underlying lipid resuscitation therapy. Reg Anesth Pain Med，43（2）：138-149.

# 病例 41 妊娠合并血管迷走性晕厥

## 【病历摘要】

患者女，33 岁。

**主诉：** 妊娠 $26^{+6}$ 周，一过性晕厥 1 天。

**现病史：** 患者核对孕周准确，妊娠期于我院（北京大学国际医院）规律产检。妊娠第 12 周 NT 0.12 cm。妊娠第 17 周唐氏筛查示低风险。妊娠第 $21^+$ 周行畸形筛查超声：胎盘低置状态（帆状胎盘？），血管前置？胎儿未见结构异常。妊娠第 24 周 OGTT 正常。妊娠期 BP（110～125）/（70～75）mmHg，尿蛋白（−），无头痛、头晕。入院前 1 天 18:00 患者在理发店内坐位变立位行走时突然出现一过性黑矇，持续约 5 s 后自行恢复，其间无明显肢体抽搐等症状，恢复后全身出冷汗，有心悸及气短，无头晕、头痛、视物模糊，无腹痛、腹胀、恶心、呕吐等，无胸痛、咳嗽、咳痰等，无阴道出血、大小便失禁等。19:30 到达我院急诊，患者目击急诊重症患者后顿感紧张，再次出现一过性黑矇，同时双眼上翻，持续约 3 s。急测血糖 4.2 mmol/L，BP 87/51 mmHg，至急诊抢救室复测 BP 104/64 mmHg，予持续心电监护、吸氧、补液，之后未再出现黑矇症状，完善床旁心电图及超声心动图未见明显异常。产科门诊以"妊娠 $26^{+6}$ 周，晕厥待查"收入院。身高 160 cm，体重 50 kg，BMI 23.44 kg/cm²，妊娠期体重增加 3 kg。

**既往史：** 有 2 次晕厥史：5 岁时头外伤后出现喷射性呕吐，后意识丧失，数秒后缓解，行头颅 CT 示：颅内少量出血，保守治疗，无后遗症。20 岁洗澡时感闷热，黑矇后意识丧失，数秒后缓解。否认其他病史。

**月经婚育史：** 平素月经 5 天 /30 天，月经量中等，无痛经。G1P0。

**家族史：** 否认家族遗传史、肿瘤史及血栓栓塞性疾病史。

## 【体格检查】

一般情况好，神清语利，T 36.8℃，P 100 次 / 分，R 20 次 / 分，BP 117/64 mmHg。双眼各向运动充分，未引出眼震、复视，双侧面部痛觉对称、无减退。双侧面纹对称，示齿口角不偏，伸舌居中。双侧肢体痛觉对称、无减退，四肢肌力 V 级，肌张力适中，双手指鼻稳、准，双下肢跟−膝−胫试验稳、准，双侧腱反射对称。双侧病理征（−）。颈无抵抗，脑膜刺激征（−）。

产科查体：腹部膨隆，宫高 25 cm，腹围 85 cm，FHR 136 次 / 分。

## 【辅助检查】

血常规（2022-5-31）：Hb 109 g/L，PLT 191×10⁹/L。凝血功能：D- 二聚体 417 ng/ml。电解质分析：$K^+$ 3.53 mmol/L。心肌损伤标志物正常。血气分析大致正常。

产科超声（妊娠第 27 周）：脐动脉 S/D 2.8，EFW 1138 g，羊水深度 4.0 cm；胎盘位于后壁，下缘距宫颈内口 1.0 cm，宫颈内口上方边缘可见脐血管回声，部分脐血管分支沿胎膜入胎盘实质。提示：妊娠中期，单活胎，头位，超声孕周 28 周；胎盘低置状态（帆状胎盘？）血管前置？

卧立位试验：卧位 BP 101/62 mmHg，心率 88 次 / 分；站立即刻 BP 109/65 mmHg，心率 99 次 / 分；站立 1 min 后 BP 99/64 mmHg，心率 90 次 / 分；3 min 后 BP 100/64 mmHg，心率 90 次 / 分；5 min 后 BP 101/67 mmHg，心率 97 次 / 分。

动态心电图：窦性心律不齐。

经颅多普勒超声（transcranial Doppler，TCD）：左侧大脑中动脉及颈内动脉末端血流速度增快，频谱正常。

头颅 MRI 平扫：颅脑结构对称，脑实质内未见明确异常信号，脑室形态尚可，脑沟、脑池未见明显增宽加深，中线结构居中。提示头部 MRI 平扫未见异常。

头颅 MRA：双侧颈内动脉各段、双侧大脑中动脉、双侧大脑前动脉显影良好，信号未见明显增粗或狭窄，远端分支未见明显减少。双侧后交通动脉开放，双侧大脑后动脉、椎动脉颅内段、基底动脉及其分支显示清晰，信号未见明显增粗或狭窄。结论：未见明显异常。

脑电图：16 h 未监测到临床发作，未见明显异常电发放，脑电图大致正常。

## 【入院诊断】

①妊娠 $26^{+6}$ 周，G1P0，头位。②晕厥待查。③胎盘低置状态。④帆状胎盘？⑤前置血管。⑥贫血。

## 【诊治经过】

组织多学科会诊（产科、神经内科、心内科），考虑血管迷走性晕厥可能性大，诊疗方案：①产后进一步完善直立倾斜试验；②宣教避免久站、情绪激动及环境闷热等情况，嘱出现头晕及眼前发黑时尽快平卧或倚靠，避免摔倒；③患者 TCD 提示左侧大脑中动脉及颈内动脉末端血流速度增快，头颅 MRA 未见大血管狭窄，1 个月后复查 TCD。入院后未再出现晕厥，FHR 正常，监测 BP（95 ~ 110）/（60 ~ 65）mmHg，P 90 ~ 96 次 / 分，入院 3 天后出院，常规产检。

## 【出院诊断】

①血管迷走性晕厥。②宫内妊娠 $27^{+1}$ 周，G1P0，头位，未娩。③胎盘低置状态。④前置血管。

## 【妊娠结局】

患者于妊娠 $35^{+5}$ 周行剖宫产术（手术指征：前置血管），手术顺利，出血不多。新生儿：早产适于胎龄儿，体重 2740 g，身长 49 cm，Apgar 评分 1 min、5 min、10 min 均为 10 分。

## 【病例讨论与文献阅读】

1. 血管迷走性晕厥（vasovagal syncope，VVS）的诊断

晕厥是指一过性全脑血液低灌注导致的短暂意识丧失（transient loss of consciousness，

TLOC），其具有 4 大临床特点：①自发意识丧失；②快速；③有先兆症状；④自限性、完全恢复。30% ～ 40% 的普通人群在一生中发生过晕厥（Shen et al.，2017）。根据一项大规模回顾性临床研究，妊娠期晕厥的发生率为 1%（4667/477 263），其中 8% 为复发性晕厥（377/4667）（Chatur et al.，2019）。晕厥的核心病理生理改变是血压下降，导致全脑灌注降低，意识丧失发生于脑血流中断后 6 ～ 8 s，收缩压下降至 50 ～ 60 mmHg。外周血管阻力降低和心输出量减少均可导致血压降低。依据病理生理特征，可将晕厥分为神经介导性晕厥、心源性晕厥、脑源性晕厥及不明原因晕厥（Brignole et al.，2018）。神经介导性晕厥是由交感神经或迷走神经反射异常引起周围血管扩张和（或）心动过缓造成的晕厥，包括 VVS、情境性晕厥、颈动脉窦综合征和不典型反射性晕厥，其中以 VVS 最为常见（8% ～ 37%）（Kapoor，2000）。

年轻人出现的 VVS 常为典型、单纯性 VVS，其发病特点包括：①多有明显诱因，如站立、坐位、情绪刺激、疼痛、医疗操作或晕血；②典型症状为出汗、皮肤发热、恶心、脸色苍白；③发作时伴低血压和（或）心动过缓；④意识恢复后常伴疲劳感。大多数反射性晕厥通过典型病史和症状即可诊断。

### 2. 妊娠期晕厥的鉴别诊断

首先要评估晕厥是否对孕妇及胎儿造成损伤及影响，更重要的是评估孕妇是否存在更严重的心脑血管疾病并进行鉴别诊断，重新评估妊娠风险。VVS 以自限性、短暂意识丧失为特征，应与其他原因造成的意识丧失相鉴别，包括：①癫痫发作：可有长时间肢体强直-阵挛，多与意识丧失同时出现，伴有舌咬伤和记忆缺失；②蛛网膜下腔出血：常伴剧烈头痛，意识逐渐丧失，而不是立即丧失；③肺栓塞：事件发生前出现呼吸急促、心动过速、低氧血症、胸痛（Agrawal et al.，2020）。本例患者为 30 岁育龄女性，既往有 2 次晕厥病史，此次妊娠 26$^{+6}$ 周在 2 h 内发生 2 次晕厥，第 1 次发生于变换体位时，第 2 次于目击急诊重症患者自感紧张时，均在短暂黑矇后出现意识丧失，持续 3 ～ 5 s 后迅速恢复，发作时有出汗及脸色苍白，伴有低血压及心动过缓，无记忆丧失，无定向障碍及局灶性神经症状和体征。到院后立即予吸氧、补液对症支持治疗，评估胎儿宫内状况良好，多学科会诊，完善心电图及超声心动图、头颅 MRI 及 MRA、脑电图均大致正常，排除了颅内病变及心源性因素，考虑诊断 VVS 成立。

### 3. 妊娠期 VVS 的治疗

妊娠期 VVS 以非药物治疗为主，目的是预防复发，避免造成外伤，改善生活质量：①向患者进行健康教育，告知避免诱因，早期识别前驱症状，出现头晕及眼前发黑时尽快平卧或倚靠，避免摔倒造成外伤；②保证水和钠的充足摄入：饮水 2 ～ 3 L/d，进钠 10 ～ 12 g/d；③穿弹力袜（肢体加压，避免直立性低血压）等。药物治疗仅适用于非药物治疗后仍反复发作、有外伤风险者，首选盐酸米多君（妊娠 C 类），其活性代谢产物为 $α_1$ 肾上腺素受体激动剂，可通过兴奋动静脉 α 肾上腺素受体而使血管收缩，血压升高。

### 4. 妊娠期 VVS 的产程管理

终止妊娠的时机及方式主要依据产科指征决定，阴道分娩产程管理尽量避免情绪波动，避免低血容量及低血压，准备异丙肾上腺素、复苏设备等。第一产程尽早分娩镇痛，必要时开放静脉通路补液，穿弹力袜；缩短第二产程，避免长时间屏气增加腹压，积极助产；第三产程：胎儿娩出后腹部沙袋加压，防止腹压骤降（Saqr et al., 2007）。本例患者临床观察未再出现晕厥症状，充分进行健康宣教后，于入院第 3 天出院，规律产检。建议患者产后进一步完善自主神经功能和直立应激评估。

## 【专家点评】

　　妊娠期晕厥并非少见和罕见疾病。本例患者的特点是进行了完善的系统检查、多学科分析，诊断和鉴别诊断有理有据。患者母儿结局良好，除与患者年轻、无严重心脑基础疾病相关外，还与多学科联合会诊根据患者的情况制订个性化方案及高质量的产前保健密不可分。产科医师管理妊娠期晕厥患者时，应详细了解诱发因素、前驱症状、发病经过，结合相关检查，早期识别产科急危重症患者，鉴别相关内外科合并症，通过管理生活方式避免晕厥复发。本例患者对产科医师规范管理妊娠期晕厥患者具有借鉴和参考价值。

（北京大学国际医院　李锐锐

点评专家　北京大学国际医院　蔺莉　北京大学第三医院　赵扬玉）

## 参考文献

Agrawal A，Works-Fleming F，Isiadinso I，et al.，2020. Syncope in a pregnant woman：infiltrative cardiomyopathy and presumed cardiac sarcoidosis. JACC Case Reports，2（1）：101-106.

Brignole M，Moya A，de Lange F J，et al.，2018. Practical Instructions for the 2018 ESC Guidelines for the diagnosis and management of syncope. Eur Heart J，39（21）：e43-e80.

Chatur S，Islam S，Moore L E，et al.，2019. Incidence of syncope during pregnancy：temporal trends and outcomes. J Am Heart Assoc，8（10）：e011608.

Kapoor W N，2000. Syncope. N Engl J Med，343（25）：1856-1862.

Saqr L，Kumar M M，2007. Neurocardiogenic syncope in the obstetric patient. Anaesthesia，62（1）：79-84.

Shen W K，Sheldon R S，Benditt D G，et al.，2017. 2017 ACC/AHA/HRS guideline for the evaluation and management of patients with syncope：executive summary：a report of the American College of Cardiology/ American Heart Association Task Force on Clinical Practice Guidelines and the Heart Rhythm Society. J Am Coll Cardiol，70（5）：620-663.

# 病例 42　产后迟发性子痫前期合并可逆性后部白质脑病综合征

## 第一次住院（2022-7-29 06:17）

### 【病历摘要】

患者女，29 岁。

**主诉**：妊娠 39$^{+1}$ 周，阴道流液 2 h 余。

**现病史**：患者预产期 2022-8-5。妊娠第 12$^{+}$ 周超声提示 NT 0.17 cm。妊娠第 16$^{+}$ 周行唐氏筛查低风险。妊娠第 25$^{+}$ 周行 OGTT 正常。妊娠第 22 周和 30 周两次筛查畸形超声未提示胎儿结构异常。妊娠第 36 周产科分娩方式评估：出口横径（transverse outlet，TO）= 9 cm，EFW 3000 g，建议阴道试产。凝血功能：D- 二聚体 1733 ng/ml，其他指标符合妊娠期生理性高凝表现，双下肢静脉血管超声未见异常。GBS 试验（＋）。双下肢无水肿。妊娠期血压波动于（110 ～ 127）/（70 ～ 76）mmHg，尿蛋白（－）。妊娠晚期无头晕、头痛、胸闷、憋气、视物模糊等不适。患者于 2022-7-29 04:10 出现阴道流液，色黄，查 pH 试纸变色，急诊以"胎膜早破"收入院（北京大学国际医院）。患者身高 157 cm，妊娠前体重 56 kg，BMI 22.43 kg/m$^2$，妊娠期体重增加 10 kg。妊娠期在我院建档，规律产检 12 次。

**既往史**：既往体健。否认高血压、癫痫及血栓栓塞性疾病等慢性疾病史。

**月经婚育史**：平素月经周期 7 天 /33 天，月经量中等，痛经（＋）。末次月经 2021-10-28。G1P0。

**家族史**：无特殊。

### 【体格检查】

T 36.5℃，P 78 次 / 分，BP 145/85 mmHg，复测 BP 139/83 mmHg。自主体位，神志清楚，心肺听诊无异常。双下肢水肿（－）。

产科查体：宫高 35 cm，腹围 101 cm，先露头，胎头浮。胎心监护：宫缩应激试验（contraction stress test，CST）（－）；EFW 3300 g；骨盆测量：TO = 9 cm。

消毒后阴道内诊：宫颈后位，质中偏软，消 50% ～ 60%，容指，先露头，S-3 cm，羊水Ⅱ度污染。

### 【辅助检查】

血常规（2022-7-29）：Hb 122 g/L，PLT 157×10$^9$/L。血生化（2022-7-29）：ALB 31.7 g/L，LDH 255 U/L。肝肾功能大致正常，尿酸正常。凝血功能（2022-7-29）：D- 二聚体 1253 ng/ml（↑）。

尿常规（2022-7-29）：尿蛋白（－）。

彩色多普勒超声检查（2022-7-11，妊娠 36$^{+}$ 周）：妊娠晚期，单活胎，头位，胎儿脐带绕颈 1 周，体重 2906 g，AFI 13.2。

## 【入院诊断】

①妊娠 39$^{+1}$ 周（G1P0，头位）。②胎膜早破。③初产头浮。④妊娠期高血压？

## 【诊治经过】

患者妊娠 39$^{+1}$ 周，初产胎头浮，胎膜早破，羊水 Ⅱ 度污染，阴道试产意愿强烈。入院当日（2022-7-29）09:07 入产房催产素静脉点滴；10:30 规律宫缩，监测 BP（123 ～ 129）/（69 ～ 83）mmHg（表 42-1）。16:30 规律宫缩近 6 h，胎头仍高浮，未临产，考虑短时间无法阴道分娩，建议剖宫产终止妊娠。17:29 剖宫产娩出一足月女活婴，身长 50 cm，体重 3140 g，羊水 Ⅱ 度，Apgar 评分 1 min、5 min、10 min 均 10 分。术中血压（120 ～ 145）/（70 ～ 85）mmHg。手术顺利，术中出血 300 ml。

术后 BP（118 ～ 136）/（68 ～ 82）mmHg，无头晕、头痛及视物模糊。术后第 1 天复查尿蛋白（－）。体温正常，双侧乳房不胀，子宫收缩好，腹部伤口愈合良好，双下肢无水肿。术后第 4 天（2022-8-2）予以出院至月子中心。嘱产后 1 周至产科专家门诊复诊；每日监测 4 次 BP，若 BP ≥ 140/90 mmHg，及时返诊。

## 【出院诊断】

①初产头浮（足月头高）。②胎膜早破。③妊娠 39$^{+1}$ 周，G1P1，LOA，剖宫产。④足月成熟女活婴。

表 42-1　第一次住院分娩期间血压监测

| 日期 | 时间 | 心率 | 呼吸 | 经脉搏血氧饱和度 | 血压 |
| --- | --- | --- | --- | --- | --- |
| 2022-7-29 | 07:41 | | | | 139/83 |
| 2022-7-30 | 09:00 | 75 | | | 133/72 |
| 2022-7-30 | 13:00 | 77 | | | 127/78 |
| 2022-7-30 | 17:00 | 78 | | | 118/82 |
| 2022-7-30 | 21:00 | 76 | | | 134/76 |
| 2022-7-31 | 09:00 | 76 | | | 126/81 |
| 2022-7-31 | 13:00 | 74 | | | 118/82 |
| 2022-7-31 | 17:00 | 74 | | | 136/79 |
| 2022-7-31 | 21:00 | 60 | | | 130/69 |
| 2022-8-1 | 09:00 | 68 | | | 131/67 |
| 2022-8-1 | 13:05 | 66 | | | 134/76 |
| 2022-8-1 | 17:09 | 70 | | | 130/77 |
| 2022-8-1 | 21:00 | 89 | | | 106/68 |

# 第二次住院（2022-8-4 11:41）

## 【病历摘要】

**主诉**：剖宫产术后 6 天，头痛 2 天，视物模糊半天。

**现病史**：患者于 2022-8-2 夜间出现睡醒后头痛，为全颅弥漫性，有紧箍感，活动后缓解，无抽搐、呕吐和运动异常。2022-8-2 20:00 自测 BP 157/89 mmHg，复测 158/81 mmHg，21:00 复测 135/90 mmHg。2022-8-3 监测 BP（110 ～ 129）/（71 ～ 87）mmHg。2022-8-4 07:00 睡醒后自觉头痛，性质同前，稍感头晕，自觉反应迟钝，记忆力下降，表现为一件事需要提醒 3 ～ 4 次才能完成，视物模糊、无法聚焦，持续 2 h；约 09:00 头痛及视物模糊有所缓解；10:00 至我院急诊就诊，查 BP 155/89 mmHg，复测 133/82 mmHg，以"子痫前期？产褥期"急收入院。患者神志清楚，问答切题，自由体位，二便正常。

**既往史**：既往体健。否认高血压、癫痫及上述同类病史。

**月经婚育史**：同前。

**家族史**：无特殊。

## 【体格检查】

BP 127/86 mmHg，P 71 次/分，T 36.2℃。神志清楚，问答切题、高级智能未见明显异常；双侧眼睑无水肿，睑结膜无充血，角膜清，前房清，瞳孔圆，晶体清，双侧瞳孔等大正圆，双侧眼球各项活动灵活充分；双眼颞侧相对暗点，双眼右象限偏盲，双侧鼻唇沟对称，示齿口角无偏斜，伸舌居中，四肢肌力 V 级，肌张力适中，四肢深浅感觉未见异常，双侧指鼻试验和轮替试验稳、准，双侧病理征（－）。腹软，轻度压痛，无反跳痛及肌紧张，剖宫产切口敷料干燥，双下肢无水肿。

## 【辅助检查】

血常规（2022-8-4）：WBC 9.46×10⁹/L，NE% 75%，Hb 144 g/L，PLT 224×10⁹/L。血生化（2022-8-4）：ALB 36.7 g/L，LDH 255 U/L。肝肾功能大致正常，尿酸正常。凝血功能（2022-8-4）：D- 二聚体 908 ng/ml（↑）。

尿常规（2022-8-4）：蛋白（－）；24 h 尿蛋白 117 mg。

心肌损伤指标（2022-8-4）：N- 末端脑钠肽前体（N-terminal pro-B-type natriuretic peptide，NT-proBNP）204.9 pg/ml（↑）。

眼底检查（2022-8-4）：双侧视盘色红，右眼视盘下方边界欠清。左眼视盘边界清，血管走行大致正常，视网膜未见明显出血及渗出，血管 a/v = 2/3。

免疫疾病筛查（2022-8-4）：未见异常。

超声心动图（2022-8-4）：三尖瓣反流（轻度），LVEF 64%。心电图（2022-8-4）：正常。双下肢静脉血管超声（2022-8-4）：（－）。

头颅 MRI 动脉成像（2022-8-4）：右侧颈内动脉 C5 段可见小突起，约 0.4 cm，提示右侧颈内动脉颅内段小动脉瘤。头颅 MRI 静脉成像（2022-8-4）：左侧横窦纤细，考虑先天发育。

头部 MRI 平扫（2022-8-4；图 42-1）：双侧额叶白质可见点状 T1 等信号 T2 高信号，

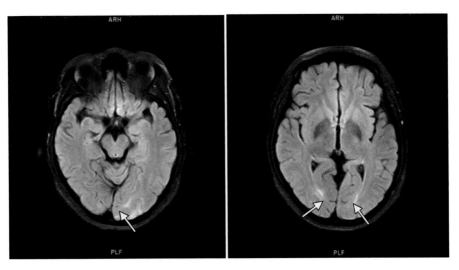

**图 42-1　头颅 MRI。** 双侧额叶白质小缺血灶、双侧顶枕叶异常信号

液体抑制反转恢复（fluid attenuated inversion recovery，FLAIR）序列呈高信号。双侧顶枕叶皮质下可见斑片状 T1 低信号 T2 高信号影，边界欠清。提示：双侧额叶白质小缺血灶；双侧顶枕叶异常信号，考虑可逆性后部脑病综合征。

## 【入院诊断】

①可逆性后部白质脑病综合征？②短暂性脑缺血发作？③迟发性子痫前期。④产褥期。⑤剖宫产术后。

## 【诊治经过】

多学科会诊（2022-8-4）后制订如下诊疗方案：①持续心电监护，记录出入量（限制入量在 2000 ml 以内），监测空腹体重。②降压：予口服尼莫地平 30 mg tid 降压、解痉，目标 BP（120～130）/（80～90）mmHg；2022-8-8 患者 3 次 BP ＞ 140/90 mmHg，加用硝苯地平 10 mg q8h 控制血压；2022-8-10 因硝苯地平为哺乳禁忌，更换为口服盐酸拉贝洛尔 100 mg q8h 降压（表 42-2）。③解痉：硫酸镁 20 g 静脉滴注 3 天。④降颅压：患者有明显头痛，为高颅压的表现，给予甘露醇 125 ml q8h×（3～4）天，用药期间隔日监测肾功能。⑤抗凝治疗：皮下注射低分子量肝素 4000 U qd。⑥患者夜间休息欠佳，间断服用左匹克隆助眠。⑦监测尿蛋白（连续 7 日监测均为阴性），必要时复查 24 h 尿蛋白。⑧患者 BNP 升高，暂无心功能异常，复查 BNP，监测变化趋势。⑨避免焦虑及疼痛，注意保持情绪稳定，定期乳房排空，保持大便通畅。⑩根据患者临床症状，1 周后复查头颅 MRI。

治疗 1 周效果观察：复查头颅 MRI（2022-8-11，图 42-2）：双侧半卵圆中心及皮质下可见多发斑点状 T1 低信号 T2 高信号影，FLAIR 呈稍高信号，DWI 未见明显高信号；提示脑内多发小缺血灶。监测 BP 较平稳［（115～135）/（65～85）mmHg］。连续 5 天未再出现头晕、头痛症状，视野缺损基本完全恢复。病情相对平稳，停用尼莫地平，准予出院。

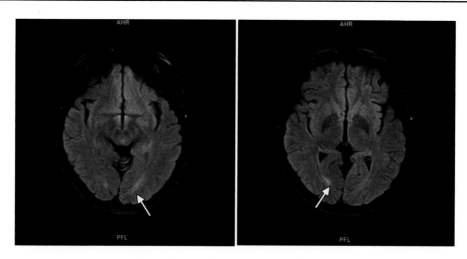

**图 42-2　头颅 MRI。**脑内多发小缺血灶

嘱出院后继续使用拉贝洛尔 100 mg tid 降压；若血压平稳,2 周后至产科专家门诊复诊；若血压波动，出现头晕、头痛及视物模糊时，及时返诊。出院半年后复查头颅 MRA 评估动脉瘤情况，若增大可至神经外科就诊。

## 【出院诊断】

①迟发性子痫前期。②可逆性后部白质脑病综合征。③颅内动脉瘤。④产褥期。⑤剖宫产术后。

## 【随访】

剖宫产术后 21 天第 1 次随访：血压平稳，偶有收缩压 146 mmHg，舒张压 93 mmHg，无头痛、头晕及视物模糊。继续口服降压药，1 周后随诊。

剖宫产术后 42 天第 2 次随访：术后 30 天开始减量至停服降压药，监测 BP（110 ～ 120）/（70 ～ 80）mmHg，无头晕、头痛及视物模糊，子宫复旧良好，剖宫产伤口愈合良好；嘱监测血压，神经内科随诊。

剖宫产术后 6 个月第 3 次随访：患者无头晕、头痛及视物模糊，监测 BP（110 ～ 120）/（70 ～ 80）mmHg。神经内科门诊复查头颅 MRA：右侧颈内动脉 C5 小动脉瘤，约 0.4 cm，较 2022-8-4 MRI 变化不大。建议哺乳期结束后至神经外科手术治疗。

表 42-2　第二次住院期间血压监测

| 日期 | 时间 | 心率 | 呼吸 | 经脉搏血氧饱和度 | 血压 |
| --- | --- | --- | --- | --- | --- |
| 2022-8-4 | 12:45 | 69 | 19 | 99 | 127/86 |
| 2022-8-4 | 13:12 | 66 | 16 | 99 | 139/91 |
| 2022-8-4 | 14:00 | | | | （外出） |
| 2022-8-4 | 15:00 | | | | （外出） |
| 2022-8-4 | 16:00 | | | | （外出） |

续表

| 日期 | 时间 | 心率 | 呼吸 | 经脉搏血氧饱和度 | 血压 |
|---|---|---|---|---|---|
| 2022-8-4 | 17:00 | 90 | 18 | 98 | 141/80 |
| 2022-8-4 | 18:00 | 90 | 18 | 98 | 131/82 |
| 2022-8-4 | 19:00 | 98 | 19 | 99 | 120/72 |
| 2022-8-4 | 20:00 | 74 | 18 | 100 | 123/79 |
| 2022-8-4 | 21:00 | 78 | 78 | 100 | 132/85 |
| 2022-8-4 | 22:00 | 98 | 20 | 100 | 127/87 |
| 2022-8-5 | 01:00 | | | | 130/89 |
| 2022-8-5 | 05:00 | | | | 128/87 |
| 2022-8-5 | 06:00 | 70 | 18 | 98 | 130/87 |
| 2022-8-5 | 07:00 | 68 | 18 | 98 | 126/86 |
| 2022-8-5 | 09:00 | 76 | | | 105/75 |
| 2022-8-5 | 13:08 | 79 | | | 126/78 |
| 2022-8-5 | 17:00 | | | | 120/77 |
| 2022-8-5 | 21:00 | 65 | | | 132/86 |
| 2022-8-6 | 05:56 | 88 | | | 110/80 |
| 2022-8-6 | 06:59 | 62 | | | 136/86 |
| 2022-8-6 | 09:00 | 74 | | | 127/75 |
| 2022-8-6 | 13:00 | 63 | | | 133/77 |
| 2022-8-6 | 17:00 | 75 | | | 114/68 |
| 2022-8-6 | 21:00 | 60 | | | 132/75 |
| 2022-8-7 | 05:00 | 70 | | | 144/87 |
| 2022-8-7 | 08:30 | 69 | | | 120/71 |
| 2022-8-7 | 09:30 | 75 | | | 128/78 |
| 2022-8-7 | 13:00 | 73 | | | 125/75 |
| 2022-8-7 | 17:00 | 82 | | | 135/74 |
| 2022-8-7 | 21:00 | 86 | | | 130/83 |
| 2022-8-8 | 05:00 | 62 | | | 144/90 |
| 2022-8-8 | 06:00 | 70 | | | 120/85 |
| 2022-8-8 | 09:00 | 92 | | | 119/80 |
| 2022-8-8 | 13:00 | 62 | | | 141/80 |
| 2022-8-8 | 15:30 | 70 | | | 131/80 |
| 2022-8-8 | 16:00 | 60 | | | 140/90 |
| 2022-8-8 | 17:00 | 70 | | | 113/76 |

续表

| 日期 | 时间 | 心率 | 呼吸 | 经脉搏血氧饱和度 | 血压 |
|---|---|---|---|---|---|
| 2022-8-8 | 18:00 | 74 | | | 123/84 |
| 2022-8-8 | 19:00 | 72 | | | 120/78 |
| 2022-8-8 | 20:00 | 76 | | | 107/74 |
| 2022-8-8 | 21:00 | 74 | | | 115/81 |
| 2022-8-8 | 22:00 | 72 | | | 125/83 |
| 2022-8-9 | 05:00 | 70 | | | 119/78 |
| 2022-8-9 | 06:00 | 64 | | | 112/75 |
| 2022-8-9 | 07:00 | 72 | | | 109/74 |
| 2022-8-9 | 08:00 | 78 | | | 115/79 |
| 2022-8-9 | 09:00 | 70 | | | 115/79 |
| 2022-8-9 | 10:11 | 65 | | | 125/84 |
| 2022-8-9 | 11:00 | 64 | | | 123/80 |
| 2022-8-9 | 12:00 | 87 | | | 114/79 |
| 2022-8-9 | 13:00 | 77 | | | 121/77 |
| 2022-8-9 | 14:00 | 65 | | | 122/83 |
| 2022-8-9 | 15:00 | 65 | | | 126/83 |
| 2022-8-9 | 16:10 | 66 | | | 129/82 |
| 2022-8-9 | 17:00 | 64 | | | 121/84 |
| 2022-8-9 | 18:00 | 87 | | | 106/86 |
| 2022-8-9 | 19:00 | 68 | | | 113/72 |
| 2022-8-9 | 20:00 | 68 | | | 113/76 |
| 2022-8-9 | 21:01 | 63 | | | 122/87 |
| 2022-8-9 | 22:03 | 61 | | | 119/86 |
| 2022-8-9 | 23:03 | 61 | | | 129/88 |
| 2022-8-9 | 23:58 | 85 | | | 102/77 |
| 2022-8-10 | 05:00 | 68 | | | 132/88 |
| 2022-8-10 | 06:00 | 66 | | | 130/78 |
| 2022-8-10 | 07:00 | 51 | | | 126/81 |
| 2022-8-10 | 08:00 | 61 | | | 117/84 |
| 2022-8-10 | 09:00 | 59 | | | 128/72 |
| 2022-8-10 | 10:00 | 60 | | | 141/70 |
| 2022-8-10 | 10:30 | 62 | | | 126/76 |
| 2022-8-10 | 11:00 | 63 | | | 117/69 |

| 日期 | 时间 | 心率 | 呼吸 | 经脉搏血氧饱和度 | 血压 |
|------|------|------|------|------------------|------|
| 2022-8-10 | 12:00 | 68 | | | 110/68 |
| 2022-8-10 | 13:00 | 68 | | | 131/80 |
| 2022-8-10 | 14:00 | 59 | | | 137/83 |
| 2022-8-10 | 15:00 | 59 | | | 133/84 |
| 2022-8-10 | 16:00 | 61 | | | 133/77 |
| 2022-8-10 | 17:00 | 67 | | | 120/71 |
| 2022-8-10 | 18:00 | 64 | | | 128/76 |
| 2022-8-10 | 19:00 | 60 | | | 126/70 |
| 2022-8-10 | 20:00 | 60 | | | 124/75 |
| 2022-8-10 | 21:00 | 67 | | | 117/72 |
| 2022-8-10 | 22:00 | 71 | | | 123/81 |
| 2022-8-11 | 05:00 | 66 | | | 125/79 |
| 2022-8-11 | 06:00 | 65 | | | 126/78 |
| 2022-8-11 | 07:00 | 61 | | | 140/83 |
| 2022-8-11 | 08:00 | 64 | | | 116/72 |
| 2022-8-11 | 09:00 | | | | （外出） |
| 2022-8-11 | 10:00 | | | | （外出） |
| 2022-8-11 | 11:30 | 65 | | | 143/63 |
| 2022-8-11 | 12:10 | 66 | | | 126/69 |

## 【病例讨论与文献学习】

### 1. 产后迟发性子痫前期

产后迟发性子痫前期是一种新的子痫前期诊断，见于产后 48 h 至 6 周，发病率尚不清楚，报道的发病率为 0.3% ～ 27.5%（Fischer et al., 2017），发病机制不明确，可能与血管外液体重新分布有关，血压峰值可能在产后 3 ～ 6 天出现，此时大多数产妇已出院，母体并发症风险和死亡率最高，产后高血压也是产褥期再次入院的常见指征。本例患者虽然在分娩当日出现相对性高血压，但在产后 5 天（出院后 2 天）诊断子痫前期，符合产后迟发性子痫前期的诊断。

### 2. 相对性高血压的管理

本例患者妊娠期规律产检，血压正常，尿蛋白（－），无子痫前期的高危因素和其他异常表现。入院后监测血压多次为正常值上限，围分娩期监测血压、其他子痫前期的实验室检查和临床表现均无异常，按照产科常规出院，但给予其出院后详细观察血压和返院指征的医嘱，使患者在院外病情发生变化后能快速返院得到及时治疗，避免不良结局的发生。提示高血压前期〔收缩压 121～139 mmHg 和（或）舒张压 81～89 mmHg〕的孕妇存在血压调节问题和基础病理状况，是发展为子痫前期的基础因素，20% 的子痫患者仅有相对性高血压。相对性高血压、一过性高血压、短暂性高血压和隐匿性高血压均伴随机体自我调节和平衡问题，可能出现病情发展，更存在着临床监测到位与否的问题，需要动态监测血压变化和排查基础病理状况及隐匿性疾病（杨孜 等，2020）。美国 Parkland 医院认为"舒张压升高至 81～89 mmHg，实施 3～4 天返院检查"是成功的防范经验。

### 3. 降压药物的使用

本例患者出院后多次血压达到高血压的诊断标准，入院后频繁监测血压偶有 ≥ 140/90 mmHg，大多数处于相对性高血压水平，是否需要降压治疗？经多学科讨论，因患者已出现并发症，建议给予降压药将血压维持在（120～130）/（80～90）mmHg，并保持血压稳定，避免波动。降压药物首选尼莫地平，该药物与硝苯地平同为二氢吡啶类钙离子通道阻滞剂，但尼莫地平可选择性扩张脑血管，对于合并颅内病变的患者（如本例患者）更为适宜。

### 4. 可逆性后部脑病综合征（posteriorreversible encephalopathy syndrome，PRES）的诊治

PRES 是一种临床-影像综合征，病理生理学机制研究存在两种截然相反的观点：第一种假说认为是脑血管痉挛引起缺血；第二种被广泛接受的是脑血管自动调节机制崩溃理论（Mahendra et al.，2021）。PRES 的主要病因是高血压，在产科，其可见于妊娠高血压、子痫前期及子痫患者（Fischer et al.，2017）。最常见的临床表现为头痛，与脑水肿致颅内压升高有关，可伴有恶心、呕吐。癫痫发作可作为 PRES 的神经系统首发症状，也可在其他神经系统症状出现之后发生；几乎所有患者均会出现视觉异常（如视物模糊、偏盲、视觉盲区扩大、皮质性失明等）。PRES 的典型影像学改变为可逆的大脑后部广泛性白质异常、以大脑后部（尤其顶枕叶）皮质下为主的、双侧对称性斑片状血管源性水肿。头颅 MRI 是必要的检查手段（符叶 等，2021）。对于出现影像学改变者，应考虑 PRES 的可能。诊断主要依据特征性临床表现和典型的神经影像学表现，经治疗后 1～2 周内症状、体征消失或恢复至病前水平，复查神经影像学恢复正常或恢复至病前表现，可以明确诊断。经过及时有效的治疗，PRES 可以完全逆转，如果诊断和治疗不及时，血管源性水肿可发展为细胞毒性水肿，患者可能遗留不可逆的神经系统功能损害，甚至死亡（Yeh et al.，2020）。治疗主要为控制血压的和症状：①控制血压：原始血压水平至少降低 30%～40%；②子痫前期-子痫患者应予解痉治疗；③对症支持治疗：针对脑水肿进行脱水降颅压，应用甘露醇和低剂量皮质激素。

子痫前期出现并发症时应及时组织多学科会诊，制订完善的诊疗方案势在必行。子痫前期合并 PRES 时应由神经内科专家主要参与制订治疗方案。本例患者产后发展为高血压，并出现头痛、视物异常，结合头颅 MRI 等影像学检查符合 PRES。诊断明确后围绕控制血压、解痉、降颅压展开治疗，同时密切监测生命体征、出入量、尿常规、肝肾功能、心功能，保持充足睡眠、情绪稳定、避免焦虑、保持定期排空乳房。治疗 1 周后头颅 MRI 示后部脑白质病变消失，反向验证 PRES 诊断正确。

【专家点评】

　　随着对妊娠高血压研究的深入和临床经验的积累，产科临床已逐渐认识和接受了典型子痫前期以外的非典型子痫前期病例，如发生于妊娠 20 周之前的重度子痫前期合并 HELLP 综合征（hemolysis，elevated liver enzymes，and a low platelet，HELLP）、妊娠期正常而产后发生重度子痫前期合并子痫等。由于非典型的特点易被临床医师忽视，延迟诊断，造成不良母儿结局，所以非典型子痫前期更应得到临床的重视，这也是报道本病例的意义。本例患者近分娩期和产后多次出现相对性高血压，全面检查和评估后均存在相对性高血压，但并未达到子痫前期的诊断，出院后 2 天血压升高到诊断水平。那么，相对性高血压患者按照正常产后出院是否合理？延迟出院是否更为妥当？这些问题仍值得商榷。

　　该病例的亮点之一是对相对性高血压患者出院后详细的嘱托和告知，提升了患者的依从性，能够做到及时返院得到治疗；亮点之二是发生 PRES 后及时诊断和全方位处理，使患者获得良好的结局；亮点之三是规范随访至产后半年，了解患者完全康复的结局，获得了完整的病历资料。

（北京大学国际医院　李锐锐　点评专家　蔺莉　李智）

## 参考文献

符叶，卢秋敏，梁伟璋，等，2021. 产后 HELLP 综合征，子痫并发可逆性后部脑病综合征一例 . 中华妇产科杂志，56（3）：216-218.

杨孜，张为远，2020. 妊娠期高血压疾病诊治指南（2020）解读 . 中华妇产科杂志，55（6）：8.

Fischer M，Schmutzhard E，2017. Posterior reversible encephalopathy syndrome. J Neurol，264（8）：1608-1616.

Mahendra V，Clark S L，Suresh M S，2021. Neuropathophysiology of preeclampsia and eclampsia：a review of cerebral hemodynamic principles in hypertensive disorders of pregnancy. Pregnancy Hypertens，23：104-111.

Yeh W C，Liou L M，Wu M N，2020. Posterior reversible encephalopathy syndrome with ischemic infarction complicated with intrauterine fetal death：a case report. Medicine，99（4）：e18877.

# 病例 43　围产期肺栓塞 2 例

## 病例 43-1　妊娠中期合并肺栓塞保守治疗成功足月顺产分娩

【病历摘要】

患者女，26 岁。

**主诉：**妊娠 39$^{+5}$ 周，入院待产。

**现病史：**患者预产期 2022-9-28。妊娠 1 个月余出现早孕反应，早孕反应轻，妊娠 3 个月余自行消失。妊娠 4 个月余自觉胎动，持续至今。妊娠 11$^{+}$ 周于外院建立围产期保健手册，妊娠期定期产检，心电图、NT、血常规、肝肾功能、甲状腺功能、术前四项、地中海贫血筛查未见明显异常，妊娠早期、中期唐氏筛查提示低风险。75 g OGTT：5.22 mmoL/L-12.40 mmoL/L-5.77 mmoL/L，考虑妊娠糖尿病，予饮食、运动控制，血糖控制可。妊娠中期排畸超声无异常。妊娠 18$^{+2}$ 周无明显诱因出现胸闷，活动后加重，伴心悸、气促，无头晕、头痛、胸痛、咳嗽、咳痰、咯血等不适，至外院急诊就诊，查超声心动图提示肺动脉压增高为 36 mmHg，未予特殊处理，建议上级医院就诊，遂转至我院（北京大学深圳医院）急诊。查 D- 二聚体 16.16 mg/L（↑），TnI 0.550 ng/ml（↑），TnT 0.108 ng/ml（↑）；胸部 CT 肺动脉血管造影提示双侧肺动脉干及左肺下叶背段肺动脉分支内栓子形成，考虑急性肺栓塞，收入我院呼吸科。住院后完善相关检查，抗凝血酶（antithrombin，AT）波动于 24% ～ 42%，考虑抗凝血酶缺乏症，予肝素钠抗凝治疗，请全院会诊评估病情后，行肺动脉造影术＋经皮肺动脉内血栓抽吸术，以及溶栓、输血等对症支持处理，病情平稳后予出院（2022-5-11），后完善基因检测提示：遗传性抗凝血酶Ⅲ缺乏症。术后持续口服华法林 3.75 mg 至入院前 1 天（2022-9-25）遵医嘱停药。患者现妊娠 39$^{+5}$ 周，无胸闷、心悸、呼吸困难，无头晕、头痛，无下腹痛、阴道流血、流液等不适症状，自觉胎动如常，门诊拟"妊娠 39$^{+5}$ 周待产，肺栓塞溶栓术后"于 2022-9-26 收入院。患者妊娠期精神睡眠好，食欲可，二便正常。

**既往史：**既往体健。

**月经婚育史：**初潮 13 岁，平素月经周期规律，（4 ～ 5）天 /28 天，末次月经 2021-12-21。经量适中，无痛经。22 岁结婚，丈夫体健。G2P1，2020 年足月顺产一女，现体健。

**家族史：**父亲体健，母亲有深静脉血栓病史，否认家族遗传病史、肿瘤史。

【体格检查】

生命体征平稳，一般情况好，心肺腹查体无异常。身高 152 cm，体重 67 kg。

产科检查：宫高 34 cm，腹围 106 cm，头位，LOA，FHR 148 次 / 分，无明显宫缩，EFW 3800 g。阴道内诊：宫口未开，宫颈管消失 30%，宫口居中，宫颈软，S-3 cm，宫颈评分评 3 分。未及羊膜囊。未见羊水。

## 【辅助检查】

2022-4-28（北京大学深圳医院）：TnI 0.550 ng/ml（↑），TnT 0.108n g/ml（↑），NT-proBNP 1002.0 pg/ml（↑），D- 二聚体 16.16 mg/L（↑），凝血酶–抗凝血酶复合物 15.60 ng/ml（↑），纤溶酶 -$\alpha_2$ 抗纤溶酶复合物 5.09 μg/ml（↑），凝血功能、心肌酶、肝肾功能、血常规未见异常。ENA 多肽抗体谱＋抗核抗体 ANA、血管炎五项＋抗双链 DNA 抗体定性未见明显异常；蛋白 C 活性 59%（↓），蛋白 S 活性 23%（↓），AT 波动于 42%～24%（↓）。血管彩色多普勒超声检查：双侧下肢深静脉、下腔静脉血管、双侧髂静脉未见明显异常声像。超声心动图：右心增大；肺动脉增宽；三尖瓣中量反流，间接估测肺动脉收缩压约 46 mmHg；左心室收缩功能正常。胎儿 I 级彩超：单活胎，妊娠中期，约妊娠 17$^{+}$周大小，羊水量正常范围。胸部 CT 肺动脉血管造影：①双肺上叶炎症；②心影增大，心包少量积液；③双侧肺动脉干及左肺下叶背段肺动脉分支内栓子形成。

2022-4-30（北京大学深圳医院）：APTT 55.70 s（↑）；D- 二聚体 5.80 mg/L（↑）；凝血酶–抗凝血酶复合物 11.10 ng/ml（↑），纤溶酶 -$\alpha_2$ 抗纤溶酶复合物 1.09 μg/ml（↑）。

2022-4-30（北京大学深圳医院）肺动脉造影显示髂静脉、下腔静脉通畅；肺动脉未见明显增粗，右上肺动脉主干充盈缺损，分支减少，右下肺动脉主干未见显示，左肺动脉主干通畅，分支显影正常。介入治疗：导管导丝配合引入 6 F 导引导管，通过堵塞肺动脉近端进入远端分支，造影显示远端末梢血管通畅，导丝导管多角度行上、下肺动脉堵塞段血栓抽吸，未见明确血栓抽出，复查造影右下肺动脉堵塞段有造影剂通过，但远端充盈不满意。

2022-5-2（北京大学深圳医院）凝血四项：PT 13.50 s，凝血酶原时间比值 1.04，国际标准化比值 1.05，凝血酶原活动度 93.00%，APTT 41.10 s，凝血酶时间 25.10 s（↑）。

2022-9-26（北京大学深圳医院）：蛋白 C 活性 49%（↓），蛋白 S 活性 19%（↓），AT 47%（↓）。血栓四项未见异常。D- 二聚体 1.18 mg/L（↑）。凝血四项：PT 21.60 s（↑），凝血酶原时间比值 1.62（↑），国际标准化比值 1.84（↑），凝血酶原活动度 42.00%（↓），APTT 38.5 s，Fb 3.68 g/L，凝血酶时间 15.6 s。血常规、尿常规、肝肾功能、糖化血红蛋白、动脉血气分析、术前四项、心肌酶三项、电解质四项、NT-proBNP、心肌梗死四项未见明显异常。阴道无乳链球菌（－）。胎儿 I 级彩色多普勒超声检查提示：单活胎，妊娠晚期，头位，BPD 95 mm，FL 73 mm，AFI 83 mm，胎儿体重 3440 g±502 g，胎盘成熟度 I～II 级，羊水量正常范围。双下肢深静脉彩色多普勒超声检查未见异常。超声心动图：升主动脉内径正常，肺主动脉内径增宽（31 mm），估测肺动脉收缩压 28 mmHg；左心室舒缩功能正常；心包积液（微量），前后径约 2 mm。

## 【入院诊断】

① G2P1，妊娠 39$^{+5}$周，LOA，待产。②急性肺栓塞溶栓术后。③妊娠糖尿病。④遗传性抗凝血酶 III 缺乏症。

## 【治疗经过】

患者于 2022-4-28 妊娠 18$^{+2}$周，因"胸闷 15 h"收入呼吸科，T 36.3℃，P 117 次 / 分，R 16 次 / 分，BP 113/70 mmHg，SO$_2$ 98%，给予肝素钠 6250 IU 静脉泵入抗凝、补液等对症支持治疗，患者胸闷症状较前逐渐减轻。2022-4-30 停用肝素钠，换用皮下注射依诺肝素钠注射液 6000 AXa IU q12h 抗凝治疗。2022-4-30 21:00 起身换衣后，出现胸闷、呼吸困难，收缩压波动在 110～120 mmHg，心率波动在 110～120 次/分，SO₂ 97%～99%（鼻导管吸氧）。复查超声心动图提示：主肺动脉内径临界增宽；三尖瓣少量反流；估测肺动脉压 52 mmHg；左心室收缩功能正常。急诊送数字减影血管造影室行介入下取栓＋溶栓治疗，术后复查造影右下肺动脉堵塞段有造影剂通过，但远端充盈不满意。遂留置猪尾巴导管于右肺动脉主干，予以溶栓、抗血小板、抗凝治疗，密切监测 APTT 等指标变化并根据 APTT 调整；予以常规护胃、适当补液等对症治疗。

2022-4-30 至 2022-5-2 复查 PLT 进行性下降，从 112×10⁹/L（↓）下降至 69×10⁹/L（↓），使用肝素 3 天内 APTT 及 AT 不达标，2022-5-2 输注血浆 400 ml 后，复查 APTT 82.80 s（↑）。2022-5-2 再次多学科会诊：①病因考虑遗传性易栓症可能性大，肝素抵抗，PLT 进行性下降，建议更换易监测的华法林桥接，考虑华法林起效慢还需行肝素进行叠加，期间会有加重血栓的风险，动态监测凝血功能、PLT、抗凝血酶Ⅲ，根据患者情况输注血浆；②加用华法林 6 mg 负荷量＋3 mg qd，根据病情变化必要时手术取栓；注意监测 APTT 维持在 60～80 s，动态调整肝素钠泵入剂量，患者抗凝血酶活性低，予输注血浆补充抗凝血酶，同时注意观察出血情况，检测血小板第 4 因子协助明确是否存在肝素诱导的血小板减少症，必要时调整为低分子量肝素（如依诺肝素 6000 U q12h）抗凝；动态行床旁心脏及肺部超声，评估左、右心功能及肺动脉压情况，同时监测液体出入量；③患者妊娠中期，血液呈高凝状态，可能加重血栓形成使病情加重，现抗凝药物使用剂量大，若终止妊娠可能发生大出血，并不是最佳终止妊娠的时机。抗凝治疗后警惕胎盘后血肿，胎盘早剥的风险，监测胎心和胎动，关注腹痛、阴道出血情况，必要时终止妊娠，若病情紧急，可行紧急剖宫产。其后予肝素钠（1000 IU/h 持续静脉泵入）抗凝桥接华法林。

2022-5-3 复查超声心动图提示主肺动脉内径临界增宽。三尖瓣少量反流，估测肺动脉压 35 mmHg，左心室收缩功能正常。2022-5-8 复查国际标准化比值 2.16，停用肝素钠泵入治疗，改用口服华法林 3.75 mg qd 抗凝治疗。2022-5-11 予带口服华法林出院。其后患者于门诊定期产检。2022-9-25 停用口服华法林。

2022-9-26 妊娠 39⁺⁵ 周待产入院。入院后予监测胎心、胎动、血糖，予依诺肝素 4000 IU q12h 抗凝治疗。2022-9-27 催产素激惹试验（一）。2022-9-28 行静脉滴注催产素＋放置宫颈扩张球囊引产。产前 12 h 临时调整末次依诺肝素用量至 6000 IU。2022-9-29 06:34 顺娩单活婴，第一产程 2 h 20 min，第二产程 14 min。新生儿体重 3400 g，新生儿 Apgar 评分 1 min 为 9 分，5 min 为 10 分。产时出血 135 ml，产后 2 h 出血 150 ml。产后 12 h 恢复口服华法林 3.75 mg qd 及皮下注射依诺肝素 4000 IU q12h。

2022-9-30 及 2022-10-1 监测 APTT、国际标准化比值，依诺肝素增加至 6000 IU q12h。2022-9-30 复肺动脉血管造影：双肺新见渗出灶，建议治疗后短期复查。左下叶前内基底段肺大疱同前。心影增大，心包积液较前增多。原左右肺动脉干内栓子未见，现左肺下叶背段、后基底段肺动脉及右下肺叶肺动脉充盈欠均匀，不除外动脉栓子形成可能。2022-10-2 复查 PT 18.20 s（↑），凝血酶原时间比值 1.36（↑），国际标准化比值 1.47（↑），凝血酶原活动度 56.00%（↓），APTT 42.00 s，Fb 3.77 g/L，凝血酶时间 15.20 s，D-二聚体 1.01 mg/L（↑）。

2022-10-2 予出院，出院后继续依诺肝素 4000 IU q12h 桥接、华法林 3.75 mg qd 抗凝治疗，复查国际标准化比值 1.8，停用低分子量肝素。定期复查国际标准化比值（目标值

2.0～3.0），并据此调整华法林用量。抗凝血酶Ⅲ缺乏症建议终身抗凝治疗。出院后 1 个月后复查超声心动图，出院后 3 个月复查肺动脉血管造影。

### 【出院诊断】

①急性肺栓塞溶栓术后。②妊娠糖尿病。③遗传性抗凝血酶Ⅲ缺乏症。④急产。⑤ G2P2，妊娠 40$^{+1}$ 周，LOA，顺娩，单活婴。

### 【随访】

产妇一般情况好，无胸闷、气促、心悸等不适，目前继续口服华法林 3 mg qd 抗凝治疗。产后定期复查凝血功能，监测国际标准化比值在 2.0～3.0，现母乳喂养中，无不适，产后至今未再复查肺动脉血管造影。

## 病例 43-2　围产期髂静脉压迫综合征合并肺栓塞

### 【病例摘要】

患者女，29 岁，产后发现髂静脉压迫综合征合并肺栓塞。

**主诉：** 妊娠 37$^{+2}$ 周，因合并慢性高血压和糖尿病入院待产。

**现病史：** 患者预产期：2020-10-26。妊娠 9$^+$ 周于我院（北京大学深圳医院）行超声心动图未见异常。妊娠 10$^+$ 周于我院建立围产期保健手册，规律产检，甲状腺功能、心电图未见异常，NT 无异常，唐氏筛查 21- 三体临界风险，无创 DNA 低风险。妊娠 10～12 周予口服阿司匹林 50 mg qd，后期调整为 100 mg qd，直至妊娠 36 周停药。妊娠 13 周开始使用达肝素钠注射液（法安明）5000 U，每日睡前皮下注射至今。由于妊娠前患有糖尿病，此次妊娠改用门冬胰岛素皮下注射，根据血糖情况调整胰岛素用量，妊娠 34 周三餐前皮下注射 36 IU，睡前皮下注射 40 IU，空腹血糖波动于 5～6 mmol/L，餐后血糖波动于 3～6.8 mmol/L。妊娠早期 HbA1c 10.6%，妊娠 34 周 HbA1c 7.2%。由于妊娠前患有高血压，此次妊娠予口服拉贝洛尔 100 mg tid ＋甲基多巴 250 mg tid。妊娠期血压波动在（104～156）/（77～111）mmHg。妊娠期尿蛋白（＋～＋＋）。患者妊娠期无头痛、头晕、视物模糊、心悸、胸闷、憋气等不适。现为分娩于 2020-10-7 入院。

**既往史：** 2015 年体检发现糖尿病，使用口服二甲双胍 0.5 g tid。2016 年因备孕开始使用胰岛素治疗，2018 年妊娠后三餐前使用门冬胰岛素 28 IU，睡前皮下注射精蛋白胰岛素 30 IU，定期监测血糖，空腹血糖波动于 5.1～5.5 mmol/L，餐后 2 h 血糖波动于 6.5～6.7 mmol/L，产后改回口服二甲双胍。2016 年体检发现高血压，予口服拉贝洛尔 100 mg tid，2018 年妊娠后予口服拉贝洛尔 100 mg tid ＋甲基多巴 250 mg tid，血压控制可，血压波动于（120～130）/（80～90）mmHg，产后改为口服拉贝洛尔 100 mg tid。

2017-7 因"妊娠 19 周难免流产"于我院行清宫术。2018 年因"糖尿病合并妊娠、慢性高血压"在我院行剖宫产术。母儿预后良好。

**月经婚育史：** 月经初潮 13 岁，既往月经规律，（3～4）天/（29～30）天，月经量、颜色正常，无痛经。末次月经 2020-1-20。G3P1，难免流产 1 次，2018 年剖宫产一活婴，现体健。

**家族史：** 爷爷、奶奶均有高血压和糖尿病病史，爷爷已去世；父亲有高血压病史。

## 【体格检查】

患者生命体征平稳，一般情况好，血压波动于（120 ～ 150）/（80 ～ 100）mmHg，心肺腹查体无异常。身高 165 cm，体重 95 kg。BMI 34.9 kg/m²。

胎心监测：反应型。

专科查体：宫高 38 cm，腹围 115 cm，LOA，FHR 142 次 / 分，未及宫缩，EFW 3400 g。

阴道内诊：宫颈软，居中，宫颈管消失 30%，宫口未开，S-3 cm，宫颈 Bishop 评分 3 分。

## 【辅助检查】

2020-9-15（北京大学深圳医院）胎儿 I 级彩色多普勒超声检查：单活胎，妊娠晚期，头位，BPD 84 mm，FL 66 mm，AFI 120 mm，胎盘成熟度 I 级，EFW 2600 g。

## 【入院诊断】

①G3P1，妊娠 37⁺² 周，LOA，待产。②慢性高血压合并妊娠。③糖尿病合并妊娠。④瘢痕子宫。

## 【诊治经过】

入院后查凝血功能、血常规、心肌酶、BNP、抗磷脂综合征相关检查未见明显异常。HbA1c 7.2%（↑）；尿酸 557 μmol/L（↑），ALB 29.0 g/L（↓）；尿常规：酮体（＋），蛋白质（＋＋）；尿液 24 h 总蛋白 0.64 g/24 h（↑）；双下肢动静脉彩色多普勒超声检查未见异常。

继续低分子量肝素抗凝至术前 12 h。入院后第 3 天（2020-10-9）因"瘢痕子宫，妊娠合并糖尿病及高血压"择期在腰硬联合麻醉下行剖宫产术。羊水清，取出一 3550 g 单活婴，评分好。术程顺利，术后 24 h 予皮下注射依诺肝素 4000 AXaIU qd 预防血栓。

术后无不适，无自觉症状，术后第 2 天（2020-10-11）17:00 患者行超声心动图后返回病房。结果回报：右肺动脉起始段可见大小 32 mm×12 mm 高回声团，考虑血栓形成。右心增大，余房室腔未见增大。三尖瓣关闭欠佳，三尖瓣少量反流，间接估测肺动脉收缩压约 44 mmHg。

立即予患者制动，心电监护，BP 145/104 mmHg，P 121 次 / 分，R 23 次 / 分，T 36.5℃，SO₂ 92%，鼻导管吸氧下 SO₂ 可达 99%。急请重症医学科、呼吸科、介入科会诊，立即完善肺 CTA 及血气分析。19:40 行胸部 CTA 提示：①右肺动脉干及其各大分支内充盈缺损，符合肺栓塞。②双肺背侧胸膜下多发渗出性病变。化验结果回报：血气分析：PO₂ 57.0 mmHg（↓）；pH 值正常。BNP 1211.0 pg/ml（↑）；D- 二聚体 1.51 mg/L（↑）。

立即转入重症监护病房，持续心电监护和血氧饱和度监测，动态复查 BNP、肌钙蛋白，予抗凝、降压、降糖等对症支持治疗。与患者及家属沟通病情，患者病情危重，随时可出现心力衰竭、休克、呼吸衰竭、心搏呼吸骤停等情况，必要时需要溶栓、介入取栓等治疗。

术后第 3 天（2020-10-12）送数字减影血管造影室急诊手术。行双下肢静脉造影探查双下肢大隐静脉，可见左侧髂静脉受压，血流缓慢，侧支循环形成，考虑肺血栓来源于此，下腔静脉造影后，于肾静脉远心端置入滤网 1 枚。置入滤网后行肺动脉造影，可见右肺动脉主干大量血栓形成，整个右肺动脉远端流速缓慢，静脉滴注地塞米松 10 mg 后，使用抽吸导管在右肺动脉主干区进行抽栓。再次行肺动脉造影，可见右肺动脉血流明显改善。术程顺利，术毕患者无特殊不适。术中出血约 20 ml。最终术式包括：①经皮肺动脉内血栓抽吸术；②下腔静脉滤网植入术；③肺动脉造影术；④静脉穿刺术；⑤下肢静脉造影术。

术后 6 h 即皮下注射低分子量肝素钙 5000 IU q12h。术后 48 h 加用口服利伐沙班 15 mg bid，拟逐渐过渡至长期口服用药阶段。

## 【出院诊断】

①右肺动脉栓塞（血栓抽吸＋下腔静脉滤网置入术后）。②左髂静脉压迫综合征。③慢性高血压合并妊娠。④糖尿病合并妊娠。⑤瘢痕子宫。⑥ G3P2，妊娠 37$^{+4}$ 周，LOA，手术产单活婴。

## 【随访】

患者出院后继续抗凝、降压、降糖等治疗，于 2021-3-14 因"下腔静脉滤网置入术后 5 月"再次入住心外科，行下腔静脉滤网取出术，术后予长期口服利伐沙班片 10 mg qd。

## 【病例讨论与文献学习】

静脉血栓栓塞可表现为深部静脉血栓形成或肺栓塞，是发达国家孕产妇死亡的主要原因之一，占全球所有孕产妇死亡的 13.8%（Lao，2022；Kourlaba et al.，2016）。流行病学调查数据显示，每 1000 例妊娠中约有 1.2 例静脉血栓栓塞事件，20%～25% 的静脉血栓栓塞事件由肺栓塞引起，75%～80% 的静脉血栓栓塞事件由深部静脉血栓形成引起（Bukhari et al.，2022）。妊娠期静脉血栓栓塞风险的增加归因于魏克氏三要素（即静脉血流阻滞、凝血功能增强及静脉壁受损）、遗传性血栓形成及其他危险因素，并持续到产后 6～12 周。遗传性血栓形成，特别是与家族性静脉血栓栓塞史相关时，静脉血栓栓塞的风险明显增加，是妊娠相关性静脉血栓栓塞的重要危险因素（Say et al.，2014）。

髂静脉压迫综合征（iliac vein compression syndrome，IVCS）又称 May-Thurner 综合征，是一种严重的深静脉血栓形成，具有复杂的病理生理学。当左髂静脉从右向左穿过右髂动脉和第 5 腰椎之间的狭窄空间，会被右髂动脉压迫，导致长期的搏动性压迫，进而发生 IVCS。它可引起慢性静脉内血栓形成、盆腔充血和侧支循环形成，随后发生左下肢深静脉血栓、下肢肿胀、疼痛等一系列急性临床表现（Gil Martín et al.，2014）。IVCS 的确切患病率尚不清楚，据报道，IVCS 仅占所有深静脉血栓的 2%～5%（Goto et al.，2016）。然而，回顾性尸检报告和影像学研究报告，普通人群 IVCS 的发病率高达 14%～32%（Mousa et al.，2013）。妊娠期间孕妇处于高凝状态，增大的子宫可进一步压迫下腔静脉和髂静脉，加之与妊娠相关的过度前凸，导致孕妇人群血栓形成的风险更高。因此，包括美国妇产科学院（American College of Obstetricians and Gynecologists' Committee on Practice Bulletins—Obstetrics，2018）在内的一些权威机构主张，对于有急性左下肢深静脉血栓的孕妇，有必要排除 IVCS。通过超声和 MRI 可进行诊断，并在侵入性成像或干预治疗时（血管造影）进行确认（Schrufer-Poland et al.，2022），MRI 始终优于超声，其可检测到更多深静脉血栓，使用造影剂可显著增强 MRI 提供的信息，通常不建议孕妇使用造影剂（Jain，2019）。

IVCS 的诊断需要综合患者下肢慢性静脉功能不全的临床表现与影像学检查（CT 静脉造影、磁共振静脉成像或下肢静脉造影）进行综合判断（中国医师协会血管外科医师分会静脉学组，2020）。IVCS 的主要诊断标准包括：①有下肢静脉曲张或下肢静脉功能不全的症状及体征，影像学检查证实髂动脉压迫髂静脉，狭窄最严重部位程度＞ 50%，可见侧支血管开放；②髂静脉压迫段压力差＞ 2 mmHg，运动后压力差＞ 3 mmHg。如果发现以下情况：腔内超声发现腔内突起结构、髂静脉狭窄伴侧支反流、髂静脉内无血栓，将有助于 IVCS 的诊断（郑夏 等，2017）。

血管微创技术与局部纤溶治疗相结合已成为非妊娠人群 IVCS 的治疗标准，血管内手术可安全用于妊娠和产后患者（Du et al.，2019）。在一项针对 11 名深静脉血栓孕妇接受血管内治疗的研究中，所有病例均取得成功，73% 的患者术中放置支架，且所有患者均继续妊娠，平均随访 15.6 个月，91% 的患者瓣膜功能正常，静脉通畅（Herrera et al.，2014）。

关于妊娠合并 IVCS 的文献很少，仅有个案报道。美国报道了 1 例 30 岁的妊娠早期女性，妊娠第 8 周出现左下肢疼痛，造影证实为下肢多发血栓，患者接受了左髂股静脉血栓、左腘静脉和胫骨静脉血栓切除术，并放置左髂静脉支架，于妊娠 39 周顺产单活婴（Ladha et al.，2015）。一项总结了 5 例妊娠合并 IVCS 病例的研究显示，3 例患者在妊娠前即诊断 IVCS，并在妊娠前放置支架。在整个妊娠期间，通过各种抗凝策略使所有患者获得成功救治，且无严重并发症。血管溶栓治疗已在孕妇中安全开展，其辐射剂量低于胎儿伤害阈值，但在进行操作前应与患者讨论风险 / 获益比（Schrufer-Poland et al.，2022）。我们建议这些患者在妊娠期和产后使用抗凝药物和阿司匹林，鼓励患者穿弹力袜，以尽量减少与静脉功能不全相关的症状。我们倾向于择期分娩，以尽量缩短没有进行抗凝的时间。对于妊娠期急性血栓栓塞患者，应考虑更积极的管理。在妊娠前后应进行产科、心外科、血管外科等多学科会诊随访。

孕妇出现疑似静脉血栓栓塞的症状包括小腿疼痛、肿胀、胸闷、气短等，这些症状在妊娠期常见且多数不是由深部静脉血栓形成或肺栓塞所致。肺栓塞的临床表现主要取决于栓子栓塞的部位及大小。临床表现可从无症状到突然死亡。典型三联征是呼吸困难、胸痛及咯血，但有典型三联征的患者不足 1/3。虽然对出现疑似肺栓塞症状的孕妇进行检查而确诊肺栓塞的阳性率低于 10%，但漏诊可能使患者处于致命肺栓塞的风险中（Tapson，2021）。此外，妊娠期疑似肺栓塞时进行检查同样具有挑战性，因为所有可用的成像模式（如通气灌注扫描和 CT 肺血管造影）均会使母体和胎儿暴露于电离辐射，宫内照射的潜在不良反应包括致癌性和致畸性（Righini et al.，2018）。然而，现有数据表明，为明确肺栓塞诊断，对适当孕周的孕妇行胎儿照射的风险可能被放大（Righini et al.，2018）。

妊娠期肺栓塞一经确诊，应尽快启动多学科会诊，采取以抗凝治疗为主的综合救治措施。2020 年 Rodriguez 等对全球 1972 年至今的 54 例围产期肺栓塞病例进行了系统分析，其中妊娠期肺栓塞病例 43 例（妊娠 8 ～ 35 周），产后肺栓塞病例 11 例。有资料的 37 例妊娠期肺栓塞病例中 67% 的患者使用溶栓治疗，8 例患者在溶栓治疗期间出现出血倾向，主要表现为子宫出血，未发生颅内出血。最终 28 例患者足月分娩，1 例孕妇死于心源性休克，8 例胎儿死亡（Rodriguez et al.，2020）。

妊娠期肺栓塞治疗过程中的难点和重点包括：第一，抗凝药物的选择、用药剂量与出血监测。肝素为妊娠期的首选抗凝药（Tapson，2021）。使用过程中应监测抗凝药物相关的不良反应，包括不同部位的出血，尤其是手术或分娩期。使用过程中应监测 APTT，使其维持在正常参考值的 1.5 ～ 2 倍。其他并发症包括血小板减少、骨质疏松、肝功能异常等。血小板减少常在用药 2 ～ 3 周出现，发生率为 3% ～ 6%（Righini et al.，2018）。第二，口服抗凝药华法林的临床使用问题。华法林可通过胎盘，妊娠早期使用可能会造成胚胎发育异常。妊娠 6 ～ 11 周使用华法林可引起华法林特异性胚胎病变，包括胎儿鼻骨发育不良、骨骺发育不良和生长受限，发生率约 4%（Tapson，2021）。华法林在母乳中的含量少，因此哺乳期可以使用。第三，华法林与低分子量肝素桥接治疗的监测。桥接过程低分子量肝素需根据体重计算用量，根据抗 Xa 因子浓度调整低分子量肝素的使用剂量。华法林半衰期约 40 h，起效时间长，产后应及时恢复口服抗凝药，用药期间需监测国际标准化比值（维持在 2.0 ～ 3.0），以调整华法林用量（Tapson，2021）。

病例二 IVCS 患者有妊娠合并高血压、糖尿病、肥胖等高危因素，虽已在妊娠期积极进行低分子量肝素预防血栓治疗，但仍发生 IVCS，并导致肺栓塞，幸而发现及时，行肺动脉血栓抽吸术，逐渐过渡至长期口服抗凝药状态，未发生不良反应，结局良好。不足之处：患者妊娠期体重为 85 ～ 95 kg，根据当时 2020 年昆士兰临床指南（Queensland Health，2020），孕产妇体重＞ 90 kg 时应增加肝素剂量，此例患者应将皮下注射达肝素钠注射液（法安明）5000 U qd 改为 7500 U qd，可能降低血栓风险。

**【专家点评】**

孕产妇发生深静脉血栓形成或肺栓塞的风险，以及因静脉血栓栓塞导致的死亡率明显高于普通人群，严重威胁孕产妇的生命安全。筛查和识别静脉血栓栓塞的高危因素及临床表现、采取相应防治措施是降低静脉血栓栓塞所致孕产妇死亡的重要手段。在妊娠早期或中期出现肺栓塞时，需要考虑妊娠和肺栓塞及治疗之间的相互影响。妊娠会给肺栓塞治疗带来困难，但终止妊娠同样会对肺栓塞治疗带来不利影响。无论阴道产还是手术产，胎盘剥离出现的创面对抗凝药的应用是一个考验，患者可能因抗凝药而出现子宫出血，甚至需要切除子宫。因为子宫出血而减少抗凝药应用同样给肺栓塞治疗带来不利。目前已经有数十例在妊娠早期、中期发现肺栓塞成功继续妊娠的报道。总体上，延迟终止妊娠对肺栓塞和妊娠有利，在调整好抗凝药剂量后，选择类似心脏瓣膜疾病的抗凝方案，在终止妊娠前临时调整抗凝药，有机会获得成功妊娠结局，母婴平安。

妊娠合并 IVCS 非常罕见，其临床表现主要为左下肢肿痛，也可能没有明显的临床症状，它可以引起下肢深静脉血栓或肺栓塞，导致严重的不良后果。病例二患者合并高血压、糖尿病、肥胖等高危因素。尽管给予低分子量肝素预防血栓，仍然发生血栓，探讨发病因素，需要重视高 BMI 时低分子量肝素剂量不足的问题。临床上需要规范进行血栓评分筛查，对出现肺部症状者及时进行胸部 CTA 检查明确诊断。治疗主要包括血管溶栓和放置血管支架治疗，均可在妊娠期安全开展。因此，及时发现、积极多学科会诊治疗可大大改善患者的预后。

（北京大学深圳医院　刘平　朱玉霞

点评专家　北京大学第三医院　赵杨玉　北京大学深圳医院　樊尚荣）

## 参考文献

中国医师协会血管外科医师分会静脉学组，2022. 常见静脉疾病诊治规范（2022 年版）. 中华血管外科杂志，7（1）：12-29.

郑夏，樊雪强，陈洁，等，2017. 髂静脉压迫综合征. 国际外科学杂志，44（11）：730-732.

American College of Obstetricians and Gynecologists' Committee on Practice Bulletins—Obstetrics, 2018. ACOG Practice Bulletin No. 196: Thromboembolism in Pregnancy. Obstet Gynecol, 132（1）: e1-e17.

Bukhari S, Fatima S, Barakat A F, et al., 2022. Venous thromboembolism during pregnancy and postpartum period. Eur J Intern Med, 97: 8-17

Du X, Zhuang H, Hong L, et al., 2019. Long-term outcome of catheter-directed thrombolysis in pregnancy-related venous thrombosis. Med Sci Monit, 21（25）: 3771-3777.

Gil Martín A R, Carreras Aja M, Arrieta Ardieta I, et al., 2014. Cockett's syndrome, May-Thurner syndrome, or iliac vein compression syndrome. Radiologia, 56（5）: e5-e8.

Goto M, Miura S, Yamamoto T, et al., 2016. Anticoagulant therapy in a pregnant woman with May-Thurner syndrome. Intern Med, 55（1）: 59-62.

Herrera S, Comerota A, Thakur S, et al., 2014. Managing iliofemoral deep venous thrombosis of pregnancy with a strategy of thrombus removal is safe and avoids post-thrombotic morbidity. J Vasc Surg, 59（2）: 456–464.

Jain C, 2019. ACOG Committee Opinion No. 723: Guidelines for diagnostic imaging during pregnancy and lactation. Obstet Gynecol, 130（4）: e210-e216.

Kourlaba G, Relakis J, Kontodimas S, et al., 2016. A systematic review and meta-analysis of the epidemiology and burden of venous thromboembolism among pregnant women. Int J Gynaecol Obstet, 132（1）: 4-10.

Ladha A B, Fareeduddin R, 2015. Phlegmasia cerulea dolens and May-Thurner syndrome in the first trimester of pregnancy. AJP Reports, 6（1）: e71-e73.

Lao T T, 2022. Pulmonary embolism in pregnancy and the puerperium. Best Pract Res Clin Obstet Gynaecol, 85（Pt A）: 96-106.

Mousa A Y, AbuRahma A F, 2013. May-Thurner syndrome: update and review. Ann Vasc Surg, 27（7）: 984-995.

Queensland Health, 2020. Queensland Clinical Guidelines: Venous thromboembolism（VTE）in pregnancy and the puerperium.

Righini M, Robert-Ebadi H, Elias A, et al., 2018. Diagnosis of pulmonary embolism during pregnancy: a multicenter prospective management outcome study. Ann Intern Med, 169（11）: 766-773.

Rodriguez D, Jerjes-Sanchez C, Fonseca S, et al., 2020. Thrombolysis in massive and submassive pulmonary embolism during pregnancy and the puerperium: a systematic review. J Thromb Thrombolysis, 50（4）: 929-941.

Say L, Chou D, Gemmill A, et al., 2014. Global causes of maternal death: a WHO systematic analysis. Lancet Glob Health, 2（6）: e323-33.

Schrufer-Poland T L, Florio K, Grodzinsky A, et al., 2022. Management of May Thurner syndrome in pregnant patients. J Cardiovasc Dev Dis, 9（12）: 410.

Tapson V F, 2021. The Diagnosis and management of acute pulmonary embolism in 2021: evolving strategies. Semin Respir Crit Care Med, 42（2）: 169-170.

# 病例 44　　羊膜腔解脲支原体感染 2 例

## 病例 44-1

### 【病历摘要】

患者女，27 岁。

**主诉：**妊娠 $40^{+5}$ 周，见红伴下腹紧缩感 1 天。

**现病史：**患者根据妊娠早期彩色多普勒超声检查推算预产期：2022-6-22，早孕反应不明显，妊娠 5 个月余自觉胎动至今。妊娠期定期产检，NT 正常，心电图、甲状腺功能无明显异常，妊娠中期唐氏筛查提示神经管缺陷高风险，胎儿 21- 三体综合征基因检测筛查低风险，妊娠第 22 周三维彩色多普勒超声检查提示胎儿结构无异常，地中海贫血筛查正常，OGTT 正常，B 组链球菌培养（－），余各项检查无特殊，否认毒物、放射线接触史。患者 1 天前无明显诱因出现见红伴下腹紧缩感，强度弱，持续 5 ～ 10 s，无阴道流液，自觉胎动如常，遂于 2022-6-27 就诊于我院（北京大学深圳医院），门诊以"妊娠 $40^{+5}$ 周，先兆临产"收治。患者精神睡眠、胃纳可，大小便正常，体重随孕周增加。

**既往史：**既往体健。

**月经史婚姻史：**既往月经欠规律，4 天 /（28 ～ 37）天，月经量中等，无痛经，末次月经 2021-9-7。已婚，G1P0。

**家族史：**否认家族遗传、肿瘤史及血栓栓塞病史。

### 【体格检查】

生命体征平稳，心肺查体无明显异常。

产科检查：宫高 35 cm，腹围 110 cm，头位，LOA，FHR 132 次 / 分，偶有宫缩，强度弱，EFW 3500 g。

阴道内诊：宫颈软，居中，宫颈管消失 50%，宫口未开，S-3 cm，宫颈 Bishop 评分 4 分。

### 【辅助检查】

超声（2022-6-24，北京大学深圳医院）：单活胎，妊娠晚期，头位，BPD 97 mm，FL 73 mm，AFI 105 mm，胎盘成熟度 Ⅱ ～ Ⅲ 级，羊水量正常范围。脐带绕颈 1 周。

血常规、凝血四项、肝肾功能（2022-6-27，北京大学深圳医院）：正常

### 【入院诊断】

①妊娠 $40^{+5}$ 周，LOA，先兆临产，G1P0。②脐带绕颈 1 周？

### 【诊治经过】

2022-6-28 行催产素激惹试验。2022-6-29 予缩宫素催产，并于 17:00 放置宫颈扩张球囊，2022-6-30 08:00 临产，08:30 进行分娩镇痛，11:00 出现发热，T 37.4℃，体温逐渐升高，

于 14:00 体温升高至 38.2℃，胎膜自破，羊水清，急查血常规：WBC 16.73×10⁹/L（↑），NE% 87.9%（↑）；超敏 CRP 42.03 mg/L（↑）；IL-6 117 pg/ml（↑）；PCT 0.13 ng/ml（↑）。考虑宫内感染，急诊行子宫下段剖宫产术。术中破膜见羊水Ⅰ度粪染，量约 600 ml，16:53 头位取出一 4100 g 单活女婴，脐带绕颈 1 周，Apgar 评分 1 min 为 9 分，5 min 10 分。因宫缩乏力行 B-lynch 缝合及子宫动脉上行支结扎术。手术顺利，术中出血 600 ml。

术后予静脉滴注头孢他定 2 g q12h（2022-6-30 至 2022-7-5）及甲硝唑 0.5 g q12h（2022-6-30 至 2022-7-4）预防感染。2022-7-2 羊水涂片镜检见真菌孢子，羊水培养提示白念珠菌。真菌药物敏感试验：对米卡芬净、卡泊芬净、阿尼芬净敏感，对氟康唑剂量依赖性敏感（SDD），对两性霉素 B、泊沙康唑（wild type，即未获得耐药机制或存在敏感性下降的菌株），伏立康唑耐药。加用静脉滴注氟康唑氯化钠注射液 0.2 g qd（2022-7-2 至 2022-7-4）。动态监测感染指标。2022-7-4 复查血常规：WBC 11.34×10⁹/L，NE% 79.8%，Hb 101 g/L（↓）；超敏 CRP 93.07 mg/L（↑）；IL-6 61.00 pg/ml（↑）；PCT 0.21 ng/ml（↑）。2022-7-5 胎盘拭子解脲支原体 DNA 结果：母面（＋）（5.26×10⁴），子面（＋）（4.58×10⁴），加用静脉滴注阿奇霉素 0.5 g qd（2022-7-5 至 2022-7-6），口服阿奇霉素 0.5 g（2022-7-7 至 2022-7-9）。患者术后体温维持正常，予抗感染治疗足够疗程后出院。胎盘病理：胎盘绒毛膜羊膜炎，考虑为 3 期，3 级。

新生儿情况：新生儿出生后因高危儿转儿科治疗，完善相关检查：血常规：WBC 18.17×10⁹/L（↑），NE% 77.1%（↑）；PCT 1.80 ng/ml（↑）；IL-6 723.00 pg/ml（↑）；超敏 CRP 正常；血培养未见异常；解脲支原体 DNA（－）（＜500 拷贝）；患儿入院后予青霉素联合头孢他定抗感染（2022-6-30 至 2022-7-9）治疗，因患儿进奶呕吐，入院后感染指标高，予腰椎穿刺完善脑脊液检查未见明显异常（2022-6-30），住院期间患儿皮肤黄染，胆红素水平较高，间断予光疗；患儿肛周皮疹，予曲安奈德益康唑涂患处。2022-7-8 复查血常规：WBC 10.06×10⁹/L，超敏 CRP＜0.499 mg/L；PCT 0.13 ng/ml（↑），IL-6 1.53 pg/ml。2022-7-9 予办理出院。最后诊断：①新生儿脓毒症（早发型）。②巨大儿。③新生儿高胆红素血症。④新生儿低白蛋白血症。

## 【出院诊断】

①胎盘绒毛膜羊膜炎 3 期，3 级。②巨大儿。③宫缩乏力。④妊娠 41 周，LOP，剖宫产单活胎，G1P1。⑤中度贫血。

## 【随访】

产后 30 天随访，产妇及婴儿一般情况好，产妇复查血常规正常。

# 病例 44-2

## 【病历摘要】

患者女，35 岁。

**主诉**：妊娠 21⁺⁶ 周，阴道流血 21 天。

**现病史**：患者末次月经 2022-1-15，预产期 2022-10-22。妊娠 1 个月余出现恶心、呕吐等，持续 1 个月余自行消失。妊娠 5 个月自觉胎动，持续至今。妊娠第 8 周于外院建立围产期保健手册，定期产检。妊娠早期甲状腺功能、地中海贫血筛查、NT 未见明显异常，妊娠早中期唐氏筛查均提示胎儿 21- 三体染色体高风险，胎儿 21- 三体综合征基因检测筛查示低风险。产前诊断建议行羊水穿刺术。余检查无明显异常。妊娠期无头痛、头晕、胸闷、憋气等不适，否认放射线及化学药物接触史。2022-5-27 无明显诱因出现阴道流血，褐色，量少，无腹痛等不适，遂至我院（北京大学深圳医院）就诊，予黄体酮软胶囊 0.2 g qn 治疗后症状稍好转。2022-5-30 患者由于阴道流血，取消羊水穿刺术。2022-6-2 患者再次出现阴道流血，量少于月经量，鲜红色，无腹痛、发热等不适，再次于我院就诊，考虑先兆流产，口服地屈孕酮 20 mg q12h，此后症状反复，未见好转。2022-6-9 我院血常规：WBC 25.82×10⁹/L（↑），NE% 83.5%（↑），Hb 104 g/L（↓），超敏 CRP 5.520 mg/L；考虑 WBC 升高，遂予口服头孢克肟 0.1 g bid 治疗。患者仍有阴道流血，量少，无腹痛，无阴道流液、发热等不适，遂于 2022-6-17 至我院，门诊以"先兆流产"收住院。患者妊娠期精神、睡眠好，食欲可，二便正常，体重随妊娠期增加，自觉胎动如常。

**既往史**：既往体健。

**月经婚育史**：平素月经规律，4 天 /（28 ～ 30）天，经量中等，无痛经。末次月经 2022-1-15。已婚，G1P0。

**家族史**：父母体健，否认家族遗传史。

## 【体格检查】

T 36.5℃，P 113 次 / 分，R 19 次 / 分，BP 117/70 mmHg。心肺查体无明显异常，腹部膨隆，偶可扪及宫缩。

产科检查：宫高 21 cm，腹围 80 cm，FHR 142 次 / 分，未及宫缩。未进行骨盆内外测量。阴道内窥器打开阴道：阴道黏膜光滑，无积血，无活动性出血，宫颈光滑，宫口闭，未行阴道内诊。

## 【辅助检查】

彩色多普勒超声检查（2022-6-16，北京大学深圳医院）：BPD 52 mm，HC 185 mm，AC 185 mm，FL 34 mm，胎儿体重（475±69）g，羊水暗区最大前后径 37 mm，透声差，可见点状絮状回声漂浮。提示妊娠中期，单活胎，符合妊娠 21⁺³ 周大小。羊水量正常范围。胎盘成熟度 0 级。

## 【入院诊断】

①晚期先兆流产（G1P0，妊娠 21⁺⁶ 周）。②高龄初产。③轻度贫血。

## 【诊治经过】

入院后查血常规：WBC 21.26×10⁹/L（↑），NE% 85.0%（↑），Hb 99 g/L（↓）；超敏 CRP 9.880 mg/L；PCT 0.07 ng/ml（↑）；IL-6 3.10 pg/ml。白带常规清洁度Ⅲ～Ⅳ，滴虫（-），真菌（-）。宫颈拭子衣原体抗原（-）。予静脉滴注头孢他定 2 g q12h 抗感染、硫酸镁抑制宫缩、铁剂纠正贫血等处理。2022-6-20 复查血常规：WBC 17.89×10⁹/L（↑），NE% 84.3%（↑），Hb 96 g/L（↓）；超敏 CRP 9.570 mg/L。因患者阴道流血减少，无

规律宫缩，停用硫酸镁，改用口服利托君保胎治疗。2022-6-21 宫颈分泌结果：解脲支原体（＋）（≥ $10^4$ CCU/ml）。支原体药物敏感试验：对交沙霉素、克拉霉素、罗红霉素、阿奇霉素、左氧氟沙星、司帕沙星敏感，对强力霉素及美满霉素耐药；光滑念珠菌（＋），真菌药物敏感试验：对氟康唑 SDD，对两性霉素 B、伊曲康唑、伏立康唑 WT；人型支原体、B 族链球菌、一般细菌、淋球菌培养（－）。停用头孢他定，予静脉滴注阿奇霉素 0.5 g qd ＋派拉西林钠他唑巴坦钠（特治星）4.5 g q12h。2022-6-22 患者诉宫缩较前频繁，出现阴道流血水，查血常规：WBC 21.16×$10^9$/L（↑），NE% 86.2%（↑）；超敏 CRP ＜ 0.499 mg/L；PCT 0.19 ng/ml（↑）；IL-6 13.10 pg/ml（↑）；复查彩色多普勒超声检查：妊娠中期，单活胎，符合妊娠 21$^{+3}$ 周大小。羊水暗区最大前后径 30 mm，透声差，可见点状絮状回声漂浮。阴道内窥器检查：宫颈见血水流出，pH 值试纸变蓝色。加用静脉滴注万古霉素 50 万 IU q12h。与患者交代病情后，患者要求引产。于 2022-6-22 行超声下羊膜腔穿刺乳酸依沙吖啶（利凡诺）引术。术中见羊水极少，经腹羊膜腔穿刺，回抽未见羊水，注入 300 ml 温热生理盐水，注入过程中见患者臀下产褥垫液体流出，回抽羊水困难，抽取 8 ml 送羊水培养及沙眼衣原体 / 解脲支原体 DNA 检测，羊膜腔内注入利凡诺 100 mg。患者于 2022-6-23 01:49 排出死胎。2022-6-23 羊水培养（细菌＋真菌）：羊水解脲支原体 DNA（＋）（2.22×$10^5$），沙眼衣原体 DNA（－），继续予万古霉素＋派拉西林钠他唑巴坦钠＋阿奇霉素抗感染治疗。合计使用头孢他定 4 天，特治星 7 天，万古霉素 6 天。2022-6-24 羊水培养：沃克葡萄球菌（＋），药物敏感试验：对克林霉素、红霉素、左氧氟沙星、苯唑西林、青霉素耐药，对庆大霉素、利福平、替考拉宁、复发新诺明、万古霉素、利奈唑胺、替加环素、达托霉素敏感。继续目前抗感染方案，动态监测感染指标。2022-6-27 查血常规：WBC 11.07×$10^9$/L（↑），NE% 73.3%，Hb 103 g/L（↓）；超敏 CRP 13.030 mg/L（↑）；PCT 0.05 ng/ml；IL-6 12.00 pg/ml（↑）。患者一般情况好，无发热，予以停药出院。病理回报：胎盘绒毛膜板见多灶性中性粒细胞浸润。

## 【出院诊断】

①晚期难免流产。②高龄初产。③羊膜腔感染。④中度贫血。

## 【随访】

患者流产后半年随诊未见异常。

## 【病例讨论与文献阅读】

解脲支原体（ureaplasma urealyticum，UU）、人型支原体（mycoplasma hominis，MH）和生殖支原体（mycoplasma genitalium，MG）统称为生殖道支原体，通常在女性泌尿生殖道定植，并经常同时感染（Agger et al.，2014；Plummer et al.，2021）。支原体被认为是正常生殖道菌群的一部分，平均定植率为 40% ～ 80%（Cassell et al.，1993）。孕妇的定植率为 55.2%（571/1035）。在生殖道支原体培养阳性的孕妇中，472 例（82.7%）仅感染 UU，2 例（0.3%）感染 MH，97 例（17.0%）同时感染 UU 和 MH（Lee，2016）。妊娠期宫颈支原体可能上行移位至羊膜腔，引起孕妇羊膜腔感染，与不良妊娠结局和新生儿疾病（慢性肺部疾病和早产儿视网膜病变）有关。解脲支原体是引起羊膜腔内感染的主要微生物。研究显示，从绒毛膜羊膜炎患者的羊水、胎盘培养或聚合酶链式反应（PCR）中分离出的微生物中，UU 占 30.2%，MH 占 6.4%（Fan et al.，2020）。此外，研究发现在早产胎膜早破患者中，中重度绒毛膜羊膜炎胎盘的 UU 阳性率（71%，10/14）明显高于轻度绒毛膜羊膜炎或正常胎盘（8%，1/12；$P < 0.01$）（赵扬玉 等，1999）。坏死性脐带炎被认为是与绒毛膜羊膜炎上升致胎儿感染的急性羊膜炎的延续。有研究在 7416 个检查胎盘中发现了 14 例坏死性脐带炎（活产 13 例，死产 1 例），其中 9 条脐带 PCR 检测呈 UU 阳性（64.3%）。20 例对照组病例中有 1 例为阳性（5.0%；$P < 0.001$）。10 例坏死性脐带炎的新生儿中有 8 例（80%）尿液 PCR 检测为 UU 阳性。没有婴儿或母亲有血源性胎儿感染的证据（Li et al.，2022）。Oh 等对 17 例妊娠 20 周前有先兆流产症状的孕妇进行羊膜腔穿刺，采用 PCR 检测羊水 UU，发现有 1 例 UU 病例，该病例胎儿在羊膜腔穿刺后 1 天死胎（Oh et al.，2022）。Olomu 等从 866 例妊娠 28 周前分娩的单胎中取出绒毛膜进行支原体和细菌培养，发现妊娠 28 周前胎盘感染 UU 与早产、胎儿和母体炎症、新生儿脑室内出血和脑损伤风险增加有关，但与新生儿早期死亡无关（Olomu et al.，2009）。本文报告的两例宫腔内 UU 感染患者都出现了不良结局。1 例引起母体胎盘绒毛膜羊膜炎、新生儿早发型脓毒症，另 1 例导致妊娠中期胎膜早破，难免流产。宫颈支原体培养并不是妊娠期常规筛查项目，如果孕妇合并先兆早产、早产胎膜早破或宫内感染等，建议行宫颈支原体检查，并使用治疗支原体的抗菌药，可能会减少不良妊娠结局和围生期感染的发病率。

由于支原体缺乏细胞壁，针对壁合成的抗生素对支原体感染无效。大环内酯类、林可霉素、链霉素、酮类酯类、氟喹诺酮类和四环素类抗生素组常用于治疗 MH 和 UU 感染（Sprong et al.，2020）。支原体对林可酰胺类抗生素（如克林霉素）具有固有的耐药性。妊娠期和新生儿支原体感染最常用大环内酯类药物治疗（Pereyre et al.，2007），孕妇及儿童禁用氟喹诺酮类或四环素类药物。然而，由于耐药性的增加，其治疗效果可能不可预测。有研究指出，口服克拉霉素 500 mg q12h 也可治疗支原体绒毛膜羊膜炎，因为克拉霉素的胎盘通过率远高于红霉素或阿奇霉素，且对 UU 和 MH 有效（Conde-Agudelo et al.，2020）。

支原体羊膜腔感染的产后抗生素治疗疗程有待进一步研究。ACOG（2017）建议羊膜腔感染产时使用的抗生素不应自动延续至产后，而是根据孕产妇患子宫内膜炎的风险来决定。行剖宫产的产妇建议产后额外使用 1 次抗生素。阴道分娩的产妇不需要额外使用抗生素。Conde-Agudelo 等（2020）的综述分析了多项羊膜腔感染剖宫产后使用抗生素情况的研究，发现术后使用抗生素至发热停止 24 h、术后使用单剂量抗生素与不使用抗生素的患者在术后发热、子宫内膜炎、切口愈合不良的发生率方面无统计学差异，但对于产后持续发热、菌血症或败血症的患者，可能需要更长时间的抗生素治疗。在本文的两个病例中，发现胎盘支原体感染后，我们予以阿奇霉素治疗 5 ~ 7 天。患者产后恢复好，无发热，感染指标逐渐下降。

## 【专家点评】

UU 可引起羊膜腔内感染，与绒毛膜羊膜炎、流产、胎膜早破、早产、死胎妊娠不良结局相关，与新生儿脓毒症、脑室内出血和脑损伤风险增加有关。妊娠期出现先兆流产、早产胎膜早破或宫内感染的孕产妇，可积极筛查 UU。妊娠期治疗支原体的药物主要是阿奇霉素。本文的 2 例羊膜腔 UU 感染均为混合感染，第 1 例 UU 与念珠菌混合感染，第 2 例 UU 与细菌混合感染，2 例均引起不良妊娠结局。由于检测方法的改进，目前可通过核酸扩增来检测 UU，在羊膜腔感染的微生物中，UU 是最多见的微生物，但其对母胎的确切影响还需要深入研究（Fan et al., 2020）。有关 UU 羊膜腔感染的治疗也缺乏推荐。本文报道的 2 例均选择阿奇霉素治疗 5 天疗程，取得了治愈患者的效果，但仍需要更多病例研究。

（北京大学深圳医院　梁轶珩

点评专家　北京大学国际医院　蔺莉　北京大学深圳医院　樊尚荣）

## 参考文献

赵扬玉，李诗兰，佟秀琴，等，1999. 解脲支原体和沙眼衣原体感染与早产胎膜早破的关系. 中华围产医学杂志，2（1）：15-17.

ACOG，2017. Practice committee opinion no.712：intrapartum management of intraamniotic infection. Obstet Gynecol，130（2）：e95-e101.

Agger W A，Siddiqui D，Lovrich S D，et al.，2014. Epidemiologic factors and urogenital infections associated with preterm birth in a midwestern U.S. population. Obstet Gynecol，124（5）：969-77.

Cassell G H，Waites K B，Watson H L，et al.，1993. Ureaplasma urealyticum intrauterine infection：role in prematurity and disease in newborns. Clin Microbiol Rev，6（1）：69-87.

Conde-Agudelo A，Romero R，Jung E J，et al.，2020. Management of clinical chorioamnionitis：an evidence-based approach. Am J Obstet Gynecol，223（6）：848-869.

Fan S R，Liu P，Yan S M，et al.，2020. Diagnosis and management of intraamniotic infection. Maternal-Fetal Medicine，2（4）：223-230.

Lee M Y，Kim M H，Lee W I，et al.，2016. Prevalence and antibiotic susceptibility of Mycoplasma hominis and Ureaplasma urealyticum in pregnant women. Yonsei Med J，57（5）：1271-1275.

Li J，Yin Y，Bendon R，et al.，2022. Necrotizing funisitis associated with Ureaplasma urealyticum infection：A clinicopathologic analysis of 14 cases. Placenta，126：12-16.

Oh K J，Romero R，Kim H J，et al.，2022. The role of intraamniotic inflammation in threatened midtrimester miscarriage. Am J Obstet Gynecol，227（6）：895.e1-895.e13.

Olomu I N，Hecht J L，Onderdonk A O，et al.，2009. Perinatal correlates of Ureaplasma urealyticum in placenta parenchyma of singleton pregnancies that end before 28 weeks of gestation. Pediatrics，123（5）：1329-1336.

Plummer E L，Vodstrcil L A，Bodiyabadu K，et al.，2021. Are Mycoplasma hominis，Ureaplasma urealyticum and Ureaplasma parvum associated with specific genital symptoms and clinical signs in nonpregnant women？Clin Infect Dis，73（4）：659-668.

Pereyre S，Métifiot M，Cazanave C，et al.，2007. Characterisation of in vitro-selected mutants of Ureaplasma parvum resistant to macrolides and related antibiotics. Int J Antimicrob Agents，29（2）：207-211.

Sprong K E，Mabenge M，Wright C A，et al.，2020. Ureaplasma species and preterm birth：current perspectives. Crit Rev Microbiol，46（2）：169-181.

# 病例 45　羊膜腔念珠菌感染

## 【病历摘要】

患者女，31岁。

**主诉**：妊娠 40$^{+2}$ 周，见红伴下腹痛 3 天，加重 5 h。

**现病史**：患者预产期 2022-7-4。早孕反应轻，妊娠 4 个月余自觉胎动，持续至今。妊娠第 12$^{+}$ 周于我院（北京大学深圳医院）建立围产期保健手册，定期产检，唐氏筛查、地中海贫血筛查等未见异常，妊娠中期三维彩色多普勒超声检查无特殊。妊娠第 24$^{+}$ 周查 OGTT 5.35 mmol/L-10.35 mmol/L-8.05 mmol/L，予饮食、运动控制血糖，余各项检查未见明显异常。于入院前 3 天出现见红，伴不规则腹痛，偶有下腹部坠胀感，无阴道流水。2022-7-6 05:00 出现规律下腹痛，5 min 1 次，持续 20～30 s，自觉胎动如常，遂于来我就诊，门诊拟"妊娠 40$^{+2}$ 周，瘢痕子宫，临产，妊娠糖尿病"于 2022-7-6 收入院。患者妊娠期精神、睡眠好，食欲可，二便正常。

**既往史**：2018 年行子宫下段剖宫产术。

**月经婚育史**：既往月经规则，7 天 /30 天，月经量中等，无痛经。末次月经 2021-9-27。已婚，G2P1。

**家族史**：否认家族遗传史及肿瘤病史。

## 【体格检查】

生命体征平稳，心肺未及明显异常，下腹部可见一横行手术瘢痕长约 12 cm。

产科检查：宫高 37 cm，腹围 100 cm，头位，LOA，FHR 142 次 / 分，宫缩不规律，强度中等，EFW 3500 g。

阴道内诊：宫口开大 0.5 cm，宫颈管消失 100%，宫口居中，宫颈软，S-3 cm，宫颈 Bishop 评分评 7 分。未及羊膜囊。未见羊水。

## 【辅助检查】

彩色多普勒超声检查（2022-6-28，北京大学深圳医院）：单活胎，妊娠晚期，头位，BPD 92 mm，FL 71.5 mm，AFI 155 mm，胎盘成熟度 Ⅱ$^{+}$ 级，羊水量正常范围。

## 【入院诊断】

①瘢痕子宫。②妊娠期糖尿病。③妊娠 40$^{+2}$ 周，LOA，临产，G2P1。

## 【诊治经过】

入院后完善相关检查，血常规：WBC 10.11×10$^9$/L，NE% 75.9%，Hb 106 g/L（↓）。患者要求阴道分娩，详细交代风险后，进产房待产。2022-7-6 14:43 时因宫缩欠佳，予人工破膜处理，破膜后 1 h，宫缩仍不佳，予 0.5% 缩宫素调整宫缩，18:14 行分娩镇痛，22:00 开始频发 FHR 减速，最低降至 100 次 / 分，可恢复，23:13 患者开始发热（T 38.5℃），FHR 偏快，基线 ＞ 160 次 / 分，微小变异，偶有减速，子宫下段无压痛。阴道内诊：宫口开大 3 cm，S-3 cm，胎膜已破，未见羊水，考虑宫内感染可能，建议手术终止妊娠，患者拒绝剖宫产，签字继续阴道试产，予头孢他定抗感染、双氯芬酸钠退热等处理，急查血常规：WBC 13.61×10⁹/L（↑），NE% 82.3%（↑），Hb 104 g/L（↓）；超敏 CRP 7.78 mg/L；IL-6 223 pg/ml（↑）；PCT 0.08 ng/ml（↑）。2022-7-7 00:58，FHR 基线仍 ＞ 160 次 / 分，微小变异，阴道内诊：宫口开大 4⁺ cm，S-3 cm，羊水 II 度污染，立即行子宫下段剖宫产术。

术中破膜见羊水 III 度污染，量约 400 ml，取羊水送培养，头位取出一 3100 g 单活婴，清理呼吸道后哭声响亮，Apgar 评分 1 min 为 9 分，5 min 为 10 分。术中胎盘送病理，胎盘拭子查支原体 DNA。术后予静脉滴注头孢他定 2 g q12h 预防感染。

2022-7-8 羊水培养涂片镜检见革兰氏阳性球菌和真菌孢子。抗生素改为静脉滴注派拉西林钠他唑巴坦钠 4.5 g q8h 及氟康唑氯化钠 0.2 g qd。2022-7-9 胎盘母面及子面拭子解脲支原体 DNA 检测（－），复查血常规：WBC 10.15×10⁹/L，NE% 72.8%，Hb 95 g/L（↓）；超敏 CRP 87.74 mg/L（↑）；IL-6 16.80 pg/ml（↑）；PCT 0.10 ng/ml（↑）。2022-7-10 羊水培养提示光滑念珠菌、表皮葡萄球菌及路邓葡萄球菌（＋）。真菌药物敏感试验：对米卡芬净、阿尼芬净敏感，对氟康唑 SDD，对两性霉素 B、伊曲康唑、伏立康唑、卡泊芬净 WT。细菌药敏试验：对克林霉素、庆大霉素、左氧氟沙星、莫西沙星、万古霉素等敏感，对青霉素、苯唑西林耐药。加用静脉滴注万古霉素 100 万 IU q12h。宫颈分泌物培养：光滑念珠菌（＋）；β-D- 葡聚糖试验＋半乳甘露聚糖抗原（galactomannan antigen，GM）试验（曲霉属抗原）正常。2022-7-11 复查血常规：WBC 7.02×10⁹/L，NE% 65%，Hb 108 g/L（↓）；超敏 CRP 22.46 mg/L（↑）；IL-6 5.98 pg/ml；PCT 0.04 ng/ml。患者术后体温正常。

2022-7-13 患者病情平稳，予以出院。胎盘病理：急性绒毛膜羊膜炎 2 期，急性绒毛膜板炎。患者术后治疗方案：头孢他定 2 g q12h×1 天、派拉西林钠他唑巴坦钠 4.5 g q8h×6 天、氟康唑治疗 0.2 g qd×5 天、万古霉素 100 万 IU q12h×3 天。

新生儿情况：新生儿出生后，请儿科会诊，建议动态监测感染指标及呼吸、吃奶情况。术后第 1 天查血常规：WBC 15.55×10⁹/L（↑），NE% 65.9%，Hb 209 g/L（↑），PLT 300×10⁹/L；超敏 CRP ＜ 0.499 mg/L；IL-6 371 pg/ml（↑）；PCT 1.49 ng/ml（↑）。术后 2 天查血常规：WBC 12.97×10⁹/L（↑），NE% 61.1%，Hb 202 g/L，PLT 301×10⁹/L；超敏 CRP ＜ 7.92 mg/L；IL-6 14 pg/ml（↑）；PCT 2.64 ng/ml（↑）。新生儿生命体征平稳，吃奶好，大小便正常，未转儿科治疗，在爱婴区观察，随母出院。

## 【出院诊断】

①急性绒毛膜羊膜炎 2 期，急性绒毛膜板炎。②羊水 III 度污染。③瘢痕子宫。④妊娠糖尿病。⑤妊娠 40⁺³ 周，LOA，手术产单活婴，G2P2。⑥中度贫血。

## 【随访】

产后 30 天随访产妇及新生儿未发现异常。

## 【病例讨论与文献学习】

羊膜内感染或绒毛膜羊膜炎是指胎膜、羊水和（或）胎盘蜕膜的绒毛膜和羊膜层的急性感染和炎症（ACOG，2017）。在从绒毛膜羊膜炎患者的羊水、胎盘培养或 PCR 中分离出的生物体中，念珠菌占微生物种类的 4%（Fan et al.，2020）。念珠菌是阴道常见的致病菌，可引起外阴阴道假丝酵母菌病（vulvovaginal candidiasis，VVC）。由于妊娠期激素的改变，孕妇易合并 VVC，念珠菌会因各种原因上行至羊膜腔，引起羊膜腔感染。尽管妊娠期间 VVC 的发病率很高（13%～20%）（Roberts et al.，2011；Kiss et al.，2004），但仅有 0.3% 的患者分娩时存在念珠菌性绒毛膜羊膜炎（Maki et al.，2017）。念珠菌引起绒毛膜羊膜炎与一些高危因素相关。研究显示最常见的易感因素是早产胎膜早破，占 25.2%（31/123），其次是妊娠合并宫内节育器（intrauterine device，IUD）[21.1%（26/123）]、体外受精后妊娠 [20.3%（25/123）]、当前妊娠期间有经腹羊膜穿刺术史 [8.9%（11/123）]、宫颈环扎术 [6.5%（8/123）] 和当前妊娠期间有 VVC 治疗史 [11.4%（14/123）]（Maki et al.，2017）。本例患者的高危因素主要是分娩期间阴道念珠菌感染、人工破膜、产程阴道检查和妊娠糖尿病。患者分娩期存在阴道念珠菌感染，经阴道检查、人工破膜等操作，将阴道的念珠菌带到羊膜腔，因患者有妊娠糖尿病，念珠菌更易生长，感染羊膜腔。建议在妊娠晚期筛查 VVC 并给予积极治疗，减少分娩期羊膜腔感染。

念珠菌性绒毛膜羊膜炎的诊断标准（Maki et al.，2017）：①从经腹羊膜穿刺术获得的羊水中分离出念珠菌；②临床或组织学绒毛膜羊膜炎，胎儿 / 新生儿 / 胎盘培养试验显示念珠菌属（＋）；③组织学绒毛膜羊膜炎（定义为绒毛膜或绒毛膜上有多形核白细胞）和（或）脐带炎（定义为脐带绒毛膜板血管壁上有多形核白细胞）以及经过碘酸希夫染色（periodic acid-Schiff staining，PAS）胎盘脐带可见带有假菌丝的酵母形式；④新生儿出现先天性念珠菌病，但产妇没有任何临床或组织学绒毛膜羊膜炎的迹象，考虑由分娩时产道感染引起，而不是由宫内感染引起。本例患者在剖宫产术中取羊水进行细菌培养，培养出光滑念珠菌，胎盘病理提示绒毛膜羊膜炎，符合诊断标准。

念珠菌性绒毛膜羊膜炎的临床表现包括发热、胎心率改变、子宫压痛、感染指标升高、新生儿感染等。有研究报道了 2 例妊娠糖尿病合并念珠菌性绒毛膜炎的孕妇，其中 1 例患者妊娠 35 周早产，产程无发热，但 WBC 及 NE% 升高，新生儿出现早发型败血症。另一例妊娠 39$^{+3}$ 周患者出现产程发热，WBC 升高，新生儿因败血症转儿科予正压给氧、抗感染及抗真菌治疗（Shazniza Shaaya et al.，2021）。本例患者在产程出现发热，体温超过 38℃，伴胎儿心动过速，查血常规 WBC 及 NE% 升高，IL-6 及 PCT 升高。新生儿出生后情况平稳，复查感染指标正常，未转新生儿科治疗。

念珠菌性绒毛膜羊膜炎的治疗主要为抗真菌治疗。由于光滑念珠菌对氟康唑耐药，因此，两性霉素 B 被推荐作为孕妇侵袭性念珠菌病和新生儿念珠菌病的一线治疗（Pappas et al.，2016）。两性霉素 B 的优点包括能够穿过胎盘，在人类中没有不良反应的报道，且通常对光滑念珠菌有效。本例患者进行了药物敏感试验，提示对氟康唑呈剂量依赖性敏感，其他敏感药物（如米卡芬净、阿尼芬净）在孕产妇中较少用，米卡芬净的费用较高。因此，我们选择了氟康唑抗真菌治疗 5 天，患者产后无发热，感染指标逐渐下降。氟康唑可经乳汁分泌，乳汁浓度与血浆浓度相似，如果单次使用氟康唑 150 mg，则可继续哺乳，多次用药或使用高剂量氟康唑后，建议停止哺乳。因此，我们建议本例患者用药期间及用药结束后的 1 周内暂停哺乳。念珠菌性绒毛膜羊膜炎抗真菌疗程仍需要探索，一方面是因为我们无法通过复查病原体来评价抗真菌药物的疗效；另一方面，羊膜腔既不是深部感染，也不是完全的浅表感染，不适用目前的抗真菌药物疗程推荐。羊膜腔真菌感染产后是否继续使用抗真菌治疗及抗真菌治疗的时间仍有待研究。

## 【专家点评】

　　羊膜腔念珠菌感染的发生率比较低，与孕妇合并一些高危因素相关，可引起新生儿不良结局。羊膜腔念珠菌感染主要根据羊膜腔培养或 PCR 诊断，目前对其诊断仍缺乏重视，对其临床重要性的认识也有限，尚缺乏推荐的治疗方法。由于羊膜腔通过宫颈与外界连通，产后羊膜腔引流通畅，羊膜腔念珠菌感染在产后不再属于严格意义上的深部真菌感染，所以治疗上可用氟康唑及两性霉素 B 等，疗程介于深部和浅部真菌感染之间。本例患者静脉应用氟康唑 5 天，患者获得治愈，但仍需要积累更多资料。

（北京大学深圳医院　梁轶珩

点评专家　北京大学深圳医院　樊尚荣　北京大学国际医院　蔺莉）

## 参考文献

ACOG，2017. Practice committee opinion no.712：intrapartum management of intraamniotic infection. Obstet Gynecol，130（2）：e95–e101.

Fan S R，Liu P，Yan S M，et al.，2020. Diagnosis and management of intraamniotic infection. Matern Fetal Med，2（4）：223-230.

Kiss H，Petricevic L，Husslein P，2004. Prospective randomised controlled trial of an infection screening programme to reduce the rate of preterm delivery. BMJ，329（7462）：371.

Maki Y，Fujisaki M，Sato Y，et al.，2017. Candida chorioamnionitis leads to preterm birth and adverse fetal-neonatal outcome. Infect Dis Obstet Gynecol，2017：9060138.

Pappas P G，Kauffman C A，Andes D R，et al.，2016. Clinical practice guideline for the management of candidiasis：2016 Update by the Infectious Diseases Society of America. Clin Infect Dis，62（4）：e1-50.

Roberts C L，Rickard K，Kotsiou G，et al.，2011. Treatment of asymptomatic vaginal candidiasis in pregnancy to prevent preterm birth：an open-label pilot randomized controlled trial. BMC Pregnancy Childbirth，11：18.

Shazniza Shaaya E，Halim S A A，Leong K W，et al.，2021. Candida chorioamnionitis in mothers with gestational diabetes mellitus：a report of two cases. Int J Environ Res Public Health，18（14）：7450.

# 病例 46  妊娠期结核性脑膜炎成功分娩

## 【病历摘要】

患者女，29 岁。

**主诉：**反复头痛伴发热 20 天，精神异常 2 天。

**现病史：**患者妊娠 $25^{+2}$ 周，有原发性不孕症病史 7 年，本次为 IVF-ET 妊娠。妊娠期产检无明显异常。于入院前 20 天开始无明显诱因出现头痛，呈持续性，且逐渐加重，伴低热（最高 37.9℃）、纳差、恶心呕吐，自感乏力及肌肉酸痛，无咳嗽、咳痰、无盗汗及视力下降等伴随症状。入院前 4 天于我院（北京大学深圳医院）急诊科就诊，急诊查血常规：WBC $13.25 \times 10^9$/L，NE% 78.7%，急诊拟诊"上呼吸道感染"，予以头孢类药物抗感染治疗后，症状无明显缓解。入院前 2 天开始出现精神异常，遂于 2009-12-7 收入院。

**既往史：**既往体健。否认肝炎、结核及其他传染病接触史。

**月经婚育史：**初潮 14 岁，既往月经规律，月经量适中，无痛经。已婚，G1P0，配偶体健。

**家族史：**否认家族遗传史及肿瘤病史。

## 【体格检查】

BP 116/91 mmHg，T 36.5℃，P 92 次 / 分，R 20 次 / 分。急性痛苦病容，精神状态差，双肺呼吸音清，未闻及干湿啰音。心率 92 次 / 分，律齐，腹部膨隆，肝脾肋下未触及。对答不切题，定向力、计算力、记忆力不能配合，颈抵抗，Kernig 征（＋），Brudzinski 征（＋）。

产科查体：宫底于脐上 2 横指，子宫大小符合孕周，未及宫缩，胎儿头位，未入盆，FHR 142 次 / 分。

## 【辅助检查】

急诊血常规：WBC $13.25 \times 10^9$/L（↑），NE% 78.7%（↑）。

## 【入院诊断】

①中枢神经系统感染？②妊娠 $25^{+2}$ 周，宫内单活胎，G1P0。

## 【诊治经过】

入院检查血常规：WBC $14.45 \times 10^9$/L（↑），NE% 80.3%（↑）。肝肾功能：ALT 40.6 U/L（↑），ALB 29 g/L（↓），余基本正常。心电图未见异常。

2009-12-7 予注射阿昔洛韦和头孢曲松钠抗病毒、抗感染治疗。2009-12-8 患者开始烦躁不安，间断尖叫。予以缓慢静脉推注地西泮 10 mg 后患者能入睡，易唤醒，疼痛刺激即出现尖叫。2009-12-9 胸部 X 线平片：双肺纹理稍增强。2009-12-10 头颅 MRI：侧脑室、第三脑室及第四脑室轻度扩张，小脑幕、脑干周围脑膜强化明显，考虑脑膜炎。咽拭子送甲型 H1N1 流行性感冒抗体检测（－）。行腰椎穿刺术，见淡黄色脑脊液流出，压力高。脑脊液常规：潘氏球蛋白定性试验（＋），白细胞 $530 \times 10^6$/L。脑脊液生化：葡萄糖 0.83 mmol/L（↓）（正常值 2.2 ～ 3.9 mmol/L），$Cl^-$ 102.5 mmol/L（↓）（正常值 120 ～ 130 mmol/L），脑脊液蛋白＞ 3000 mg/L（↑）（正常值 120 ～ 600 mg/L）。脑脊液涂片未找到抗酸杆菌、隐球菌及细菌，结核抗体（－）。高度怀疑结核性脑膜炎，开始启动抗结核治疗（静脉滴注异烟肼 0.6 g qd，口服吡嗪酰胺 0.75 g bid，口服乙胺丁醇 0.75 g qd，口服利福平 0.6 g qd），同时静脉滴注甘露醇 125 ml q6 h，加强脱水降颅压。

2009-12-11 深圳市慢性病防治中心会诊，考虑结核性脑膜炎诊断。因考虑患者病情危重，以及结核性脑膜炎和抗结核治疗对胎儿的风险，患者家属签字放弃胎儿，故更改治疗方案：静脉滴注异烟肼 0.6 g qd，口服吡嗪酰胺片 0.5 g bid，肌内注射链霉素 0.75 g qd，并加用护肝药物。抗结核治疗 2 天后患者体温降至正常，精神症状较前好转。2009-12-14 转深圳市慢性病防治中心进一步抗结核治疗。

2009-12-19 超声提示：宫内胎儿发育良好，家属要求继续妊娠，停用链霉素，改用异烟肼＋利福平＋吡嗪酰胺＋乙胺丁醇（四联治疗）。

2010-1 患者出现肝功能异常，停用乙胺丁醇和吡嗪酰胺，再次改用链霉素治疗（异烟肼＋利福平＋链霉素）。

2010-1-22 患者妊娠 $31^{+6}$ 周，考虑妊娠合并结核性脑膜炎，病情较重，转回北京大学深圳医院终止妊娠。

2010-1-23 在全身麻醉下行子宫下段剖宫产术娩出一活女婴，新生儿外观未见畸形。产妇术后继续抗结核治疗。胎盘病理回报未见明显异常。

2010-2-23 患者脑脊液培养回报：结核分枝杆菌生长。

## 【出院诊断】

①妊娠期结核性脑膜炎。②肺结核。③妊娠 32 周，LOA，剖宫产单活婴，G1P1。④早产。⑤早产儿。

## 【随访】

产后 60 天随访，患者神经系统症状缓解，婴儿体健。

## 【病例讨论与文献阅读】

WHO 发布的《2022 年全球结核病报告》指出，2021 年全球估计有 640 万新发结核患者，结核病导致约 160 万人死亡。结核性脑膜炎是由结核杆菌引起的脑膜和脊膜的非化脓性炎症性疾病。作为结核病最严重的形式，结核性脑膜炎可导致约 50% 的患者死亡或严重的脑膜炎后遗症（Thwaites，2017）。妊娠期免疫功能降低，使得孕产妇感染结核病的风险升高，且感染后结核分枝杆菌在体内播散更快。国内文献报道指出，我国妊娠期结核病的发病率为 2% ～ 8%（中国防痨协会临床专业委员会，2012），妊娠期结核性脑膜炎的报道较为罕见。

妊娠合并结核的临床表现与非妊娠期相似。常见症状为咳嗽，有时伴有咳痰、咯血、胸痛、乏力、体重减轻、低热、盗汗等，首发症状可因感染的部位不同而异。妊娠期和产褥期颅内结核的临床特征通常呈非特异性。常见症状和体征包括发热、头痛、呕吐、颈强直及 Kernig 征（＋），部分病例可伴有抽搐和局灶性神经缺陷（颅神经麻痹、视力下降、偏瘫和轻瘫），发作通常隐匿，前驱阶段可持续数天至数周（疲劳、盗汗、体重和食欲减退），进而发展为脑膜炎的特征（发热、头痛和颈部僵硬）。如未及时治疗，患者会出现各种并发症，如感觉失常、颅神经麻痹、偏瘫或昏迷（Vinny et al.，2019）。本例患者主要临床表现为头痛、低热、恶心、呕吐、精神异常，同时出现颈强直、Kernig 征（＋）、Brudzinski 征（＋）。值得注意的是，妊娠期结核病的前驱症状易与生理性恶心、呕吐、体重减轻等混淆，导致延误诊断。

妊娠合并结核常需要根据病史、症状及体征，结合胸部 X 线平片、痰涂片的抗酸杆菌和痰培养发现结核分枝杆菌进行诊断。颅内结核的主要确诊方式为脑脊液培养或抗酸杆菌涂片中发现结核杆菌。但是，由于脑脊液培养阳性结果通常发生在发病后 6 ～ 8 周（本例患者最终于发病后 3 个月脑脊液培养出结核分枝杆菌）、培养结果耗时较长、抗酸杆菌涂片敏感性差等问题，诊断颅内结核仍需要结合脑脊液其他检查和影像学检查。约 80% 的颅内结核病例存在脑脊液压力升高（> 200 mmH$_2$O），且具有脑脊液中以淋巴细胞为主的白细胞计数升高、蛋白质升高（1.0 ～ 8.0 g/L）和葡萄糖浓度降低（1.11 ～ 2.22 mmol/L）等特点（Curcio et al.，2020）。PCR 目前已被普遍应用于结核分枝杆菌的核酸检测，GeneXpert 分子诊断系统能够同时检测临床样本中的结核分枝杆菌和利福平耐药性相关突变，但阴性结果仍不能排除结核杆菌，其检测敏感性仍需大量研究来进一步证实（Huynh et al.，2022）。影像学检查是目前临床诊断颅内结核的重要手段。影像学特征可能具有较高的特异性，但敏感性仍然很低。这可能是由于一些炎性基础分泌物不存在于早期颅内结核，因此敏感性可降至约 40%，但 CT 在脑积水合并脑梗死的病例中具有很高的特异性（95% ～ 100%），头颅 MRI 可能会发现更多的脑结核瘤和梗死灶。同时，超过 50% 的颅内结核伴有脊髓受累，约 50% 的患者有胸部 X 线检查异常（Solomons et al.，2015）。本例患者头颅 MRI 提示侧脑室、第三脑室及第四脑室轻度扩张，小脑幕、脑干周围脑膜明显强化，符合脑膜炎征象。

目前针对结核性脑膜炎的治疗方针是基于为治疗结核而制定的指导方针，包括初期的四联强化治疗（2 ～ 3 个月）和随后的二联维持治疗（异烟肼和利福平再联合使用 7 ～ 9 个月）。连续 2 个月的异烟肼、利福平和吡嗪酰胺是强化治疗的基础。经典的四联用药需用链霉素（由于可引起第Ⅷ对脑神经的不可逆损害，因此目前不作为首选治疗药物）或乙胺丁醇。对于常规抗结核药物治疗效果不佳的患者，可考虑增加异烟肼、利福平的用量或联用喹诺酮类药物（赵钢　等，2022；中华医学会结核病学分会结核性脑膜炎专业委员会，2020）。抗结核药物对胎儿的安全性也是治疗妊娠期颅内结核时值得关注的重要问题。利福平已被证实有导致新生儿出血性疾病的风险，但新生儿可通过服用维生素 K 来预防。尽管链霉素可能导致新生儿先天性耳聋，但在短时间内以精确计算的剂量使用时，仍被认为是安全的。目前异烟肼和乙胺丁醇尚无升高胎儿畸形率的报道。吡嗪酰胺、环丝氨酸和对氨基水杨酸在妊娠期使用的安全性尚有待证明（Heemskerk et al.，2016）。妊娠期一线抗结核药物的使用已被多家权威机构认为对母亲和婴儿是安全的，并可改善孕产妇和新生儿结局（唐神结　等，2018；Laniado-Laborín et al.，2018）。服药期间应密切监测患者的肝肾功能及血常规，必要时检查视野及眼底。尤其注意吡嗪酰胺的肝毒性。据报道，非孕妇服用吡嗪酰胺的肝损害发生率较高，重者可致死或因药物性肝衰竭而行肝移植

（张静 等，2017）。妊娠期全程应禁用氨基糖苷类药物（链霉素、卡那霉素、阿米卡星）。本例患者初步诊断结核性脑膜炎后首次使用抗结核方案为异烟肼＋利福平＋吡嗪酰胺＋乙胺丁醇，随后因签字放弃胎儿后改用异烟肼＋吡嗪酰胺＋链霉素；2009-12-19因要求保留胎儿再次修改抗结核方案为异烟肼＋利福平＋吡嗪酰胺＋乙胺丁醇。2010-1因肝酶升高，停用乙胺丁醇和吡嗪酰胺，再次改用链霉素治疗。最终于2010-1-22剖宫产一活婴，新生儿听力筛查正常。所有抗结核药物进入母乳的剂量均很少，不能作为新生儿的治疗或预防措施（Misra et al.，2014）。糖皮质激素可用于治疗临床相关的脑水肿和炎性渗出。然而，常规使用糖皮质激素可能通过使受损的血脑屏障得以修复，导致药物渗透减少（Tai et al.，2016）。糖皮质激素无预防血管炎的作用，但有利于防止脊髓阻滞。当患者出现意识水平下降、颅内压增高、脑室增大等症状时，通常需要神经外科手术辅助治疗。

妊娠期和产褥期颅内结核患者的母婴结局取决于结核病变的部位、严重程度和并发症，其预后与结核治疗时机息息相关。有证据表示，妊娠早期即确诊并得到良好治疗的孕产妇，预后均较好，新生儿出生感染率低，存活率高；反之，妊娠期间病情可加重，亦可导致流产、早产或死胎，孕产妇患重症肺炎及垂直传播的发生率高，围产儿死亡率亦升高（Yadav et al.，2019）。目前，随着强效抗结核药物的推广并日趋完善，妊娠合并结核病与非妊娠结核患者可获得同样良好的疗效，对不耐药的敏感病例曾有报道治愈率达90%以上（Li et al.，2019）。

【专家点评】

妊娠期和产褥期颅内结核的主要临床特征为发热、头痛、恶心、呕吐、颈强直、Kernig征（＋），部分病例可伴有抽搐、视神经损害，严重时可出现昏迷，其中昏迷为孕产妇死亡的危险因素之一。同时，结核性脑膜炎的早期症状不典型，且发作缓慢，常与早孕反应相混淆，早期鉴别诊断具有较高难度。本例患者已发热伴头痛近2周未就诊处理，病情进一步进展造成严重颅内感染，导致初始的治疗效果受限。围产保健需进一步提高孕产妇的及时就诊意识，早期诊断、早期处理，避免类似事情再次发生。此外，颅内结核脑脊液检查特征为蛋白质升高、白细胞增多和葡萄糖含量降低；头颅CT及MRI可表现为脑膜增厚、脑实质单发或多发结节、伴或不伴脑积水形成；大部分病例初次诊断需要结合临床症状、脑脊液检查或颅脑影像学进行诊断。颅内结核以抗结核治疗为主，其中又以四联用药方案（异烟肼＋利福平＋吡嗪酰胺＋乙胺丁醇）为首选。虽然大多数治疗量范围内的抗结核药物在妊娠期间被认为是安全的，但用药期间仍须严密监测，必要时更换用药方案。总而言之，产科医生应与感染科医生密切配合，做到早期发现，及时治疗，以提高治愈率，降低病死率及后遗症发生率。

（北京大学深圳医院　冯俏丽

点评专家　北京大学国际医院　蔺莉　北京大学深圳医院　樊尚荣）

## 参考文献

唐神结，李亮，高文，等，2018. 中国结核病年鉴. 北京：人民卫生出版社.

张静，李文胜，高微微，2017. 抗结核药物治疗致患者肝损伤死亡二例并文献复习. 结核病与肺部健康杂志，6（1）：73-76.

赵钢，周林甫，张红鸭，2022. 结核性脑膜炎的诊治. 中华神经科杂志，55（10）：1154-1160.

中华医学会结核病学分会结核性脑膜炎专业委员会，2020. 2019 中国中枢神经系统结核病诊疗指南. 中华传染病杂志，38（7）：400-408.

中国防痨协会临床专业委员会，2012. 结核病临床诊治进展年度报告（2011 年）（第二部分结核病临床治疗）. 中国防痨杂志，34（7）：463-471.

Curcio A M，Shekhawat P，Reynolds A S，et al.，2020. Neurologic infections during pregnancy. Handb Clin Neurol，172：79-104.

Heemskerk A D，Bang N D，Mai N T，et al.，2016. Intensified antituberculosis therapy in adults with tuberculous meningitis. N Engl J Med，374（2）：124-134.

Huynh J，Donovan J，Phu N H，et al.，2022. Tuberculous meningitis：progress and remaining questions. Lancet Neurol，21（5）：450-464.

Laniado-Laborín R，Carrera-López K，Hernández-Pérez A，2018. Unexpected pregnancy during treatment of multidrug-resistant tuberculosis. Turk Thorac J，19（4）：226-227.

Li Q，Song Y，Chen H，et al.，2019. Retrospective analysis of 28 cases of tuberculosis in pregnant women in China. Sci Rep，9（1）：15347.

Misra U K，Kalita J，Bhoi S K，2014. Spectrum and outcome predictors of central nervous system infections in a neurological critical care unit in India：a retrospective review. Trans R Soc Trop Med Hyg，108（3）：141-146.

Solomons R S，Goussard P，Visser D H，et al.，2015. Chest radiograph findings in children with tuberculous meningitis. Int J Tuberc Lung Dis，19（2）：200-204.

Tai M S，Viswanathan S，Rahmat K，et al.，2016. Cerebral infarction pattern in tuberculous meningitis. Sci Rep，6：38802.

Thwaites G，2017. Tuberculous meningitis. Medicine（Baltimore），45：670-673.

Vinny P W，Vishnu V Y，2019. Tuberculous meningitis：a narrative review. Journal of Current Research in Scientific Medicine，5（1）：13.

Yadav V，Sharma J B，Kachhawa G，et al.，2019. Obstetrical and perinatal outcome in pregnant women with extrapulmonary tuberculosis. Indian J Tuberc，66（1）：158-162.

# 病例 47  产后子宫破裂

## 【病历摘要】

患者女，34 岁。

**主诉**：停经 36$^{+3}$ 周，发现羊水偏少半天。

**现病史**：患者于妊娠第 7 周于我院（北京京煤集团总医院）门诊建档，BP 139/98 mmHg，尿蛋白（－），24 h 动态 BP 波动于（87～140）/（55～101）mmHg。妊娠期定期产检，停经 12$^{+}$ 周超声核对孕周相符。妊娠中期 NIPT 示低风险，妊娠第 22$^{+}$ 周产检 BP 144/93 mmHg，24 h 动态 BP 波动于（138～178）/（60～104）mmHg，开始口服拉贝洛尔 0.1 g q8h，自行监测 BP 波动于（118～120）/（73～80）mmHg，遂自行停药。妊娠第 24$^{+}$ 周行 OGTT 4.85 mmol/L-8.78 mmol/L-5.54 mmol/L。妊娠第 34 周门诊测 BP 128/90 mmHg，尿蛋白（弱＋），24 h 尿蛋白定量 0.24 g，再次开始口服拉贝洛尔 0.1 g bid，自行监测 BP 波动于（138～150）/（86～100）mmHg。妊娠第 36$^{+3}$ 周，门诊产检，测 BP 160/93 mmHg，尿蛋白（＋－），超声提示 AFI 5.0 cm；胎动正常，收入院。患者自妊娠以来，饮食、睡眠好，大小便正常，身高 161 cm，妊娠前体重 75 kg，现体重 83 kg。

**既往史**：既往体健。

**月经婚育史**：平素月经规律。G4P1，2016 年自然分娩一活男婴，现体健，妊娠高血压，产后监测 BP 大致正常。胚胎停育 2 次。

## 【体格检查】

T 37.2℃，P 104 次/分，R 20 次/分，BP 156/103 mmHg。腹部膨隆，腹围 114 cm。

产科查体：宫高 34 cm；胎位：左枕前，头先露；FHR 140 次/分；骨盆测量：骶耻内径＞12.5 cm，骶棘韧带容 3 横指，出口横径 8.5 cm，耻骨弓 90°；骶骨中弧型，骶尾关节活动度好。

阴道内诊：宫颈居后，质中，宫颈长 2.5 cm，宫口未开，S-3 cm，宫颈 Bishop 评分 1 分。高危分级：黄色。

## 【辅助检查】

超声（2021-4-6，北京京煤集团总医院）：单胎，头位，BPD 9.4 cm，HC 34.3 cm，AC 34.6 cm，FL 7.1 cm，AFI 5.0 cm，胎盘前壁，Ⅱ级。脐动脉血流 S/D 1.9，EFW 3408 g。提示：头位，单活胎，羊水少。

## 【入院诊断】

①慢性高血压合并妊娠。②羊水过少。③妊娠 36$^{+3}$ 周，头位，G4P1。

## 【诊治经过】

入院后监测 BP，完善心脏、肝、胆、胰、脾超声及各系统功能相关检查。24 h 尿蛋白定量为 0.3 g，故纠正诊断"慢性高血压合并子痫前期"。给予对症降压、解痉治疗，监测 BP 进行性升高，AFI 从 5.0 cm 降至 4.8 cm，考虑病情继续进展，不适宜继续妊娠，拟终止妊娠。阴道内诊：宫颈 Bishop 评分 2 分，骨盆测量正常，遂于入院次日（2021-4-7，妊娠 36$^{+4}$ 周）阴道放置地诺前列酮栓（普贝生）1 枚，促进宫颈成熟。2021-4-7 23:00 查宫缩规律，（25～30）s/（2～3）min。消毒后阴道内诊：宫颈居后，质软，长约 1.5 cm，宫口容 1 指，先露头，S-2 cm，宫颈 Bishop 评分 5 分，患者一般情况好，取出地诺前列酮栓。2021-4-8 00:00 给予肌内注射地西泮 10 mg。01:00 规律宫缩，（10～15）s/3 min。阴道内诊：宫颈长约 0.5 cm，宫口容 1 指。02:00 BP 159/105 mmHg，无头晕、头痛、视物模糊及上腹部不适，给予口服拉贝洛尔 0.1 g 降压治疗。03:30 给予分娩镇痛。05:00 查宫口开大 8 cm，S = 0，自然破水，量少，色清，约 5 ml。05:43 经阴道分娩一活男婴，新生儿体重 2740 g，身长 48 cm。产时羊水量少，约 100 ml，胎盘胎膜对合完整，子宫收缩可，会阴 I 度裂伤。患者产时出血约 50 ml，产后 BP 波动在（103～131）/（73～90）mmHg，心率波动在 101～108 次/分。

产后复查血常规：Hb 113 g/L，血细胞比容（hematocrit，HCT）33.3%，血小板压积 0.193%，PLT 227×10$^9$/L。

10:00 患者诉上腹部两侧肋缘下疼痛明显，未吸氧状态下心电监护：P 118 次/分，BP 128/70 mmHg，SO$_2$ 97%。查体：T 36.8℃，神清，精神可，双乳不胀，心肺未闻及异常，腹部膨隆，腹软，无压痛及反跳痛，腹部叩诊呈鼓音，宫缩好，宫底位于脐下 1 指，会阴伤口无红肿，阴道恶露少于月经量，暗红色，无异味。呼叫床旁腹部超声检查。10:20 床旁超声：肝、胆囊、胰腺、脾未见异常。腹腔可见积液，胆囊窝积液深 4.6 cm，脾周积液深 0.7 cm，左下腹积液深 4.0 cm。腹腔积液明显。产后子宫，轮廓清楚，边缘规整，肌层回声均匀，宫腔最厚约 2.0 cm，内未见异常血流信号。双侧附件区未见明显包块。

10:40 心电监护：P 122 次/分，BP 136/75 mmHg，SO$_2$ 97%。在超声引导下在右上腹抽出 20 ml 暗红色不凝血。立即按孕产妇红球管理，启动院内抢救。复查血常规、凝血功能、血生化、血清离子、心肌酶、脑钠肽、心电图；开放 2 条静脉通路，记出入量，报病重，上报医务科，并请麻醉科、外科、心内科医师到场会诊，申请备悬浮红细胞 4 U、血浆 400 ml。给予补液治疗，超声动态观察腹腔内液体量变化，观察病情变化。

11:20 病情同前，腹痛无加重，心电监护：P 120 次/分，BP 138/75 mmHg，SO$_2$ 96%。麻醉科行锁骨下静脉穿刺置管成功，外科会诊行胃肠减压。超声心动图：静息状态下：左心室扩大，左心室收缩功能良好。再次行床旁超声：腹腔内液体未见明显增加。尿量约 30 ml，立即加快输液速度。

12:10 心电监护：P 117 次/分，BP 136/95 mmHg，SO$_2$ 98%。凝血功能：APTT 22.1 s，D-二聚体 14.70 μg/ml，FDP 30.90 μg/ml，Fb 4.27 g/L，余均在正常范围。血常规：Hb 110 g/L，HCT 32.8%，PLT 208×10$^9$/L。血生化：K$^+$ 2.97 mmol/L，Na$^+$ 134 mmol/L，Ca$^{2+}$ 2.05 mmol/L。ALB 30.2 g/L，CK 481 U/L，CK-MB 14.60 ng/ml，Cr 56 μmol/L，尿素 2.60 mmol/L，AST 32 U/L，ALT 18 U/L。19:54 结果回报：K$^+$ 2.60 mmol/L，ALB 29.7 g/L，CK-MB 6.90 ng/ml。诊断：低钾血症。给予补钾对症治疗，现液体入量 1000 ml，尿量约 60 ml。继续监测生

命体征，观察病情变化。

12:30 心电监护：P 125 次 / 分，R 28 次 / 分，BP 140/97 mmHg，$SO_2$ 100%。孕妇神清，腹部体征同前，再次床旁超声提示腹腔内液体无明显变化。考虑腹腔内出血已明确，但超声监测腹腔内出血无明显增加，动态监测 Hb 下降不明显。暂动态观察病情。每 1 ～ 2 h 查血常规及超声检查。患者心率快、尿量少，考虑入液不足，可在监测中心静脉压的同时，给予补液、对症治疗。应用宫缩剂保证子宫收缩。给予抗生素预防感染。补钾、降压及支持对症治疗。继续持续心电监护，监测尿量，向孕妇家属交代病情。

15:30 患者诉仍感腹胀、腹痛，较前无明显加重。查体：心率 116 次 / 分，BP 152/112 mmHg。复查血常规：Hb 99 g/L，RBC $3.34×10^{12}$/L。超声：腹腔可见积液，左下腹积液深 4.3 cm。子宫周围可见少量积液。腹腔积液、盆腔少量积液。决定行剖腹探查术。通知检验科配同型悬浮红细胞 4 U 及血浆 400 ml。

16:30 在全身麻醉下开始手术。在腹腔镜下见腹腔内有积血及血块 500 ml，子宫后壁近右侧阔韧带宫底下 3 cm 起始向下纵行裂伤，长约 5 cm，近达穹隆。中转剖腹子宫修补术，手术顺利，术中出血约 1000 ml，输液 3800 ml，B 型悬浮红细胞 4 U，血浆 400 ml，尿量为 400 ml，尿色清亮。BP 150/90 mmHg，P 108 次 / 分，19:30 术毕安返病房。

术后治疗给予抗感染、补液、降压、抗凝治疗，术后恢复良好，预期出院。

## 【出院诊断】

①子宫破裂。②产后出血（1250 ml）。③慢性高血压并发子痫前期。④羊水过少。⑤妊娠 $36^{+5}$ 周，右枕前位，阴道分娩，G4P2。⑥早产。⑦贫血。⑧低钾血症。⑨低蛋白血症。⑩早产儿。

## 【随访】

产后 42 天随访，口服降压药治疗，血压波动在正常范围内，查体子宫复旧良好，无明显不适。肝肾功能正常。

## 【病例讨论与文献学习】

子宫破裂是指子宫壁部分或全层发生裂开，是一种妊娠期并发症，可分为完全性与不完全性子宫破裂；完全性子宫破裂表现为子宫肌壁全层裂开，子宫宫腔与腹腔相通，孕妇临床症状和体征通常明显，易被发觉，多为非子宫下段剖宫产术后的子宫瘢痕破裂；不完全性子宫破裂表现为子宫肌层部分或全部断裂，但其浆膜层完整，子宫宫腔与腹腔不相通，孕妇临床症状和体征常不明显，多为子宫下段剖宫产术后切口瘢痕裂开（刘喆 等，2019）。子宫破裂的发生与梗阻性难产、瘢痕子宫、使用缩宫药物不当、巨大儿、多胎、子宫畸形、瘢痕妊娠、胎盘植入等因素有关。子宫破裂可由已存在的损伤或异常所致，也可能与创伤有关，且可能并发于无瘢痕子宫，其必要条件为梗阻、薄弱区、强大的产力。有研究还报道过 1 例输卵管切除术后的自发性子宫破裂（Hua et al.，2019），原因可能为腹腔镜下输卵管切除术采用电凝止血或切割，切除输卵管后大多不进行缝合，导致宫角部肌层薄弱、瘢痕愈合不佳。

子宫破裂并不常见，但严重危及母儿安全。阴道分娩后的子宫下段、剖宫产子宫切口和胎盘附着部位是子宫肌层相对薄弱的区域，也是容易发生子宫破裂的位置。亦有自发性子宫破裂的报道（刘昱婕 等，2019）。产后子宫破裂主要表现为阴道流血、休克或与患者生命体征不相符的阴道出血量（伴有腹腔内出血）。有研究报道了宫腔球囊填塞导致子宫破裂的病例，推测可能是球囊放置过程中导管造成子宫侧壁损伤，在球囊压迫期间，由于宫缩好转、宫腔压力增高，最终导致损伤部位破裂（顾宁 等，2021）。

本例患者存在的强大产力可能是由地诺前列酮栓引产或由腹压增大所致，患者既往有2次流产史，不排除肌壁有损伤或薄弱区，多次妊娠或刮宫术也可使子宫壁肌纤维组织增生，子宫肌的弹性及扩张性减弱，患者合并子痫前期，经硫酸镁解痉降压治疗后，组织间隙水肿，肌纤维弹性也受到影响，上述因素协同作用，导致子宫破裂发生。

发生子宫破裂后，重点是能够早期识别。超声诊断的准确性有时会受患者膀胱充盈程度、体位、肠气及床边超声分辨率等因素的影响，也和操作者的经验有关，CT、MRI检查受这些因素的影响较小（曾照军 等，2018；王明莉 等，2018）。Bhoil 等指出，CT 在子宫破裂的诊断中比超声更有价值（Bhoil et al.，2016）。CT 的检查速度较 MRI 更快，增强扫描较平扫更易辨别中断的肌层，在紧急情况下，行 CT 可快速了解孕产妇的腹腔情况，为临床诊断或鉴别诊断提供依据。MRI 对妊娠中晚期不完全性子宫破裂的诊断敏感性较低，其优势主要表现在软组织分辨率高、无辐射，可用于诊断产前及产后子宫破裂，并能多方位成像观察子宫壁。因此，CT 与 MRI 检查均可作为子宫破裂诊疗过程中的重要补充手段。

一旦确诊子宫破裂，须立即启动危重症孕产妇急救通道，行剖腹子宫修补术或子宫切除术。对于破裂时间短、破口整齐、破口较小且未累及宫颈、无明显感染的情况，可行破口修补术；无法达到上述条件修补者，行次全子宫切除术或全子宫切除术，抗生素使用应注意全程、足量。

对于子宫破裂的预防，应做好围产期管理，正确使用促子宫收缩药物，严密观察和处理产程；产后仔细检查软产道，对于产后出血的临床症状和病因诊断不符合时，应警惕子宫破裂的发生；做好瘢痕子宫分娩管理；警惕胎盘附着于子宫瘢痕处，及早确定是否有胎盘植入，从而避免子宫破裂的发生（靳瑾 等，2022）。

## 【专家点评】

　　子宫破裂是产科急症，可发生于妊娠期、产时及产后。瘢痕子宫是子宫破裂最常见的病因。无子宫瘢痕者也可能发生子宫破裂，且更易被误诊。在分娩前胎儿有存活能力时，若出现胎儿窘迫和怀疑子宫破裂，需要开展"5分钟剖宫产"挽救母胎生命，任何延误都可能造成严重后果。对于妊娠期及产后出现急腹症的患者，需要做好鉴别诊断，只要出现孕产妇生命征不稳定，不能排除子宫破裂时，均须及时剖腹探查。

　　本例患者在阴道分娩后出现急腹症表现，由于子宫破裂口出血缓慢，出现子宫破裂的不典型表现，在不能排除子宫破裂时，采取腹腔镜探查后行剖腹手术，成功救治患者。多种其他情况可能表现为阴道产后腹腔出血，包括：肝脾破裂出血、子宫血管破裂出血及少见的肠系膜血管破裂出血等，都需要进行鉴别诊断。

（北京京煤集团总医院　董晓琳　张海迪　点评专家　北京大学深圳医院　樊尚荣）

## 参考文献

刘昱婕，陈玲，陈素玉，等，2019. 妊娠期自发性非瘢痕子宫破裂 4 例临床资料分析 . 现代妇产科进展，28（2）：136-138.

刘喆，杨慧霞，辛虹，等，2019. 全国多中心子宫破裂现状调查及结局分析 . 中华妇产科杂志，54（6）：6.

顾宁，郑明明，戴毅敏，2021. 宫腔球囊填塞导致子宫破裂一例并文献复习 . 中华产科急救电子杂志，10（4）：225-229.

靳瑾，王志坚，2022. 中国实用妇科与产科杂志，38（8）：787-790.

王明莉，穆仲平，李雪蕾，等，2018. 妊娠期子宫破裂的超声诊断 . 中国医学影像学杂志，179（4）：302-304.

曾照军，张自力，莫本成，等，2018. MRI 诊断双胎妊娠子宫破裂 1 例 . 中国医学影像技术，34（7）：1.

Hua Z，Wu M，2019. Spontaneous rupture of the uterus following salpingectomy：a case report and literature review. J Int Med Res，47（10）：5328-5336.

Bhoil R，Surya M，Mistry K A，2016. CT diagnosis of spontaneous uterine rupture at term，sonograghic appearance of which was confused with placenta praevia. Ann Saudi Med，36（6）：440-441.

# 病例 48 双胎剖宫产术后出血继发希恩综合征

## 【病历摘要】

患者女，44 岁。

**主诉：**产后出血 5 天，头晕、头痛 2 天。

**现病史：**患者于入院前 5 天因"妊娠 37 周，双胎妊娠，剖宫产史"于外院行择期剖宫产术，术中胎儿、胎盘娩出后子宫收缩乏力、失血性休克，给予快速补液、输血纠正血容量，药物促进宫缩的同时，行宫腔球囊填塞术，因止血效果欠佳，行子宫动脉上行支结扎术，出血逐渐减少。术后 12 h 内累计出血量 6200 ml，输注晶体溶液 8500 ml、浓缩红细胞 32 U、血浆 2400 ml、血小板 2 U、纤维蛋白原 16 g，尿量 2150 ml。复查 Hb 66 g/L（↓），PLT $22\times10^9$/L（↓），Fb 2.79 g/L，病情趋于平稳，在气管插管、持续镇静状态下转入我院（北京医院）重症监护病房进一步治疗。入院后在严密监测下给予补液、输注血液制品、抑酸及抗感染等治疗。患者一般状况逐步改善，已拔除气管插管改为鼻导管吸氧，今晨 Hb 107 g/L（↓），PLT $53\times10^9$/L（↓），Fb 1.99 g/L（↓），病情稳定转入产科病房进一步治疗。患者自述近 2 天出现头晕、轻微头痛，无视物模糊、恶心、呕吐，伴有尿量增多，每日约 4000 ml。

**既往史：**既往体健。

**月经婚育史：**平素月经规律，5 天 /30 天，月经量中等，无痛经。25 岁结婚，入院前 7 年因"漏斗骨盆"行剖宫产 1 次，手术顺利。无自然流产及人工流产史。

**家族史：**否认家族遗传史、肿瘤史及血栓栓塞性疾病史。

## 【体格检查】

生命体征平稳，神清语利，轻度贫血貌，BP 104/65 mmHg，P 76 次 / 分。双侧乳房无乳汁分泌，腹部剖宫产及引流管伤口愈合好，无红肿及渗出。

产科检查：宫底脐下 3 指，宫缩佳；恶露暗红色、量少、无异味。

## 【辅助检查】

ICU 检查结果：血生化：血糖 6.8 mmol/L（↑），Cr 140 μmol/L（↑），$K^+$ 3.6 mmol/L（－），$Na^+$ 119.2 mmol/L（↓），$Cl^-$ 105 mmol/L（－）。肝功能（－）。ACTH 10.5 pg/ml（↓）。08:00 血清皮质醇＜ 1 μg/dl（↓）。甲状腺功能：TSH 0.33 μIU/ml（↓），游离三碘甲状腺原氨酸（free triiodothyronine，$FT_3$）1 pg/ml（↓），游离甲状腺素（free thyroxine，$FT_4$）0.71 ng/dl（↓）。性腺激素：FSH 0.26 IU/L（↓），LH 0.01 IU/L（↓），PRL 12.76 ng/ml（－），$E_2$ 23.16 pg/ml（－），T ＜ 0.1 ng/ml（－），P 0.11 ng/ml（↓）。

禁水 8 h 后尿渗透压 254 mmol/kg（↓），24 h 尿量 3500 ～ 5000 ml（↑）。尿常规：

尿比重 1.017（－），尿蛋白 2 g/L（↑），亚硝酸盐（－），尿糖（－），WBC（－），RBC 10 ～ 15 个 /HP（↑）。

垂体 MRI：垂体形态饱满，上缘隆起，高度约 1 cm，垂体内信号不均，垂体柄稍偏左，视交叉无上抬。提示：垂体异常改变（图 48-1）。

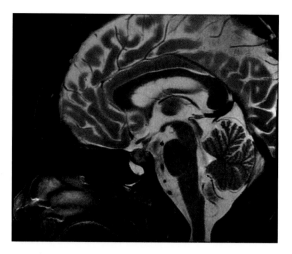

图 48-1　垂体 MRI。垂体内信号不均

## 【入院诊断】

①希恩综合征。②低钠血症。③剖宫产术后。④产后出血。⑤急性肾功能损伤（Ⅰ级）。⑥轻度贫血。⑦中度血小板减少。

## 【诊治经过】

继续监测患者生命体征、监测出入量，铁剂纠正贫血治疗，PLT 为消耗性减少，目前病因已祛除，可定期复查，待其自然恢复。术后 1 周 Hb 111 g/L（－），PLT 106×10⁹/L（－）。患者出现重度低钠血症伴神经系统症状，尽快纠正低钠血症，同时警惕血钠浓度上升过快并发的神经系统脱髓鞘改变，给予静脉输注高渗氯化钠溶液，每 2 h 监测 1 次血钠浓度，24 h 内使血钠浓度上升 4 ～ 6 mmol/L，不超过 8 mmol/L。血钠逐步上升后酌情延长监测间隔时间。静脉治疗 3 天后复查血钠 131.1 mmol/L（↓），患者头晕、头痛症状消失，改为口服氯化钠胶囊 2 g tid 至血钠水平恢复正常。

结合患者失血性休克病史、垂体影像学改变及 ACTH、皮质醇及甲状腺功能结果，考虑垂体梗死所致希恩综合征。请内分泌科会诊协助诊治。首先治疗皮质醇缺乏，给予静脉滴注氢化可的松 100 mg qd，5 天后改为口服泼尼松 15 mg（08:00）qd ＋ 5 mg（14:00）qd，并根据患者一般状况逐步调整用量。口服左甲状腺素钠（优甲乐）25 μg qd，6 ～ 8 周后复查甲状腺功能及激素水平，酌情调整优甲乐剂量并补充雌孕激素。酌情复查垂体影像学检查。经 24 h 尿钠记量、禁水后尿渗透压试验后，考虑为一过性肾缺血导致肾小球、肾小管坏死，处于肾功能恢复期（多尿期），目前电解质紊乱已逐步纠正，定期监测出入量，动态观察尿量及 Cr 水平，必要时口服醋酸去氨加压素片治疗。观察期间 Cr 水平逐步恢复正常，每日尿量逐步减少至 2000 ～ 3000 ml，后出院。

## 【出院诊断】

①希恩综合征。②剖宫产术后。③产后出血。④急性肾损伤（Ⅰ级）。

## 【随访】

患者分娩后无乳汁分泌，产后 21 天恶露净，量正常。产后遵医嘱口服泼尼松 5 mg（08:00）＋ 2.5 mg（14:00），优甲乐 25 μg qd。产后近 3 个月复查，无月经复潮，并出现轻微潮热、多汗，尿量 1000 ～ 1500 ml/d，大便正常。复查 Cr 80 μmol/L。甲状腺功能：TSH 0.41 μIU/ml，FT₃ 2.74 pg/ml，FT₄ 0.98 ng/dl。性腺激素：FSH 6.27.01 IU/L，LH 3.76 IU/L，PRL 12.63 ng/ml，E₂ 0.46 pg/ml，T ＜ 0.1 ng/ml，P 0.06 ng/ml。尿常规（－）。

泼尼松及优甲乐维持原剂量，给予芬吗通 2 mg，并嘱 3 个月后复查。

## 【病例讨论与文献阅读】

希恩综合征是由于产后大出血、休克而导致垂体前叶坏死，继发垂体前叶多种激素减退或缺少而引起一系列临床症状的疾病。随着医疗水平的提升，希恩综合征的发病率有所下降，但是在严重产后出血患者中及医疗欠发达地区，仍是垂体功能减退的重要原因之一（Zargar et al.，2005）。在出血量达 1000 ～ 2000 ml 并伴有低血压的产妇中，1% ～ 2% 会出现希恩综合征，在极少数情况下，即使出血量并不显著，也可继发垂体梗死。由于该病对患者内分泌功能及健康状况有长远影响，应引起重视。

垂体梗死主要累及垂体前叶，临床表现取决于垂体受损程度及损伤的内分泌细胞种类。垂体前叶激素包括 ACTH、生长激素（growth hormone，GH）、PRL、TSH 及促性腺激素（gonadotropins，Gn）。轻度垂体功能减退可无症状，仅在筛查中被发现或在产后数月至数年出现轻微症状。严重垂体功能减退可在产后数日或数周出现。ACTH 缺乏可表现为非典型疲乏、无力等症状，以及直立性低血压，甚至休克。由于盐皮质激素缺乏引起的钠丢失，以及皮质醇缺乏引起的升压素分泌增加，大多数患者会发生低钠血症（Bancos et al.，2015），特别是继发性肾上腺皮质功能不全的患者，疾病早期即可出现低钠血症。本例患者失血性休克纠正后早期即出现头晕、头痛，电解质检查发现重度低钠血症，在积极纠正低钠血症、对症处理的同时，及时完善检查，证实垂体受损导致的 ACTH 分泌不足，并给予相应的激素治疗，使得患者约 3 天后症状消失，血钠水平接近正常。GH 缺乏主要影响儿童，对成人的影响轻微。PRL 缺乏表现为产后无乳汁分泌，本例患者产后亦无乳汁分泌。TSH 缺乏表现为甲状腺功能减退症状。Gn 缺乏的临床表现类似于卵巢早衰。

对于育龄女性，治疗主要包括对应补充皮质醇、甲状腺激素及雌激素、孕激素。皮质醇的使用应基于临床症状，给予相应剂量并模拟正常皮质醇分泌节律（Debono et al.，2009），在手术、疾病等应激状态下酌情增加剂量。建议将 $FT_4$ 水平维持在正常范围的中上水平。对于雌激素、孕激素的补充，绝经前、有生育要求者，应给予 Gn 诱导排卵；无生育要求者应给予足够剂量替代正常生理需要，降低骨质疏松的风险；绝经女性则以缓解围绝经期症状为目标。本例患者存在严重的垂体功能损害，多种激素缺乏，均须给予相应的替代治疗。在药物治疗过程中，更重要的是长期健康管理及多学科协作。

### 【专家点评】

这是一例典型的严重产后出血继发希恩综合征的病例。产后出血是产科的危急重症，是孕产妇死亡的常见病因之一。本例患者有高龄、子宫手术史、双胎等高危因素，是产后出血的高风险人群。但是，产后出血风险并不能被完全准确地预测，很多产后出血发生在无高危因素的孕妇群体，这更考验产科医生的应急处置能力。本例患者在剖宫产手术过程中即发生大量出血，对于一位 44 岁经产妇，保留子宫的指征值得探讨。

在后续的救治过程中，及时启动了多学科团队协作，积极有效的进行容量复苏、补充凝血因子、纠正凝血异常及酸中毒，预防感染，成功使患者转危为安。产后出血的并发症主要包括肾、心脏、肝等器官衰竭及血栓栓塞等疾病，希恩综合征是一种少见但可能危及生命的并发症。妊娠期垂体增大，易因低血容量性休克而梗死。垂体损害分为轻度和重度，可影响垂体的一种、多种或所有激素的分泌，常见表现为产后无乳汁分泌或月经异常，但影响 ACTH 分泌的垂体功能减退可合并低血压、低钠血症，进一步加重电解质紊乱及循环容量不足，导致短期内疾病恶化甚至危及生命，需对产后出血的患者提高警惕。部分症状可在产后数月或数年发生，因此需要长期随访。

（北京医院　梁琳　张俊荣

点评专家　北京医院　王少为　北京大学第三医院　赵扬玉）

## 参考文献

Bancos I，Hahner S，Tomlinson J，et al.，2015. Diagnosis and management of adrenal insufficiency. Lancet Diabetes Endocrinol，3（3）：216-226.

Debono M，Ghobadi C，Rostami-Hodjegan A，et al.，2009. Modified-release hydrocortisone to provide circadian cortisol profiles. J Clin Endocrinol Metab，94（5）：1548-1554.

Zargar A H，Singh B，Laway B A，et al.，2005. Epidemiologic aspects of postpartum pituitary hypofunction（Sheehan's syndrome）. Fertil Steril，84（2）：523-528.

# 病例 49　重度子痫前期合并系统性红斑狼疮

## 【病历摘要】

患者女，29岁。

**主诉：** 停经 $28^{+1}$ 周，发现蛋白尿1天，血压升高半天。

**现病史：** 患者停经30余天自测尿妊娠试验（＋），未出现恶心、呕吐等早孕反应。停经7周开始于我院（航天中心医院）产检，妊娠早期超声核实孕周无误。停经16周行孕妇外周血胎儿游离 DNA 产前检测提示13-三体综合征、18-三体综合征、21-三体综合征均低风险。停经20周自觉胎动，活跃至今。停经24周行 OGTT 4.26 mmol/L-7.87 mmol/L-8.76 mmol/L，诊断为妊娠糖尿病，指导饮食及运动控制血糖，定期监测血糖满意。患者于入院前3天晚饭后出现恶心、呕吐1次，伴头痛，就诊于我院，考虑胃肠炎可能，予以口服维生素 $B_6$ 片后症状缓解。入院前1天于我院产检时行尿常规提示尿蛋白（＋＋＋），予进一步动态血压监测，入院前半天患者动态血压监测多次舒张压≥90 mmHg，复查尿常规提示尿蛋白（＋＋），考虑子痫前期可能，收入院进一步诊治（2020-3-6）。妊娠期体重增加8 kg。

**既往史：** 既往体健，青霉素过敏史。

**月经婚育史：** 平素月经规律，7天/28天，月经量中等，有痛经。末次月经2019-8-22。G1P0。

**家族史：** 父亲患高血压，母亲体健，否认家族中有其他遗传病、传染病及类似病史。

## 【体格检查】

T 36.6℃，P 78次/分，BP 136/84 mmHg。一般状态良好，全身无皮疹，心律齐，双肺呼吸音清，腹部膨隆，肝脾肋下未触及。

产科检查：宫高23 cm，腹围85 cm，无宫缩，FHR 140次/分。

## 【辅助检查】

HbA1c（2020-3-5，我院）：5.20%。

尿常规（2020-3-5，我院）：尿蛋白（＋＋＋）。

动态血压监测（2020-3-6，我院）：日间舒张期血压负荷异常，夜间双期血压负荷异常，动态血压监测呈非杓型改变。

## 【入院诊断】

①重度子痫前期。②妊娠糖尿病。③妊娠 $28^{+1}$ 周，G1P0。

## 【诊治经过】

患者入院后进一步完善生化、凝血功能、免疫相关指标、全身脏器超声、心电图、眼底检查、尿蛋白定量等，监测血压、出入量、血糖，严密胎心监护。

2020-3-7 至 2020-3-9 检查结果回报：生化：尿酸 434.0 μmol/L（↑），总蛋白 51.00 g/L（↓），ALB 25.70 g/L（↓），TG 5.97 mmol/L（↑）。免疫相关指标：抗核抗体 1：80，核颗粒型；抗磷脂抗体（－）；抗双链 DNA 抗体（－）。免疫球蛋白：总 IgE 924.0 IU/ml（↑），补体 C3 70.50 mg/dl（－），补体 C4 15.50 mg/dl（－）；总补体效价测定 25.8 U/ml（－），狼疮抗凝物 1.3（↑）。24 h 尿蛋白定量 9.384 g/24 h（↑）。产科超声提示：妊娠中期，单胎，头位，相当于妊娠 27$^{+3}$ 周，脐带绕颈 1 周。胸腔积液超声：左侧胸腔可见液性区，最深 1.0 cm，右侧胸腔未见明显积液。

在院期间监测血压波动于（140～150）/（90～100）mmHg，低蛋白血症，给予口服盐酸拉贝洛尔片控制血压，白蛋白静脉滴注纠正低蛋白血症及间断呋塞米利尿治疗，地塞米松促胎肺成熟，硫酸镁解痉治疗。

2020-3-10 请肾内科、风湿免疫科等多学科会诊，考虑重度子痫前期、肾病综合征，系统性红斑狼疮不除外，建议复查免疫相关指标，动态监测生化、尿蛋白等，予足量糖皮质激素治疗。

2020-3-11 复查生化：尿素 8.9 mmol/L（↑），SCr 61.2 μmol/L（－），尿酸 534.6 μmol/L（↑），总蛋白 53.20 g/L（↓），ALB 29.10 g/L（↓），TG 4.14 mmol/L（↑）。免疫相关指标：抗核抗体 1：160，核颗粒型；抗双链 DNA 抗体（－）；24 h 尿蛋白定量 12.329 g/24 h（↑）。尿轻链组合：轻链 κ（尿）18.90 mg/dl（↑），轻链 λ（尿）12.10 mg/dl（↑），24 h 尿轻链 κ 359.1 mg/24 h，24 h 尿轻链 λ 229.9 mg/24 h。复查产科超声：宫腔内胎儿呈头位，BPD 7.0 cm，HC 25.5 cm，AC 21.8 cm，FL 5.0 cm，EFW（970±142）g。胎盘位于子宫前壁，羊水最深 4.4 cm。颈部可见脐血流信号。胎儿脐动脉脉冲多普勒频谱测值：S/D 2.3；胎儿大脑中动脉脉冲多普勒频谱测值：S/D 2.5，静脉导管血流频谱形态正常。超声提示：妊娠中期，单胎，头位，相当于妊娠 26$^{+6}$ 周，胎龄小于实际孕周，胎儿大脑中动脉血流 S/D 比值减低，脐带绕颈 1 周。复查全身各系统超声未见明显异常，行头颅 MRI 提示：双侧额叶皮质下少许缺血脱髓鞘病变。2020-3-11 再次请全院多学科会诊，考虑重度子痫前期、肾病综合征，系统性红斑狼疮不除外，考虑尿蛋白进行性增加、血压升高、肾功能进行性下降，胎儿生长受限，经积极积极治疗后病情无改善，应积极终止妊娠，围术期应用甲泼尼龙静脉滴注治疗，并于当日在椎管内麻醉下行子宫下段横切口剖宫产术。

术中见羊水清亮，量 200 ml，以右枕横位娩出一女活婴，Apgar 评分 1 min 为 8 分（呼吸－1 分，肌张力－1 分），5 min 和 10 min 均为 9 分（均为肌张力－1 分）。出生体重 980 g。新生儿转中国人民解放军总医院第七医学中心新生儿科治疗，产妇术后转入重症监护病房治疗。

术后当日继续予静脉滴注甲泼尼龙 40 mg×3 天，间断予白蛋白静脉滴注纠正低蛋白血症，托拉塞米利尿，硫酸镁解痉治疗，头孢哌酮钠舒巴坦钠静脉滴注预防感染。2020-3-12（术后第 1 天），患者生命体征平稳，宫缩好，阴道出血少，经多学科会诊后转回我科继续治疗，予低分子量肝素预防血栓形成。因考虑不除外系统性红斑狼疮，建议口服硫酸羟氯喹 0.1 g bid，但患者拒绝用药。动态监测相关指标均较术前好转，在院期间生命体征及化验指标变化详见图 49-1。

因系统性红斑狼疮的诊断依据不充分，肾内科及风湿免疫科建议行肾穿刺检查，以了解发病原因，指导治疗。产妇及家属商议后暂不同意进行肾穿刺检查。

2020-3-21 患者术后恢复好，腹部伤口愈合良好，要求出院，嘱患者肾内科及风湿免

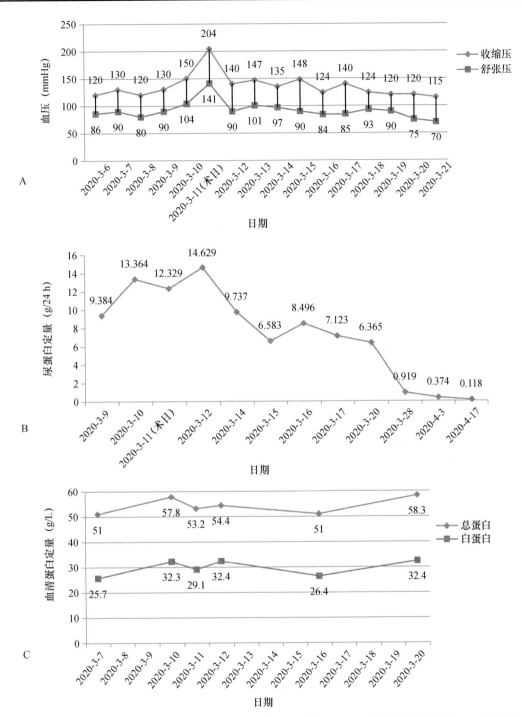

**图 49-1**　在院期间生命体征及化验指标变化。**A.** 最高血压变化。**B.** 24 h 尿蛋白定量变化。**C.** 血清蛋白定量变化

疫科随诊。

## 【出院诊断】

①重度子痫前期。②肾病综合征。③妊娠合并系统性红斑狼疮？④妊娠糖尿病。⑤胎

儿生长受限。⑥妊娠合并羊水过少。⑦早产经剖宫产。⑧低蛋白血症。⑨妊娠 28$^{+6}$ 周，G1P1。⑩早产儿。⑪超低体重儿。

## 【随访】

患者于 2020-3-28（术后 17 天）门诊复查：生化：尿素 4.5 mmol/L，SCr 61.0 μmol/L，尿酸 308.0 μmol/L，总蛋白 67.00 g/L，ALB 35.60 g/L（↓），TG 1.93 mmol/L（↑）。24 h 尿蛋白定量 0.919 g/24 h（↑）。抗核抗体 1∶160，抗双链 DNA 轻度升高，患者否认发热、皮疹、关节痛等不适，考虑结缔组织病，系统性红斑狼疮不除外，建议口服羟氯喹 0.2 g bid，定期复查免疫相关指标，患者拒绝用药，要求观察。

患者于 2020-4-17（术后 1 个月余）门诊复查：免疫球蛋白 G 1650.00 mg/dl（↑），免疫球蛋白 A 427.00 mg/dl，免疫球蛋白 M 151.00 mg/dl，总 IgE 1460.0 IU/ml（↑），补体 C3 104.00 mg/dl，补体 C4 49.70 mg/dl（↑），总补体效价测定 52.8 U/ml（↑）。TG 0.57 mmol/L。24 h 尿蛋白定量 0.118 g/24 h。抗 dsDNA 抗体 526.7 IU/ml（↑），抗核抗体 1∶320，核均质型。患者否认发热、皮疹、关节痛等不适，要求继续观察。

患者于 2020-8-17（术后 5 个月余）出现明显脱发，晨起关节僵硬及双手指间关节疼痛，无活动受限，复查生化：尿素 7.6 mmol/L，SCr 63.4 μmol/L，尿酸 303.4 μmol/L，总蛋白 77.90 g/L，ALB 42.90 g/L。尿常规：尿蛋白（－）。抗核抗体 1∶320，核均质型；抗 dsDNA 抗体 338.2 IU/ml（↑）；免疫球蛋白 G 2050.00 mg/dl（↑）；免疫球蛋白 A 376.00 mg/dl；免疫球蛋白 M 137.00 mg/dl；总 IgE 1190.0 IU/ml（↑）；补体 C3 82.40 mg/dl；补体 C4 36.60 mg/dl；总补体效价测定 50.9 U/ml；抗磷脂抗体（－）。考虑诊断系统性红斑狼疮，予口服硫酸羟氯喹 0.1 g bid，嘱严密复查。

患者用药半年后脱发、关节僵硬及疼痛症状明显缓解，后每 3 ～ 6 个月风湿免疫科门诊随访至今，病情平稳。患者在院及后续随访期间的免疫相关指标变化详见表 49-1。

表 49-1 免疫指标变化

| 日期 \ 免疫指标 | 抗核抗体 | 抗双链 DNA 抗体（IU/ml） | 免疫球蛋白 G（mg/dl） | 免疫球蛋白 E（IU/ml） | 补体 C3（mg/dl） | 补体 C4（mg/dl） | 总补体效价（U/ml） |
|---|---|---|---|---|---|---|---|
| 2020-3-7 | 1∶80 ↑ | 阴性 | 1040 | 924 ↑ | 70.5 | 15.5 | 25.8 |
| 2020-3-11（术日） | 1∶160 ↑ | 125.7 | — | — | 61.7 ↓ | 14.1 | 28.2 |
| 2020-3-16 | 1∶160 ↑ | 148.9 | 862 | 1300 ↑ | 81.5 | 37.7 | 54.3 ↑ |
| 2020-3-28 | 1∶160 ↑ | 235.2 ↑ | 1190 | 1440 ↑ | — | — | — |
| 2020-4-17 | 1∶320 ↑ | 526.7 ↑ | 1650 ↑ | 1460 ↑ | 104 | 49.7 ↑ | 52.8 ↑ |
| 2020-8-17 | 1∶320 ↑ | 338.2 ↑ | 2050 ↑ | 1190 ↑ | 82.4 | 36.6 | 50.9 |
| 2020-12-21 | — | 165.7 | — | — | 79.7 | 30.6 | 44.4 |
| 2021-7-15 | 1∶320 ↑ | 307.9 ↑ | 1750 ↑ | 800 ↑ | 75.2 | 34.7 | 42.3 |
| 2021-10-8 | 1∶160 ↑ | 266.1 ↑ | 1870 ↑ | 939 ↑ | — | — | — |
| 2022-10-24 | 1∶80 ↑ | 262.9 ↑ | 1850 ↑ | 157 | 79.3 | 29 | 32.6 |

## 【最终诊断】

①重度子痫前期。②系统性红斑狼疮。

## 【病例讨论与文献阅读】

### 1. 妊娠合并系统性红斑狼疮

系统性红斑狼疮（systemic lupus erythematosus，SLE）是一种以育龄期女性为主要发病人群的系统性自身免疫病。妊娠期性激素水平改变会对 SLE 病情产生不利影响，导致 SLE 患者妊娠期出现病情复发或加重，同时，SLE 患者合并的重要脏器损害、自身抗体、药物等多种因素可能影响孕妇及胎儿健康。SLE 患者妊娠期相关并发症包括妊娠高血压、子痫或子痫前期、HELLP 综合征、妊娠糖尿病、血栓事件、SLE 复发等，胎儿并发症包括胚胎停育、早期流产、胎死宫内、早产、胎儿生长受限、先天性心脏传导阻滞等。有研究表明，SLE 患者妊娠不良母婴结局的发生率较普通人群高 2 ～ 4 倍（Gernaat et al.，2022；Clowse et al.，2008），且 SLE 孕产妇的病死率较非 SLE 孕产妇升高超过 20 倍（国家皮肤与免疫疾病临床医学研究中心 等，2022；Wu et al.，2018）。因此，SLE 的早期识别与及时干预对于改善母婴结局均有重要意义。鉴于 SLE 患者妊娠期间病情的复杂多变性，由风湿免疫科医师主导的多学科协作团队更有利于 SLE 妊娠管理（El Miedany et al.，2020）。

关于 SLE 的诊断，目前推荐使用 2012 年国际狼疮研究临床协作组（SLICC）或 2019 年欧洲抗风湿病联盟（EULAR）/ 美国风湿病学会（ACR）制定的 SLE 分类标准（中华医学会风湿病学分会 等，2020）。本例患者于妊娠 28 周以大量蛋白尿为首发症状，抗核抗体轻度升高、补体 C3 轻度下降，无明确 SLE 相关临床表现，故 SLE 诊断尚不明确。随后因蛋白尿进行性加重、血压升高、胎儿生长受限，积极终止妊娠。伴随着妊娠终止，患者高血压、蛋白尿逐渐缓解，但于长期随访过程中出现 SLE 的活动性表现，如晨僵、关节痛、脱发等临床表现，同时伴随抗核抗体滴度及抗双链 DNA 抗体定量进行性升高，SLE 诊断明确。

肾是 SLE 患者最易发生损害的靶器官之一，而妊娠期间发生狼疮肾炎的风险显著增大。研究表明，SLE 合并狼疮肾炎的患者妊娠期及产后狼疮肾炎复发率约为 30%，75% 妊娠期复发的 SLE 患者合并狼疮肾炎（Imbasciati et al.，2009）。SLE 患者妊娠期尿蛋白升高可能存在多种原因，如子痫前期、子痫或狼疮肾炎均可表现为蛋白尿、低蛋白血症、下肢水肿、高血压及肾功能损害等，因此狼疮肾炎与子痫前期的鉴别诊断极其困难，有时二者同时存在，可能需要终止妊娠或依据经验性治疗后的治疗反应才能获得结论。研究表明，SLE 患者子痫前期的发生率升高 13% ～ 35%，且与非 SLE 患者相比，SLE 活动导致子痫前期的风险显著增加（OR = 5.33，95%CI 2.63 ～ 10.79）（Skorpen et al.，2018）。SLE 相关子痫前期的病因尚未明确，其发病机制与血管生成因子和补体系统活化有关（国家皮肤与免疫疾病临床医学研究中心 等，2022）。本例患者入院时免疫指标异常并不典型，但随着及时终止妊娠，以及短期经验性应用糖皮质激素治疗，其后尿蛋白定量逐步恢复正常，我们推测该患者为狼疮肾炎与子痫前期同时存在，但由于围产期患者无明显 SLE 活动性临床表现，以及缺乏肾穿刺活检病理的佐证，出院前我们无法明确 SLE 及狼疮肾炎的诊断。

SLE 的治疗应根据病情活动度和脏器损害程度，可选择口服糖皮质激素、羟氯喹等药物控制病情，治疗疾病复发及进展。目前认为妊娠期使用糖皮质激素是相对安全的

（Carmichael et al.，2007），但由于糖皮质激素有增加妊娠高血压、糖尿病、感染等的风险，并可能导致胎儿生长受限、胎膜早破等，应尽量使用可控制病情的最低剂量，建议维持剂量为泼尼松≤15 mg/d（国家皮肤与免疫疾病临床医学研究中心 等，2022）。羟氯喹可降低SLE妊娠患者的疾病活动度及复发风险，改善妊娠结局，并在预防子痫前期及新生儿心脏传导阻滞方面发挥作用，且对新生儿无明确不良影响（Eudy et al.，2018；郝冬林 等，2014）。本例患者分娩后蛋白尿、生化等指标快速恢复，免疫相关指标短期稳定，除了产后血清激素水平变化，应很大程度上得益于围术期糖皮质激素的应用。但患者分娩后因无SLE活动性表现，拒绝使用药物治疗，导致后续出现晨僵、关节痛、脱发等活动性SLE临床表现，加用羟氯喹长期治疗后症状缓解，病情稳定。

### 2.妊娠期蛋白尿

蛋白尿是预测肾损害的指标之一，可见于子痫前期、妊娠期肾病综合征、妊娠合并SLE等多种疾病中。在妊娠过程中，肾负荷加重，无肾病病史、隐匿性肾功能不良或原有肾病的孕妇均可发生急性肾损伤，严重影响母婴结局，须及早明确诊断并治疗。同时，母体心输出量增加，全身血流重新分布，肾血流动力学变化较大，肾生理功能发生相应调整，包括肾血流量及GFR增加、肾体积增大、尿路扩张等，进而导致蛋白尿的产生，同时可能会损伤肾。一过性妊娠期蛋白尿多为生理现象，而持续性蛋白尿则反映肾受损，可由妊娠期出现的子痫前期、HELLP综合征等引起，也可由肾病综合征、SLE、原发性肾病等引起。妊娠期间较大量且持续存在的尿蛋白可使肾小球硬化、肾小管间质损伤、肾功能下降，发生胎儿生长受限，母儿预后不良，因此应受到重视，及时诊治。

**【专家点评】**

本例患者出院后3年的随访证实SLE诊断明确。在临床工作中，当患者出现急剧的尿蛋白量增加时，应拓宽思路，除了考虑原发重度子痫前期外，还需要考虑SLE引发的狼疮肾炎、重度子痫前期等。临床上狼疮肾炎与重度子痫前期的鉴别很关键，治疗原则及药物选择均有差异。本例患者病情进展较快，仅在入院前3天出现临床症状，导致初始应用免疫抑制剂较晚，如果能在妊娠第24周产检后捕捉到一些可能的信息，或许可以延长孕周，减少并发症。

（航天中心医院 史连耀 张博雅

点评专家 航天中心医院 郭艳军 北京大学第一医院 闫婕）

### 参考文献

国家皮肤与免疫疾病临床医学研究中心，国家妇产疾病临床医学研究中心，中国风湿免疫病相关生殖及妊娠研究委员会，等，2022. 2022中国系统性红斑狼疮患者生殖与妊娠管理指南. 中华内科杂志，61（11）：1184-1205.

郝冬林，徐东，刘晶，等，2014.羟氯喹对系统性红斑狼疮妊娠患者疗效及安全性的前瞻性研究. 中华医学杂志，94（13）：981982.

中华医学会风湿病学分会，国家皮肤与免疫疾病临床医学研究中心，中国系统性红斑狼疮研究协作组，

2020. 2020 中国系统性红斑狼疮诊疗指南 . 中华内科杂志，59（3）：172-185.

Carmichael S L，Shaw G M，Ma C，et al.，2007. Maternal corticosteroid use and orofacial clefts. Am J Obstet Gynecol，197（6）：585e1-e7.

Clowse M E，Jamison M，Myers E，et al.，2008. A national study of the complications of lupus in pregnancy. Am J Obstet Gynecol，199（2）：127e1-e6.

El Miedany Y，Palmer D，2020. Rheumatologyled pregnancy clinic：enhancing the care of women with rheumatic diseases during pregnancy. Clin Rheumatol，39（12）：3593-3601.

Eudy A M，SiegaRiz A M，Engel S M，et al.，2018. Effect of pregnancy on disease flares in patients with systemic lupus erythematosus. Ann Rheum Dis，77（6）：855-860.

Gernaat S A M，Simard J F，Wikstrom A K，et al.，2022. Gestational diabetes mellitus risk in pregnant women with systemic lupus erythematosus. J Rheumatol，49（5）：465-469.

Imbasciati E，Tincani A，Gregorini G，et al.，2009. Pregnancy in women with preexissting lupus nephritis：predictors of fetal and maternal outcome. Nephrol Dial Transplant，24（2）：519-525.

Skorpen C G，Lydersen S，Gilboe I M，et al.，2018. Influence of disease activity and medications on offspring birth weight，preeclampsia and preterm birth in systemic lupus erythematosus：a populationbased study. Ann Rheum Dis，77（2）：264-269.

Wu J，Ma J，Bao C，et al.，2018. Pregnancy outcomes among Chinese women with and without systemic lupus erythematosus：a retrospective cohort study. BMJ Open，8（4）：e020909.

# 病例 50　卵巢过度刺激综合征 2 例

### 病例 50-1　晚发型卵巢过度刺激综合征合并脑梗死治疗后成功助孕

【病历摘要】

患者女，33 岁。

**主诉**：新鲜胚胎移植（embryo transfer，ET）术后 11 天，腹胀 3 天，口眼歪斜 5 h。

**现病史**：患者因"不明原因不孕"于我院（北京大学第三医院）行拮抗剂方案助孕，hCG 注射日雌激素 7386 pmol/L，获卵 8 枚，受精 5 枚。2019-8-31 移植新鲜 D3 胚胎 2 枚，余 3 枚胚胎均养成囊胚冻存。ET 第 8 天出现腹胀伴少尿。ET 第 11 天无明显诱因突发口眼向左歪斜，伴肢体无力感，持续 5 min 自行缓解，遂至我院。

**既往史**：既往体健。

**月经婚育史**：平素月经规律，7 天 /（30 ～ 60）天，月经量中等，轻度痛经，末次月经 2019-8-14。G1P0，2016 年生化妊娠 1 次，2018 年右侧异位妊娠接受药物保守治疗。

**家族史**：否认家族遗传史、肿瘤史及血栓栓塞性疾病史。

【体格检查】

生命体征平稳，轻度嗜睡，言语减少，对答切题。左侧额部多汗，左眼闭合力弱，下颌反射（＋），四肢肌张力折刀样增高，左侧肢体肌力 0 级，右侧肢体肌力 Ⅴ 级，左上肢腱反射（＋＋＋＋），左下肢膝腱反射（＋＋＋），双下肢巴宾斯基征（Babinski 征；＋），查多克征（Chaddock 征；＋），心肺查体（－），腹软，移动性浊音（－）。

【辅助检查】

血 β-hCG（2019-9-11）：238.38 mIU/ml（↑）。

头颅 MRI（2019-9-11）：大脑中动脉供血区——右侧额叶、颞叶、岛叶皮质及皮质下急性梗死可能（图 50-1）。

头颅 MRA（2019-9-11）：右侧大脑中动脉 M1 段之后显像差，脑动脉轻度硬化（图 50-2）。

头颅 CTA（2019-9-11）：右侧颈内动脉起始部可见条状充盈缺损（血栓可能），右侧大脑中动脉 M1 段闭塞。

妇科超声（2019-9-11）：单侧内膜厚 0.8 cm，宫腔内无回声宽 0.4 cm，右侧卵巢 6.9 cm×6.3 cm，左侧卵巢 5.8 cm×5.1 cm，双侧内见多个无回声区，盆腹腔积液深 7.0 cm。

【入院诊断】

①脑梗死。②右侧颈内动脉血栓。③卵巢过度刺激综合征，重度。④早孕。⑤ IVF-ET 术后。⑥继发不孕。⑦异位妊娠保守治疗史。

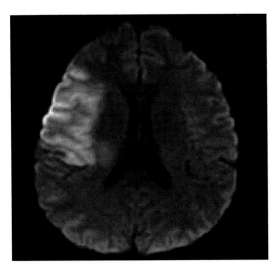

**图 50-1　头颅 MRI（2019-9-11）。**右侧大脑中动脉供血区急性梗死

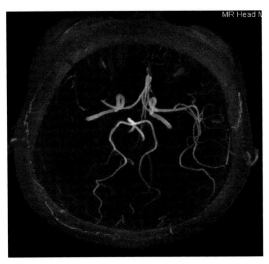

**图 50-2　头颅 MRA（2019-9-11）。**右侧大脑中动脉 M1 段闭塞

## 【诊治经过】

入院后严密监测患者生命体征，予低分子量肝素钙 4100 IU q12h 皮下注射和硫酸氢氯吡格雷片 75 mg qd 口服联合抗凝，甘露醇 125 mg q8h 静脉注射脱水降低颅内压。ET 第 12 天腹腔穿刺置管放腹腔积液缓解症状。ET 第 13 天患者因头痛复查头颅 CT 示右侧大脑半球急性脑梗死合并出血（图 50-3），停用抗凝药物，继续给予保证灌注、纠正低蛋白等对症治疗。ET 第 14 天妇科超声提示宫腔内两妊娠囊回声，考虑病情危重，继续妊娠会延长病程，与患者家属充分沟通后行清宫术。ET 第 17 天腹胀缓解，出入量平衡，拔腹腔留置管。ET 第 23 天复查头颅 CT 示脑出血病灶较前吸收（图 50-4），彩色多普勒超声检查示左小腿肌间静脉血栓，予低分子量肝素钙 4100 IU q12h 皮下注射抗凝。ET 第 27 天血 β-hCG 降至正常。ET 第 29 天转入康复科治疗，加用利伐沙班片 10 mg qd 口服继续抗凝。末次康复治疗时间为 2019-11-14，布氏分级：左上肢Ⅳ级，左手Ⅵ级，左下肢Ⅴ级。

## 【出院诊断】

①脑梗死。②脑出血。③右侧颈内动脉血栓。④卵巢过度刺激综合征，重度。⑤早孕（清宫术后）。⑥ IVF-ET 术后。⑦继发不孕。⑧异位妊娠保守治疗史。

## 【随访及再次助孕】

患者术后间隔 12 周行两次抗核抗体谱、抗磷脂抗体、狼疮抗凝物、易栓症组合等均阴性。定期复查超声均提示右侧颈动脉粥样斑块。

2020-9 门诊多学科会诊，患者无妊娠禁忌，利伐沙班片调整为阿司匹林肠溶片 75 mg qd 口服和低分子量肝素钙 4100 IU qd 皮下注射继续抗凝。

2020-11-30 口服来曲唑（5 mg qd×5 天）促排卵周期移植解冻囊胚（5BB）1 枚，排卵第 3 天起口服地屈孕酮片 10 mg bid 进行黄体支持。ET 第 14 天血 β-hCG 9930 U/L。

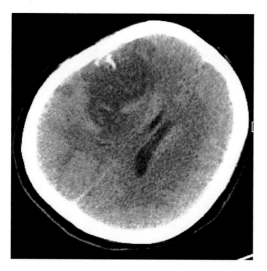 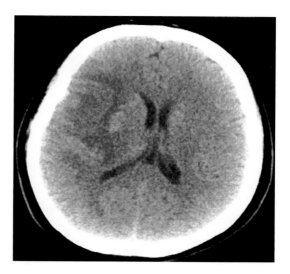

图 50-3　头颅 CT（ET 第 13 天）。右侧大脑半球急性脑梗死合并出血

图 50-4　头颅 CT（ET 第 23 天）。右侧大脑半球急性脑梗死合并出血，较前好转

ET 第 26 天妇科超声示宫内早孕，转至产科规律产检。

患者妊娠第 $35^{+1}$ 周因胎膜早破入院。妊娠期口服阿司匹林 75 mg qd 至妊娠第 33 周停药，低分子量肝素钙 4100 IU qd 皮下注射用至住院前 1 日。入院后完善检查，考虑妊娠期持续预防性抗凝，产程中血压波动致脑出血风险高，放宽剖宫产指征，入院当日行椎管内麻醉（腰麻）下行子宫下段剖宫产娩一女婴，Apgar 评分 10 分，体重 2400 g，身长 46 cm，术中出血 200 ml。术后 24 h 给予低分子量肝素钙 4100 IU qd 皮下注射抗凝。术后第 3 天恢复好，出院。

## 病例 50-2　自发性卵巢过度刺激综合征合并高雄激素血症

### 【病历摘要】

患者女，30 岁。

**主诉：**停经 $11^{+2}$ 周，腹胀 8 天。

**现病史：**患者停经 32 天查尿妊娠试验（＋），停经 8 周彩色多普勒超声检查提示胎儿如妊娠 7 周。停经 $11^{+1}$ 周彩色多普勒超声检查提示胎儿如妊娠 10 周，核对预产期后推 1 周。患者此次为自然妊娠，未使用促排卵药物。发现妊娠后开始出现面部、前胸及后背痤疮。妊娠第 6 周及第 7 周彩色多普勒超声检查示双侧附件区未见明显异常。入院前 8 天开始自觉腹胀，进食欠佳，尿量较前减少，无胸闷、憋气。起病以来，精神及睡眠尚可，饮食欠佳，小便量减少，大便正常。

**既往史：**患者于 10 余年前诊断多囊卵巢综合征，未接受规范诊治。乙型肝炎大三阳病史 10 余年，肝功能正常。

**月经婚育史：**平素月经欠规律，7 天 /38 天，月经量中等，轻度痛经，末次月经 2020-4-18。适龄结婚，配偶体健，G0P0。

**家族史：**否认家族遗传病史，否认妊娠期有害物质接触史。

## 【体格检查】

生命体征平稳，轮椅推入诊室，表情痛苦。面部、前胸及后背可见痤疮，Ferriman-Gallway 评分 3 分（上唇：外侧毛少许；臂：稀疏，未超过 1/4；腿：稀疏，未超过 1/4）。腹部膨隆，未见腹壁静脉曲张，移动性浊音（＋）。身高 156 cm，体重 46 kg，腹围 80 cm。

## 【辅助检查】

妇科超声（2020-7-5）：宫内早孕，单活胎；双侧卵巢增大，右侧卵巢大小 12.5 cm× 11.2 cm×8.9 cm，左侧卵巢大小 14.5 cm×10.8 cm×8.4 cm；盆腔积液深 6.0 cm。

血常规（2020-7-6）：WBC $14.14×10^9$/L，RBC $5.22×10^9$/L，Hb 159 g/L，HCT 42%。

凝血功能（2020-7-6）：D 二聚体 0.44 mg/L（↑）。

肿瘤标志物（2020-7-6）：CA12-5 154.70 U/ml（↑）。

激素（2020-7-6）：hCG ＞ 264 000 mIU/ml，$E_2$ 72 500 pg/ml，P ＞ 40 ng/ml，T 3.54 ng/ml（↑）。

肝肾功能、甲状腺功能（2020-7-6）：正常。

## 【入院诊断】

①宫内孕 $10^{+2}$ 周（核对后），G1P0，未产。②自发性卵巢过度刺激综合征。③高雄激素血症。④多囊卵巢综合征史。⑤乙型肝炎病毒携带者。

## 【诊治经过】

根据患者病史、症状及体征，制订以下治疗方案：①充分向患者及家属交代病情及风险：患者腹腔积液持续增多，可能出现严重腹胀、腹痛、持续少尿、呼吸困难等症状，必要时需进行腹腔穿刺放腹腔积液；雌激素水平升高，血栓发生风险高；雄激素水平升高，有女婴男性化的可能性；双侧卵巢增大，有出现卵巢破裂、扭转坏死可能。②指导患者进行严密的自我监测：每日监测体重、腹围及尿量，注意自觉症状的变化。③适当活动、高蛋白饮食，禁止性生活及剧烈活动。④如出现明显腹痛、憋气及尿量减少及时就诊。⑤预防血栓，予皮下注射低分子量肝素 5000 IU qd。

患者每周返院复诊，第 1 周（2020-7-13，妊娠 $11^{+2}$ 周）返院腹胀较前无好转，仍不能平卧，尿量较前增加，进食量增加，无阴道出血及腹痛。体重较前增长 1.2 kg，腹围较前增长 2 cm。血常规 WBC、RBC 及 HCT 均降至正常；肝肾功能及电解质正常，凝血功能示 D 二聚体进一步升高至 0.86 mg/L。hCG 592 370 mIU/ml，$E_2$ 80 200 pg/ml，T 3.06 ng/ml。盆腔彩色多普勒超声检查提示双侧卵巢增大，右侧卵巢大小 14.9 cm×11.9 cm×12.0 cm，左侧卵巢大小 15.1 cm×11.1 cm×12.0 cm，盆腔积液，深度 5.4 cm。胸部彩色多普勒超声检查提示右侧胸腔积液，深度 9.6 cm。肾上腺彩色多普勒超声检查未见占位性病变。继续予以抗凝、高蛋白饮食等治疗。

第 2 周（2020-7-20，妊娠 $12^{+2}$ 周）返院时患者腹胀较前好转，可侧躺平卧，尿量正常，进食量好，无阴道出血及腹痛。体重较前下降 1 kg，腹围较前减少 2 cm。hCG 水平下降至 448 480 mIU/ml，$E_2$ 水平继续升高至 108 700 pg/ml，T 水平升高至 4.01 ng/ml，D- 二聚体升高至 0.99 mg/L。患者 D- 二聚体仍然较高，继续低分子量肝素抗凝治疗。患者自发性卵巢过度刺激综合征自觉症状明显好转，考虑患者合并高雄激素血症，进行了生殖医学、内分泌科、儿科及产科的多学科会诊评估高雄激素对胎儿的影响。综合会诊意见：高雄激素血症的原因考虑与卵巢黄素化囊肿相关；妊娠早期是胎儿性器官分化的敏感时期，此时期发现高雄激素血症有出现女胎男性化可能，因此有性别鉴定的指征，可行绒毛穿刺、羊水穿刺或脐血穿刺行产前诊断。

## 【出院诊断】

①自发性卵巢过度刺激综合征。②高雄激素血症。③宫内妊娠中期。④多囊卵巢综合征史。⑤乙型肝炎病毒携带者。

## 【随访】

患者在妊娠 16 周时复查凝血功能示 D- 二聚体降至 0.26 mg/L，停止抗凝治疗。妊娠 20 周时进行羊水穿刺，胎儿染色体示 46，XY。妊娠 26 周时腹胀完全缓解，彩色多普勒超声提示双侧卵巢恢复正常大小。妊娠 40 周时因"骨盆异常"行子宫下段剖宫产术，娩一活婴，男，3100 g，外观正常。

产后 1 个月，患者复查性激素提示 $E_2$ 和 T 均降至正常，$E_2$ 10.08 pg/ml，T 0.16 ng/ml。产后 2 个月，患者痤疮消失。产后哺乳 1 年，停止哺乳后 1 个月，月经来潮，月经周期仍为 38 天，与既往月经周期一致。孩子出生 18 个月随访，体检各项指标（身高、体重、外观、语言及行动发育）均正常。

## 【病例讨论与文献阅读】

卵巢过度刺激综合征（ovarian hyperstimulation syndrome，OHSS）是促排卵引起的一种医源性并发症，自发性 OHSS（sOHSS）更为罕见，文献报道的发生率为 0.2% ～ 1.2%（Kim et al.，2014）。血栓形成是 OHSS 最严重的并发症，发病率约为 0.11%。OHSS 的病理学特征是毛细血管通透性增加，其合并血栓形成的机制尚不明确，可能与体内激素水平、遗传性易栓因素及局部解剖异常等有关，病例一完善易栓症相关筛查未见异常。sOHSS 的发生机制尚不明确，根据症状及 FSH 受体基因有无突变，将 sOHSS 分为 3 型（Ilanchezhian et al.，2015）：Ⅰ型与 FSH 受体基因突变有关，目前发现 9 个突变位点（Gui et al.，2019）；Ⅱ型常继发于葡萄胎或多胎妊娠，高水平 hCG 会导致毛细血管通透性增加，从而出现 OHSS；Ⅲ型常继发于严重的甲状腺功能减退，引起促性腺激素释放过多，从而导致 sOHSS 的发生。

早发型 OHSS 发生在外源性 hCG 注射后 9 天内，晚发型 OHSS 在外源性 hCG 注射后 9 天后。sOHSS 的发生时间通常晚于医源性 OHSS，常见于妊娠第 8 ～ 14 周（Smits et al.，2003），并在妊娠的前 3 个月末达到高峰。sOHSS 多属于轻中度，其病程常呈自限性（Alqurashi et al.，2022）。病例二根据症状及辅助检查，考虑为中度 OHSS，经积极对症治疗 2 周后好转，妊娠 26 周完全缓解。在合并血栓的患者中，早发型 OHSS 占 26%，晚发型 OHSS 占 74%，85% 的患者血栓发生在第 1 个促排卵周期（Mor et al.，2014），约是自然妊娠的 100 倍（Rova et al.，2012）。病例一患者在 hCG 注射后第 13 天出现腹胀、少尿，结合查体及妇科超声显示双侧卵巢增大和盆腹腔积液，晚发型 OHSS 诊断明确。患者突发口眼歪斜伴肢体无力，结合神经内科查体及头颅 CT、MRI 及 MRA，迅速判断脑梗死部位。患者为年轻女性，无脑梗死高危因素，既往无脑梗死病史及相关症状，考虑是在脑动脉狭窄的基础上，入量不足及大量液体外渗入第三腔隙，血管内低灌注导致脑梗死的可能性大。因此，在保证血液灌注的情况下立即给予抗凝治疗，同时按照重度 OHSS 积极治疗，监测出入量、补液扩容、纠正低蛋白血症等，腹腔穿刺引流腹腔积液缓解症状。由于妊娠可加重及延长 OHSS 病程，终止妊娠后可因妊娠黄体不能维持而使血管通透性恢复正常，症状会在短期内消失，考虑患者年轻且病情重，与患者家属沟通后选择终止妊娠，清宫术后 3 天 OHSS 症状明显缓解。

病例一患者恢复后，仍面临着妊娠的难题，从 OHSS 的发病机制看，使用外源性 hCG 启动卵子的最后成熟可导致重度 OHSS 的发生，且扳机日血清 hCG 浓度仍然是引起重度 OHSS 甚至血栓栓塞的决定性因素（Villani et al., 2018）。在冻胚移植过程中，其血栓的发生率与自然妊娠相似。本例患者有冻存囊胚，若月经周期规律，首选自然周期解冻胚胎移植；但患者月经周期不规律，故采用来曲唑促排卵后解冻囊胚移植，来曲唑可减少雌激素的合成，排卵后形成黄体，减少外源性 hCG 及雌孕激素的使用。妊娠期经产科、神经内科及介入血管外科等多学科共同治疗，顺利分娩，完成生育的最终目标。

病例二合并妊娠期高雄激素血症，考虑其主要病因是妊娠合并卵巢黄素化囊肿。卵巢黄素化囊肿常继发于葡萄胎等滋养细胞疾病，但研究证实 60% 的卵巢黄素化囊肿发生于自然单胎妊娠，有自发消退的趋势。该患者即发生于自然单胎妊娠，且于妊娠 26 周自然消退，双侧卵巢恢复正常大小。此外，妊娠早期即出现高雄激素血症更易引起女胎男性化表现（Spitzer et al., 2007），而中晚期出现的高雄激素血症对胎儿体征的影响相对较小。妊娠期超声检查难以直接鉴别是正常男胎还是受累女胎，建议产检诊断，该病例胎儿染色体为 46，XY，故此胎儿无女胎男性化风险，于妊娠 39 周分娩一活健康男婴。

**【专家点评】**

晚发型 OHSS 出现的胃肠道症状与早孕反应相似，由于进食减少往往会忽略尿量的减少，这可能是患者未能重视并及时就诊的主要原因。因此，在临床工作中，我们应加强针对 OHSS 的宣教，让患者了解 OHSS 的表现及危害。sOHSS 是一种自然妊娠后发生的少见疾病，结合患者症状、体征及彩色多普勒超声检查、甲状腺功能等检查即能明确 sOHSS 的 Ⅱ 型和 Ⅲ 型，但 Ⅰ 型 sOHSS 需要进行相关基因检测才能明确。

OHSS 的临床治疗方案取决于其严重程度，因此一旦确诊 OHSS，须进行详细分级。轻度 OHSS 可不予特殊处理，门诊定期随诊观察。中度 OHSS 须门诊密切观察处理，给予患者适当的饮食、生活指导，监测体重及尿量。重度 OHSS 应住院治疗，首要治疗措施是纠正低血容量，予扩容补液和对症支持治疗。血液浓缩严重、血液高凝的患者，可予低分子量肝素抗凝，但对于早发型 OHSS 患者，距取卵穿刺时间短，抗凝治疗时应警惕腹腔内出血。晚发型 OHSS 合并多胎妊娠者，在妇科超声见胎心搏动的情况下可尽早经阴道减胎，减至单胎妊娠。当出现严重并发症（如血栓栓塞、急性呼吸窘迫综合征或多脏器衰竭）或在持续扩容并多次放腹腔积液后症状仍不能缓解时，可考虑终止妊娠。当 OHSS 患者出现神经系统症状时，应考虑合并脑栓塞可能，可请神经内科、介入血管外科会诊，及时完善相关检查，明确栓塞部位，共同商定治疗策略。患者度过脑梗死急性期后，应进行康复治疗，若恢复良好，建议 1 年后再次评估妊娠。妊娠期和产褥期仍面临着栓塞复发的风险，建议妊娠期继续抗凝，围分娩期停药，产后尽早恢复抗凝。分娩方式应根据具体情况而定。

妊娠早期出现的高雄激素血症可出现女胎男性化表现，严重者可出现阴囊阴茎发育，而对男胎外生殖器无明显影响，但从超声外观上难以直接鉴别是正常男胎亦或受累女胎，需要进行核型分析以明确诊断。

对于此类疑难重症患者，推荐 MDT 模式，根据患者的情况制订正规、系统、个性化和经济的治疗方案。

（病例 50-1：北京大学第三医院　张红霞　杨蕊　点评专家　李蓉　刘平

病例 50-2：北京大学第一医院　张阳阳　点评专家　徐阳　杨秀丽）

## 参考文献

Alqurashi R M，Alsuwat S A，Yamani M A，et al.，2022. Onset of spontaneous ovarian hyperstimulation syndrome in the third trimester：case report. Cureus，14（1）：e20940.

Ilanchezhian S，Mohan S V，Ramachandran R，et al.，2015. Spontaneous ovarian hyperstimulation syndrome with primary hypothyroidism：Imaging a rare entity. Radiol Case Rep，10（1）：1050.

Kim M K，Won H J，Shim S H，et al.，2014. Spontaneous ovarian hyperstimulation syndrome following a thawed embryo transfer cycle. Clin Exp Reprod Med，41（3）：140-145.

Mor Y S，Schenker J G，2014. Ovarian hyperstimulation syndrome and thrombotic events. Am J Reprod Immunol，72（6）：541-548.

Rova K，Passmark H，Lindqvist P G，2012. Venous thromboembolism in relation to in vitro fertilization：an approach to determining the incidence and increase in risk in successful cycles. Fertil Steril，97（1）：95-100.

Smits G，Olatunbosun O，Delbaere A，et al.，2003. Ovarian hyperstimulation syndrome due to a mutation in the follicle-stimulating hormone receptor. N Engl J Med，349（8）：760-766.

Spitzer R F，Wherrett D，Chitayat D，et al.，2007. Maternal luteoma of pregnancy presenting with virilization of the female infant. J Obstet Gynaecol Can，29（10）：835-840.

Villani M，Favuzzi G，Totaro P，et al.，2018. Venous thromboembolism in assisted reproductive technologies：comparison between unsuccessful versus successful cycles in an Italian cohort. J Thromb Thrombolysis，45（2）：234-239.

# 病例 51  子宫内膜癌保留生育功能后合并内膜过薄助孕成功分娩

## 【病历摘要】

患者女，36岁。

**主诉：** 子宫内膜病变药物治疗后6年，发现子宫内膜回声不均3个月余。

**现病史：** 患者2009-5因"原发性不孕症合并月经量减少"在外院行宫腔镜检查术，病理结果为子宫内膜重度不典型增生。给予口服甲地孕酮（320 mg/d）3个月治疗。服药期间体重由43 kg增至58 kg。于2009-9再次行诊断性刮宫术，病理提示子宫内膜大部分萎缩、蜕膜样变，局灶有分泌功能的增殖性病变。停药后月经周期性来潮，未行特殊治疗，体重逐渐恢复至服药前。此后患者每4个月定期复查盆腔彩超监测内膜变化，未见明显异常。于2013-5因"月经间期阴道少量出血2个月"于外院再行诊断性刮宫术，病理结果：子宫内膜复杂性不典性增生，有癌变（子宫内膜样腺癌Ⅰ级，伴鳞状化生）。予口服甲羟孕酮（500 mg/d）治疗3个月。于第4个月行诊断性刮宫术，病理提示：分泌期子宫内膜，间质蜕膜样变，局灶伴鳞化。继续口服甲羟孕酮（500 mg/d）维持治疗3个月。随后患者积极备孕，期待自然妊娠，每3个月复查盆腔彩超，未见异常。2015-2患者于武警医院复查超声：子宫内膜不均回声。为进一步诊治就诊于我院。

**既往史：** 既往体健。

**月经婚育史：** 患者月经初潮14岁，平素月经规律，（3～5）天/30天，月经量少，无痛经。末次月经2015-5-19。G0P0，未避孕未孕9年。

**家族史：** 否认家族遗传史、肿瘤史及血栓栓塞性疾病史，否认糖尿病。高血压家族史。

## 【体格检查】

体重指数（body mass index，BMI）22.22 kg/m$^2$。一般状况可，生命体征正常。双肺呼吸音清，无啰音。心律齐，各瓣膜区未闻及病理性杂音。腹软，无包块。

妇科查体：外阴（－），阴道通畅，宫颈正常大小，光滑。子宫前位，正常大小，质中，宫体压痛（－），举痛（－），摇摆痛（－）。

## 【辅助检查】

妇科超声（2015-6-1，我院）：子宫回声不均，内膜中等不均厚0.6 cm。子宫血流信号增多，子宫动脉血流RI：0.78，PI：1.91，内膜血流丰富，RI：0.56，PI：0.78。提示：符合内膜病变（图51-1）。

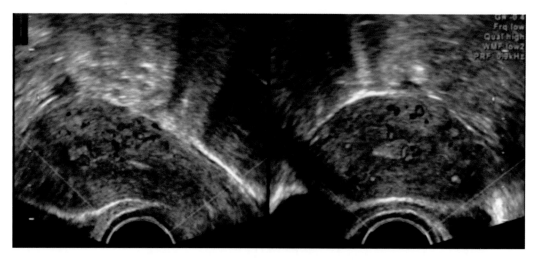

**图 51-1　妇科超声（2015-6）。符合内膜病变**

## 【入院诊断】

　　①子宫内膜样腺癌（保留生育功能治疗后复发，Ⅰa 期，高分化）。②原发性不孕症。

## 【诊治经过】

　　2015-6 行宫腔镜检查术、子宫内膜病损切除术。术后病理（图 51-2）提示：增生期子宫内膜，伴鳞化，局灶非典型增生。IHC：雌激素受体（estrogen receptor，ER）（＋），孕激素受体（progestrogen receptor，PR）（＋）。口服甲羟孕酮 250 mg/d，治疗 3 个月后，复查病理（图 51-3）提示：子宫内膜组织呈蜕膜样表现。IHC：ER（＋），PR（－）。此后采用后半周期疗法维持治疗，即地屈孕酮口服（20 mg/d），每月 10 天，共 8 个月。用药期间月经停止来潮、无周期性腹痛等不适。

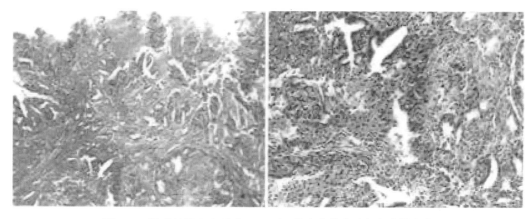

**图 51-2　诊断性刮宫病理（2015-6）。符合高分化子宫内膜样腺癌**

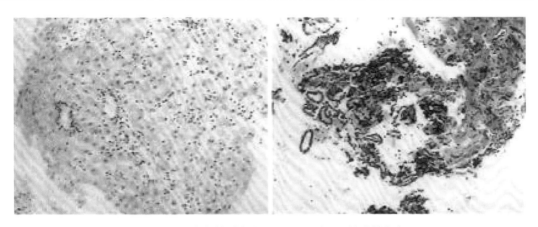

**图 51-3　诊断性刮宫病理（2015-9）**。呈蜕膜样变表现

## 【出院诊断】

①子宫内膜样腺癌（保留生育功能治疗后复发，Ⅰa 期，高分化，孕激素治疗后完全缓解）。②原发性不孕症。

## 【随访及助孕治疗】

2016-5-19 入院后行彩色多普勒超声检查（图 51-4）示：内膜回声呈中等不均，厚 0.4 cm，内见多发点状强回声，直径最大 0.2 cm。后穹隆游离液 1.8 cm。子宫血流信号稍多，子宫动脉 RI：0.88，PI：2.18，子宫内膜血流 RI：0.71，PI：1.19。提示：内膜癌保留生育功能治疗后。考虑宫腔粘连可能，再次入院，行宫腔镜检查术。术中见宫腔粘连，行宫腔镜下子宫内膜粘连松解术，并放置左炔诺孕酮宫内缓释系统（levonorgestrel intrauterine system，LNG-IUS）。术后病理回报子宫内膜增生期改变。术后予人工周期治疗，即戊酸雌二醇 2 mg/d×21 天；地屈孕酮 10 mg bid×10 天；阿司匹林 50 mg ＋二甲双胍 2000 mg qd×25 天。此后每 3 个月复查超声，未见明显异常。

患者因子宫内膜癌保守治疗后完全缓解，要求助孕治疗。其配偶为弱、畸形精子症，

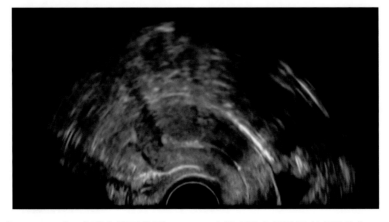

**图 51-4　超声（2016-5-19）**。内膜中等不均厚 0.4 cm，内见多发点状强回声直径最大 0.2 cm。后穹隆游离液 1.8 cm。宫腔粘连？

拟行体外受精-胚胎移植（In vitro fertilization-embryo transfer，IVF-ET）助孕治疗。卵巢储备功能评估为基础窦卵泡数（Antral follicle count，AFC）4 个。诊断为：①子宫内膜癌完全缓解（Ⅰa 期 G1，保留生育功能治疗后）；②原发性不孕症；③卵巢储备功能下降；④宫腔粘连术后；⑤宫内节育器。在放置 LNG-IUS 期间，采用孕激素方案进行促排卵治疗，同时联合中医治疗。于 2017-4 全程使用来曲唑 5 mg/d，促性腺激素 225U 启动。AFC 左侧 3 个，右侧 4 个，子宫内膜厚 0.4 cm。hCG 注射日直径超过 13 mm 大卵泡数为 9 个、雌激素 1236.79 pmol/L。获得 6 枚卵子，采用常规体外受精方式受精，获得 2 枚卵裂期胚胎，冷冻保存。于 2017-6 再次采用上述方案促排卵，AFC 左侧 5 个，右侧 5 个，子宫内膜厚 0.2 cm。hCG 注射日直径超过 13 mm 大卵泡数为 6 个，雌激素水平为 1262.48 pmol/L。获得 3 枚卵子，2 枚卵裂期胚胎，冷冻保存。

患者于 2017-8-16 于宫腔镜下取出宫内节育器。术后内膜病理为部分腺体分泌衰竭，间质蜕膜样变。内膜薄厚不均 0.2 ~ 0.5 cm，行中医辨证论治。采用疏肝、健脾、益肾治疗。于 2018-5-28 因子宫内膜过薄，行宫腔镜检查术（图 51-5）。术中见：子宫宫腔形态可，内膜薄，分布不均，后壁及左侧壁局部内膜血管丰富，组织苍白，未见正常腺体开口。右侧宫角可见，左侧宫角粘连，输卵管开口不可见。怀疑存在内膜病变，环状电极不带电刮出内膜送病理活检，明确病变。因不排除子宫内膜病变可能，本次手术暂不放置宫内球囊。病理提示：少许破碎增生期子宫内膜组织，部分腺体形态不规则，局灶排列较密集，部分腺上皮细胞伴有嗜酸性化生，结合临床病史，符合子宫内膜非典型增生孕激素治疗后表现，病变基本缓解。一周后再次行宫腔镜检查术，术中可见双侧宫角少许带状粘连，环形电极分离双侧宫角粘连带后，留置宫腔球囊一枚，一周后取出球囊。

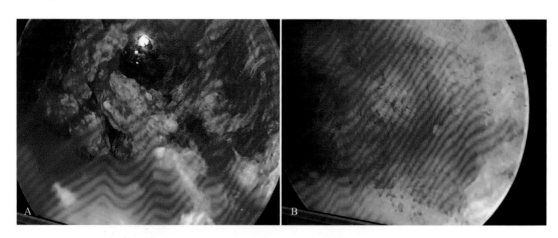

**图 51-5　2018-5-28 宫腔镜检查（A. 宫腔；B. 左侧宫角）**。内膜薄，分布不均，后壁及左侧壁局部内膜血管丰富，组织苍白，未见正常腺体开口。右侧宫角可见，左侧宫角粘连

于 2018-7 拟行冻融胚胎移植，用来曲唑诱导排卵周期，中药、针灸治疗后，子宫内膜厚 0.6 cm，移植卵裂期冻融胚胎 2 枚。移植后第 13 天，β-hCG 433.56 U/L，孕酮 > 40 ng/ml，$E_2$ 4832.40 pmol/L。移植后 28 天，阴道超声（图 51-6）提示宫内早孕，单胎，可见胎心搏动。患者早孕反应轻微，口服黄体酮保胎至孕 13 周。妊娠 17 周发现宫颈口积液，观察至妊娠 20 周进行宫颈环扎，术后予硫酸镁抑制宫缩，黄体酮及地屈孕酮保

胎。妊娠 37 周拆除环扎线，超声提示混合臀位，AFI 26.7 cm。患者孕期内余检查均正常。因患者高龄初产、臀位，于 2019-4-8 妊娠 39⁺ 周剖宫产分娩一健康女婴，体重 3630 g，Apgar 评分 1 min、5 min、10 min 均为 10 分，新生儿生长发育良好。患者术中内膜活检病理：蜕膜组织及少许滋养细胞成分，另见少许平滑肌组织。

于 2019-10 开始半周期疗法维持治疗，即地屈孕酮口服（20 mg/d），每月 10 天。每 3 个月复查超声，维持治疗至今，未见明显异常。

## 【病例讨论与文献阅读】

子宫内膜癌（endometrial cancer，EC）的发病率呈年轻化趋势（Pellerin et al.，2005）。约70% 的 40 岁以下的患者有生育需求（Zhou et al.，2015）。本例患者为年轻的 Ia 期 G1 子宫内膜癌，病程反复，可长达 10 年。期间有疾病进展、复发，行宫腔镜检查、诊断性刮宫达 11 次，2 次手术分离宫腔粘连，多次手术带来的内膜损伤导致内膜过薄。在使用 LNG-IUS 期间实施促排卵，冷冻胚胎；采用中医、针灸治疗改善内膜条件后，行冻融胚胎移植后助孕成功、顺利分娩。

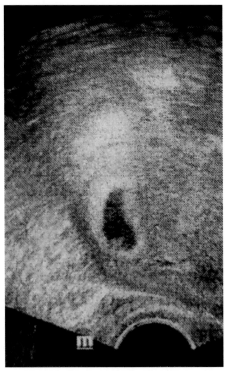

**图 51-6　移植后 28 天超声。**宫内早孕单活胎（CRL 0.3 cm，有胎心搏动）

### 1. 复发的早期 EC 的保留生育功能治疗

对于年轻的早期 EC 患者，满足适应证者可以接受保留生育功能的治疗。但国内外专家共识均指出（周蓉 等，2019；Concin et al.，2021），对于反复复发者，应当行包括子宫切除的根治性手术。但大部分复发的 EC 病例为局限于子宫内膜的分化良好的肿瘤，因此可再次尝试行保留生育功能治疗（赵璐璐 等，2019；Park et al.，2013）。其完全缓解率达72%，联合 LNG-IUS 治疗的完全缓解率达 88.2%（Wang et al.，2018）。

本例患者存在疾病进展及复发，但由于患者强烈的生育意愿及疾病特点，再次给予保留生育功能治疗。

### 2. EC 保留生育功能后宫腔粘连的治疗

由于在 EC 治疗期间，多次的宫腔操作会导致宫腔粘连。刮宫后，宫腔粘连的发生率为 15% ～ 40%（Dreisler et al.，2019），宫腔粘连患者的临床妊娠率显著降低（肖泽睿 等，2020）。本例患者经历多次宫腔操作，2 次出现宫腔粘连。松解粘连后，宫内置入 LNG-IUS，基于其以 20 μg/d 恒定剂量持续性释放左炔诺孕酮（梁舟 等，2018）。预防再次发生宫腔粘连的同时，起到维持治疗、防止疾病复发的作用。

### 3. EC 保留生育功能后妊娠方式的选择

EC 保留生育功能治疗后，复发率高达 24% ～ 40%（Gallos et al.，2012；Pronin et al.，

2015）。EC 患者常合并肥胖、多囊卵巢综合征、排卵障碍等疾病，期待自然妊娠需要等待较长时间。文献报道，EC 患者在完全缓解后，辅助生殖技术获得妊娠的效率显著高于期待自然妊娠（43.2% *vs.* 80.0%，$P < 0.01$），IVF-ET 的累积活产率为 27.3% ~ 50%（Tong et al.，2013）。每次胚胎移植的临床妊娠率为 26.5% ~ 29.2%，着床率 16.7% ~ 19.4%（Elizur et al.，2007；Kim et al.，2019），远较自然妊娠提高了效率。因此建议患者在完全缓解后尽早采用辅助生殖技术（Park et al.，2015）。

本例患者既往有不孕病史，合并弱畸形精子症，既往期待自然妊娠期间疾病进展、复发。在我院治疗后，借助 IVF-ET 尽快获得妊娠，并成功生育一女，期间疾病未复发。因此，EC 缓解后，建议尽快进行"获得妊娠"为目标的辅助生殖技术助孕。

4. EC 保留生育功能后促排卵方式的选择

EC 是雌激素依赖性肿瘤，促排卵过程中超生理量的雌激素可能增加肿瘤复发的风险（Tong et al.，2013）。孕激素促排卵方案可以产生优质的卵母细胞及胚胎（Kuang et al.，2015），与传统促排方案对比，可以起到维持治疗的效果。来曲唑作为芳香化酶抑制剂，可降低体内雌激素水平，已在乳腺癌和 EC 患者中应用（Rodgers et al.，2017）。

本例使用孕激素方案促排卵，且在促排卵期间持续使用来曲唑，降低了 EC 的复发风险。另外，在冻融胚胎移植期间，采用来曲唑诱导排卵，起到降低雌激素水平的作用，预防子宫内膜癌复发。

5. 中西医结合对 EC 保留生育功能后内膜过薄的治疗

EC 保留生育功能治疗后子宫内膜薄是导致妊娠失败的主要原因；在行 IVF-ET 的过程中，内膜薄（内膜厚度 ≤ 7 mm）的发生率为 41.6%，显著高于对照组的 11.4%（Tong et al.，2013）。本例患者子宫内膜过薄，增加助孕难度。如何处理是临床上的难点，寻求传统医学的帮助为本例患者提供了新思路。

中医治疗可以改善内膜厚度和容受性，针灸可以改善子宫内膜血流，改善子宫内膜容受性，提高胚胎种植率、临床妊娠率、活产率（Shuai et al.，2015）。本例采用中医方法治疗 1 年余，改善了子宫内膜容受性，提高了胚胎移植的成功率。

**【专家点评】**

由于子宫内膜癌的年轻化趋势，越来越多的女性在患病时仍有生育需求，因此，子宫内膜非典型增生及早期子宫内膜癌患者的保留生育功能需求逐渐受到重视。对于这些患者的治疗，从妇科肿瘤的治疗到后续维持治疗及辅助生殖技术治疗，都是以妊娠为目标，因此患者的生殖结局与肿瘤学结局都值得关注。

本病历中患者在保留生育功能后期待自然妊娠期间复发，在严密评估后对患者再次进行了保留生育功能的治疗。既往研究中表明，对于早期、无肌层浸润的复发子宫内膜癌患者，可以尝试再次保留生育功能治疗，但治疗需要在多学科团队讨论后决定。

由于保留生育功能的子宫内膜癌患者在完全缓解后，仍有较高的复发风险，因此建议尽快接受辅助生殖技术以获得妊娠。其中，IVF-ET 是高效的助孕方式，但在促排卵过程中仍需个体化选择促排卵方案，以降低患者的复发风险。在本病例的临床实践中，在使用左炔诺孕酮宫内节育系统（曼月乐）期间同时使用孕激素方案促排卵，加上应用来曲唑的，多重保障降低患者 hCG 注射日的雌激素峰值水平，以降低患者在促排卵时的复发风险。对于此类复杂病例需制订个体化治疗方案，采用多种方法，中西医结合治疗，以获得良好的生育结局。

（北京大学人民医院　肖泽睿　点评专家　鹿群　王建六）

## 参考文献

梁舟，尹明茹，匡延平，等，2018. 左炔诺孕酮宫内缓释系统治疗子宫腺肌症的患者行超促排卵的结局分析 . 中国实验诊断学，22（4）：5571-574.

肖泽睿，鹿群，周蓉，等，2020. 子宫内膜非典型增生及子宫内膜癌患者保留生育功能治疗的妊娠结局分析 . 中华妇产科杂志，55（12）：857-864.

赵璐璐，鹿群，周蓉，等，2019. 子宫内膜癌高效孕激素治疗后合并子宫内膜过薄中西医结合助孕成功一例 . 中国妇产科临床杂志，20（0）：363-364.

周蓉，鹿群，刘国莉，等，2019. 早期子宫内膜癌保留生育功能治疗专家共识 . 中国妇产科临床杂志，20（4）：369-373.

Concin N，Creutzberg C L，Vergote I，et al.，2021. ESGO/ESTRO/ESP Guidelines for the management of patients with endometrial carcinoma. Virchows Arch，478（2）：153-190.

Dreisler E，Kjer J J，2019. Asherman's syndrome：current perspectives on diagnosis and management. Int J Womens Health，11：191-198.

Elizur S E，Beiner ME，Korach J，et al.，2007. Outcome of in vitro fertilization treatment in infertile women conservatively treated for endometrial adenocarcinoma. Fertil Steril，88（6）：1562-1567.

Gallos I D，Yap J，Rajkhowa M，et al.，2012. Regression，relapse，and live birth rates with fertility-sparing therapy for endometrial cancer and atypical complex endometrial hyperplasia：a systematic review and metaanalysis. Am J Obstet Gynecol，207（4）：266 e261-e212.

Kuang Y P，Chen Q J，Fu Y L，et al.，2015. Medroxyprogesterone acetate is an effective oral alternative for preventing premature luteinizing hormone surges in women undergoing controlled ovarian hyperstimulation for in vitro fertilization .Fertil Steril，104（1）：62-70.

Kim M J，Choe S，Kim M K，et al.，2019. Outcomes of in vitro fertilization cycles following fertility-sparing treatment in stage IA endometrial cancer. Arch Gynecol Obstet，300（4）：975-980.

Park J Y，Lee S H，Seong S J，et al.，2013. Progestin re-treatment in patients with recurrent endometrial adenocarcinoma after successful fertility-sparing management using progestin. Gynecol Oncol，129（1）：7-11.

Park J Y，Nam J H，2015. Progestins in the fertility-sparing treatment and retreatment of patients with primary and recurrent endometrial cancer. Oncologist，20（3）：270-278.

Pellerin G P，Finan M A，2005. Endometrial cancer in women 45 years of age or younger：a clinicopathological analysis. Am J Obstet Gynecol，193（5）：1640-1644.

Pronin S M，Novikova O V，Andreeva J Y，et al.，2015. Fertility-sparing treatment of early endometrial cancer and complex atypical hyperplasia in young women of childbearing potential. Int J Gynecol Cancer，

25（6）：1010-1014.

Rodgers R J，Reid G D，Koch J，et al.，2017. The safety and efficacy of controlled ovarian hyperstimulation for fertility preservation in women with early breast cancer：a systematic review. Hum Repord，32（5）：1033-1045

Shuai Z H，Lian F，Li P F，et al.，2015. Effect of transcutaneous electrical acupuncture point stimulation on endometrial receptivity in women undergoing frozen-thawed embryo transfer：a single-blind prospective randomised controlled trial. Acupunct Med，33（1）：9-15.

Tong X M，Lin X N，Jiang H F，et al.，2013. Fertility-preserving treatment and pregnancy outcomes in the early stage of endometrial carcinoma. Chin Med J（Engl），126（15）：2965-2971.

Wang Y，Yu M，Yang J X，et al.，2019. Prolonged conservative treatment in patients with recurrent endometrial cancer after primary fertility-sparing therapy：15-year experience. Int J Clin Oncol，24（6）：712-720.

Zhou R，Yang Y，Lu Q，et al.，2015. Prognostic factors of oncological and reproductive outcomes in fertility-sparing treatment of complex atypical hyperplasia and low-grade endometrial cancer using oral progestin in Chinese patients. Gynecol Oncol，139（3）：424-428.

# 病例 52　21-羟化酶缺乏症家系患者成功分娩

## 【病历摘要】

患者女，30 岁。

**主诉**：未避孕未孕 1 年。

**现病史**：患者于入院前 1 年因"月经稀发，未避孕未孕 1 年"就诊于外院，完善相关检查，诊断多囊卵巢综合征，于外院多次行药物促排卵治疗，卵泡发育良好，指导同房未孕，子宫输卵管造影术（hysterosalpingography，HSG）提示双侧输卵管通畅。男方精液正常。治疗 1 年仍未孕，后就诊于我院（北京大学人民医院），患者要求 IVF 助孕。

**既往史**：既往体健。

**月经婚育史**：既往月经欠规律，7 天 /（30 ～ 60）天，月经量中等，无痛经，末次月经 2019-9-10。G0P0。

**家族史**：否认家族遗传病史。

## 【体格检查】

生命体征平稳，心肺查体（－），腹软，移动性浊音（－），BMI 22.32 kg/m$^2$。

## 【辅助检查】

妇科超声（2019-9-11）：双侧卵巢多囊样改变。

激素检查（2019-9-12）：P 3.29 ng/ml（↑），T 7.80 nmol/L（↑），硫酸去氢表雄酮 462.65 µg/dl（↑）。

## 【入院诊断】

①原发不孕。②多囊卵巢综合征。

## 【诊治经过】

患者拟行拮抗剂方案进行助孕治疗，控制性超促排卵（controlled ovarian stimulation，COS）过程中，卵泡发育良好，E$_2$ 水平升高良好，但 P 持续维持在 3.29 ～ 5.98 ng/ml 的高水平。获卵 16 枚，获得囊胚 9 枚，因 P 持续升高，行全胚冷冻。

由于患者在 COS 过程中持续处于高孕激素及高雄激素状态，于 2019-10-5 检查：17α- 羟孕酮 10 160.00 ng/dl（↑），ACTH 43.5 pg/ml（－），皮质醇 9.86 µg/dl（－），肾素（立位）44.1 uIU/ml（－），醛固酮 9.4 ng/dl（立位）（－）。考虑进一步诊断：先天性肾上腺增生症，21- 羟化酶缺陷？

患者拟实施 IVF，考虑到 21- 羟化酶缺陷症具有遗传性，为明确诊断，建议患者进行基因检测。结果提示患者患有非经典型先天性肾上腺增生症（non-classic congenital adrenal hyperplasia，NCCAH）。为明确致病基因的来源，并指导妊娠，故开展家系检测及植入前单基因遗传病检测（preimplantation genetic testing for monogenic disease，PGT-M）（图52-1至图52-4）。

家系预实验

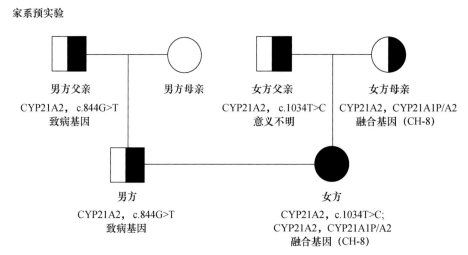

图 52-1　患者及丈夫 *CYP21A2* 基因突变家族图

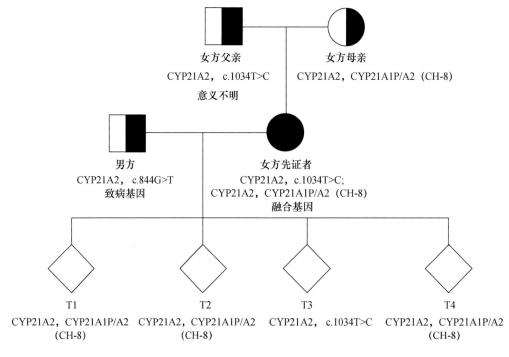

图 52-2　患者胚胎 PGT-M 检测结果

| 样本名称 | 突变位点检测结果 | |
|---|---|---|
| | CYP21A2, c.844G>T | CYP21A2, c.1034T>C |
| T1 | 无突变 | 无突变 |
| T2 | 无突变 | 无突变 |
| T3 | 无突变 | 杂合突变 |
| T4 | 无突变 | 无突变 |

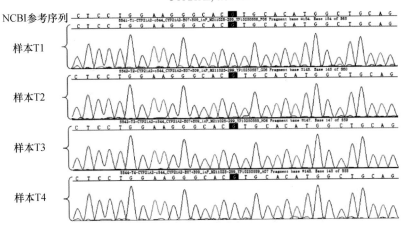

CYP21A2, c.844G>T

**图 52-3    患者胚胎 PGT-M 致病突变位点结果**

## 【出院诊断】

①原发不孕。②非经典型先天性肾上腺增生症（21- 羟化酶缺陷）。

## 【随访及治疗】

本例患者为本家系发病中的首诊患者（下称先证者），其体内检测到 *CYP21A2，CYP21A1P/A2* 融合基因（CH-8）母源性大片段缺失，该突变的临床表现型为经典型先天性肾上腺皮质增生症（congenital adrenal hyperplasia，CAH）；同时检测到同一基因不同位点的另一突变类型：*CYP21A2，c.1034T > C*（p.L354S），其临床意义暂不明确。对先证者家系进行进一步检测发现，先证者父亲携带的致病基因突变为 *CYP21A2，c.1034T > C*，其母携带的致病基因为 *CYP21A2，CYP21A1P/A2* 融合基因（CH-8）。同时，先证者配偶也存在相关疾病的遗传家系，并携带致病基因 *CYP21A2，c.844G > T*，其父亲携带的致病基因为 *CYP21A2，c.844G > T*，其母亲未携带 *CYP21A2* 相关基因突变。

由于出现了非常罕见的 CAH 致病基因家族聚集情况，对先证者及其配偶通过 IVF 产生的 4 枚囊胚进行了 PGT-M，囊胚 T1、T2、T4 均携带了来自女方的 *CYP21A2，CYP21A1P/A2* 融合基因（CH-8）母源性大片段缺失，囊胚 T3 携带了来自女方的 *CYP21A2，c.1034T > C*，该变异未见既往研究报道，临床意义不明。4 枚囊胚均未携带来自先证者配偶的致病基因。女方和女方母亲携带 *CYP21A2，CYP21A1P/A2* 融合基因（CH-8），多重连接探针扩增技术（multiplex ligation-dependent probe amplification，MLPA）呈现外显子 1 ～ 7 缺失。男方检测的 *CYP21A2，c.844G > T*（V282L）致病，属于非经典型，酶活性降低 20% ～ 60%。女方检测到的 *CYP21A2，CYP21A1P/A2* 融合基因（CH-8）属于经典型，酶活性为 0。女

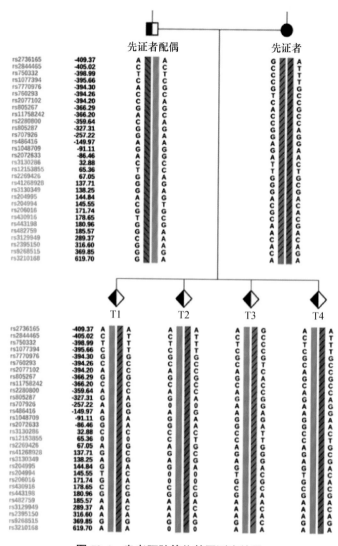

**图 52-4　患者胚胎等位基因测序结果**

方检测到的 c.1034T ＞ C（p.L354S）临床意义不明。考虑女方的临床症状较轻，其酶活性未完全丧失，推测 c.1034T ＞ C 位点突变导致酶活性丧失较少（图 52-1）。解冻后获得 4 枚囊胚，进行 PGT-M 检测。PGT-M 的检测结果建议胚胎移植顺序为：T3 ＞ T4 ＞ T1 ＞ T2（图 52-2）。同时需结合囊胚评级等其他临床指标综合评估移植顺序（图 52-4）。患者在等待 PGT-M 结果的过程中进行了糖皮质激素治疗，其间动态监测 17α- 羟孕酮明显下降至 143.40 ng/dl，经过 1 年的糖皮质激素治疗后自然妊娠。患者在妊娠期持续口服醋酸泼尼松治疗，妊娠期 NIPT 未见异常，拒绝羊水穿刺或脐血穿刺行胎儿基因检测，足月剖宫产一女活婴，持续随访中。

## 【病例讨论与文献阅读】

　　21- 羟化酶缺乏症型 CAH 是一种常染色体隐性遗传病。CAH 最常见（约 95%）的形式是由 *CYP21A2* 基因突变导致的 21- 羟化酶缺乏症。2022 年的一项研究表明，16 个 CAH

患者家族中 *CYP21A2* 基因突变的患病率最高。*CYP21A2* 基因中存在 6 种最常见的基因突变，即内含子 2（c.293-13A/c > G）、c.844G > T、c.1019G > A、c.92C > T、c.955C > T 和 c.518T > A（Sridhar et al.，2021）。既往研究已经报道了超过 200 个 *CYP21A2* 基因突变（Concolino et al.，2018）。本例属于 21- 羟化酶缺乏症家族遗传，并对该家族的致病基因进行了详细的检测和追踪，并通过多种方法检测到 1 个新的 *CYP21A2* 突变基因。在分析了该家族的临床表现和基因表型之间的相关性后，进一步了解了新的基因突变位点。

本例患者的激素水平显示异常高孕激素及高雄激素状态，同时 17α- 羟孕酮异常升高，故考虑 CAH 可能。21- 羟化酶缺乏症可分为经典型和非经典型。非经典型患者的 21- 羟化酶活性尚存 20% ～ 50%，故发病时间较晚，由于雄激素的过度合成，青春期和成年女性可表现为多毛、月经稀发和痤疮。清晨检测 17α- 羟孕酮升高有利于筛查非经典型 21- 羟化酶缺乏症，基线 17α- 羟孕酮 > 200 ng/dl（6 nmol/L）提示 21- 羟化酶缺乏症。经典型 21- 羟化酶缺乏症患者的 17α- 羟孕酮浓度通常 > 10 000 ng/dl。在 17α- 羟孕酮基线浓度为 200 ～ 1000 ng/dl（6 ～ 30 nmol/L）的患者中，ACTH 刺激试验可以协助诊断 21- 羟化酶缺乏症。然而，在实际工作中，由于相当一部分患者为非经典 21- 羟化酶缺乏症，女性患者通常去生殖中心治疗不孕。因此，在临床诊断和治疗过程中常出现误诊或漏诊的情况。

本例先证者由于月经稀发及卵巢多囊样改变被诊断为多囊卵巢综合征和原发不孕，在外院行诱导排卵治疗多次失败，需要进行辅助生殖治疗。由于 COS 期间出现持续的异常高孕酮状态，引发临床重视，最终通过基因检测进行诊断。这表明在临床工作中，非经典型 21- 羟化酶缺乏症（NCCAH）和多囊卵巢综合征常因其表型的共性而被混淆。有研究（Papadakis et al.，2019）表明，NCCAH 和多囊卵巢综合征的临床特征包括多毛症、排卵和月经紊乱，仅凭临床症状很难区分。此外，NCCAH 和多囊卵巢综合征均与肥胖、胰岛素抵抗和血脂异常有关。因此，一旦排除了其他类似 CAH 的疾病，如与排卵减少或无排卵和（或）雄激素过量相关疾病（高泌乳素血症、甲状腺疾病、多囊卵巢综合征和雄激素产生肿瘤等），可考虑进行 NCCAH 筛查。

基因 *CYP21A2* 及其高度同源的 21- 羟化酶缺乏症假基因 *CYP21A1P* 串联排列在 6 号染色体短臂上（6p21.3）（Wedell，2011）。*CYP21A1P* 不编码 21- 羟化酶，当 *CYP21A2* 基因和假基因 *CYP21A1P* 形成 *CYP21A1P/A2* 融合基因时，可能导致 *CYP21A2* 基因不同长度的拷贝数缺失，并损害由 *CYP21A2* 编码的 21- 羟化酶的活性（Gao et al.，2019）。目前已经报道了 9 种类型的融合基因，其中包括经典型 CAH 的基因突变（Chen et al.，2012）。在经典型 CAH 嵌合体组中，已报道了 6 个连接位点，分别命名为 CH-1、CH-2、CH-3、CH-5、CH-6 和 CH-7（Vrzalová et al.，2011；Lee，2004）。CH-8 是一种相对较新的突变类型，其基因突变包括 *In2G* 突变。如果假基因的连接位点出现在 *In2G* 的上游，则被称为"罕见"嵌合体，其 21- 羟化酶活性轻度受损（White et al.，1988；Chen et al.，2012）。结合本例女性先证者携带 *CYP21A2*、*CYP21A1P/A2* 融合基因（CH-8）和 *CYP21A2*，c.1034T > C（p.L354S）的临床表现，可以推测 CAH 患者的不同表型可能受到 *CYP21A1P/A2* 融合基因在 21- 羟化酶上的不同类型嵌合体的影响；也就是说，嵌合体可以保持 21- 羟化酶的部分活性。或者，不同类型的基因突变及其相互作用影响了疾病的严重程度，结合先证者母亲有自然生育史，提示先证者的表型可能与非融合基因的另一个等位基因携带的致病突变有关。因此，该病的表型表现为利于身体生长发育的 NCCAH（先证者仅表现为月经紊乱、不孕和孕酮持续升高）。

由于 NCCAH 症状不典型，临床上 NCCAH 的检出率可能低于实际发病率，尤其是在男性患者中。因此，很少以家庭为单位进行报道。国内报道过一个家庭的姐妹均患有 CAH。尽管两姐妹的父母没有近亲结婚，但都是 CYP21A2 基因杂合子（父母均为携带者），这最终导致了两姐妹 CAH 的早期发病和明显症状。在该家族中，先证者的父亲携带 CYP21A2，c.1034T > C，而女性母亲携带 CYP21A2、CYP21A1P/A2 融合基因（CH-8）。先证者的丈夫和父亲是 CAH 致病基因的携带者（Liu et al.，2018）。由于 CAH 为常染色体隐性遗传病，子代患 CAH 的概率为 1/4，如果先证者的配偶也是携带者，则子代发生 CAH 的概率为 1/2。因此，我们对本例先证者及其父母进行了基因检测和基因咨询，以评估其后代的患病风险。由于 CAH 的临床表型在不同性别的患者中差异很大，因此鼓励先证者的家庭在必要时采用试管婴儿和 PGT-M 来实现优生优育。

根据本例患者的基因检测报告，4 个胚胎的 CYP21A2 基因突变位点均来自女性先证者，而男性的致病基因未传给后代（图 52-3）。在后代的 4 个胚胎中，3 个胚胎含有与先证者相同的融合基因（CH-8）突变，一个胚胎（T3）含有 c1034 点突变。因此，结合目前对 CAH 相关发病基因的研究，建议使用 T3 胚胎进行移植。

由于患者在治疗原发疾病后自然受孕，并因个人意愿拒绝对胎儿进行基因检测，因此也需要长期密切跟踪新生儿的情况，包括将新生儿外生殖器检查作为常规检查项目。如果出现外生殖器畸形、阴蒂肥大或阴茎肥大（外生殖器的性别很难区分）或新生儿乳晕和外生殖器色素沉着异常，应高度怀疑该病。如果新生儿性别为女性，应建议对其成年后婚育配偶进行基因检测，并为后续分娩提供相关指导。此外，通过进一步对子代进行随访，可以明确 CYP21A2，c.1034T > C 是否有临床意义。

**【专家点评】**

本例患者为非经典型 21- 羟化酶缺乏症，无肾上腺皮质功能减退的表现，因此与多囊卵巢综合征的鉴别非常重要。患者性器官发育良好，且没有失盐症状，仅存在孕激素、雄激素水平升高。由于患者存在雄激素过多的临床表现（月经不调）及超声改变，初期误诊为多囊卵巢综合征，进行药物促排卵治疗后，虽然卵泡发育好，但孕激素水平持续升高，子宫内膜的容受性受到影响，不能妊娠。因此，对于不孕、月经不调、雄激素高的患者，当发现持续的非黄体期高孕激素水平时，应警惕 CAH 的可能，进一步的 17α- 羟孕酮、皮质醇和 ACTH 检测有利于临床鉴别诊断。本例患者通过激素水平检测和基因检测明确诊断后，经糖皮质激素治疗后，孕激素水平降低，月经周期恢复。考虑到 CAH 常染色体隐性遗传的特点，患者希望通过 PGT-M 技术阻断子代遗传，加之已有囊胚冻存，所以对患者的家系进行了遗传学检测，得到先证者及其家族的完整遗传图谱，并进一步对于 IVF 中获得的 4 个囊胚进行 PGT-M，但后续患者没能及时进行胚胎移植。糖皮质激素治疗 1 年后，患者自然妊娠，新生儿（女性）出生外观无异常，未立即进行遗传学检测。本例患者 17-羟孕酮水平显著增高（> 1500 ng/dl），可诊断 21- 羟化酶缺乏症，当 17- 羟孕酮水平为 200 ～ 1500 ng/dl 时，ACTH 激发试验有助于诊断。对于非经典型 21- 羟化酶缺乏症女性患者的治疗，在没有生育要求时，大多通过口服避孕药治疗雄激素过多的症状和月经稀发，对于有生育要求的患者，以氢化可的松或泼尼松诱导排卵。本例患者接受了泼尼松治疗，诱发排卵并自然妊娠。在有生育要求时，患者和配偶的基因检测对于优生优育有重要意义。正如本例患者，由于其配偶为 21- 羟化酶基因突变携带者，所以子代患病率为 50%，尽管子代基因型不明，对子代进行 17- 羟孕酮的筛查有助于确定子代是否患病。在临床工作中，需要重视对具有多种类型基因突变的 CAH 患者的诊断和治疗，努力实现早期识别，避免因 NCCAH 表型而导致误诊和漏诊。

（北京大学人民医院  侯艳茹  点评专家  田莉  周翔海）

## 参考文献

Chen W，Xu Z，Sullivan A，et al.，2012. Junction site analysis of chimeric CYP21A1P/CYP21A2 genes in 21-hydroxylase deficiency. Clin Chem，58（2）：421-430.

Concolino P，Costella A，2018. Congenital adrenal hyperplasia（CAH）due to 21-hydroxylase deficiency：a comprehensive focus on 233 pathogenic variants of CYP21A2 gene. Mol Diagn Ther，22（3）：261-280.

Gao Y J，Yu B Q，Lu L，et al.，2019. Analysis of copy number variation of CYP21A2 gene and the type of CYP21A1P/CYP21A2 fused gene in patients with 21-hydroxylase deficiency. Natl Med J China，99（48）：3765-3769.

Lee H H，2004. The chimeric CYP21P/CYP21 gene and 21-hydroxylase deficiency. J Hum Genet，49（2）：65-72.

Liu LJ，Zhang Q，Qiao Q，et al.，2018. Gene analysis of 21 hydroxylase deficiency in a sibling with congenital adrenal hyperplasia. Journal of Chinese Physician，20（8）：1257-1259.

Papadakis G，Kandaraki E A，Tseniklidi E，et al.，2019. Polycystic ovary syndrome and NC-CAH：distinct characteristics and common findings. a systematic review. Front Endocrinol（Lausanne），（10）：388.

Sridhar S，Govindhan R，Soundian B，et al.，2021. The spectrum of CYP21A2 gene mutations from 16 families of congenital adrenal hyperplasia：genotype-phenotype correlation. Indian J Endocrinol Metab，25（6）：532-537.

Vrzalová Z，Hrubá Z，Hrabincová E S，et al.，2011. Chimeric CYP21A1P/CYP21A2 genes identified in Czech patients with congenital adrenal hyperplasia. Eur J Med Genet，54（2）：112-117.

Wedell A，2011. Congenital adrenal hyperplasia. Clin Biochem，44（7）：505-506.

White P C，Vitek A，Dupont B，et al.，1988. Characterization of frequent deletions causing steroid 21-hydroxylase deficiency. Proc Natl Acad Sci USA，85（12）：4436-4440.

# 病例 53　IVF-ET 取卵术后肺栓塞

## 【病历摘要】

患者女，32 岁。

**主诉：** IVF-ET 取卵术后 6 天，胸痛、憋气 1 天。

**现病史：** 患者因"男方因素"于我院（北京大学人民医院）行拮抗剂方案助孕，hCG 注射日雌激素 3399.2 pg/ml。2022-9-7 行取卵术，获卵 12 枚，单精子卵细胞质内注射（intracytoplasmic sperm injection，ICSI）受精 6 枚，冷冻第 3 天胚胎 2 枚，因 hCG 注射日血清孕酮水平升高，行全胚胎冷冻。取卵术后第 5 天出现左侧颈部不适，伴左上肢麻木，胸痛、憋气，就诊于我院急诊。

**既往史：** 既往体健。

**月经婚育史：** 既往月经规律，5 天/（28～32）天，月经量中等，轻度痛经，末次月经 2022-8-23。G0P0。

**家族史：** 否认家族遗传史、肿瘤史及血栓栓塞性疾病史。

## 【体格检查】

生命体征平稳，SO$_2$ 99%，BP 126/87 mmHg，P 120 次/分。左侧颈部皮温高，触痛（＋）。身高：160 cm，体重 65 kg，BMI 25.39 kg/m$^2$。

## 【辅助检查】

血管彩色多普勒超声检查（2022-9-13）：左侧颈内静脉中段至近心段、左侧锁骨下静脉近心段血栓形成。

肺血管造影（2022-9-13）：左肺下叶后基底段分支动脉显影不佳，不除外血栓，双肺下叶膨胀不全，头臂静脉左侧锁骨下静脉近心端管腔增粗（图 53-1）。

下肢静脉超声（2022-9-13）：未见异常。

凝血功能（2022-9-13）：D- 二聚体 2289 ng/ml（↑），Fb 514 mg/dl（↑），FDP 12.4 μg/ml（↑）。

血常规（2022-9-13）：Hb 88 g/L，PLT 121×10$^9$/L，WBC 10.89×10$^9$/L。

心肌梗死三项、BNP、心电图、超声心动图、血气分析正常。

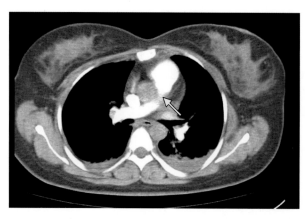

**图 53-1　肺血管造影。** 肺动脉充盈缺损

## 【初步诊断】

①肺栓塞。②左锁骨下静脉血栓。③左侧颈内静脉血栓。④取卵术后。⑤超重。⑥原发不孕。

## 【诊治经过】

急诊严密监测患者生命体征平稳，无明显不适主诉，检查考虑肺栓塞面积不大，门诊给予抗凝治疗。予低分子量肝素钙 6150 IU q12h 皮下注射 2 个月，后改为 6150 U qd。

## 【最终诊断】

①肺栓塞。②左锁骨下静脉血栓。③左侧颈内静脉血栓。④取卵术后。⑤超重。⑥原发不孕。⑦抗磷脂综合征。

## 【随访及再次助孕】

患者于肺栓塞后 12 周检查发现抗心磷脂抗体 36.6 U/ml（＋）；抗 $\beta_2$- 糖蛋白 1 抗体 45.53 RU/ml（＋），抗核抗体 1：160（＋），着丝点；狼疮抗凝物 dRVVT-R 1.77（＋），风湿免疫科会诊考虑抗磷脂综合征，给予阿司匹林 100 mg qd 及羟氯喹 200 mg bid。

解冻移植：2022-12-29 来曲唑（5 mg qd×5 天，口服）促排卵周期解冻移植 D3 胚胎 2 枚，排卵后口服地屈孕酮片 10 mg tid，口服黄体酮软胶囊（琪宁）200 mg qd 进行黄体支持。移植后第 14 天血 $\beta$-hCG 298.9 U/L。移植后第 28 天妇科超声示宫内早孕，单胎，转至产科规律产检。患者持续应用低分子量肝素钙 6150 U qd；口服阿司匹林及羟氯喹治疗。目前持续妊娠中。

## 【病例讨论与文献阅读】

血栓包括动脉血栓和静脉血栓，静脉血栓包括肺栓塞（pulmonary embolism，PE）和深静脉血栓（deep vein thrombosis，DVT），而 PE 的临床表现多样，早期症状不典型，较难诊断，是孕产妇死亡的主要原因。一项纳入 21 项研究的综述发现，IVF-ET 后的患者血栓栓塞的发生率为 0.8/1000［普通妊娠人群的发生率为（0.17 ～ 2.5）/1000］；当发生卵巢过度刺激综合征（ovarian hyperstimulation syndrome，OHSS）时，血栓的发生率为 25/1000。IVF 后妊娠者在产前发生静脉血栓栓塞（venous thromboembolism，VTE）的风险增加（OR = 2.18，95% CI 1.63 ～ 2.92），其中妊娠早期 VTE 的风险增加 5 ～ 10 倍（OR = 6.4，95% CI 4.0 ～ 10.1），如果早孕合并 OHSS，则 VTE 的风险增加 100 倍，发生率达 1.7%（普通非 IVF 人群的发生率为 0.017%）（Sennström et al.，2017）。IVF 后未妊娠的患者发生 VTE 的风险不会增加。IVF 后动脉血栓的发生率较低，主要是发生于 OHSS 患者中。此外，VTE 常发生于胚胎移植后 3 ～ 112 天；合并 OHSS 的患者 VTE 的发生时间较短，平均 18 天（3 ～ 49 天），不合并 OHSS 的患者发生血栓的平均时间为 57 天（14 ～ 105 天）；动脉血栓的发生时间为 3 ～ 28 天。

研究发现，在 IVF-ET 患者中，BMI 较高的女性 PE 的发生率升高（OR = 1.0，95% CI 1.0 ～ 1.1），在 IVF 不成功的周期中 PE 的发生风险更高（OR = 5.0，95% CI 1.2 ～ 20.7），其风险高于妊娠期、产褥期和避孕期。研究者推测，妊娠和激素治疗引起的炎症状态和纤维蛋白原水平升高会增加血液黏度，造成红细胞滞留在较小的肺动脉微循环中，这种局部慢性炎症反应可能会诱发 PE（Grandone et al., 2018）。Henriksson 等研究了 23 498 例瑞典 IVF 后分娩患者，IVF 后妊娠组的 VTE 发生率为 4.2/1000，自然妊娠组为 2.5/1000（OR = 1.77，95%CI 1.41 ~ 2.23）；IVF 后妊娠组妊娠早期的 PE 发生率为 3.0/10 000，自然妊娠组为 0.4/10 000（OR = 6.97，95%CI 2.21 ~ 21.96）（Henriksson et al., 2013）。综上，IVF 刺激引起的高雌激素状态及 IVF 后妊娠是 VTE 的高危因素，尤其是妊娠早期；合并 OHSS 者 VTE 的风险增高；IVF 和 BMI 较高是 PE 的高危因素。英国皇家妇产科学会（RCOG）推荐给予 OHSS 患者低分子量肝素预防血栓。IVF 后妊娠的患者产前血栓的风险是普通妊娠女性的 2 倍，OHSS 患者妊娠早期的血栓风险增加 5 ~ 10 倍，因此推荐 OHSS 合并妊娠的患者整个妊娠早期应用低分子量肝素预防血栓形成，其他 IVF 患者应根据个人的高危因素决定是否进行预防血栓治疗。

虽然 PE 的绝对风险较低，但由于其是导致产妇死亡的主要原因，故认识 PE 的早期临床征象、早期识别、早期诊断和及时治疗至关重要。PE 的临床表现包括：活动性呼吸困难、胸痛以及不明原因的腹痛，甚至晕厥；可伴有患肢肿胀、周径增粗、疼痛或压痛、浅静脉扩张、皮肤色素沉着，行走后患肢易疲劳或肿胀加重等。《肺血栓栓塞症诊治与预防指南》中 VTE 的危险因素包括：①导致血液淤滞的因素：制动 / 长期卧床、长途航空 / 乘车旅行、妊娠 / 产褥期、心力衰竭、血液黏度增高等。②导致血液高凝状态的因素：抗凝血酶缺乏、血栓调节因子异常、高同型半胱氨酸血症、抗心磷脂抗体综合征、蛋白 C/S 缺乏、血小板异常、恶性肿瘤。③导致血管壁损伤的因素：创伤、外科手术后、中心静脉置管、肿瘤静脉内化疗、植入人工假体、吸烟等（中华医学会呼吸病学分会肺栓塞与肺血管病学组 等，2018）。本例患者后续完善检查后诊断抗磷脂综合征，为获得性易栓症，也可能是 PE 发生的一个高危因素。患者发生 PE 后生命体征平稳，栓塞部分非主干血管，经血管外科会诊后考虑抗凝治疗即可。患者经抗凝治疗 3 个月后，病情稳定，经风湿免疫科和血管外科会诊后，无妊娠禁忌，因患者排卵障碍，行促排卵后解冻移植。

结合本例患者，促排卵过程中超生理剂量的雌激素、BMI 偏高增加了 PE 的发生危险，后期检查发现合并抗磷脂综合征亦是血栓发生的高危因素。临床实践中，对于具有高危因素的患者，临床医师应给予积极预防，包括：胚胎移植后鼓励正常活动，必要时可应用弹力袜，以及使用低分子量肝素预防等。

## 【专家点评】

生殖中心韩红敬点评：该病例是一例较罕见的 IVF-ET 超促排卵取卵后 PE 患者，值得引起警惕。对于接受辅助生殖技术助孕的患者，高雌激素水平、获得性易栓症、妊娠期高凝状态、保胎卧床及 OHSS 引起的血液浓缩均为诱发血栓性疾病的高危因素。血栓形成是辅助生殖技术治疗过程中最为严重的并发症，但由于发病率低，大多数生殖中心重视程度不够、处理经验不足，而一旦发生，其后果通常极为严重，可直接致残或导致死亡。近年来，随着 IVF 周期数愈来愈多，血栓形成的发病率呈现上升的趋势。生殖科医师应掌握血栓性疾病的早期临床征象，只有做到早期识别才能给予及早诊断和及时治疗，对高危患者给予积极的预防措施非常必要。对于此类疑难重症患者，推荐 MDT 模式，根据患者的情况制订正规、系统、个性化和经济的治疗方案。

　　血管外科张韬点评：本病例建议作为辅助生殖医学诊疗过程中继发 VTE 的经典案例进行分析和总结。经验分享有 3 点：①高危人群的院前血栓评分值得推广，抗磷脂综合征、妊娠促排卵等多重因素是该类患者发生血栓的诱因，评分越高越值得关注血栓发生风险。血栓康复后，未来随着病情变化，还需要动态监测评分，监察血栓复发，提高医护人员和患者家属的相关风险意识。②识别血栓病变临床表现的特征有助于早期治疗，降低生命风险。VTE 往往具有一定特征性表现，如颈部或四肢突发肿胀，可伴有局部静脉红、肿、疼痛，胸闷、气短，偶有晕厥，血液检查 D- 二聚体显著升高，血管彩色多普勒超声检查提示血管腔充盈缺损低回声、血流中断等。③PE 的症状异质性较大，本例为轻症 PE，通过早期、规范、全程的抗凝治疗获得满意疗效，但是典型的 PE 危害性较大，在辅助生殖技术治疗过程中，切记要以预防为主。如确实发生了血氧循环不稳定的情况，也可通过介入微创的肺动脉导管抽栓或导管溶栓技术进行治疗，相比于既往的全身静脉溶栓方法，其具有更低的出血风险和更高的去栓效率。及时有效的血栓祛除可以预防下肢深静脉血栓后遗症（"老烂腿"）或发生残留肺动脉高压等病变，提高患者生活质量。

（北京大学人民医院　高福梅　点评专家　韩红敬　张韬）

## 参考文献

中华医学会呼吸病学分会肺栓塞与肺血管病学组，中国医师协会呼吸医师分会肺栓塞与肺血管病工作委员会，全国肺栓塞与肺血管病防治协作组，2018. 肺血栓栓塞症诊治与预防指南 . 中华医学杂志，98（14）：1060-1087.

Grandone E，Di Micco P P，Villani M，et al.，2018. Thromboembolism in women undergoing assisted reproductive technologies：data from the RIETE Registry. Thromb Haemost，118（11）：1962-1968.

Henriksson P，Westerlund E，Wallén H，et al.，2013. Incidence of pulmonary and venous thromboembolism in pregnancies after in vitro fertilization：cross sectional study. BMJ，346：e8632.

Sennström M，Rova K，Hellgren M，et al.，2017. Thromboembolism and in vitro fertilization-a systematic review. Acta Obstet Gynecol Scand，96（9）：1045-1052.

# 病例 54　未成熟卵体外成熟培养（IVM）在卵母细胞成熟障碍患者中的应用

## 【病历摘要】

患者女，32 岁。

**主诉**：规律性生活未避孕未孕 2 年。

**现病史**：患者结婚 2 年，婚后性生活正常，未避孕未孕 2 年。2018-8 超声子宫输卵管造影示双侧输卵管通畅；于月经第 2 天基础性激素（详见"辅助检查"）。阴道超声示双侧卵巢多囊样改变。2018-9 行 75 g OGTT 及甲状腺功能检查（详见"辅助检查"），诊断 2 型糖尿病、亚临床甲状腺功能减退，予口服二甲双胍、左甲状腺素钠（优甲乐），监测血糖、甲状腺功能，建议规律饮食和运动，减重。

**既往史**：既往体健。

**月经婚育史**：初潮 14 岁，月经周期不规律，4 天 /（30 ～ 90）天，月经量中等，痛经（－）。初婚 30 岁，G0P0。

**家族史**：否认家族遗传病史。

## 【体格检查】

BP 128/72 mmHg，P 82 次 / 分。身高 168 cm，体重 101 kg，BMI 35.8 kg/m$^2$，发育正常，营养良好，毛发分布无异常，无痤疮。心肺听诊未闻及异常。腹部平坦，腹部未触及包块，无压痛。

妇科检查：外阴已婚未产型；阴道：通畅，阴道黏膜正常，无异常分泌物；宫颈：光滑，无接触性出血，举摆痛（－）；子宫：前位，正常大小，质中，表面光滑，活动，无压痛；附件：双侧附件区未及异常。

## 【辅助检查】

基础性激素（2018-8，月经第 2 天）：FSH 4.13 mIU/ml，LH 5.46 mIU/ml，E$_2$ 211 pmol/L，T 1.18 nmol/L，雄烯二酮（androstenedione，A）11.6 nmol/L，P 1.16 nmol/L。抗米勒管激素（AMH）15.38ng/ml。

阴道超声（2018-8）：子宫前位，宫颈长 3.3 cm，宫体大小 5.0 cm×3.7 cm×5.1 cm，内膜厚 1.8 cm，回声不均，右侧卵巢大小 3.8 cm×1.5 cm，可探及 12 个以上窦卵泡，左侧卵巢大小 4.2 cm×1.8 cm，可探及 12 个以上窦卵泡。超声诊断：①子宫内膜回声不均；②双侧卵巢多囊样改变。

超声子宫输卵管造影（2018-8）：双侧输卵管通畅，子宫未见异常。

男方精液（2018-8）：体积：1.6 ml，密度 116.50×10$^6$/ml，活率 22.00%，a 级精子 4.00%，

b 级精子 12.00%，c 级精子 6.00%，d 级精子 78.00%。

　　75 gOGTT（2018-9，0-30min-1h-2h）：4.3 mmol/L（0 min）-9.8 mmol/L（30 min）-12.3 mmol/L（1 h）（↑）-12.3 mmol/L（2 h）（↑）；胰岛素 19.61 μIU/ml（0 min）-80.35 μIU/ml（30 min）-131.48 μIU/ml（1 h）-154.86 μIU/ml（2 h）。

　　甲状腺功能（2018-9）：TSH 10.66 μIU/ml（↑），总甲状腺素（total thyroxine，$TT_4$）9.40 μg/dl，$FT_4$ 1.33 ng/dl。

## 【初步诊断】

　　①原发不孕。②多囊卵巢综合征。③肥胖。④2 型糖尿病。⑤亚临床甲状腺功能减退症。

## 【诊治经过】

　　因阴道超声提示"子宫内膜回声不均"，行宫腔镜检查＋子宫内膜息肉切除术＋子宫内膜活检术，病理显示：子宫内膜呈增殖期改变，伴子宫内膜息肉。患者 1 年减重 30 ～ 35 kg，甲状腺功能正常，餐后 2 h 血糖 4.3 ～ 6.0 mmol/L，继续就诊，予来曲唑（LE）＋尿促性素（human menopausal gonadotropin，hMG）促排卵，指导同房助孕 2 个周期，未妊娠。2020-8 患者于外院再次行子宫输卵管造影术显示：子宫未见异常，左侧输卵管通畅，右侧输卵管部分显影，门诊就诊，建议腹腔镜探查或 IVF-ET 助孕。患者及家属经过考虑，要求 IVF-ET 助孕。

　　2020—2021 年患者行 2 个促排卵周期，COS 方案、扳机方式、获卵情况及胚胎情况见表 54-1。2020-9 行第 1 个促排卵周期，采用拮抗剂方案，第 6 天开始超声监测，根据卵泡监测结果调整促性腺激素（Gn）剂量。月经周期第 12 天，出现 6 个直径≥ 18 mm 的卵泡，14 个直径 15 ～ 18 mm 的卵泡，血清 $E_2$ 2895 pmol/L，当日注射 GnRH-a 0.2 mg，该周期共用 FSH 1300 IU、hMG 225 IU，36 ～ 38 h 后超声引导下获卵 2 枚，取卵术中见患者双侧卵巢多个直径≥ 18 mm 的卵泡样无回声，术中反复捻针至卵泡液色红，实验室回报镜下可见多个黏液团，颗粒细胞多呈碎片状，仅见 2 个卵丘-卵母细胞复合物（cumulus-oocyte complexes，COC），1 枚形态大致正常，1 枚形态小。常规体外受精 1 枚，双原核（bipronuclear，2PN）1 个，行囊胚培养，D5 未发育，无可移植胚胎。2021-1 行第 2 个促排卵周期，采用长效亮丙瑞林 1.8 mg 长方案，降调节后 19 天启动外源性 Gn，共用 FSH 900 IU、hMG 900 IU，使用 Gn 的第 12 天出现 6 枚直径≥ 18 mm 的卵泡，13 个直径 15 ～ 18 mm 的卵泡，血清 $E_2$ 11 486 pmol/L，当日注射重组人绒促性素（艾泽）250 μg，获卵 3 枚，术中反复捻针至卵泡液色红，实验室回报卵成熟度差，取卵当日改为未成熟卵的体外成熟培养（in vitro maturation，IVM），取卵后 1 日，1 枚卵母细胞处于减数分裂（meiosis，M）Ⅱ期，卵胞质内单精子注射（Intracytoplasmic sperm injection，ICSI）后 24 h 后坏死，2 枚处于生发泡（germinal vesicle，GV）期，继续培养 24 h 后处于 MⅠ期，无第一极体排出，无法受精，无可移植胚胎。

　　经全科讨论，2 个促排卵周期均有卵泡发育，获卵少，均无可移植胚胎，考虑卵成熟障碍可能，建议：①腹腔镜双侧卵巢楔形切除，改善卵巢内分泌微环境，可能改善排卵、内分泌状态，并从切除的卵巢组织或处理卵巢组织后的培养液中获得卵泡，尝试体外培养成熟后冻存；②行经阴道未成熟卵泡穿刺术（immature follicle aspiration，IMFA），拟行自然周期取卵术，取卵术前不使用任何促排卵药物刺激，不使用 hCG 扳机治疗，当超声监

表 54-1 患者 2 个 IVF 周期的基本情况

| IVF 周期编号 | COS 方案 | Gn 时间（天） | Gn 剂量（IU） | hCG 注射日 E₂（pmol/L） | 扳机时间（h） | 扳机用药 | hCG 注射日 ≥ 18 mm 的卵泡数 | hCG 注射日 15 ~ 18 mm 的卵泡数 | 获卵情况 | 受精方式 | 2PN | 胚胎情况 |
|---|---|---|---|---|---|---|---|---|---|---|---|---|
| 1 | 拮抗剂方案 | 11 | 1525 | 2895 | 36 ~ 38 | 0.2 mg GnRH-a | 6 | 14 | 2 | RT | 1 | 无 |
| 2 | 黄体期长方案 | 15 | 1800 | 11 486 | 36 ~ 38 | 0.25 μg 艾泽 | 6 | 13 | 1 个 M II + 2 个 GV | ICSI | 0 | 无 |

测到卵巢上有直径为 8 ～ 10 mm 的窦卵泡时进行取卵术，行 IVM，若有卵培养成熟，可行 ICSI，行囊胚培养并冻存，并对废弃卵母细胞进行致卵成熟障碍的相关基因筛查；③腹腔镜同时行盆腔＋输卵管探查术，若存在盆腔粘连或输卵管梗阻，可行盆腔粘连分离术和输卵管插管疏通术，同时行宫腔镜检查术，术后可继续尝试自然妊娠。与患者及家属沟通后，于 2021-4 行 IMFA ＋腹腔镜探查术＋输卵管通液术＋右侧输卵管间质部 COOK 导丝复通＋双侧卵巢楔形切除术及成形术＋盆腔子宫内膜异位病灶电酮术＋宫腔镜子宫内膜活检术，术中先行 IMFA，超声引导下按顺序逐个吸取，以确保获得尽量多的未成熟卵，并将卵泡液收集到离心管内迅速转移至 IVF 实验室。

体视镜下寻找卵泡液中的 COC，共 12 枚，将其移入添加了 0.075 U/ml hMG（贺美奇；德国 Ferring 公司）的 IVM 培养液（IVM media kit，丹麦 Origio 公司）中，在 37℃、5%$CO_2$ 环境中培养 24 ～ 48 h 后评估成熟度：M Ⅱ期 5 个，M Ⅰ期 3 个，GV 期 3 个，空透明带 1 个，成熟的卵母细胞经 ICSI 形成的合子培养于 G-1 plus 培养液（瑞典 Vitrolife 公司）中，于培养开始后 16 ～ 18 h 由经验丰富的胚胎学家检查原核和极体数量以评估其受精情况：2PN×1，第 3 日将胚胎移至 G-2 plus 培养液（瑞典 Vitrolife 公司）中继续培养。第 3 日、第 5 日、第 6 日依据既往规范和专家共识评估胚胎质量和分级，评估依据包括卵裂球大小、碎片和多核情况，囊胚的囊胚腔、内细胞团核滋养层细胞质量，挑选可移植胚胎进行玻璃化冻存，最终冻存 D6 囊胚（4BC）1 枚。

术后 4 个月，患者月经周期［5 天 /（30 ～ 35）天］，监测排卵有优势卵泡发育和排卵，尝试自然妊娠半年，未妊娠。实验室对废弃卵母细胞采用全外显子组测序技术，未筛出与卵母细胞成熟障碍相关的已知致病基因。

## 【冻融胚胎移植及随访】

2022-4 返院（北京大学第三医院）行自然周期冻融胚胎移植，移植日内膜厚 8 mm，A 型，移植 1 枚 D6 冻融胚胎（4BC），予以口服地屈孕酮 10 mg bid 行黄体支持，移植后 14 天血清 β-hCG 1328 mIU/ml，移植后 30 天超声示宫腔内可见妊娠囊，大小 3.9 cm×3.1 cm，妊娠囊内见胎芽，长径 1.0 cm，胎心搏动可见，诊断宫内妊娠单活胎。

2023-1 于当地医院足月顺娩一男活婴，身长 50 cm，体重 3500 g。

## 【病例讨论与文献阅读】

常规的 COS 过程中，大部分卵母细胞是同步发育的，至 M Ⅱ阶段，而 15% ～ 30% 的卵母细胞在卵巢刺激和注射 hCG 后仍未成熟。卵母细胞成熟障碍是指在辅助生殖技术中，在排除其他疾病的情况下，多次使用正确的促排卵方案，仍无法获得成熟卵母细胞，发病率约 0.1%（Beall et al.，2010）。任何影响减数分裂的基因发生突变或功能缺陷都可能导致卵母细胞成熟障碍，目前发现的相关基因包括 *PATL2*、*TUBB8* 和 *ZP1*、*ZP2*、*ZP3* 等（刘丽婷 等，2022），若筛查发现相关致病基因，可能需要供卵完成生育。这类患者在临床上常表现为原发不孕、反复促排卵无法获得成熟卵母细胞、IVM 后仍不能成熟等，是临床治疗的难点。

本例患者 2 个 COS 周期采用不同促排卵方案，获卵数均少，卵成熟度差，胞质粗，有退变表现，对废弃卵母细胞采用全外显子组测序技术，未筛出已知致病基因，未能明确卵成熟障碍的具体病因，故缺少特异性指标对因治疗，属于生殖临床上的疑难不孕类型。有研究报道了 27 例前次促排卵周期中未成熟卵率＞ 25% 的患者行 GnRH-a ＋ hCG 双扳机，显著提高了卵母细胞成熟率。双扳机可诱导垂体释放内源性 FSH 峰和 LH 峰，可能是提高卵母细胞成熟度的潜在方案（Griffin et al.，2014）。多囊卵巢综合征（polycystic ovary syndrome，PCOS）的特点之一是卵巢上含多个未成熟窦卵泡（Thessaloniki ESHRE/ASRM-Sponsored PCOS Consensus Workshop Group，2008），相比于常规 IVF-ET，IVM 指患者未经促排卵药物刺激，取卵术中获得的未成熟卵经过体外培养成熟后进行 IVF-ET，对于卵母细胞成熟障碍患者，尤其是 PCOS 患者来说，IVM 更安全经济，操作过程相对简单，具有其独特的优势（Walls et al.，2015）。在我院（北京大学第三医院）生殖医学中心，既往 IVM 的卵成熟率为 47.3%（Song et al.，2020），IVM 患者累积临床妊娠率可达 32.8% ～ 44.9%（刘涛 等，2022）。卵泡发育和卵母细胞成熟的驱动力是 Gn，FSH 可改善卵泡细胞的健康状态，在 IVM 培养系统中加入 FSH 可改善卵母细胞的发育潜能（Algriany et al.，2004），从而使 IVM 技术成为卵母细胞成熟障碍患者的一种解决方案，而体内 FSH 难以达到卵泡成熟所需的"阈值"，亦可能是 PCOS 患者卵泡发育停滞的原因之一（Coyle et al.，2019）。

腹腔镜下卵巢楔形切除术是改善 PCOS 患者内分泌状态的一种方式，通过手术切除部分卵巢组织，可减少卵泡数量和卵巢基质，使卵巢内的激素、调节因子、生长因子的合成趋于正常，改善排卵功能，提高排卵率和辅助生殖技术助孕妊娠率。本例患者术后 4 个月月经周期由 30 ～ 90 天改善为 30 ～ 35 天。同时从切除的卵巢组织或处理卵巢组织后的培养液中获得卵泡，尝试体外培养成熟后冻存，最大限度地保存了生育力。

本例 PCOS 患者有卵巢多囊样改变、稀发排卵、2 型糖尿病、肥胖，经过 1 年减重、内分泌治疗后有所改善，但 2 个 COS 周期获卵少、卵成熟率低，诊断卵成熟障碍，我们尝试通过 IMFA 技术获得未成熟卵，进行体外培养改变了卵母细胞的生长环境，且培养液添加了 FSH（0.075 U/ml hMG），促使卵母细胞成熟，提升了胚胎发育潜能，得到 1 枚冻存囊胚，同时术中双侧卵巢楔形切除改善了内分泌状态，使患者恢复正常月经周期，通过自然周期行冻融胚胎移植成功临床妊娠并分娩。

**【专家点评】**

卵母细胞成熟是一个错综复杂的过程，基因突变、表观遗传改变，还是基因表达水平的异常等均可能影响此过程，这也是生殖研究领域的热点，既往研究帮助我们更多地认识了卵母细胞成熟的分子调控机制和成熟障碍的发生机制。目前已筛查出 PATL2、TUBB8 和 ZP1、ZP2、ZP3 等多个可导致卵母细胞成熟障碍的基因。关于未筛查出致病基因的卵母细胞成熟障碍的治疗，当调整 COS 方案不能提高卵母细胞成熟率时，PCOS 患者选择腹腔镜下卵巢楔形切除或卵巢打孔术＋ IVM 可能是比较适合的治疗方式。然而，IVM 同样面临卵母细胞成熟率低（50% ～ 55%）的问题，且与卵巢刺激获得的成熟卵相比，后期的囊胚形成率、着床率、活产率均低于常规 IVF-ET。

本例患者获卵 12 枚，仅形成 1 枚可冻存囊胚，其主要原因是 IVM 中细胞核和细胞质成熟不同步。既往研究通过添加 FSH、表皮生长因子（epidermal growth factor，

EGF）、胰岛素样生长因子（insulin-like growth factor，IGF）等来促进卵母细胞体外成熟，但这些添加物的影响仍需更多安全性和有效性研究。在提升卵母细胞核成熟的同时提高细胞质的成熟度，以提高胚胎发育潜能和妊娠率，从而改善卵母细胞成熟障碍患者行 IVM 的临床结局，是今后研究的目标。

综上，针对在临床上尝试调整促排卵方案、更换扳机方案等均助孕失败的PCOS 疑难病例，改为纯自然周期的 IVM 后增加了获得优质卵母细胞的概率，提示纯自然周期的 IVM 改变了卵母细胞成熟的微环境，可能改善卵母细胞成熟质量和助孕结局，但未来仍需要有关提高 IVM 成功率和安全性评估的研究。

（北京大学第三医院　梁靓　点评专家　严杰　马彩虹）

## 参考文献

刘丽婷，高阳，贺小进，2022. 卵子成熟障碍、受精失败与早期胚胎发育阻滞遗传学研究进展. 中华生殖与避孕杂志，42（12）：1297-1304.

刘涛，刘东明，宋雪凌，等，2022. 多囊卵巢综合征患者自然周期获卵数的影响因素及其与体外成熟结局的相关性分析. 中华生殖与避孕杂志，42（8）：782-790.

Algriany O，Bevers M，Schoevers E，et al.，2004. Follicle size-dependent effects of sow follicular fluid on in vitro cumulus expansion，nuclear maturation and blastocyst formation of sow cumulus oocytes complexes. Theriogenology，62（8）：1483-1497.

Beall S，Brenner C，Segars J，2010. Oocyte maturation failure：a syndrome of bad eggs. Fertil Steril，94（7）：2507-2513.

Coyle C，Campbell R E，2019. Pathological pulses in PCOS. Mol Cell Endocrinol，498：110561.

Griffin D，Feinn R，Engmann L，et al.，2014. Dual trigger with gonadotropin-releasing hormone agonist and standard dose human chorionic gonadotropin to improve oocyte maturity rates. Fertil Steril，102（2）：405-409.

Song X L，Lu C L，Zheng X Y，et al.，2020. Enhancing the scope of in vitro maturation for fertility preservation：transvaginal retrieval of immature oocytes during endoscopic gynaecological procedures. Hum Reprod，35（4）：837-846.

Thessaloniki ESHRE/ASRM-Sponsored PCOS Consensus Workshop Group，2008. Consensus on infertility treatment related to polycystic ovary syndrome. Fertil Steril，89（3）：505-522.

Walls M L，Hunter T，Ryan J P，et al.，2015. In vitro maturation as an alternative to standard in vitro fertilization for patients diagnosed with polycystic ovaries：a comparative analysis of fresh，frozen and cumulative cycle outcomes. Hum Reprod，30（1）：88-96.

# 病例 55　卵巢储备功能减退患者 *KRAS* 基因突变子宫内膜癌高效孕激素治疗后成功助孕

## 【病历摘要】

患者女，30 岁。

**主诉：** 未避孕未孕 1 年。

**现病史：** 患者 1 年前计划妊娠，性生活正常，未避孕至今未孕。患者无月经量增多，无月经期延长，无月经间期异常出血等不适。于 2019-7-9 初次就诊。

**既往史：** 既往体健。

**月经婚育史：** 初潮 14 岁，月经规律，（4～5）/30 天，月经量中等，无痛经。已婚，G0P0。

**家族史：** 否认家族遗传史及肿瘤病史。

## 【体格检查】

身高 160 cm，体重 68 kg，BMI 26.56 kg/m²。生命体征平稳，一般情况好，心肺查体无异常，全身浅表淋巴结未及肿大。

专科查体：外阴已婚型，阴道通畅，宫颈光滑，子宫前位，正常大小，质中，活动好，无压痛，双侧附件区未扪及包块，无压痛。

## 【辅助检查】

AMH（2019-7-12）0.74 ng/ml（↓）。

性激素检查（2019-7-16，月经第 2 天）：FSH 9.43 mIU/ml，LH 8.06 mIU/ml，$E_2$ 99 ng/ml，T ＜ 0.69 nmol/L，A 11.00 nmol/L，P 0.77 nmol/L。

妇科彩超（2019-7-24）：子宫前位，宫颈长 2.9 cm，宫体大小 5.3 cm×5.0 cm×4.1 cm，子宫内膜厚 1.1 cm，回声不均，右侧卵巢大小 2.8 cm×1.4 cm，可探及 3～4 个 0.2～0.9 cm 的卵泡；右侧卵巢大小 2.8 cm×1.6 cm，可探及 2～3 个 0.2～0.9 cm 的卵泡。诊断结论：子宫内膜息肉可能。

## 【初步诊断】

①原发不孕。②卵巢储备功能减退。③子宫内膜息肉？④超重。

## 【诊治经过】

2019-8-6 行宫腔镜检查：术中见宫腔四壁多发丘团状突起，直径 0.5～1.0 cm（图 55-1），行子宫内膜息肉切除术＋宫腔全面诊刮术。术后病理：子宫内膜不典型增生，病变比例约 80%，IHC 结果：ER（90%），PR（90%＋），P53（个别＋）。予甲地孕酮 160 mg/d 治疗 5 个月。

2020-1-3 复查宫腔镜＋宫腔全面诊刮术，术中见宫腔四壁（尤其是双侧宫角）内膜结节状凹凸不平，可见白色钙化灶（图 55-2）。术后病理：子宫内膜呈伴细胞非典型性子宫内膜增生，部分上皮显著嗜酸性变和黏液化生。予醋酸甲羟孕酮 250 mg bid 治疗 4 个月。

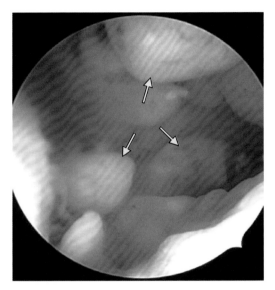

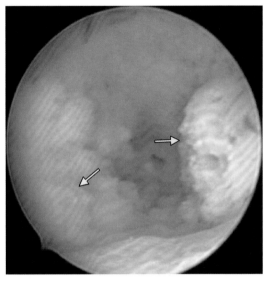

**图 55-1　宫腔镜检查（2019-8-6）。宫腔病变**　　　　**图 55-2　宫腔镜检查（2020-1-3）。左侧宫角**

2020-5-7 再次复查宫腔镜＋宫腔全面诊刮术，术中见双侧宫角处黄白相间小结节突起（图 55-3）。术后病理：子宫内膜局灶间质蜕膜样变，部分腺体萎缩，但局灶碎片腺体结构复杂，可见筛状结构，考虑高分化内膜样癌伴黏液腺癌分化，同时该区域组织碎片的腺上皮 ER（＋），PR（－），基因检测提示 *KRAS* 基因突变。CA12-5 正常范围。盆腔 MRI 提示子宫内膜病变未侵及肌层。经妇科、生殖中心和产科全科讨论，并与患者及家属交代

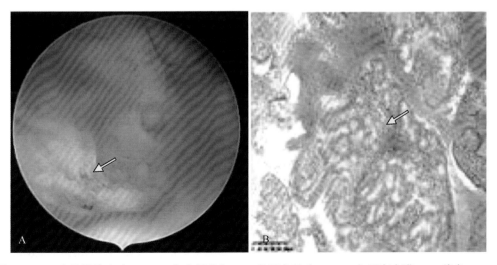

**图 55-3　A. 宫腔镜检查（2020-5-7）左侧宫角。B.** 术后病理（2020-5-7）子宫内膜。HE 染色：10×

病情，坚决要求保守治疗。继续醋酸甲羟孕酮 250 mg bid 7 个月余，建议同时宫腔放置左炔诺孕酮宫内缓释节育系统 LNG-IUS（2020-6-11 放置）。

2020-12-25 宫腔镜检查＋分段诊刮术＋宫内 LNG-IUS 置换术，术中见内膜薄，病理局灶非典型性子宫内膜增殖，伴黏液分化，病变比例约 10%，周围腺体萎缩，伴间质弥漫性蜕膜样变，继续醋酸甲羟孕酮 250 mg bid ＋宫腔 LNG-IUS 治疗 4 个月。

2021-4-25 宫腔镜检查＋分段诊刮术＋宫内 LNG-IUS 置换术，术中见内膜薄，术后病理：子宫内膜呈间质蜕膜样改变，腺体萎缩，部分腺上皮黏液化生，结合临床符合药物性子宫内膜。

2021-6-10 停用醋酸甲羟孕酮，因"原发不孕、卵巢储备功能减退、子宫内膜癌治疗后、宫内节育器"拟行 IVF 助孕，有冻存胚胎后取出 LNG-IUS 解冻胚胎移植。2021-6-23 开始拮抗剂方案促排卵，来曲唑 5 mg（月经第 2 ～ 6 天）＋重组人促卵泡激素注射液 150 U ＋人绝经期促性腺激素（human menopause gonadotropin，HMG）75 U（月经第 3 ～ 6 天）启动，hCG 注射日 $E_2$ 248 pmol/L，获卵 2 枚，常规受精 1 枚，养囊（4BC）成功并冻存。2021-8 再次拮抗剂方案促排卵，注射用尿促卵泡素 150 U HMG 150 U（月经第 2 ～ 5 天）＋来曲唑 2.5 mg（至 hCG 注射日），hCG 注射日 $E_2$ 508 pmol/L，获卵 2 枚，常规受精 1 枚，冻存 D3 胚胎 1 枚（7G2）。

2021-8-28 行取环术＋子宫内膜活检，病理提示少许子宫内膜碎片，间质蜕膜样改变。

2021-10-13 黄体酮撤退出血第 2 天，予醋酸亮丙瑞林微球 3.75 mg 降调，2021-11-14 开始人工周期（口服戊酸雌二醇片 3 mg bid），2021-12-4 内膜厚 7.5 mm，移植解冻囊胚 1 枚，术后继续口服戊酸雌二醇片并予黄体支持，移植后 14 天血 hCG 3408 U/L，回当地医院规律产检。

## 【随访】

妊娠 22 周超声提示胎盘位于后壁，胎盘低置状态。妊娠 24 周诊断妊娠高血压。妊娠 $38^{+1}$ 周妊娠高血压进展为重度子痫前期，且边缘性前置胎盘行剖宫产终止妊娠，娩一女婴，出生体重量 2880 g，Apgar 评分 1 min 和 5 min 均 10 分。术中发现胎盘植入，术中出血 1500 ml，输悬浮红细胞 700 ml，血浆 350 ml，术后 6 天恢复良好出院。

## 【病例讨论与文献阅读】

子宫内膜不典型增生（endometrial atypical hyperplasia，EAH）是子宫内膜癌（endometrial carcinoma，EC）前病变，癌变率约为 29%（Cornel et al.，2018）。14.2% 的患者被诊断为 EC 时的年龄为 20 ～ 44 岁（Sung et al.，2021），约 80% 的年轻 EC 患者为 I 型 EC，与缺乏孕激素对抗、子宫内膜长期处于高水平雌激素作用有关，通常由 EAH 发展而来。EC 诊断时为早期、肿瘤局限在宫体内的患者，其 5 年生存率大于 95%（Lu et al.，2020）。子宫内膜黏液腺癌较罕见，发生率为 1% ～ 5%，既往被归类为 I 型 EC，但随着研究深入，发现与相同分级及分期的 EC 相比，子宫内膜黏液腺癌具有相似的临床行为和预后（Ross et al.，1983），且与 EC 的生存率相似（Duzguner et al.，2019），2020 年 WHO 发布的第 5 版女性生殖肿瘤分类将黏液腺癌划分为 EC 伴黏液分化亚型，并指出其亚型对疾病预后无影响。

2022 年《早期子宫内膜癌保留生育功能治疗专家共识》建议早期 EC 保留生育功能须完全满足以下条件：①年龄≤ 40 岁，有强烈的生育愿望；②病理组织类型为子宫内膜样腺癌，高分化（G1）；③影像学检查证实肿瘤局限在子宫内膜；④ ER（＋）且 PR（＋）；⑤分子分型为非特殊亚型；⑥无孕激素治疗禁忌证；⑦治疗前经遗传学和生殖专家评估，无其他生育障碍因素；⑧签署知情同意书，并有较好的随访条件。EC 保留生育功能的治疗首选高剂量孕激素和（或）LNG-IUS。有文献报道高剂量孕激素治疗的完全缓解（complete response，CR）中位时间为 6 个月，孕激素治疗 12 个月后反应达平台期，治疗 12 个月及 24 个月时的 CR 率分别为 78.0% 和 81.4%（Koskas et al.，2014）。本例患者接受高剂量孕激素治疗 9 个月后 EAH 进展为高分化内膜样癌，考虑单独孕激素治疗效果欠佳，与患者及家属充分沟通后，仍坚持要求保守治疗，于是在高剂量孕激素治疗的同时宫腔放置 LNG-IUS 联合治疗，最终在治疗 20 个月后达到 CR。研究显示，与对照组相比，EAH 合并超重（BMI ≥ 25 kg/m$^2$）或胰岛素抵抗患者需要治疗更长的治疗时间才能达到 CR（Yang et al.，2018）。本例患者虽无胰岛素抵抗，但患者超重，且治疗过程中 PR 表达水平下调，考虑此为患者治疗较长时间才达到 CR 的原因。间隔 3 个月连续 2 次病理学达到 CR 时，希望尽快生育者可开始准备妊娠（中国研究型医院学会妇产科专业委员会，2022）。

　　本例患者基因检测提示 *KRAS* 基因突变，目前关于 *KRAS* 与 EC 的报道多集中在Ⅰ型雌激素依赖型 EC，有学者观察到子宫内膜表面肿瘤病变的 *KRAS* 状态不同于良性化生区域（Xiong et al.，2016），*KRAS* 基因突变紧邻增生的子宫内膜组织部位（van der Putten et al.，2017），子宫内膜增生标本和 EC 标本中的 *KRAS* 突变相似（16% *vs.* 18%）（Sasaki et al.，1993）。研究显示，伴子宫内膜增生的 EC 中 *KRAS* 突变频率高于不伴子宫内膜增生的 EC（55% *vs.* 14%），浸润性生长伴基质反应的 EC 中 *KRAS* 突变频率显著高于膨胀性生长而无基质反应的 EC（33% *vs.* 10%），高分化（G1）EC 中 *KRAS* 突变的发生率显著高于中等分化（2 级）和低分化（3 级）EC（48% *vs.* 20% *vs.* 19%）。因此，研究者认为 *KRAS* 参与了 EC 的两个致癌阶段：从子宫内膜增生到 EC 的转变和分化良好的肿瘤细胞的浸润性增殖（Tsuda et al.，1995）。*KRAS* 突变上调了 ER 的转录活性，其通过 Raf 信号通路和 ER 诱导 EC 的发生（Tu et al.，2006）。*KRAS* 状态与某些组织病理学特征相关，*KRAS* 突变常见于子宫内膜黏液腺癌、鳞状细胞癌和Ⅰ型 EC（Jones et al.，2017）。本例患者病理显示子宫内膜样癌伴黏液腺癌分化。*KRAS* 基因突变虽然常发生在 EC 早期，这一优势可作为筛选 EC 保留生育功能治疗的条件，但在非妇科肿瘤患者中，因无特异性靶向治疗药物，*KRAS* 基因突变往往提示不良预后。目前关于 *KRAS* 基因突变能否指导 EC 患者治疗及预测预后的研究报道较少，仍需进一步研究。

## 【专家点评】

　　本例患者卵巢储备功能减退，保留生育功能治疗有两个难点：

　　第一，《早期子宫内膜癌保留生育功能治疗专家共识》中对 EC 患者保留生育功能适应症提出 8 条建议，本例患者病理组织类型为高分化内膜样癌伴黏液腺癌分化，PR（－），合并卵巢功能减退，虽未能满足全部适应证，但考虑患者为 30 岁年轻女性，原发不孕，有强烈的生育愿望，且随访可靠，在充分知情风险的情况下进行了保留生育功能治疗。但患者治疗周期长，高剂量孕激素治疗效果欠佳，分析原因可能与患者超重、胰岛素抵抗及孕激素受体缺乏等有关，同时调整治疗方案，最终在治疗 20 个月后达到 CR。

第二，我院前期研究发现，EC 及 EAH 复发与首次缓解后至 IVF 助孕的时间相关，≤ 3 个月开始助孕的患者复发率为 17.1%，而 ＞ 3 个月开始助孕的患者的复发率为 48%，两组新鲜周期及冻融周期胚胎移植周期妊娠率、胚胎着床率、早期自然流产率均无显著差异，因此建议在 EC 保留生育功能治疗达到完全缓解后，为降低复发风险，宜尽早行 IVF 助孕（杜晓果 等，2018）。本例患者卵巢储备下降，首选 IVF 助孕，但 EC 和 EAH 为雌激素依赖性肿瘤，多个卵泡发育会使体内雌激素急剧升高，增加复发风险，故本例患者选择继续宫腔 LNG-IUS 治疗下促排卵及取卵，同时加用来曲唑竞争性抑制体内芳香化酶活性，阻断雄激素转化为雌激素，从而降低体内的雌激素水平，本例患者两次 hCG 注射日雌激素均控制在较低水平。取出宫内 LNG-IUS，采用了降调后人工周期解冻囊胚移植进一步保护子宫内膜。此外，第一取卵周期仅获得 1 枚囊胚，故选择继续进行了第二周期取卵，以提高其妊娠率。

因多次宫腔操作，EAH 和 EC 患者妊娠期应监测胎盘位置，警惕前置胎盘及胎盘植入，还需监测代谢系统并发症，如妊娠糖尿病、妊娠高血压等。本例患者合并妊娠高血压及胎盘位置异常，EC 治疗后虽非剖宫产指征，但考虑患者胎儿珍贵，结合妊娠期合并症及并发症，可适当放宽剖宫产指征。此外，本例患者 *KRAS* 基因突变，EC 复发高危，完成生育后不建议继续保守治疗，建议尽快行子宫切除术。

（北京大学第三医院　张红霞　点评专家　杨蕊　李华军）

## 参考文献

杜晓果，宋雪凌，李蓉，等，2018. 不孕症合并子宫内膜非典型增生及早期高分化子宫内膜样腺癌保守治疗后体外受精助孕的临床分析. 中华生殖与避孕杂志，38（9）：741-747.

中国研究型医院学会妇产科专业委员会，2023. 早期子宫内膜癌保留生育功能治疗专家共识（2022 年版）. 中华妇产科临床杂志，24（2）：215-219.

Cornel K，Wouters K，Van de Vijver K K，et al.，2019. Gene promoter methylation in endometrial carcinogenesis. Pathol Oncol Res，25（2）：659-667.

Duzguner S，Turkmen O，Kimyon G，et al.，2019. Mucinous endometrial cancer：Clinical study of the eleven cases. North Clin Istanb，7（1）：60-64.

Jones N L，Xiu J，Chatterjee-Paer S，et al.，2017. Distinct molecular landscapes between endometrioid and nonendometrioid uterine carcinomas. Int J Cancer，140（6）：1396-1404.

Koskas M，Uzan J，Luton D，et al.，2014. Prognostic factors of oncologic and reproductive outcomes in fertility-sparing management of endometrial atypical hyperplasia and adenocarcinoma：systematic review and meta-analysis. Fertil and Steril，101（3）：785-794.

Lu K H，Broaddus R R，2020. Endometrial Cancer. N Engl J Med，383（21）：2053-2064.

Ross J C，Eifel P J，Cox R S，et al.，1983. Primary mucinous adenocarcinoma of the endometrium. A clinicopathologic and histochemical study. Am J Surg Pathol，7（8）：715-729.

Sasaki H，Nishii H，Takahashi H T，et al.，1993. Mutation of the ki-RAS protooncogene in human endometrial hyperplasia and carcinoma. Cancer Res，53（8）：906-910.

Sung H，Ferlay J，Siegel R L，et al.，2021. Global Cancer Statistics 2020：GLOBOCAN estimates of incidence and mortality worldwide for 36 cancers in 185 countries. CA A Cancer J Clin，71（3）：209-249.

Tsuda H，Jiko K，Yajima M，et al.，1995. Frequent occurrence of c-Ki-ras gene mutations in well differentiated endometrial adenocarcinoma showing infiltrative local growth with fibrosing stromal response. Int J Gynecol Pathol，14（3）：255-259.

Tu Z，Gui L，Wang J，et al.，2006. Tumorigenesis of K-RAS mutation in human endometrial carcinoma via upregulation of estrogen receptor. Gynecol Oncol，101（2）：274-279.

van der Putten L J M，van Hoof R，Tops B B J，et al.，2017. Molecular profiles of benign and（pre）malignant endometrial lesions. Carcinogenesis，8（3）：329-335.

Xiong J，He M，Hansen K，et al.，2016. The clinical significance of K-RAS mutation in endometrial "surface epithelial changes" and their associated endometrial adenocarcinoma. Gynecol Oncol，142（1）：163-168.

Yang B，Xie L，Zhang H，et al.，2018. Insulin resistance and overweight prolonged fertility-sparing treatment duration in endometrial atypical hyperplasia patients. J Gynecol Oncol，29（3）：e35.

# 病例 56　46，XX-17α-羟化酶缺乏症助孕成功

## 【病历摘要】

患者女，34 岁。

**主诉：** 未避孕未孕 7 年。

**现病史：** 患者 27 岁结婚，婚后性生活正常，未避孕未孕 7 年。2015 年曾在外院行 IVF-ET，具体过程和方案不详。自述 IVF 过程中发现孕酮（P）水平高，最高约 16.6 nmol/L，但未能进一步明确病因，取卵 11 枚，因孕酮水平高取消新鲜周期移植，冻存 4 枚胚胎。随后给予口服避孕药和 GnRH-a 降调节后，孕酮下降至正常水平，予解冻周期移植（frozen embryo transfer，FET）2 次，均未孕。2016 年曾于外院查 17α-羟孕酮、皮质醇未见异常，给予地塞米松治疗，服药后孕酮可降至正常水平，停用地塞米松后再次升高，未行基因检测，之后患者未规律服药和监测。现因有生育要求就诊于我院。

**既往史：** 2017-6 于外院行腹腔镜下左侧卵巢囊肿剥除术＋盆腔粘连松解术，组织病理学诊断提示卵巢子宫内膜异位囊肿。

**月经婚育史：** 18 岁月经初潮，月经周期规律，（5～7）天/（28～30）天，G0P0。

**家族史：** 父母体健，否认近亲结婚史。患者有一姐姐，姐姐已生育 2 名男孩。

## 【体格检查】

身高 170 cm，体重 70 kg，血压正常，腋毛及阴毛稀疏，乳房发育正常。

**妇科查体：** 外阴发育正常，阴毛呈女性型分布，阴道通畅，宫颈光滑，子宫前位，大小未见异常，活动好，无压痛。双侧附件区未扪及异常。

## 【辅助检查】

**妇科彩超：** 子宫大小 4.3 cm×4.2 cm×3.2 cm，内膜厚 0.7 cm；右侧卵巢 3.7 cm×2.0 cm，窦卵泡探及不满意，其内见 2 个无回声区，大者为 2.6 cm×1.2 cm；左侧卵巢 3.1 cm×2.1 cm，内见 8～9 个窦卵泡。

**性激素：** FSH 9.52 IU/L，LH 8.89 IU/L，$E_2$ 233 pmol/L，T < 0.69 nmol/L，A 1.17 nmol/L，P 9.99 nmol/L（↑），PRL 16.9 ng/ml，ACTH 84.9 ng/L（↑），皮质醇（81 μg/L）和 17α-羟孕酮（0.58 μg/L）均正常，肾素活性为 0.16（↓）（正常值范围 0.93～6.56），血管紧张素Ⅱ（立位）52.88 U/L（↓），血钾未见异常。染色体核型为 46，XX。

## 【初步诊断】

①原发不孕。②17α-羟化酶缺乏症。③IVF-ET 失败史。

## 【诊治经过】

　　患者孕酮水平异常升高，我们在完善基础化验检查的同时，请内分泌科医师会诊，进行基因检测分析。基因检测结果发现女方 *CYP17A1* 基因存在两处杂合突变，分别为 C.1459-1467delGACTCTTTC 缺失突变和 C.1263G > A 点突变，均为致病突变（图 56-1），经验证后发现两处突变分别来自其母亲、父亲，为复合杂合突变。同时对男方进行 *CYP17A1* 基因筛查未见明确致病改变。基因检测结果明确，诊断为原发不孕、17α-羟化酶缺乏症。患者的临床表型轻，评估后认为其有生育机会。

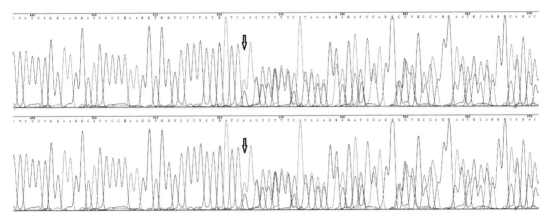

**图 56-1　基因检测。A.** 箭头指示为 C.1459-1467delGACTCTTTC 缺失突变。**B.** 箭头指示为 C.1263G > A 点突变

　　首先给予地塞米松治疗控制 ACTH 及激素水平，用药 1 个月后 ACTH 下降至正常。2019-2 准备进行 IVF 助孕，月经第 2 天行超声检查提示左侧卵巢内见无回声区 3.5 cm×2.0 cm；P 5.15 nmol/L，给予炔雌醇环丙孕酮片 1 周期后复查 P 4.29 nmol/L。患者用药后孕酮水平较前下降，略高于正常，决定给予 GnRH-a 3.75 mg 超长方案降调节。28 天后降调节满意，查 FSH 5.73 IU/L，LH 0.56 IU/L，$E_2$ < 73.4 pmol/L，P < 0.64 nmol/L。2019-4 开始促排卵，获卵 10 枚，常规受精形成 6 枚胚胎冻存。促排卵后孕酮升高明显，放弃新鲜周期移植。2019-5 行降调后人工周期 FET 2 枚胚胎，移植术后第 13 天查 hCG 215.65 IU/L，由于地塞米松在妊娠期可通过胎盘影响胎儿，不宜继续使用。考虑病情尚稳定，内分泌科医师建议停用。移植术后第 21 天复查血 hCG 6593 IU/L，术后第 30 天妇科彩色多普勒超声检查提示宫内早孕，单活胎。人工周期药物于妊娠 12 周停药，患者转产科规律产检，妊娠期发现妊娠高血压和妊娠糖尿病，未予特殊治疗，胎儿产检发育未见异常。

## 【随访】

　　患者于妊娠 37 周因"羊水过少、妊娠高血压"行剖宫产分娩一男婴，体重 2.94 kg，Apar 评分 10，产后恢复顺利。新生儿出生体检未见异常，生殖器外观发育正常。目前孩子 3 岁，体格、运动、智力和情感等各方面发育均在正常范围之内。

## 【病例讨论与文献阅读】

　　先天性肾上腺皮质增生症（CAH）是一种由类固醇合成酶缺陷引起的常染色体隐性

遗传病，发病率为 1/20 000 ～ 1/10 000，其中由 17α- 羟化酶缺乏症引起的 CAH 仅占 1%（Marsh et al.，2014）。17α- 羟化酶缺乏症是 *CYP17* 基因突变导致 17α- 羟化部分或完全缺乏，阻断皮质醇和性激素的合成通路，皮质醇不足从而 ACTH 反馈性地分泌过多引起双侧肾上腺皮质增生；性激素不足引起 FSH 和 LH 反馈性升高。同时，因 17α- 羟化过程受阻，孕酮等底物堆积，引起去氧皮质酮和醛固酮大量增加，促进保钠排钾，出现低钾血症，血容量增多，血钠和血压升高。17α- 羟化酶缺乏症患者的社会性别多为女性，按照染色体核型可分为 46，XX 和 46，XY，其中 46，XX 型更少见。患者主要的就诊原因是青春期原发性闭经和无乳房发育，或查体发现高血压而一般降压药效果差及反复出现卵巢囊肿。查体一般体形瘦长、肤色较黑及第二性征不发育。辅助检查血 Gn 和 ACTH 升高，$E_2$、雄激素和皮质醇减少，P 升高。对于临床可疑 17α- 羟化酶缺乏症的患者，可进行基因检测进一步明确诊断。

有关该病的治疗，首先给予糖皮质激素纠正内分泌功能紊乱，这是所有治疗的基础，同时给予人工周期替代，以促进第二性征发育。对于经过评估后有生育机会的患者，可进行 IVF 助孕。促排卵过程中需要持续应用糖皮质激素控制高孕酮水平，由于地塞米松能够通过胎盘，妊娠后须改为泼尼松治疗，以减少对子代的影响。

由于该病罕见，迄今为止国内关于核型为 46，XX 的患者妊娠的报道仅有 2 例，但未介绍助孕过程。国外助孕成功的病例仅见 4 例。最早一例发表于 1995 年，为赠卵周期，患者经历 5 次移植后双胎妊娠，然而妊娠期发生严重并发症（Ben-Nun et al.，1995）。2016 年巴西学者报道了首例应用自身卵子助孕成功的病例，采用 GnRH-a 长方案，后降调节＋人工周期 FET 后成功妊娠（Bianchi et al.，2016）。第 3 例由 2018 年瑞典学者报道，也是目前报道的年龄最大的患者，患者为 39 岁女性，43 岁时行 IVF 助孕成功（Falhammar，2018）。2018 年日本学者报道了第 4 例患者，同样采用 GnRH-a 长方案，进行了 2 次人工周期 FET，2 次移植均成功妊娠分娩（Kitajima et al.，2018）。本例患者月经规律、乳房发育正常，临床表型轻，在纠正了高孕酮水平后进行了 IVF 助孕，患者最终成功妊娠。国外报道的第 3 例和第 4 例患者均有规律的月经和正常乳房发育，临床表型轻也是她们妊娠成功最主要的原因。这部分患者也是有可能受益于辅助生殖技术而实现生育愿望的人群。

促排卵方案的选择无特殊，GnRH-a 长方案、超长方案或者拮抗剂方案均可。结合国外报道及本病例，长方案或超长方案可能更易调整内分泌状态。此外，患者可能存在高 FSH，降调有利于增加 FSH 受体的敏感性，从而获得较好的妊娠结局。

## 【专家点评】

17α- 羟化酶缺乏症在临床上罕见，严重的 17α- 羟化酶缺乏症患者通常无法生存至成年，能生存至生育年龄往往都是症状比较轻的患者。合并高血压、高醛固酮血症等的患者常首先就诊于内分泌科。因此，在生殖中心就诊的 17α- 羟化酶缺乏症患者极易被误诊、漏诊，常于治疗失败或反复测定孕酮水平持续高于正常范围时才考虑。因此，生殖中心医师应关注患者的主诉、体格检查及激素结果。若基础状态下孕酮水平高于正常值，应考虑 17α- 羟化酶缺乏症的可能。本例患者在当地医院发现高孕激素血症，并没有考虑肾上腺异常，也未做基因检测，未发现明确病因。我们与内分泌科共同讨论，经过基因检测发现女方 *CYP17A1* 基因存在致病突变，进一步明确了诊断。此外，应注意与 CAH 其他类型相鉴别，如 21-羟化酶缺乏症、11β-羟化酶缺乏症等。由于酶缺乏不同，17α-羟化酶缺乏症、21-羟化酶缺乏症和 11β-羟化酶缺乏症累及的甾体类激素的合成节点不同，导致不同的路径受阻。17α-羟化酶缺乏症更多累及性激素的合成和部分肾上腺皮质激素，导致部分肾上腺功能缺陷和全部性腺缺陷，雄激素不高；而 21-羟化酶缺乏症和 11β-羟化酶缺乏症则累及全部肾上腺和部分性腺，表现为高雄激素血症（图 56-2）。

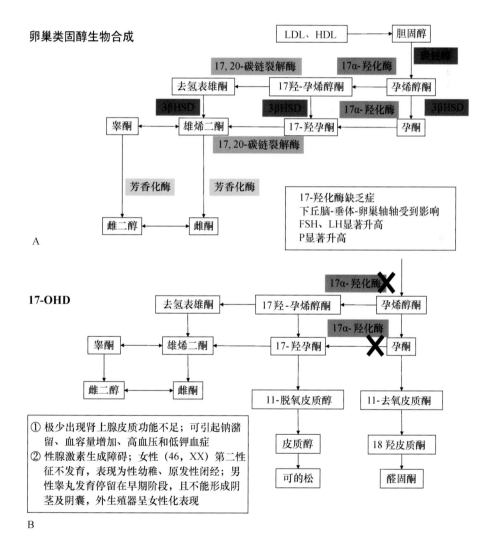

**图 56-2　常见 CAH 类型的发病机制。A.** 卵巢类固醇生物合成。3βHSD，3β-羟类固醇脱氢酶；LDL，低密度脂蛋白；HDL，高密度脂蛋白。**B.** 17α-羟化酶缺乏症的发病机制。**C.** 21-羟化酶缺乏症的发病机制。**D.** 11β-羟化酶缺乏症的发病机制

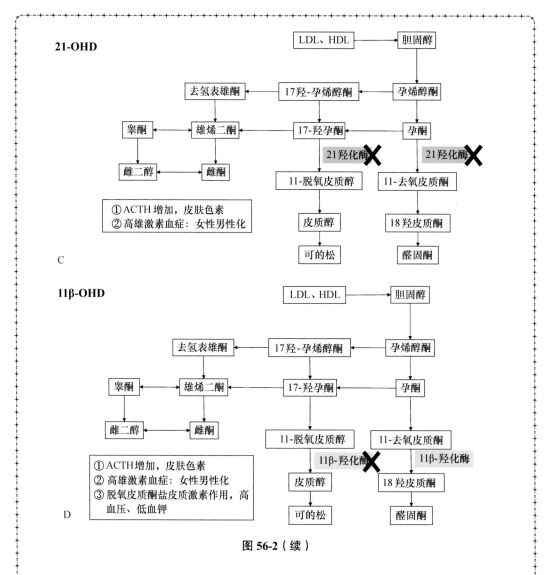

**图 56-2（续）**

17α-羟化酶缺乏症患者不孕主要与 E₂ 缺乏和孕酮水平高有关。尽管我们 IVF 促排卵过程中 E₂ 水平均较低，但仍有成熟的卵母细胞发育和优质胚胎形成，提示低 E₂ 和高孕酮水平并不影响卵母细胞及胚胎质量。高孕酮水平主要影响子宫内膜的容受性，因此不建议新鲜周期移植。降低孕酮水平主要以固醇类激素为主，常用泼尼松或泼尼松龙治疗，无效时可选择地塞米松。但由于地塞米松可通过胎盘，导致胎儿肾上腺抑制、胎儿畸形甚至胎死宫内等，妊娠期应改用泼尼松治疗。

由于该病可能有多系统异常表现，应加强多科室协作及多学科领域相关知识的学习，与相关科室合作排除其他系统疾病，为患者妊娠前和妊娠期的顺利进行提供保障。对于有生育要求的部分性 46，XX-17α-羟化酶缺乏症患者，经过评估后如果有生育机会，经过充分的激素调控，借助于辅助生殖技术，患者有希望成功妊娠。

（北京大学第三医院　张春梅　杨蕊　点评专家　王颖　李蓉）

## 参考文献

Ben-Nun I，Siegal A，Shulman A，et al.，1995. Induction of artificial endometrial cycles with oestradiol implants and injectable progesterone：establishment of a viable pregnancy in a woman with 17-alpha-hydroxylase deficiency. Hum Reprod，10（9）：2456-2458.

Bianchi P H，Gouveia G R，Costa E M，et al.，2016. Successful live birth in a woman with 17alpha-hydroxylase deficiency through IVF frozen-thawed embryo transfer. J Clin Endocrinol Metab，101（2）：345-348.

Falhammar H. Successful fertility outcome in a woman with 17a-hydroxylase deficiency. Clin Endocrinol（Oxf），88（4）：607-609.

Kitajima M，Miura K，Inoue T，et al.，2018. Two consecutive successful live birth in woman with 17alpha hydroxylase deficiency by frozen-thaw embryo transfer under hormone replacement endometrium preparation. Gynecol Endocrinol，34（5）：381-384.

Marsh C A，Auchus R J，2014. Fertility in patients with genetic deficiencies of cytochrome P450c17（CYP17A1）：combined 17-hydroxylase/17，20-lyase deficiency and isolated 17，20-lyase deficiency. Fertil Steril，101（2）：317-322.

# 病例 57　卵巢不敏感综合征不孕患者助孕成功

## 【病历摘要】

患者女，34 岁。

**主诉：** 未避孕未孕 2 年。

**现病史：** 患者婚后未避孕未孕 2 年，外院监测自然周期有卵泡发育，宫腔内人工授精（intrauterus insemination，IUI）2 次未孕。外院应用口服避孕药 1 个周期后月经第 2 日（M2）血清激素：FSH 3.68 IU/L，LH 5.24 IU/L，$E_2$ 73.06 pmol/L，P 2.59 nmol/L，为求辅助生殖技术助孕于 2012-6 来我院（北京大学第三医院）就诊。

**既往史：** 既往体健，否认手术及外伤史。

**月经婚育史：** 平素月经不规律，初潮 13 岁，7 天 /（35 ～ 37）天，月经量偏少，无痛经，末次月经 2012-5-21。23 岁结婚，G1P0，2000 年妊娠 $50^+$ 天自然流产 1 次。

**家族史：** 否认家族遗传史、肿瘤史。

## 【体格检查】

生命体征平稳，一般情况好。身高 158 cm，体重 50 kg，心肺查体未及明显异常，腹部平软，无压痛及反跳痛，双下肢无水肿。

专科检查：外阴已婚型，阴道通畅，未见异常分泌物，宫颈光滑，正常大小，无接触性出血，子宫前位，正常大小，活动好，无压痛，双侧附件区未及明显异常。

## 【辅助检查】

超声下输卵管通液（2011-3）：双侧输卵管通畅。

甲状腺功能测定（2012-6）：甲状腺功能正常，抗甲状腺球蛋白抗体（anti-thyroglobulin antibodies，TGAb）77.8 IU/ml（↑）。

妇科超声（2012-06）：双侧卵巢多囊样改变（图 57-1）。

M2 基础血清激素水平（2012-7-4）：PRL 12.8 mg/L，FSH 19.4 IU/L，LH 7.91 IU/L，$E_2$ 286 pmol/L，T 4.82 nmol/L，A 10.3 nmol/L（未检测 AMH）。

子宫内膜活检病理（2012-7）：分泌期子宫内膜。

男方精液正常（2012-7），双方染色体正常（2012-7）。

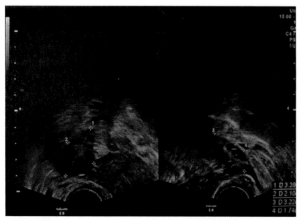

**图 57-1　妇科超声。双侧卵巢呈多囊样改变**

## 【初步诊断】

①继发不孕。②IUI 失败史。③自然流产史。

## 【诊治经过】

患者继发不孕、2 次 IUI 失败史要求行 IVF-ET 助孕，故于 M17 注射促性腺激素释放激素类似物（gonadotropinreleasing hormone analogue，GnRHa）1.8 mg（当日超声提示子宫内膜厚度为 0.8 cm，B 型，左侧卵巢内见窦卵泡 6～7 个，右侧 9～10 个），M2～M4 复查血清激素：FSH 19～20.8 IU/L，LH 1.14～1.48 IU/L，$E_2$ 207～300 pmol/L，P 4.64～4.83 nmol/L，未启动周期。再次应用口服避孕药 1 个周期，用药 16 天后返院查超声：子宫内膜厚度 0.4 cm，B 型，左侧卵巢内见窦卵泡 7～8 个，右侧 12 个，M2～M3 复查血激素：FSH 20.4～22.0 IU/L，LH 7.69～9.87 IU/L，$E_2$ 312～437 pmol/L，P 4.90～7.12 nmol/L，考虑 FSH、孕酮水平过高，仍未启动周期。

患者孕酮不明原因升高，行肾上腺超声示双肾上腺未见明显占位性病变。肾上腺检测：17-羟类固醇 6.4 mg/24 h，17-酮类固醇 10.6 mg/24 h。肾素-血管紧张素-醛固酮系统（RAAS）试验：肾素活性（立位）2.52 μg/（L·h），血管紧张素 II（立位）52.13 ng/L，醛固酮（立位）156 ng/L，08:00 皮质醇 20.2 μg/dl，16:00 皮质醇 13.2 μg/dl，ACTH 13.4 ng/L。内分泌科排除先天性肾上腺皮质增生症及 21-羟化酶缺乏症。垂体 MRI：垂体形态饱满，垂体右侧似见小结节影，范围 0.5 cm×0.6 cm，增强扫描较正常垂体强化程度稍低，垂体柄稍左偏，视交叉未见明显异常，鞍底未见塌陷。PRL 水平正常，内分泌科未予特殊处理。

再次复查 M2 血清激素：PRL 9.99 μg/L，FSH 19 IU/L，LH 5.23 IU/L，$E_2$ 358 pmol/L，T 5.2 nmol/L，A 12.4 nmol/L，P 5.28 nmol/L。观察自然周期见卵泡生长正常，当左侧卵泡 19 mm×18 mm 时，LH 14.9 IU/L，$E_2$ 2170 pmol/L，P 4.32 nmol/L，指导同房未孕。

经全科讨论后，考虑不除外卵巢不敏感综合征，决定行未成熟卵体外成熟培养（IVM）试验性助孕。自然周期 M2 血清激素：FSH 20.4 IU/L，LH 29.44 IU/L，$E_2$ 265 pmol/L，P 4.9 nmol/L。未应用 GnRHa，观察至 M12 无优势卵泡发育，超声提示子宫内膜厚 0.8 cm，双侧卵巢内窦卵泡均 15～20 个。自然周期取卵 IVM，获卵 10 个，受精 4 个，双原核 2 枚，成胚 4 枚，新鲜周期移植 2 枚（2013-3-22），并给予黄体支持治疗。

## 【最终诊断】

①继发不孕。②卵巢不敏感综合征。③IUI 失败史。④自然流产史。

## 【随访】

移植后 13 天随访患者血 hCG 383.97 mIU/ml，移植后 20 天血 hCG 7694 mIU/ml，移植后 30 天妇科超声提示宫内单活胎。患者 $39^{+4}$ 周剖宫产一男婴，出生体重 3700 g。现仍有 2 枚胚胎冻存。

## 【病例讨论与文献阅读】

卵巢不敏感综合征又称卵巢抵抗综合征，是一种罕见的生殖内分泌疾病。第一篇卵巢不敏感综合征报道（Jones et al.，1969）的病例特点为 FSH、LH 明显升高，$E_2$ 持续低水平，核型分析正常。该报道中 3 例患者均行卵巢活检，病理学提示大体卵巢呈肥大条状，卵巢内有很多原始卵泡。对于卵巢不敏感综合征的诊断，现在已无须病理证实，根据血清 FSH 明显升高、AMH 及超声见卵巢内有正常数量的窦卵泡即可做出诊断（马良坤 等，2003；吕淑兰 等，2006）。

随着分子水平研究的深入，卵巢不敏感综合征的病因探究也更加深入，其中有关 FSH 受体基因型的研究逐渐增加，如发现卵巢不敏感综合征患者 I160T 和 N558H 基因突变（Flageole et al.，2019）。还有一些基础医学研究通过全外显子测序技术观察到与卵巢不敏感综合征相关的可疑新突变（He et al.，2019）。

卵巢不敏感综合征的不孕治疗较为棘手，由于自然妊娠概率极低，且促排卵效果差，对于卵巢不敏感综合征患者的助孕治疗，目前文献多为个案报道，应用 IVM 方案成功获得妊娠的有以下 5 篇报道。德国学者（Grynberg et al.，2013）首次报道应用 IVM 方案治疗卵巢不敏感综合征患者，并成功妊娠足月分娩。2016 年 Li 等报道 1 例继发性卵巢不敏感综合征患者，经激素替代和降调节治疗无效后，改为 IVM 方案助孕，患者成功获得妊娠并足月分娩（Li et al.，2016）。一项回顾性研究（Galvão et al.，2018）分析了 9 例卵巢不敏感综合征患者共 24 个 IVM 周期的治疗结果，最终每取卵周期活产率为 16.7%，累积活产率为 33%，认为 IVM 是卵巢不敏感综合征患者的有效助孕方法。2018 年我国报道了 1 例卵巢不敏感综合征患者促排卵应用 Gn 9 天卵巢无反应后改行 IVM 助孕，冻融周期人工周期内膜准备后成功妊娠并足月分娩（张真真 等，2018）。另一例为高剂量外源性 Gn 无反应的卵巢不敏感综合征患者通过 IVM 助孕获得成功妊娠（Flageole et al.，2019）。

应用垂体降调节促排卵方案治疗卵巢不敏感综合征不孕患者也有成功案例。我国 2014 年报道了 1 例持续性 FSH 高水平患者应用超长方案行 IVF-ET 治疗获得临床妊娠的病例（许定飞 等，2014）。2015 年国外也有 1 例继发性闭经卵巢不敏感综合征不孕女性，激素补充治疗 3 个周期后行 GnRHa 降调节，取卵后行卵胞质内单精子注射（ICSI）受精，移植后顺产一男婴（Rogenhofer et al.，2015）。2020 年我院也报道了 4 例卵巢不敏感综合征病例，其中助孕成功的 2 个病例分别为本例 IVM 助孕和 1 例降调节后 IVF 助孕（杨蕊 等，2020）。

本例获得成功诊治的卵巢不敏感综合征患者的临床特点为自发排卵欠规律，而非完全无排卵无月经，FSH 呈中等水平升高，垂体反应性良好，但应用口服避孕药预处理后也存在 FSH 水平无下降的情况，考虑患者卵巢并不是完全无反应，下丘脑-垂体-卵巢轴存在一定功能时可能对外源性低剂量雌孕激素无反应，从而使 FSH 水平无下降。在成功概率渺茫的卵巢不敏感综合征患者中，性腺内分泌轴的功能是完全中断的，外源性低剂量激素或 GnRH-a 应用都会明显改变功能良好的垂体激素分泌，表现为用药后 FSH 水平明显降低。本例患者的检查结果未提示其他内分泌腺体（如肾上腺、甲状腺功能）异常，但垂体 MRI 提示垂体微腺瘤可能，因 PRL 水平正常而未进行特殊临床处理。尚无文献报道和探讨卵巢不敏感综合征与垂体微腺瘤的关系，也无证据表明 FSH 水平升高与垂体微腺瘤相关（未见绝经后女性垂体微腺瘤风险增加）。本例患者基础孕酮水平升高，在排除了肾上腺皮质功能异常后患者通过 IVM 助孕获得了成功妊娠，目前尚未明确原因。

无论助孕成功与否，卵巢不敏感综合征患者的诊治过程往往非常复杂曲折，由于其激素水平与 AMH、卵巢超声表现极其矛盾，且由于对卵巢不敏感综合征的诊疗经验不足，临床医生常会进行反复复查验证（如反复抽血评估血清激素水平）或多次试验性治疗（如口服促排卵药物或反复应用外源性 Gn）。从发病机制看，此类检查及试验性治疗对于该病的治疗并无益处，且可能增加治疗时限和患者负担，应在今后的诊治过程中予以避免。

　　本例患者染色体核型分析结果正常，但未行基因水平检测。目前也没有发现决定性的致病基因检测结果，但作为病因探索，可以积极进行卵巢不敏感综合征致病基因检测。

---

## 【专家点评】

　　卵巢不敏感综合征是罕见的生殖内分泌问题，表现为内源性 Gn 升高，同时超声下可见卵巢内有正常数量的窦卵泡存在，但是对高剂量外源性 Gn 刺激呈低反应或无反应。患者通常第二性征发育正常，染色体核型分析正常。卵巢不敏感综合征需要与早发性卵巢功能不全（premature ovarian insufficiency，POI）或卵巢早衰（premature ovarian failure，POF）相鉴别，其均有高 FSH 血症，可有月经稀发、闭经及不孕症；但卵巢不敏感综合征患者体内仍有接近同龄女性的卵巢储备，且不一定有明显低雌激素水平和表现，可通过血清 AMH 水平及基础窦卵泡数目进行鉴别。

　　卵巢不敏感综合征的病因学研究认为其为卵巢缺乏 FSH 受体使 Gn 不能有效发挥作用导致卵泡不能正常发育，或由 FSH/LH 受体抗体等自身免疫异常导致。遗憾的是，本例患者未行 FSH 受体基因测序。

　　对于有生育需求的卵巢不敏感综合征患者，治疗是一个艰难的过程，没有特定而有效的治疗方案。应与 POF 和 POI 相鉴别，做出正确诊断，为患者选择个体化的助孕方案是基本的临床策略。目前诊断过程存在过多检查及反复血清激素检测的问题，需要得到临床医生的重视。深入了解卵巢不敏感综合征的发病机制也是进行有效治疗的重要前提。

　　随着辅助生殖技术的发展，垂体抑制、卵巢刺激方案的调整，以及 IVM 技术的成功施行给卵巢不敏感综合征不孕患者的助孕治疗带来了更多的选择和成功的希望。临床中我们建议卵巢不敏感综合征不孕患者可以积极尝试 IVF 助孕，采用 GnRHa 长方案或超长方案促排卵治疗观察卵巢反应，部分患者通过这种方式可成功受孕并分娩；而对于那些反复卵泡生长不良或激素水平异常的患者，IVM 也是一种良好选择。如果患者已尝试多种方法均无法成功受孕，建议积极寻求赠卵妊娠。

（北京大学第三医院　潘宁宁　点评专家　王颖　杨蕊）

## 参考文献

吕淑兰，曹赞孙，2006. 卵巢不敏感综合征. 中国实用妇科与产科杂志，22（5）：336-338.

马良坤，林守清，2003. 卵巢早衰与卵巢不敏感综合征. 实用妇产科杂志，19（4）：198-200.

许定飞，伍琼芳，2014. 持续性异常高 FSH 患者应用超长方案行 IVF-ET 治疗获得临床妊娠 1 例报道. 江西医药，49（12）：1489-1491.

杨蕊，王颖，张春梅，等，2020. 卵巢不敏感综合征不孕患者助孕病例分析及文献回顾. 中华生殖与避孕杂志，40（1）：45-49.

张真真，韩婷，李敬，等，2018. 卵巢抵抗综合征不孕患者行卵子体外成熟培养后冻胚移植足月分娩 1 例.
山东大学学报（医学版），56（11）：1-3.

Flageole C，Toufaily C，Bernard D J，et al.，2019. Successful in vitro maturation of oocytes in a woman with
gonadotropinresistant ovary syndrome associated with a novel combination of FSH receptor gene variants：a
case report. J Assist Reprod Genet，36（3）：425-432.

Galvão A，Segers I，Smitz J，et al.，2018. In vitro maturation（IVM）of oocytes in patients with resistant
ovary syndrome and in patients with repeated deficient oocyte maturation. J Assist Reprod Genet，35（12）：
2161-2171.

Grynberg M，Peltoketo H，Christin-Maître S，et al.，2013. First birth achieved after in vitro maturation of
oocytes from a woman endowed with multiple antral follicles unresponsive to follicle-stimulating hormone. J
Clin Endocrinol Metab，98（11）：4493-4498.

He W B，Du J，Yang X W，et al.，2019. Novel inactivating mutations in the FSH receptor cause premature
ovarian insufficiency with resistant ovary syndrome. Reprod Biomed Online，38（3）：397-406.

Jones G S，De Moraes-Ruehsen M，1969. A new syndrome of amenorrhoea in association with
hypergonadotropism and apparently normal ovarian follicular apparatus. Am J Obstet Gynecol，104（4）：
597-600.

Li Y，Pan P，Yuan P，et al.，2016. Successful live birth in a woman with resistant ovary syndrome following
in vitro maturation of oocytes. J Ovarian Res，9（1）：54.

Rogenhofer N，Pavlik R，Jeschke U，et al.，2015. Effective ovarian stimulation in a patient with resistant
ovary syndrome and antigonadotrophin antibodies. Am J Reprod Immunol，73（2）：185-191.

# 病例 58　薄型子宫内膜患者自体脂肪血管基质成分（SVF）宫腔灌注治疗后活产分娩

## 【病历摘要】

患者女，32 岁。

**主诉**：清宫术后合并月经量减少 5 年，未避孕未孕 2 年。

**现病史**：患者于入院前 5 年妊娠早期胚胎停育清宫术后月经量明显减少，量较前减少 1/2。多次超声监测晚卵泡期子宫内膜薄，厚度均 < 6 mm，未行宫腔镜检查，予戊酸雌二醇片（补佳乐）2 mg bid ＋地屈孕酮片 20 mg qd 口服序贯治疗 6 个周期，月经量及超声子宫内膜厚度均无改善。近 2 年性生活规律，未避孕未孕。入院前 1 年于外院行子宫输卵管造影提示双侧输卵管通畅，行监测排卵指导同房 3 个周期及 IUI 3 个周期均未孕。入院前半年于外院行 IVF 助孕，取卵 6 枚，成胚 4 枚，移植 2 次，均未孕。患者平素无腹痛、发热等不适，饮食、睡眠良好，体重无变化，为进一步诊治遂至我院（北京大学第三医院）就诊。

**既往史**：既往体健。

**月经婚育史**：初潮 15 岁，月经周期 5 天 /28 天，经量正常，近 5 年量少，无痛经，末次月经 2020-11-21。27 岁初婚，30 岁离异，30 岁再婚，G2P0。2015 年与前夫妊娠后妊娠早期胚胎停育行清宫术，未行绒毛染色体检查。2019-1 与现任丈夫妊娠后妊娠早期胚胎停育行清宫术，未行绒毛染色体检查。女方染色体检查（2019-2-1）：46，XX。现配偶体健，再婚，男方与前妻育有 1 子。

**家族史**：否认家族遗传史、肿瘤史。

## 【体格检查】

T 36.5℃，P 78 次 / 分，R 20 次 / 分，BP 126/78 mmHg，身高 160 cm，体重 67.5 kg，BMI 26.4 kg/m$^2$。一般情况好，神清，心肺听诊未及明显异常，腹软，全腹无明显压痛、反跳痛及肌紧张，移动性浊音（－），双下肢未见水肿。

专科查体：外阴已婚未产型，腺体正常，阴道通畅，黏膜正常，无异常分泌物，宫颈外观正常，无接触性出血及举摆痛，子宫前位，正常大小，表面光滑，活动正常，无压痛，双侧附件未及异常。

## 【辅助检查】

妇科彩超（2020-12-2）：子宫前位，4.7 cm×4.1 cm×4.0 cm，子宫后壁可见 1 个低回声结节，大小 1.5 cm×1.4 cm，内膜厚 0.4 cm，右侧卵巢大小 3.7 cm×2.1 cm，内可探及 9 ～ 10 个卵泡。左侧卵巢大小 3.7 cm×2.1 cm，内可探及 7 ～ 8 个卵泡。

月经期性激素检查（2020-5-1）：PRL 14.1 ng/ml，FSH 3.91 mIU/ml，LH 2.48 mIU/ml，

$E_2$ 40.96 pg/ml，T 0.99 nmol/L。

AMH（2020-12-3）2.08 ng/ml。

男方精液常规（2020-12-13）：量 1.2 ml；密度 224.9×$10^9$/L；a 级 20.63%，b 级 38.19%，c 级 17.21%，d 级 23.97%。

## 【初步诊断】

①薄型子宫内膜。②宫腔粘连？③继发不孕。④复发性流产。⑤子宫肌瘤（肌壁间）。

## 【诊治经过】

临床考虑患者薄型子宫内膜、宫腔粘连可能。于 2021-3-12 行宫腔镜检查，术中见宫腔形态异常，宫腔内膜薄、色白，宫腔前后壁可见纤维粘连带，双侧输卵管开口可见。遂行"宫腔镜检查＋宫腔粘连松解＋子宫内膜活检＋自体脂肪血管基质成分宫腔灌注术"，术后诊断：①宫腔粘连，Ⅱ度；②继发不孕；③复发性流产；④子宫肌瘤（肌壁间）。术后复查晚卵泡期妇科彩色多普勒超声：子宫内膜厚度 0.8 cm。2021-4 行 IVF-ET 助孕，拮抗剂方案，应用 Gn 8 天，hCG 注射日 LH 2.6 IU/L，$E_2$ 3139 pmol/L，P 1.51 nmol/L。获卵 5 枚，受精 5 枚，2PN 3 枚，成胚 2 枚（6G2；8G2）。2021-5-2 新鲜周期移植 2 枚胚胎。予口服地屈孕酮片 10 mg bid，经阴道给予黄体酮阴道缓释凝胶（雪诺酮）90 mg qd 黄体支持。移植后 14 天血清 β -hCG 702.97 mIU/ml，移植后 21 天血清 β -hCG 12 884 mIU/ml，移植后 30 天阴道超声显示宫腔内孕，单个孕囊，大小 3.5 cm×0.6 cm×1.4 cm，内见胎芽长径 0.4 cm，心管搏动可见，诊断：宫内妊娠 $6^{+1}$ 周，子宫肌瘤。给予口服阿司匹林 100 mg qd、维生素 E。移植后 40 天复查阴道超声相当于宫内妊娠 $7^{+4}$ 周。3 天后阴道出血，入院治疗。给予肌内注射 hCG 2000 IU 隔 3 日 1 次，共 4 次；口服戊酸雌二醇片（补佳乐）2 mg qn。雪诺酮更换为肌内注射黄体酮 40 mg qd，5 天后阴道出血停止。移植后 49 天超声提示宫内妊娠相当于 $8^{+6}$ 周，继续口服地屈孕酮 10 mg bid，hCG 2000 IU 隔 3 日 1 次，口服阿司匹林 100 mg qd，口服补佳乐 2 mg qn，停黄体酮肌内注射，经阴道给予雪诺酮 90 mg qd。1 周后上述药物逐渐减量，2 周后停药。患者妊娠后无发热及腹痛等不适。规律产检。

## 【最终诊断】

①宫内早孕。②宫腔镜下宫腔粘连松解术后。③自体脂肪血管基质成分宫腔灌注后。④新鲜胚胎移植术后。⑤复发性流产。⑥子宫肌瘤（肌壁间）。

## 【随访】

2022-1-6 宫内妊娠 $37^{+5}$ 周足月顺产 1 女婴，出生体重 2350 g，身长 48 cm，现体健。

## 【病例讨论与文献学习】

薄型子宫内膜是指黄体中期子宫内膜厚度＜7 mm。目前治疗是通过改善子宫和卵巢血流灌注、促进子宫腺体及血管增生等，从而达到改善子宫内膜容受性及厚度的目的。治疗薄型子宫内膜的方法包括：①大量雌激素治疗；②宫腔内注入碱性成纤维生长因子；③皮下注射或宫腔内注入粒细胞集落刺激因子；④阿司匹林、西地那非改善子宫内膜血流；⑤高压氧治疗；⑥生长激素治疗；⑦富血小板血浆宫腔灌注；⑧子宫内膜搔刮术；⑨干细胞治疗；⑩其他治疗：如盆底仿生物电刺激及中医治疗。目前临床上以传统方法即大量雌激素治疗为主，其临床效果的个体差异较大。

本例患者的特点包括：①年轻育龄女性，有生育需求，规律性生活，未避孕未孕 2 年；②男方精液常规正常，女方卵巢储备功能正常；③两次妊娠早期胚胎停育，清宫术后出现月经量明显减少；④多次超声检查提示子宫内膜薄（＜ 6 mm），宫腔镜检查发现子宫内膜薄，合并宫腔粘连，雌激素治疗无效。

薄型子宫内膜是目前临床治疗的一个难题，可降低子宫内膜容受性（Zhang et al., 2018），影响胚胎植入和发育，进而降低自然妊娠及辅助生殖技术妊娠率，并增加妊娠期胎盘植入等并发症的风险。薄型子宫内膜是辅助生殖技术中取消周期和胚胎种植失败的原因之一。薄型子宫内膜的病因通常包括宫腔内手术操作、子宫内膜感染、激素类药物作用。多种因素造成的子宫内膜受损可导致子宫内膜再生困难，如宫腔部分或完全纤维化、宫腔缩窄、扭曲甚至消失，进一步发展为宫腔粘连。临床上常用手术和大量雌激素治疗宫腔粘连，但当子宫内膜基底层受到严重损伤，大部分基底层被单层上皮、纤维组织替代，对雌激素刺激无反应，导致子宫内膜功能层难以再生。本例患者既往有两次宫腔操作史，术后月经量明显减少，宫腔镜提示宫腔粘连，曾采用大剂量雌激素治疗无效，给临床治疗带来巨大挑战。

我们中心采用自体脂肪血管基质成分（stromal vascular fraction，SVF）宫腔灌注治疗薄型子宫内膜，有效地修复了薄型子宫内膜，改善子宫内膜容受性，再行 IVF 助孕，成功获得妊娠及活产。

---

## 【专家点评】

子宫内膜层分为功能层和基底层。女性月经周期中，功能层在激素作用下发生增生、分泌、脱落，而基底层能够生成新的功能层，修复功能层脱落的创面，这种周期性改变是胚胎成功着床和发育的关键。种植窗口期子宫内膜厚度是评价子宫内膜容受性的重要参数。

薄型子宫内膜大大降低了育龄女性自然受孕的概率，即使患者寻求辅助生殖技术助孕，周期取消率也很高，增加患者的就诊费用及治疗时间（Liu et al., 2019）。流产、产后出血刮宫术等宫腔操作常引起基底层的机械性损伤，且可能合并对常规抗生素治疗耐药的生殖道细菌的逆行宫腔感染，导致上皮细胞、间质细胞再生障碍，新生血管受损，子宫内膜活性丧失，肌层缺乏内膜覆盖，内膜纤维化和子宫腔前后壁粘连，或是子宫内膜呈顽固性不可再生。薄型子宫内膜可能直接导致胚胎着床失败，或导致流产、胎盘植入等产科并发症的发生。目前薄型子宫内膜的常规治疗方案是大剂量雌激素治疗，促进子宫内膜生长。但是，对于机械损伤导致的薄型子宫内膜，雌激素治疗效果不理想，胚胎移植术后临床妊娠率为 10% ～ 30%，活产率为 10% ～ 20%，而且大剂量雌激素治疗存在肝功能损伤、雌激素相关肿瘤及血栓栓塞等潜在风险。

自体脂肪 SVF 组织包含各种细胞，主要是脂肪来源的干细胞、基质细胞和脂肪细胞。本例患者 SVF 宫腔注射治疗后有效增加了子宫内膜厚度。与既往治疗薄型子宫内膜的常规治疗手段不同，本病例宫腔灌注治疗采用的 SVF 来自患者自身的脂肪组织。脂肪组织在人体来源丰富、普遍存在且容易获得，自体脂肪可避免排异反应、药物不良反应等。同时，此方法无体外培养等环节，降低了生物实验试剂对患者的影响，提高了安全性，开辟了细胞治疗薄型子宫内膜的新方法。

（北京大学第三医院　林明媚　杨硕　点评专家　马彩虹　李蓉）

## 参考文献

Zhang T，Li Z，Ren X，et al.，2018. Endometrial thickness as a predictor of the reproductive outcomes in fresh and frozen embryo transfer cycles：a retrospective cohort study of 1512 IVF cycles with morphologically good-quality blastocyst. Medicine，97（4）：e9689.

Liu K E，Hartman M，Hartman A，2019. Management of thin endometrium in assisted reproduction：a clinical practice guideline from the Canadian fertility and Andrology Society. Reprod Biomed Online，39（1）：49-62.

# 病例 59  双侧输卵管近端阻断术后腹膜后妊娠

## 【病历摘要】

患者女，32岁。

**主诉：** 冻胚移植（FET）术后23天，超声检查不除外异位妊娠1天。

**现病史：** 患者因"输卵管因素；原发不孕"于我院（北京大学第三医院）行IVF-ET助孕。入院前23天人工周期2枚D3（7G1-，5G1）FET，移植当日内膜厚度0.9 cm，A型，移植后继续给予口服戊酸雌二醇3 mg bid，口服地屈孕酮20 mg bid，经阴道予黄体酮阴道缓释凝胶90 mg qd予以黄体支持。因抗组蛋白抗体（anti-histone antibody，AHA）（＋）、2次胚胎移植未着床，给予阿司匹林25 mg qd、醋酸泼尼松5 mg qd、皮下注射那屈肝素钙注射液4100 IU qd治疗。FET后14天检查血清 β-hCG为52.48 mIU/ml，停用阿司匹林和那屈肝素钙注射液。FET后19天血清 β-hCG为1146.56 mIU/ml，阴道超声显示：宫腔内外均未探及孕囊回声，内膜厚1.2 cm，停用醋酸泼尼松。FET后23天血清 β-hCG为6827 mIU/ml，阴道超声显示：宫腔内外均未探及孕囊回声，子宫内膜厚1.1 cm，考虑"异位妊娠？"，停用黄体支持药物，收入院（北京大学第三医院）。

**既往史：** 2019-10因"双侧输卵管积水"在外院接受腹腔镜盆腔粘连松解术＋双侧输卵管近端阻断术＋宫腔镜检查＋子宫内膜活检术。2019-12于外院接受IVF-ET助孕治疗，获卵18枚，成胚1枚D6，因胚胎质量差未移植。2021-3在我院（北京大学第三医院）接受IVF-ET助孕治疗，拮抗剂方案＋联合扳机，获卵9枚，2枚D3新鲜胚胎移植（7G1-×1，8G2×1），未妊娠；促排卵周期FET 1枚囊胚（3BB），未妊娠。2021-8给予长效亮丙瑞林1.2 mg长方案，获卵29枚，为预防卵巢过度刺激综合征（OHSS），新鲜周期全胚冷冻，冻存D3胚胎1管（3枚）。

**月经婚育史：** 月经周期规律，7天/28天，月经量中等，无痛经，末次月经2021-11-28。30岁初婚，G0P0，性生活正常，未避孕未孕4年。

**家族史：** 否认家族遗传疾病史。

## 【体格检查】

生命体征平稳，神清语利，心肺查体无异常，腹软，无压痛，移动性浊音（－）。

专科查体：外阴已婚未产型，腺体正常；阴道：通畅，阴道黏膜正常，无异常分泌物；宫颈：光滑，无接触性出血，举摆痛（－）；子宫：前位，正常大小，质软，表面光滑，活动，无压痛；附件：双侧附件区未及异常。

## 【辅助检查】

经阴道超声（2022-1-5）：宫腔内外均未探及孕囊回声，内膜厚1.2 cm。经阴道超声

（2022-1-9）：宫腔内外均未探及孕囊回声，内膜厚1.1 cm。

血清 β-hCG（2021-12-31）：52.48 mIU/ml（↑）。血清 β-hCG（2022-1-3）：380.69 mIU/ml（↑）。血清 β-hCG（2022-1-5）：1146.56 mIU/ml（↑）。血清 β-hCG（2022-1-9）：6827 mIU/ml（↑）。

## 【入院诊断】

①异位妊娠。②腹腔镜双侧输卵管近端阻断术后。③ FET 术后。

## 【诊治经过】

患者入院后无不适，入院后第1天（FET后24天），血清 β-hCG 8206 mIU/ml，经阴道超声显示：子宫内膜厚1.0 cm，回声不均，未探及血流信号。右侧卵巢2.9 cm×1.9 cm，左侧卵巢2.6 cm×1.2 cm，诊断提示：宫腔内外未探及孕囊回声。

入院第2天血清 β-hCG 达11 109 mIU/ml，故扩大超声检查范围，泌尿系统、消化系统、胃肠道超声未见异常，经阴道彩色多普勒超声示：左侧附件区可探及3.1 cm×1.3 cm不均质低回声，可探及血流信号，提示左侧附件区异常回声，增粗的输卵管可能性大，考虑异位妊娠，左侧可能，当日行腹腔镜探查术。

术中见子宫前位，表面光滑，活动，与双侧附件及直肠子宫陷凹腹膜呈膜状粘连；左侧输卵管自峡部与宫角断开，无破裂口，峡部缺失长度约2 cm，壶腹部呈腊肠样，伞端呈盲端，与卵巢致密粘连，与肠管膜状粘连，左侧卵巢外观正常；右侧输卵管自峡部与宫角断开，无破裂口，峡部缺失长度约2 cm，壶腹部呈腊肠样，伞端呈盲端，与卵巢致密粘连，右侧卵巢外观正常；直肠子宫陷凹广泛膜状粘连，形成包裹性积液；肝、胆、胃、大网膜、脾、肠管、腹膜表面未见异常。术中与家属沟通后，行双侧输卵管切除术。随后行宫腔镜检查＋诊断性刮宫术，刮出蜕膜样物，未见妊娠组织。

术后1日血清 β-hCG 增至12 519 mIU/ml，考虑已排除宫内妊娠且病情稳定，临床提示异位妊娠，经讨论后，予肌内注射单剂量甲氨蝶呤50 mg/m²。术后第2天（FET后27天）血清 β-hCG 为13 124 mIU/ml。术后第7天（FET后32天）血清 β-hCG 为22 648 mIU/ml，病理结果：（宫腔刮出物）送检子宫内膜呈分泌期改变，间质蜕膜变，腺体见阿-斯反应（A-S反应），未见明确绒毛及滋养细胞。（左侧输卵管）输卵管黏膜慢性炎，（右侧输卵管）输卵管黏膜慢性炎。考虑患者血清 β-hCG 持续升高，行腹盆腔增强CT（图59-1）显示腹膜后右髂动脉分叉稍下方髂总静脉与腰大肌之间见厚壁环状影，增强扫描呈明显环状强化，大小2.3 cm×1.5 cm。根据以上情况，修改诊断为：①异位妊娠，腹膜后？②腹腔镜和宫腔镜探查术后；③腹腔镜双侧输卵管切除术后；④盆腔粘连；⑤ FET 术后。

根据影像学结果，全科讨论：考虑腹膜后妊娠可能性大，妊娠组织邻近髂血管，患者血清 β-hCG 持续上升，妊娠组织破裂风险高，再次行腹腔镜探查。术中见右侧骨盆入口外上处腹膜完整，腹膜后局部略向腹腔膨出。自腹主动脉分叉处打开后腹膜，见右侧髂总静脉外侧与腰大肌之间淋巴结组织肿大，自右侧髂总静脉外侧、腰大肌内侧逐步剔除淋巴结，向下剔除过程中，淋巴结组织内突出紫蓝色妊娠囊样组织（图59-2A），完整切除淋巴结组织及妊娠囊样组织，剖视可见新鲜绒毛组织（图59-2B），术中出血20 ml。

患者术后血清 β-hCG 水平迅速下降，术后4天出院。病理检查结果：送检为脂肪结缔组织和淋巴组织，其中可见绒毛及滋养细胞，结合临床，符合异位妊娠。在异位妊娠绒

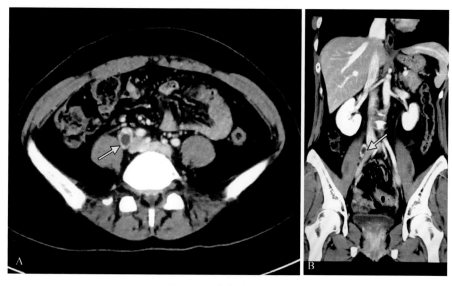

图 59-1　腹盆腔增强 CT

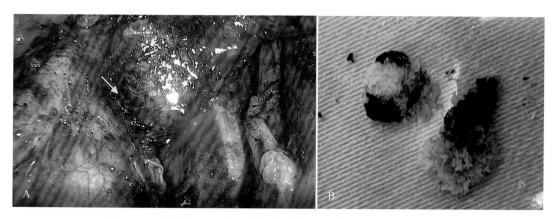

图 59-2　术中所见。**A.** 腹腔镜探查右侧髂总静脉病灶。**B.** 绒毛组织

毛和滋养细胞周围可见残留的淋巴结组织和淋巴组织。

## 【随访】

门诊监测血清 β-hCG，术后 30 天降至正常（图 59-3）。

术后 4 个月阴道超声：内膜厚 0.9 cm，左侧附件区可探及 2.8 cm×2.3 cm 无回声，紧贴左卵巢，形态欠规则，考虑左附件区异常回声，不除外包裹性积液。

## 【出院诊断】

①腹膜后妊娠。②腹腔镜双侧输卵管近端阻断术后。③ FET 术后。

## 【病例讨论与文献阅读】

辅助生殖技术后异位妊娠的发生率为 2.2% ～ 4.5%（Bu et al.，2016），高于自然妊娠，是妊娠早期患者死亡的主要原因。异位妊娠以输卵管妊娠最为常见，而卵巢、宫颈和

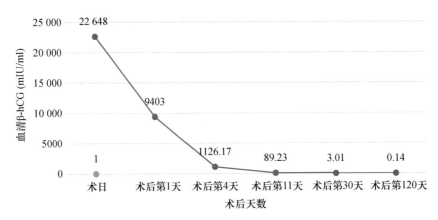

图 59-3　术后血清 β-hCG 变化

腹腔妊娠相对少见，其中腹腔妊娠仅占 0.9% ～ 1.4%（Parker et al.，2016）。当受精卵植入腹膜后组织并生长，则形成腹腔妊娠中极其罕见的类型——腹膜后妊娠（retroperitoneal ectopic pregnancy，REP），目前全球报道仅有约 30 例。腹膜后器官具有丰富的血管供应，如腹主动脉和下腔静脉及其分支，植入部位隐蔽，难以早期识别，从而导致隐匿性破裂和致命性腹膜后出血。

腹膜后妊娠多沿腹部和盆腔的主要血管分布，Huang 等对 26 篇报道上腹部 REP 的文献进行了汇总分析（Huang et al.，2019），发现患者的平均年龄为（30.33±4.98）岁（21 ～ 43 岁），92.59%（25/27）有既往妊娠史，37.34%（10/27）有既往异位妊娠史，40.74%（11/27）有既往输卵管手术史。此外，29.63%（8/27）的患者接受了 IVF-ET 助孕。REP 的临床表现取决于妊娠病灶是否发生破裂，破裂后腹痛和腹膜后血肿的患者比例分别为 59.26%（16/27）和 55.55%（15/27），若未破裂，可仅表现为停经或停经后阴道出血。本例患者的血清 β-hCG 持续上升，直到手术时患者仍无症状。

腹膜后妊娠极为罕见，诊断主要依据病史、血清 β-hCG、超声及 MRI 或 CT 等影像学检查。通过超声明确诊断的病例均为异位妊娠病灶破裂发生腹痛或活胎可见胎心搏动的患者，未破裂、无症状或仅少量阴道出血的患者多由 MRI 或 CT 诊断。对于血清 β-hCG 明显升高而宫腔内及盆腔未见明显孕囊的患者，应考虑腹腔内甚至腹膜后妊娠的可能性，可向盆腔上方及腹部进一步检查；若超声检查阴性，需完善 MRI 或 CT 以进一步评估妊娠病灶与邻近组织的关系，上述检查对指示病灶位置有一定价值。

对于腹膜后妊娠的临床管理，目前尚无明确指南。治疗以手术治疗为主，方案的选择与病灶部位及是否破裂相关。在 Huang 汇总的 27 例 REP 中，超过 1/2 就诊时病灶已破裂，且病灶部位位于腹主动脉周围，损伤血管的风险较高，故 66.7% 的病例采用剖腹病灶清除术，只有 25.9% 病例采用腹腔镜手术（Huang et al.，2019）。有学者认为 REP 术前应充分评估，对于血流动力学稳定、包块未破裂、术前影像学评估腹膜后肿物与周围血管界限清晰者，可考虑尝试腹腔镜手术。同时，妊娠病灶虽邻近大血管，但目前尚无妊娠组织侵蚀腹主动脉或下腔静脉等大血管壁的报道，这些为手术彻底清除病灶提供了可能。本例患者术前 CT 检查确定腹膜后妊娠部位及周围界限，为腹腔镜手术准确定位打下了基础，也避免了盲目手术。术者需要非常熟悉腹膜后解剖，具备熟练的腹腔镜操作技巧，术前做好备血，血管外科医师做好随时上台手术及随时中转开腹的准备。术中打开后腹膜，确认血管未受侵犯后，使用解剖钳小心牵拉病变，采取类似腹腔镜淋巴结清扫术的手术策略，使用超声刀沿病变边缘仔细分离病灶，可成功完成腹膜后妊娠病灶的清除手术。

腹膜后妊娠的发病机制复杂，至今仍未阐明。有学者提出了几种解释性理论（Wang et al.，2020）：①腹膜途径：在胚胎移植过程中，由于子宫穿孔，胚胎被医源性地放置在腹膜后间隙。我们中心胚胎移植均采用软管，移植过程很顺利，且宫腔镜检查宫腔内未见异常通道，故可以排除医源性因素导致的胚胎从子宫腔游离到腹腔。②瘘管或腹膜缺损：切除的输卵管近端被阔韧带覆盖，并凹陷在腹膜后间隙，形成瘘管连接，移植后异常的子宫收缩可能有助于胚胎通过凹陷的输卵管瘘管进入腹膜后间隙。本例患者输卵管近端与阔韧带分离，并不支持该假设。③淋巴通路：胚胎通过淋巴通路迁移到腹膜后，类似子宫内膜癌的转移途径，这一机制可能可以解释胚胎是如何从宫腔长距离迁移到中上腹腹膜后间隙的。在现有的文献中，REP 妊娠位置多沿盆腔侧壁或大血管分布（Persson et al.，2010），其中有病例的组织病理学结果显示绒毛和滋养细胞被一层薄薄的纤维间隔包围，周围的大部分区域也被淋巴组织包围，如同位于淋巴结内一样（Liang et al.，2014）。这一现象提示，完全腹膜后妊娠最合理的解释可能是胚胎从子宫经淋巴扩散。本例患者亦有如上组织病理学支持，因此，淋巴途径可能是 REP 最相关的发病机制。

总之，本例患者是一例双侧输卵管近端阻断术后 FET 后的腹膜后妊娠，极为罕见，在全科讨论、多学科会诊联合救治下，在术前 CT 确定妊娠部位后，采用腹腔镜顺利完成手术，术后恢复良好。

## 【专家点评】

辅助生殖技术可能增加异位妊娠的风险，但腹膜后妊娠仍非常罕见。既往亦有患者 IVF-ET 术后血清 β-hCG 持续升高，超声显示宫腔内或盆腔未见明确孕囊，但腹腔镜检查发现腹腔妊娠，如大网膜、直肠表面腹膜、卵巢、脾等部位的异位妊娠。本例患者多次超声检查在宫内及盆腔均未见孕囊，在排除宫内妊娠和盆腔内异位妊娠的情况下，采用腹盆腔 CT 对上腹部进一步检查，发现病灶，并评估了妊娠病灶与邻近组织的关系，对明确 REP 诊断具有一定的价值。

对既往已行双侧输卵管近端阻断术者，胚胎移植后导致腹膜后妊娠的发生机制仍然是个谜，根据现有文献报道，大部分 REP 病灶沿髂血管和腹主动脉/下腔静脉分布，这与子宫的淋巴回流通路相符。本例患者 REP 病灶表面腹膜和子宫完好无损，两侧输卵管的残端可见，并与阔韧带分离，提示其胚胎可能通过淋巴通路迁移到腹膜后。本例术后病理组织中在异位妊娠绒毛和滋养细胞周围可见残留的淋巴结组织和淋巴细胞，亦提示妊娠组织经淋巴管转移的可能。

一般情况下，异位妊娠可根据患者的一般情况、有无破裂/流产症状及程度、包块大小、血清 β-hCG 水平等决定手术、药物或期待治疗，但腹膜后妊娠的治疗应更加慎重。由于 REP 病灶常与大血管伴行，药物治疗耗时长，效果不够肯定，一旦在治疗观察期间发生破裂，在毫无准备的急诊情况下，极大地增加了手术治疗的紧迫性和风险，可能导致致命性的严重后果。因此，推荐一经确诊，即在尽量充分准备的情况下，尽早由妇科手术经验丰富，特别是腹膜后手术经验丰富的高年资医师完成手术。由于病灶位置特殊，如考虑有少量滋养细胞残留，术后可适当给予甲氨蝶呤等药物治疗。本例患者因病灶未破裂，虽病灶位于髂总静脉附近，腹腔镜下仍完整清除妊娠病灶，术后血清 β-hCG 下降满意。从本例治疗中，我们认为，对于血流动力学稳定、病灶未破裂、术前影像学评估腹膜后肿物与周围血管界限清楚者，可考虑尝试腹腔镜检查，必要时多学科协同手术。

（北京大学第三医院　梁靓　点评专家　马彩虹　梁华茂）

## 参考文献

Bu Z，Xiong Y，Wang K，et al.，2016. Risk factors for ectopic pregnancy in assisted reproductive technology：a 6-year，single-center study. Fertil Steril，106（1）：90-94.

Huang X，Zhong R，Tan X，et al.，2019. Conservative management of retroperitoneal ectopic pregnancy by computed tomographic-guided methotrexate injection in the gestational sac：2 case reports and Literature review. J Minim Invasive Gynecol，26（6）：1187-1192.

Liang C，Li X，Zhao B，et al.，2014. Demonstration of the route of embryo migration in retroperitoneal ectopic pregnancy using contrast-enhanced computed tomography. J Obstet Gynaecol Res，40（3）：849-852.

Parker V L，Srinivas M，2016. Non-tubal ectopic pregnancy. Arch Gynecol Obstet，294（1）：19-27.

Persson J，Reynisson P，Måsbäck A，et al.，2010. Histopathology indicates lymphatic spread of a pelvic retroperitoneal ectopic pregnancy removed by robot-assisted laparoscopy with temporary occlusion of the blood supply. Acta Obstet Gynecol Scand，89（6）：835-839.

Wang X，Ma D，Zhang Y，et al.，2020. Rare heterotopic pregnancy after frozen embryo transfer：a case report and literature review. BMC Pregnancy Childbirth，20（1）：542.

# 病例 60　完全纵隔子宫合并七胎妊娠减胎

## 【病历摘要】

患者女，28 岁。

**主诉**：停经 90 天，超声提示宫内孕 7 胎 1 个月余。

**现病史**：患者于末次月经第 3 天于当地诊所接受促排卵药物治疗（具体药物及剂量不详），停经 35 天测尿妊娠试验（＋），无明显早孕反应。停经 8 周当地医院超声提示七胎妊娠。2018-11-5 于我院（北京大学第三医院）就诊，妇科超声提示宫腔内可见 7 个妊娠囊，其中 1 个胚胎停育，6 个活胎。患者无腹痛、阴道出血等不适，饮食睡眠良好，二便正常，患者要求保留双胎妊娠，为行减胎手术入院。

**既往史**：青霉素过敏史，否认慢性病史及手术史。

**月经婚育史**：初潮 14 岁，月经周期规则，7 天 /28 天，月经量中等，无痛经，末次月经 2018-8-8。22 岁结婚，G3P2，2013 年自然妊娠足月自然分娩一女婴，现体健；2016 年妊娠早期行人工流产 1 次；2017 年自然妊娠足月自然分娩一女婴，现体健。有生育计划，未避孕。

**家族史**：否认家族多胎史和家族性遗传病史。

## 【体格检查】

生命体征平稳，心肺听诊未及明显异常，腹软。

专科体检：宫底位于脐耻间，宫体无压痛。

## 【辅助检查】

血常规、尿常规、凝血功能、肝肾功能检查均正常。

妇科超声（2018-10-23）：经腹壁扫查：宫腔内探及低回声带，宽 0.9 cm，自宫底至宫颈内口，宫腔内探及 7 个胎囊，胎囊内均可探及胎芽，偏左侧宫腔见 4 个妊娠囊，自下而上，胎芽长径分别为 3.0 cm、3.1 cm、3.1 cm 和 1.3 cm，胎芽 1～3 可探及胎心搏动；胎芽 4 胎心搏动未见；偏右侧宫腔见 3 个胎囊：胎芽长径分别为 3.3 cm、3.1 cm 和 3.1 cm，均可见胎心搏动；右侧卵巢 7.7 cm×4.2 cm，左侧卵巢 5.4 cm×3.1 cm，双侧卵巢均可探及多个大小不等的无回声。结论：①宫内七胎妊娠（七绒毛膜七羊膜囊）；②胎芽 1 相当于 $10^{+3}$ 周；③胎芽 2 相当于 $10^{+1}$ 周；④胎芽 3 相当于 $10^{+1}$ 周；⑤胎芽 4 相当于 $7^{+4}$ 周——胚胎停育；⑥胎芽 5 相当于 $10^{+2}$ 周；⑦胎芽 6 相当于 10 周；⑧胎芽 7 相当于 $10^{+1}$ 周；⑨完全纵隔子宫（图 60-1）

妇科超声（2018-11-5）：经腹壁扫查：子宫前位，宫腔内探及低回声带，自宫底至宫颈内口，偏右侧宫腔可见 3 个胎儿，NT 分别为 1.8 mm、1.7 mm 和 1.4 mm；羊

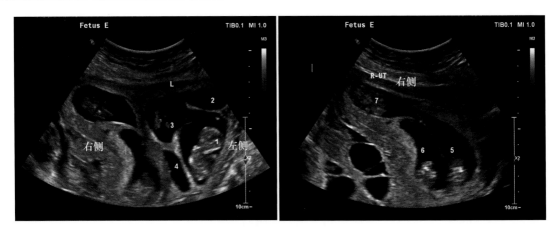

**图 60-1　妇科超声。**宫内七胎妊娠

水最大深度分别为 3.8 cm、4.2 cm 和 3.9 cm；胎盘分别位于后壁、后壁和前壁，均可见胎心胎动；偏左侧宫腔可见 3 个胎儿，NT 分别为 1.4 mm、1.3 mm 和 1.0 mm；羊水最大深度分别为 3.2 cm、3.0 cm 和 3.5 cm；胎盘分别位于后壁、后壁、前壁，均可见胎心胎动；宫腔内另见一个较小的妊娠囊，大小 4.1 cm×3.0 cm，内可见似胎芽样结构，未见明显胎心搏动，右侧卵巢 7.9 cm×5.8 cm，左侧卵巢 9.4 cm×5.2 cm，均呈促排卵后改变。结论：①宫内七胎妊娠（七绒毛膜七羊膜囊）；②胎儿 1～4 均相当于 12 周；③胎儿 5～6 均相当 11$^{+6}$ 周；④胎儿 7 胚胎停育；⑤完全纵隔子宫可能（图 60-2）。

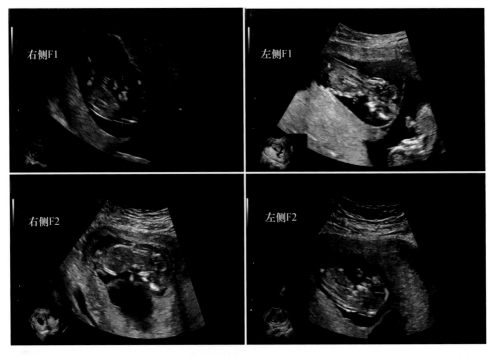

**图 60-2　胎儿 NT 超声**

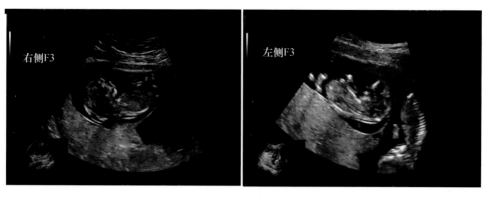

图 60-2（续）

## 【入院诊断】

①七胎妊娠（七绒毛膜七羊膜囊）。②七胎之一胚胎停育。③宫内妊娠 $12^{+6}$ 周，G4P2。④促排卵后。⑤妊娠合并完全纵隔子宫。

## 【诊治经过】

入院第 2 天（2018-11-6）行第 1 次腹部超声引导下多胎妊娠减胎术——六胎减三胎。术前超声检查同前述，双侧宫腔内均可探及 3 个活胎，调整探头位置，选择左侧宫腔内距离超声探头较近的 1 个胎囊，22 G 穿刺针刺入胎儿头颅，缓慢注射 2 ml 15% 氯化钾，见所减胎儿胎心搏动消失，拔出穿刺针；同法选择左侧宫腔内距离超声探头较近的 1 个胎囊穿刺，22 G 穿刺针刺入胎儿头颅，注射 2 ml 15% 氯化钾，待所减胎儿胎心搏动消失后拔出穿刺针；调整探头位置，选择右侧宫腔内距离超声探头较近的 1 个胎囊穿刺，22 G 穿刺针刺入胎儿胸腔，注射 2 ml 15% 氯化钾，待所减胎儿胎心搏动消失后拔出穿刺针。间隔 3 min 后复查超声，所减的 3 个胎儿均未见胎心搏动，多普勒未见血流信号，保留的 3 个胎儿（左侧宫腔 1 个、右侧宫腔 2 个）胎心搏动好，盆腔未见游离液体，穿刺点无渗血。

术后予抗生素预防感染，术后 1 日复查超声（图 60-3）提示减胎成功，准予出院，出院后监测肝肾功能及凝血功能大致正常。

2018-11-27（术后 3 周）入院行第 2 次腹部超声引导下多胎妊娠减胎术——三胎减一胎。术前超声提示右侧宫腔两活胎，左侧宫腔单活胎。调整探头位置，选择右侧宫腔距超声探头较近的胎囊穿刺，穿刺针刺入胎儿头颅，注射 4 ml 15% 氯化钾，见所减胎儿胎心搏动消失后拔出穿刺针，间隔 3 min 后复查超声，观察所减胎儿未见胎心搏动，多普勒未见血流信

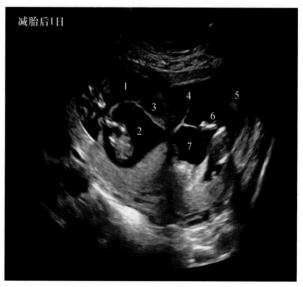

图 60-3　超声。减胎术后 1 日

号，两侧宫腔各保留一活胎，保留的两胎儿胎心搏动好，盆腔未见游离液体，穿刺点无渗血。

术后予抗生素预防感染，术后 1 日复查超声提示减胎成功后患者出院。

## 【出院诊断】

①宫内妊娠 14$^{+6}$ 周，G4P2，未分娩。②妊娠合并完全纵隔子宫。③七胎妊娠（七绒毛膜七羊膜囊）。④七胎减四胎术后。⑤七胎之一胚胎停育。⑥促排卵后。

## 【随访】

患者于宫内妊娠第 24 周时，在当地医院行超声检查提示宫内双胎妊娠，患者因个人原因要求引产，遂于 2019-1-28 行引产术，术中因胎盘粘连行清宫术，手术顺利。2020-7 患者自然妊娠，孕足月自然分娩一男婴，随访至今体健。

## 【病例讨论与文献阅读】

一次妊娠同时存在 2 个或 2 个以上胎儿时称多胎妊娠。多胎妊娠是人类妊娠中的一种特殊现象，以双胎多见，三胎少见，四胎及以上罕见。三胎及以上的妊娠称为高序多胎妊娠。随着促排卵药物及辅助生殖技术（ART）的发展，多胎妊娠显著增加，1980—2009 年美国多胎妊娠的发生率急剧上升，双胎出生率增加了 76%。近年来，得益于对多胎妊娠的孕期及分娩风险的进一步认识、严格控制胚胎移植数目和实施多胎妊娠减胎术（multi-fetal pregnancy reduction，MFPR）等举措，2014—2018 年美国双胎出生率下降了 4%（ACOG，2021）。ART 仍然是引起多胎妊娠的主要原因，在双胎分娩新生儿中，促排卵者占 21%～32%，IVF 者占 8%～16%，而高序多胎妊娠分娩中其占比分别 39%～67% 和 13%～44%（Practice Committee of the Society for Reproductive Endocrinology and Infertility，2022）。

多胎妊娠对母儿的不良影响较单胎妊娠明显增加。高序多胎妊娠的最大风险是流产与早产，妊娠 24 周前的平均流产率为 12%～16%，随着宫内胎数的增加，流产的比例明显增高，四胎妊娠的流产率为 25%；三胎妊娠的平均分娩孕周为 31.9 周，而四胎妊娠的平均分娩孕周则降至 29.5 周（Stone et al.，2015）。多胎妊娠出生的婴儿发生脑瘫、学习障碍、语言发育缓慢、行动困难、慢性肺病、发育迟缓和死亡的风险增加（ACOG，2017）；多胎妊娠的母体并发症也较单胎妊娠有所增加，包括妊娠剧吐、妊娠糖尿病、高血压、贫血、产前产后出血等。

MFPR 是减少多胎出生的有效补救措施，在妊娠早期或中期减灭 1 个或多个胎儿以改善妊娠结局。三胎减一胎后孕周可得到明显延长、新生儿体重增加，且与未减胎组相比，24 周前的流产率相似，因此，MFPR 在改善妊娠结局的同时并未增加流产风险（Zipori et al.，2017）。自然受孕及 ART 助孕后的三胎及以上妊娠必须减胎，手术时机和方式的选择需根据临床具体情况综合决定。早期研究显示，减胎时机越早，对孕妇的刺激越小，操作越容易，残留的坏死组织越少，因而越安全且妊娠结局越好。随着减胎技术操作的成熟，妊娠早期和中期实施减胎术的总流产率相似，对于有高危因素（反复胚胎停育、复发性流产、早产史、遗传病家族史或分娩遗传病胎儿史）的多胎妊娠，可期待至妊娠中期初步除外胎儿畸形等异常后行经腹减胎术；而对于四胎或以上的高序多胎妊娠，早期减胎后的流产率更低（胡琳莉 等，2017）。对于三胎及以上的高序多胎妊娠，无论在妊娠第 6～8 周还是在妊娠第 11～14 周减至双胎，其流产率、早产率、妊娠糖尿病、妊娠高血压等发生率均无差异，但早期减胎组小于孕龄儿的比例较低，与被减妊娠组织吸收后对胎盘功能影响小有关（Haas et al.，2016）；另有研究比较了在早孕晚期和中孕早期（妊娠第 11～14 周）进行双胎妊娠减胎术，相比于中孕中晚期（妊娠第 15～23 周）减胎，前者的早产及新生儿不良结局风险更低（Zemet et al.，2021）。在手术方式的选择上，研究提示经腹减胎术更安全，与经阴道减胎术相比，其术后的胎儿丢失率（0.9% *vs.* 7.2%）和流产率（2.6% *vs.* 8.8%）均较低，且可延长保留的双胎妊娠的分娩孕周（35.7 周 *vs.* 34.2 周），原因可能与经阴道减胎术后更易形成绒毛膜后血肿相关（Kim et al.，2019）。

女性子宫阴道发育异常的总发生率约为 7%，纵隔子宫是最常见的子宫先天性发育畸形，育龄期女性的发病率为 2%～3%（Corroenne et al.，2018）。对于存在子宫发育畸形的不孕患者，ART 助孕过程中均建议单胎妊娠，提倡单胚胎移植，若发生双胎妊娠，建议妊娠早期积极减胎，故子宫畸形合并双胎妊娠至分娩者十分罕见。目前仅有双角子宫、双子宫、完全纵隔子宫合并双胎妊娠并成功分娩的个案报道。2022 年一篇文章回顾性分析了 10 项研究的 2543 例三胎妊娠，发现三胎减至双胎和减至一胎者早期妊娠丢失及新生儿死亡率均无明显差异（Hessami et al.，2022）。一项回顾性研究纳入了 13 例子宫畸形合并双胎妊娠，包括单角子宫 5 例，双子宫 2 例，完全纵隔子宫 3 例，不全子宫纵隔 3 例，研究提示子宫畸形可耐受双胎妊娠，并不会发生严重的早产，3 例完全纵隔子宫合并双胎妊娠的分娩孕周分别是 $38^{+1}$ 周、$34^{+6}$ 周和 $38^{+2}$ 周（Heinonen et al.，2016）。

本例患者为高序多胎妊娠合并子宫畸形，就诊时已接近妊娠中期，因此选择妊娠中期完善胎儿 NT 检查后进行减胎手术，为避免短时间注入胎儿大量氯化钾对母体造成影响，及单次多个胎儿死亡释放大量坏死物质及凝血活性物质，手术分两次进行。结合患者合并完全纵隔子宫及要求保留双胎的意愿，在充分交代早产风险的基础上，两侧宫腔内各保留 1 个胎儿，整个诊治过程中母儿均未出现不良事件且成功妊娠至 24 周，其后因个人原因选择终止妊娠。

## 【专家点评】

本例治疗过程中的疑难点如下：

1. 患者为高序多胎妊娠，就诊我院时已宫内妊娠 $11^{+1}$ 周，超过了四胎及以上高序多胎妊娠早期经阴道单次完成减灭多个胎儿的黄金时期；因此，减胎时机我们选择在 12 周后，主要考虑如下：①根据既往文献报道，早孕晚期和中孕早期减胎的妊娠结局无明显差异；②妊娠 12 周后可以完成最早的胎儿畸形 NT 筛查，必要时可进行选择性减胎；③孕周增大后胎儿位置相对固定，活动空间小，操作相对容易，成功率更高；基于以上原因，选择在妊娠 $12^{+6}$ 周进行首次减胎。

2. 患者合并生殖器畸形——完全纵隔子宫，双侧宫腔内各有 3 个活胎，且患者有保留双胎意愿，能否保留双胎也是一个难题。由于子宫发育畸形的发生率较低，合并双胎妊娠者更是少之又少，庆幸的是目前个案报道的妊娠结局尚乐观，平均分娩孕周基本可达 34 周及以上。综上，我们最终选择在充分交代早产风险的基础上保留双胎，两侧宫腔内各保留 1 个胎儿。

3. 将 6 个活胎减至双胎，需要减灭 4 个胎儿，手术是一次完成还是分多次完成也是一个问题。随着减胎手术次数的增加，出血、宫内感染的风险增加，同时多次穿刺可使子宫敏感性增加，诱发宫缩导致流产风险增加；而一次减灭多胎的安全性问题则主要集中在母体凝血功能和减胎药物氯化钾对母体心脏的影响方面，多个胎儿同时死亡产生的坏死物质会对存活胎儿产生不利影响，甚至导致其流产，其释放的大量凝血活性物质还会导致母体凝血功能障碍。此外，一次减灭多胎时，氯化钾剂量成倍增加，短时间内快速注入胎儿心脏的氯化钾可能对母体心脏有毒性作用。综合考虑后，我们决定手术分两次进行，两次手术的时间间隔为 3 周，期间对母体的凝血功能进行严密监测，同时也观察保留胎儿是否有自然减胎的可能。本例患者减胎术后未见凝血功能、心脏节律及功能方面的异常，减胎手术也并未对存活胎儿产生影响。

多胎妊娠重在预防，在严格掌握促排卵适应证的基础上，控制药物的使用剂量，对于诱导排卵时有超过 3 枚优势卵泡（卵泡直径 ≥ 14 mm）者，建议取消周期并严格避孕。同时，须严格控制 IVF-ET 的移植胚胎数，建议移植胚胎数目不超过 2 枚，鼓励选择性单胚胎移植，以提高母儿的安全性。

（北京大学第三医院　王洋　孙迪　点评专家　杨蕊　李蓉）

## 参考文献

胡琳莉，黄国宁，孙海翔，等，2017. 多胎妊娠减胎术操作规范（2016）. 生殖医学杂志，26（3）：193-198.

ACOG，2017. Committee Opinion No. 719：Multifetal Pregnancy Reduction. Obstet Gynecol，130（3）：e158-e163.

ACOG，2021. Multifetal Gestations：Twin，Triplet，and Higher-Order Multifetal Pregnancies：ACOG Practice Bulletin，Number 231. Obstet Gynecol，137（6）：e145-e162.

Corroenne R，Legendre G，May-Panloup P，et al.，2018. Surgical treatment of septate uterus in cases of primary infertility and before assisted reproductive technologies. J Gynecol Obstet Hum Reprod，47（9）：413-418.

Haas J，Barzilay E，Hourvitz A，et al.，2016. Outcome of early versus late multifetal pregnancy reduction. Reprod Biomed Online，33（5）：629-634.

Heinonen P K，2016. Twin pregnancy in the congenital malformed uterus. J Obstet Gynaecol，36（5）：571-573.

Hessami K，Evans M I，Nassr A A，et al.，2022. Fetal reduction of triplet pregnancies to twins vs singletons：a meta-analysis of survival and pregnancy outcome. Am J Obstet Gynecol，227（3）：430-439.e5.

Kim M S，Choi D H，Kwon H，et al.，2019. Procedural and obstetric outcomes after embryo reduction vs fetal reduction in multifetal pregnancy. Ultrasound Obstet Gynecol，53（2）：214-218.

Practice Committee of the Society for Reproductive Endocrinology and Infertility，Quality Assurance Committee of the Society for Assisted Reproductive Technology，Practice Committee of the American Society for

Reproductive Medicine，2022. Multiple gestation associated with infertility therapy：a committee opinion. Fertil Steril，117（3）：498-511.

Stone J，Kohari K S，2015. Higher-order Multiples. Clin Obstet Gynecol，58（3）：668-675.

Zemet R，Haas J，Bart Y，et al.，2021. Optimal timing of fetal reduction from twins to singleton：earlier the better or later the better？ Ultrasound Obstet Gynecol，57（1）：134-140.

Zipori Y，Haas J，Berger H，et al.，2017. Multifetal reduction of triplets to twins compared with non-reduced twins：a meta-analysis. Reprod Biomed Online，35（1）：87-93.